国家卫生健康委员会"十四五"规划教材

全国高等学校教材

供预防医学类专业用

卫生信息管理学

Health Information Management

第5版

主　审　罗爱静

主　编　胡德华　马　路

副主编　胡西厚　张云秋　胡树煜

数字主编　胡德华　胡树煜

数字副主编　张云秋　康　正　吴雅琴

人民卫生出版社

·北　京·

图书在版编目（CIP）数据

卫生信息管理学 / 胡德华，马路主编. -- 5 版.
北京：人民卫生出版社，2025. 6. --（全国高等学校预防医学专业第九轮规划教材）. -- ISBN 978-7-117-38175-8

I. R19

中国国家版本馆 CIP 数据核字第 2025KM7611 号

人卫智网	www.ipmph.com	医学教育、学术、考试、健康，购书智慧智能综合服务平台
人卫官网	www.pmph.com	人卫官方资讯发布平台

卫生信息管理学
Weisheng Xinxi Guanlixue
第 5 版

主　　编：胡德华　马　路
出版发行：人民卫生出版社（中继线 010-59780011）
地　　址：北京市朝阳区潘家园南里 19 号
邮　　编：100021
E - mail：pmph @ pmph.com
购书热线：010-59787592　010-59787584　010-65264830
印　　刷：人卫印务（北京）有限公司
经　　销：新华书店
开　　本：850×1168　1/16　印张：22
字　　数：577 千字
版　　次：2003 年 12 月第 1 版　　2025 年 6 月第 5 版
印　　次：2025 年 6 月第 1 次印刷
标准书号：ISBN 978-7-117-38175-8
定　　价：75.00 元

打击盗版举报电话：010-59787491　E-mail：WQ @ pmph.com
质量问题联系电话：010-59787234　E-mail：zhiliang @ pmph.com
数字融合服务电话：4001118166　E-mail：zengzhi @ pmph.com

编委名单

编　委（以姓氏笔画为序）

于　琦　山西医科大学

马　路　首都医科大学

王辅之　蚌埠医科大学

毛振兴　郑州大学

石　昕　中国医科大学

冯芮华　中国医学科学院

刘　刚　华中科技大学

李　军　首都医科大学

吴旭生　深圳市卫生健康发展研究和数据管理中心

吴雅琴　内蒙古医科大学

张云秋　吉林大学

林小军　四川大学

胡西厚　滨州医学院

胡树煜　锦州医科大学

胡德华　中南大学

康　正　哈尔滨医科大学

谢文照　中南大学

编写秘书

蔡煜锋　中南大学

数字编委

新形态教材使用说明

新形态教材是充分利用多种形式的数字资源及现代信息技术，通过二维码将纸书内容与数字资源进行深度融合的教材。本套教材全部以新形态教材形式出版，每本教材均配有特色的数字资源和电子教材，读者阅读纸书时可以扫描二维码，获取数字资源和电子教材。

电子教材是纸质教材的电子阅读版本，支持手机、平板及电脑等多终端浏览，具有目录导航、全文检索等功能，方便与纸质教材配合使用，随时随地进行阅读。

获取数字资源与电子教材的步骤

❶ 扫描封底红标二维码，获取图书"使用说明"。

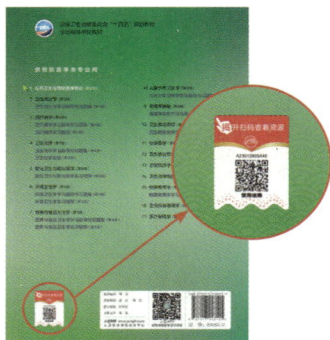

❷ 揭开红标，扫描绿标激活码，注册/登录人卫账号获取数字资源与电子教材。

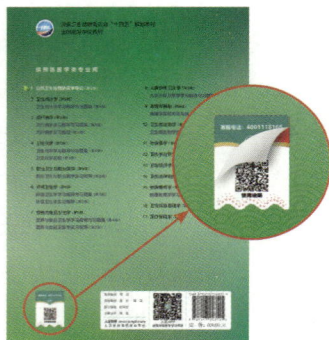

❸ 扫描书内二维码或封底绿标激活码随时查看数字资源和电子教材。

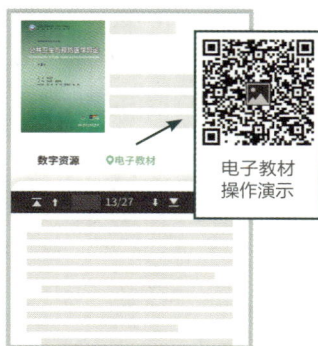

电子教材操作演示

❹ 登录 zengzhi.ipmph.com 或下载应用体验更多功能和服务。

扫描下载应用

客户服务热线 400-111-8166

读者信息反馈方式

人卫e教
medu.pmph.com

欢迎登录"人卫e教"平台官网"medu.pmph.com"，在首页注册登录后，即可通过输入书名、书号或主编姓名等关键字，查询我社已出版教材，并可对该教材进行读者反馈、图书纠错、撰写书评以及分享资源等。

修订说明

公共卫生与预防医学教育是现代医学教育的重要组成部分，在应对全球健康挑战、建设健康中国、提高国民健康素养、促进人群健康过程中，始终发挥着重要作用、承担着重大使命。在人类应对各种突发、新发传染病威胁过程中，公共卫生更是作用重大，不可或缺，都说明公共卫生学科专业的重要性与必要性。公共卫生不仅关系着公众的健康水平、公共安全和社会稳定，还影响着社会经济的发展和国际关系与世界格局的改变，是事关大国计、大民生的大学科、大专业。在我国公共卫生 40 余年的教学实践中也逐步形成了我国公共卫生与预防医学教育的一些特点。比如，我国的公共卫生教育是以强医学背景为主的公共卫生与预防医学教育，既体现了国家战略需求，也结合了本土化实践。现代公共卫生与预防医学教育强调"干中学"（learning by doing）这一主动学习、在实践中学习和终身学习的教育理念，因此公共卫生与预防医学教材建设和发展也必须始终坚持和围绕这一理念。

1978 年，在卫生部的指导下，人民卫生出版社启动了我国本科预防医学专业第一轮规划教材，组织了全国高等院校的知名专家和教师共同编写，于 1981 年全部出版。首轮教材共有 7 个品种，包括《卫生统计学》《流行病学》《分析化学》《劳动卫生与职业病学》《环境卫生学》《营养与食品卫生学》《儿童少年卫生学》，奠定了我国本科预防医学专业教育的规范化模式。此后，随着预防医学专业的发展和人才培养需求的变化，进行了多轮教材的修订、完善与出版工作，并于 1990 年成立了全国高等学校预防医学专业第一届教材评审委员会，至今已经是第五届。为了满足各院校教学的实际需求，规划教材的品种也在不断丰富。第二轮增加《卫生毒理学基础》《卫生微生物学》，第四轮增加《社会医学》，第五轮增加《卫生事业管理学》《卫生经济学》《卫生法规与监督学》《健康教育学》《卫生信息管理学》《社会医疗保险学》，第八轮增加《公共卫生与预防医学导论》。由此，经过40 余年的不断完善和补充，逐渐形成了一套具有中国本土特色的、完整的、科学的预防医学教材体系。

党的二十大报告提出"创新医防协同、医防融合机制，健全公共卫生体系"，我国新时代卫生健康工作方针明确坚持"预防为主""将健康融入所有政策"，把公共卫生在国家建设发展中的基础性、全局性、战略性地位提到了空前高度。为贯彻落实党的二十大及二十届二中、三中全会精神，促进教育、科技、人才一体化发展，适应我国公共卫生体系重塑和高水平公共卫生学院建设的需要，经研究决定，于 2023 年启动了全国高等学校预防医学专业第九轮规划教材的修订工作。

预防医学专业第九轮规划教材的修订和编写特点如下：

1. 强化国家战略导向，坚持教材立德树人 教材修订编写工作认真贯彻落实教育部《高等学校课程思政建设指导纲要》，落实立德树人根本任务，以为党育人、为国育才为根本目标。在专业内容中融入思政元素，固本铸魂，阐释"人民至上、生命至上"的理念，引导学生热爱、专注、执着、奉献于公共卫生事业，打造政治过硬、心怀人民、专业能力强，既对国情有深刻理解，又对国际形势有充分认知，关键时刻能够靠得住、顶得上的公共卫生与预防医学专业人才队伍。

2. 培养公卫紧缺人才，坚持教材顶层设计 教材修订编写工作是在教育部、国家卫生健康委员会、国家疾病预防控制局的领导和支持下，由全国高等学校预防医学专业教材评审委员会审定，专家、教授把关，全国各医学院校知名专家教授和疾控专家共同编写，人民卫生出版社高质量出版。坚持顶层设计，按照教育部培养目标、国家公共卫生与疾控事业高质量发展的要求和社会用人需求，在全国进行科学调研的基础上，借鉴国内外公共卫生人才培养模式和教材建设经验，充分研究论证专业人才素质要求、学科体系构成、课程体系设置和教材体系规划。

3. 细化自强卓越目标，坚持教材编写原则 教材修订编写遵循教育模式的改革、教学方式的优化和教材体系的建设，立足中国本土，突出中国特色，夯实人才根基。在全国高等院校教材使用效果的调研、评价基础上，总结和汲取前八轮教材的编写经验和成果，对院校反馈意见比较集中的教材内容进行修改和完善。教材编写立足预防医学专业五年制本科教育，始终坚持教材"三基"（基础理论、基本知识、基本技能）、"五性"（思想性、科学性、先进性、启发性、适用性）和"三特定"（特定对象、特定要求、特定限制）的编写原则。

4. 深化数字科技赋能，坚持教材创新发展 为进一步满足预防医学专业教育数字化需求，更好地实现理论与实践结合，本轮教材采用纸质教材和数字资源融合的新形态教材出版形式。数字资源包括教学课件、拓展阅读、案例分析、实践操作、微课、视频、动画等，根据教学实际需求，突出公共卫生与预防医学学科特色资源建设，支持教学深度应用，有效服务线上教学、混合式教学等教学模式。

5. 全面服务教学育人，坚持教材立体建设 从第五轮教材修订开始，尝试编写和出版服务于教学与考核的配套教材，之后每轮教材修订时根据需要不断扩充和完善。本轮教材仍有 10 种理论教材配有学习指导与习题集、实习指导、实验指导类配套教材，供教师授课、学生学习和复习参考。

全国高等学校预防医学专业第九轮规划教材共 17 种，均为国家卫生健康委员会"十四五"规划教材。全套教材将于 2025 年出版发行，数字内容和电子教材也将同步上线。其他配套教材将于 2026 年陆续出版完成。另外，教育部公共卫生与预防医学"101 计划"核心教材首轮共 10 种，也将同步出版，供全国广大院校师生选用参考。

希望全国广大院校在使用过程中能够多提宝贵意见，反馈使用信息，以便进一步修改和完善教材内容，提高教材质量，为第十轮教材的修订工作建言献策。

主审简介

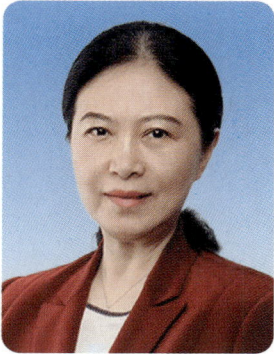

罗爱静

女，1962 年生于湖南省常德市，医学博士，二级教授，博士研究生导师，享受国务院政府特殊津贴专家，湖南省高层次卫生人才"225"工程医学学科领军人才。曾任中南大学湘雅二医院党委书记；现任医学信息研究湖南省普通高等学校重点实验室主任，湖南省医院信息化质量控制中心主任；兼任中华医学会医学信息学分会副主任委员，中国医院协会互联网健康专业委员会副主任委员，中国卫生信息与健康医疗大数据学会常委，湖南省医学会医学信息学专业委员会主任委员。

主要学术研究方向为卫生信息管理、医药信息检索。主持国家社会科学基金重点项目 1 项、面上项目 2 项，其他省部级项目 40 余项；发表论文 200 余篇，其中 SCI/SSCI 论文 60 余篇，CSCD/CSSCI 论文 80 余篇；主编国家级规划教材 10 余部；主持项目获国家社会科学基金结项鉴定优秀等级、湖南省科技进步奖二等奖等省部级奖 20 余项。

主编简介

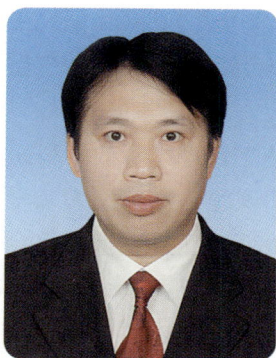

胡德华

男，1972 年 8 月生于湖南省衡东县，三级教授，博士研究生导师，美国约翰斯·霍普金斯大学访问学者。现任中南大学生命科学学院副院长；兼任第九届中华医学会医学信息学分会委员和教育学组组长，中国卫生信息与健康医疗大数据学会卫生信息学教育专委会副主任委员，全国医学文献检索教学研究会副理事长，全国工业统计学教学研究会健康医学大数据学会常务理事，湖南省医学会医学信息学专业委员会副主任委员。国家级一流本科专业"生物信息学"专业负责人，国家级一流课程"信息检索"课程负责人。

从事教学科研工作至今 28 年，主要研究方向为卫生信息管理、生物信息学、大数据挖掘、医学人工智能。主持国家社会科学基金项目 3 项、全国教育科学"十一五"规划课题 1 项、教育部 - 中国移动科研基金项目 1 项、湖南省重点研发计划项目 1 项，其他项目 20 余项；发表高水平学术论文 200 余篇；主编或参编国家级规划教材 / 著作 30 余部；获湖南省科技进步奖二等奖、三等奖，湖南省社会科学优秀成果奖等 10 余项。

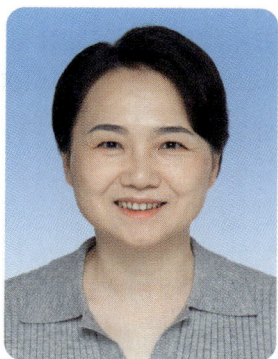

马　路

女，1969 年 6 月出生于江西省九江市，博士研究生导师。现任首都医科大学国际交流与合作处处长，首都医科大学医学人文学院医学信息学系教授；兼任中国中西医结合学会第四届信息专业委员会副主任委员，中华预防医学会第六届公共卫生信息化专业委员会副主任委员，中国图书馆学会第十届理事会学术研究委员会图书馆管理专业组委员，中国高等教育学会引进国外智力工作分会第五届理事会理事，《图书情报工作》《中国中医药图书情报杂志》等学术期刊编委。

从事教学工作 33 年。主持、参与多项教育部、北京市教委科研课题；编写教材 24 部；发表论文 80 余篇；制作慕课课程 2 部。

副主编简介

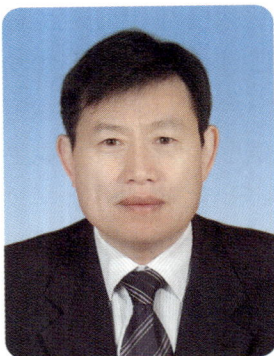

胡西厚

男，1966 年 10 月出生于山东省郓城县，滨州医学院硕士研究生导师、三级教授。山东省医学会医学信息学分会副主任委员，山东省预防医学会公共卫生教育分会副主任委员等。

从事高等数学、卫生事业管理学、卫生信息管理学等教学科研工作 37 年。先后主持并完成省部级以上科研课题 20 余项，发表学术论文 50 余篇，获得各级奖励 30 余项。主编国家卫生健康委员会"十四五"规划教材《卫生信息及大数据管理》等教材及著作 12 部，其中《卫生信息管理学》获评山东省普通高等教育一流教材。

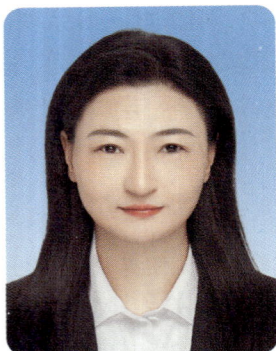

张云秋

女，1972 年 2 月出生于吉林省桦甸市，教授，博士研究生导师。现任吉林大学公共卫生学院医学信息学系主任；兼任第九届中华医学会医学信息学分会常委、教育学组副组长、医学大数据与人工智能学组委员，第七届中华医学会医学信息学分会青年委员会副主任委员，中国卫生信息与健康医疗大数据学会卫生信息学教育专业委员会委员，吉林省数字健康专家委员会副主任委员等。

从事教学工作 30 年，编写教材 18 部。主持和参加国家社会科学基金、教育部人文社会科学基金、国家自然科学基金、吉林省科技发展计划项目、吉林省社会科学基金以及企事业合作项目等 30 余项。发表学术论文 100 余篇。

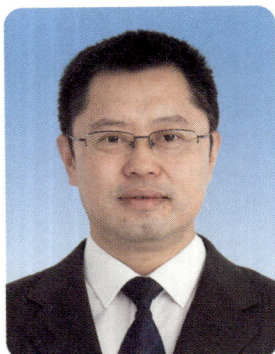

胡树煜

男，1975 年 5 月出生于辽宁省彰武县，教授，硕士研究生导师，锦州医科大学健康管理现代产业学院副院长。兼任全国高校人工智能与大数据创新联盟理事，全国高等院校计算机基础教育研究会医学专业委员会常务委员。

从事卫生信息管理及计算机应用等领域教学科研工作 27 年。主持省部级以上教学、科研课题 8 项，发表核心期刊学术论文 79 篇，主编或副主编规划教材《大学计算机应用教程》《医学计算机应用》等 17 部。获第三届全国高校教师教学创新大赛三等奖、辽宁省高校教师教学创新大赛特等奖，获得"兴辽英才计划"教学名师、"辽宁省教学名师""锦绣英才—锦州高校名师"等荣誉称号。

前　言

《中华人民共和国国民经济和社会发展第十四个五年规划和 2035 年远景目标纲要》中强调要把保障人民健康放在优先发展的战略位置。《"十四五"国民健康规划》(国办发〔2022〕11 号)的重点发展目标之一就是适应行业特点的医学教育和人才培养体系逐步健全,卫生健康科技创新能力进一步增强,卫生健康信息化建设加快推进。《中华人民共和国基本医疗卫生与健康促进法》中指出要推进全民健康信息化,推动健康医疗大数据、人工智能等的应用发展,加快医疗卫生信息基础设施建设,制定健康医疗数据采集、存储、分析和应用的技术标准,运用信息技术促进优质医疗卫生资源的普及与共享。我国"十三五"和"十四五"卫生健康信息化发展相关政策的施行,推动了卫生信息管理学领域的高质量发展,促进了大数据、人工智能、云计算等新兴信息技术在卫生健康领域的技术创新和落地应用。

在"健康中国""数字中国""教育强国"等战略的全面部署和纵深推进下,我国卫生信息化建设正在高速推进,对于医疗卫生信息化领域复合型人才的需求愈发迫切。作为预防医学专业基础课程,本教材在前四版教材的基本框架下,融合吸收国家最新医疗卫生信息化建设成果、新兴卫生信息管理技术以及卫生信息管理学科的新理论、新知识和新成就,以适应我国医疗卫生事业发展对专业人才的最新要求,培养符合新时代发展需要的卫生信息管理人才,为推进"健康中国""数字中国"两大战略融合落地提供人才保障。

本教材内容主要围绕卫生信息管理学的含义、卫生信息管理学基础理论、卫生信息采集与组织、卫生信息交流、卫生信息分析、卫生信息需求与服务、卫生信息技术、卫生信息标准与规范等主题展开系统阐述,并概述了公共卫生信息系统、社区卫生信息系统、医院信息系统、医疗保险管理信息系统、远程医疗系统及辅助卫生信息系统的概念、构成、功能、建设和应用,对国家卫生健康信息网络和卫生信息工作保障体系的概念、组成、特征等方面进行了介绍。

本教材的主要特点如下。

1. 立足"三基、五性、三特定"　按照特定的对象、特定的目标、特定的限制,全面、系统地介绍卫生信息管理学的基础理论、基本知识、基本技能,针对预防医学类专业的学生,注重思想性、科学性、先进性、启发性、适用性原则,着重介绍实用型知识。

2. 顺应卫生与健康信息化发展趋势　以"健康中国""数字中国"两大战略为背景，以"十四五"全民健康信息化规划为依托，以促进全民健康信息服务体系化、集约化、精细化发展为目标，以加快健康医疗大数据规范应用和"互联网＋医疗健康"创新发展为基础，以提高医疗服务质量和效率为目的，突出冲破信息壁垒、推动信息共享的发展要求，强调卫生信息管理在横向与纵向的深入发展，体现卫生信息管理的数字健康发展新趋势，在卫生信息管理原有内容的基础上，重点阐述当前卫生信息管理发展热点与需求，并阐述其应用的具体成果和价值，为防范化解重大突发公共卫生风险、建设健康中国、推动卫生健康事业高质量发展提供坚强的理论和技术支撑。

3. 融合创新教育理念　一方面，更注重培养学生基于社会公众的利益进行决策的思维方式，更强调卫生信息管理的服务理念，更注重培养学生的信息素养。另一方面，以纸质教材为基本载体，增加多种类型的数字资源，开展融合教材建设，支持多终端阅读，以更直观、更生动、更便捷的方式为学生呈现卫生信息管理的知识。

本教材凝聚了 15 所高等院校和研究机构专家教授的智慧和汗水。在此，感谢各位编委对教材编写付出的辛勤劳动！

随着卫生信息管理学的不断发展和卫生信息化建设的持续推进，知识也将不断更新，囿于编写水平，教材中难免存在些许错漏，恳请读者指正。

胡德华　马　路

2025 年 4 月

目 录

第一章 绪论……1

第一节 信息与信息管理……1

一、信息……1

二、信息管理与信息资源管理……5

第二节 卫生信息管理概述……7

一、卫生信息概述……7

二、卫生信息资源……8

三、卫生信息管理……8

四、卫生信息资源管理……10

第三节 卫生信息管理学概述……10

一、卫生信息管理学的内涵和性质……10

二、卫生信息管理学的内容体系……11

三、卫生信息管理学的目标与任务……11

第四节 我国卫生信息化现状与展望……12

一、我国卫生信息化发展现状……12

二、我国卫生信息化存在的问题……15

三、我国卫生信息化的展望……16

第二章 卫生信息采集与组织……19

第一节 卫生信息采集……19

一、卫生信息采集的目的与原则……19

二、卫生信息采集的途径与方法……20

三、卫生信息采集流程……21

四、卫生信息采集技术……22

第二节 卫生信息组织……24

一、卫生信息组织的基本原理……24

二、卫生信息组织的内容与流程……25

三、卫生信息组织的基本方法……26

四、卫生信息组织规范……30

第三节 卫生信息组织技术……31

一、卫生信息抽取与整理技术……31

二、卫生信息标引与聚类技术……32

三、卫生信息清洗与质控技术 ·· 34

第三章　卫生信息交流 ··· **37**

　第一节　卫生信息交流概述 ·· 37

　　一、卫生信息交流的内涵与特征 ································· 37

　　二、卫生信息交流的基本要素 ···································· 38

　　三、卫生信息交流的类型 ·· 38

　第二节　卫生信息交流模式 ·· 40

　　一、经典的信息交流模式 ·· 41

　　二、卫生信息交流模式 ··· 42

　　三、卫生信息网络交流模式 ·· 45

　第三节　卫生信息交流技术 ·· 48

　　一、传统信息交流技术 ··· 48

　　二、现代信息交流技术 ··· 49

　　三、新媒体信息交流技术 ·· 51

　第四节　卫生信息交流障碍 ·· 52

　　一、一般信息交流障碍 ··· 52

　　二、卫生信息交流障碍 ··· 55

　　三、网络信息交流障碍 ··· 56

第四章　卫生信息分析 ··· **59**

　第一节　概述 ··· 59

　　一、信息分析概述 ··· 59

　　二、卫生信息分析概述 ··· 60

　第二节　卫生信息分析方法 ·· 61

　　一、卫生信息定量分析法 ·· 61

　　二、卫生信息定性分析法 ·· 75

　　三、卫生信息综合分析法 ·· 77

　第三节　卫生信息分析的应用 ··· 79

　　一、疾病暴发与流行监测 ·· 79

　　二、药物监管与不良反应监测 ···································· 84

　　三、慢性疾病管理与健康监测 ···································· 88

第五章　卫生信息需求与服务 ··· **91**

　第一节　卫生信息需求与服务概述 ···································· 91

　　一、信息需求概述 ··· 91

　　二、信息用户概述 ··· 92

三、信息服务概述 …………………………………………………………… 93
四、卫生信息服务概述 ……………………………………………………… 93
第二节　卫生信息文献服务 ……………………………………………………… 96
一、卫生信息文献服务的内涵 …………………………………………… 96
二、卫生信息文献服务的内容 …………………………………………… 96
第三节　卫生信息咨询服务 ……………………………………………………… 97
一、卫生信息咨询服务概述 ……………………………………………… 97
二、卫生信息咨询服务内容 ……………………………………………… 97
三、医药卫生科技查新咨询服务与定题服务 …………………………… 98
第四节　卫生信息网络服务 ……………………………………………………… 99
一、卫生信息网络服务概述 ……………………………………………… 99
二、卫生信息网络服务方式 ……………………………………………… 100

第六章　卫生信息技术 …………………………………………………………… 104
第一节　信息技术 ………………………………………………………………… 104
一、信息技术概述 ………………………………………………………… 104
二、信息技术在医疗卫生领域的应用 …………………………………… 104
第二节　常用的卫生信息技术 …………………………………………………… 105
一、计算机技术 …………………………………………………………… 105
二、人工智能技术 ………………………………………………………… 110
三、通信技术 ……………………………………………………………… 112
四、传感技术 ……………………………………………………………… 113
五、多媒体技术 …………………………………………………………… 115
第三节　卫生信息系统 …………………………………………………………… 117
一、卫生信息系统的作用 ………………………………………………… 117
二、卫生信息系统设计方法 ……………………………………………… 118
三、卫生信息系统应用 …………………………………………………… 120

第七章　卫生信息标准与规范 …………………………………………………… 123
第一节　卫生信息标准概述 ……………………………………………………… 123
一、卫生信息标准与标准化 ……………………………………………… 123
二、卫生信息标准构成 …………………………………………………… 124
三、卫生信息标准化发展现状与趋势 …………………………………… 126
第二节　常用的卫生信息标准与规范 …………………………………………… 128
一、信息表达标准 ………………………………………………………… 128
二、信息传输与交换标准 ………………………………………………… 136
三、信息安全与隐私标准 ………………………………………………… 143

第三节　卫生信息标准管理与应用 ································· 144
　　一、卫生信息标准的研发与管理 ····························· 144
　　二、卫生信息标准的应用测评与认证 ······················· 148

第八章　公共卫生信息系统 ································· **154**
第一节　疾病预防与控制管理信息系统 ······················· 154
　　一、概述 ·· 154
　　二、疾病预防与控制管理信息系统的结构与建设 ············· 154
　　三、疾病预防与控制管理信息系统的评价 ··················· 156
　　四、疾病预防与控制管理信息的收集与管理 ················· 157
　　五、疾病预防与控制管理信息系统的应用 ··················· 159
　　六、疾病预防与控制信息化的发展与未来 ··················· 162
第二节　突发公共卫生事件医疗救治信息系统 ················· 164
　　一、突发公共卫生事件医疗救治体系 ······················· 164
　　二、突发公共卫生事件医疗救治信息系统概述 ··············· 165
　　三、突发公共卫生事件医疗救治信息系统功能 ··············· 166
　　四、突发公共卫生事件医疗救治信息系统的未来发展 ········· 168
第三节　妇幼保健信息系统 ································· 168
　　一、妇幼保健信息系统概述 ······························· 169
　　二、妇幼保健信息系统的结构与功能 ······················· 171
　　三、妇幼保健信息系统的未来发展 ························· 173

第九章　社区卫生信息系统 ································· **175**
第一节　社区卫生信息系统概述 ····························· 175
　　一、社区卫生信息系统的定义 ····························· 175
　　二、社区卫生信息系统的构成 ····························· 175
　　三、社区卫生信息系统的建设 ····························· 177
　　四、社区卫生信息系统的应用 ····························· 178
第二节　电子健康档案 ····································· 178
　　一、电子健康档案的定义 ································· 178
　　二、电子健康档案的标准化 ······························· 178
　　三、电子健康档案系统 ··································· 180
　　四、电子健康档案系统应用 ······························· 193
　　五、个人健康信息管理系统 ······························· 197

第十章　医院信息系统 ··································· **202**
第一节　医院信息系统概述 ································· 202

一、医院信息系统概念 ………………………………………………… 202
二、医院信息系统的构成 ……………………………………………… 205
三、医院信息系统的建设 ……………………………………………… 207
四、医院信息系统的评价 ……………………………………………… 208

第二节　临床信息系统 ………………………………………………… 208
一、临床信息系统的定义 ……………………………………………… 208
二、临床信息系统功能模块 …………………………………………… 209
三、临床信息系统的特点及发展趋势 ………………………………… 210

第三节　电子病历系统 ………………………………………………… 210
一、电子病历系统概述 ………………………………………………… 211
二、电子病历系统的基本功能 ………………………………………… 212
三、电子病历系统的组成 ……………………………………………… 213
四、电子病历系统的建设 ……………………………………………… 213
五、电子病历系统的评价 ……………………………………………… 215

第四节　医学影像系统 ………………………………………………… 215
一、医学影像系统概述 ………………………………………………… 215
二、PACS 技术标准 …………………………………………………… 217
三、PACS 的功能 ……………………………………………………… 217

第五节　医院信息集成平台 …………………………………………… 219
一、医院信息集成平台概述 …………………………………………… 219
二、医院信息集成模式与方案 ………………………………………… 220
三、医院信息集成平台的建设 ………………………………………… 222

第六节　智慧医院 ……………………………………………………… 224
一、智慧医院概述 ……………………………………………………… 224
二、智慧医院信息系统 ………………………………………………… 225
三、智慧医院的评价 …………………………………………………… 226
四、智慧医院建设实践 ………………………………………………… 228

第十一章　医疗保险管理信息系统 ………………………………… **230**
第一节　概述 …………………………………………………………… 230
一、医疗保险管理的概述 ……………………………………………… 230
二、医疗保险管理信息系统概述 ……………………………………… 232

第二节　医疗保险管理信息系统的基本结构与功能 ………………… 234
一、医疗保险管理信息系统的基本结构 ……………………………… 234
二、宏观决策管理信息子系统的基本功能 …………………………… 234
三、医药服务管理信息子系统的基本功能 …………………………… 236
四、参保人服务管理信息子系统的基本功能 ………………………… 238

第三节　医疗保险管理信息系统的建设 ………………………………………… 240

一、医疗保险管理信息系统建设的原则 ………………………………… 240

二、医疗保险管理信息系统建设的过程 ………………………………… 241

三、医疗保障标准化体系的建设 ………………………………………… 242

四、全国统一的医保信息平台建设 ……………………………………… 242

第十二章　远程医疗系统 ……………………………………………………… **244**

第一节　远程医疗概述 …………………………………………………………… 244

一、远程医疗的含义 ……………………………………………………… 244

二、远程医疗的类型 ……………………………………………………… 244

三、远程医疗的发展阶段 ………………………………………………… 246

第二节　远程医疗的应用场景 …………………………………………………… 246

一、远程医疗教育与咨询 ………………………………………………… 247

二、远程医疗会诊与转诊 ………………………………………………… 248

三、远程医疗监护与诊疗 ………………………………………………… 248

四、移动医疗及移动健康 ………………………………………………… 250

五、互联网医院 …………………………………………………………… 252

第三节　远程医疗系统 …………………………………………………………… 254

一、远程医疗系统的组成 ………………………………………………… 254

二、远程医疗系统的技术实现 …………………………………………… 254

三、远程医疗系统面临的挑战 …………………………………………… 256

第十三章　辅助卫生信息系统 ………………………………………………… **259**

第一节　卫生电子政务系统 ……………………………………………………… 259

一、电子政务 ……………………………………………………………… 259

二、卫生电子政务 ………………………………………………………… 260

三、卫生电子政务系统 …………………………………………………… 260

第二节　药品管理信息系统 ……………………………………………………… 262

一、国家基本药物制度与目录 …………………………………………… 262

二、药品管理信息系统 …………………………………………………… 265

三、药品电子监管平台 …………………………………………………… 266

第三节　卫生监督信息系统 ……………………………………………………… 269

一、卫生监督概述 ………………………………………………………… 269

二、卫生监督主体 ………………………………………………………… 270

三、卫生监督信息系统概述 ……………………………………………… 271

第四节　卫生文献管理系统 ……………………………………………………… 274

一、概述 …………………………………………………………………… 274

二、EndNote ·········· 277

三、NoteExpress ·········· 277

第十四章　国家卫生健康信息网络建设　279

第一节　国家卫生健康信息网络概述 ·········· 279

一、国家卫生健康信息网络的概念 ·········· 279

二、国家卫生健康信息网络的组成 ·········· 280

三、国家卫生健康信息网络的特征与作用 ·········· 281

第二节　我国卫生健康信息网络基本框架 ·········· 282

一、全民健康信息化总体框架 ·········· 282

二、全民健康信息平台 ·········· 284

三、基础数据资源库 ·········· 287

四、卫生信息专网 ·········· 288

第三节　国内外卫生健康信息网络发展现状 ·········· 289

一、国内卫生健康信息网络发展现状 ·········· 289

二、国外卫生健康信息网络发展现状 ·········· 293

第十五章　卫生信息工作保障体系 ·········· 299

第一节　卫生信息组织保障体系 ·········· 299

一、卫生信息组织体系概述 ·········· 299

二、卫生信息行政组织体系 ·········· 299

三、卫生信息服务组织体系 ·········· 300

四、卫生信息相关的第三方组织 ·········· 301

第二节　卫生信息政策保障体系 ·········· 302

一、卫生信息政策概述 ·········· 302

二、卫生信息政策体系 ·········· 303

三、卫生信息政策制定 ·········· 303

四、我国现行卫生信息政策 ·········· 304

第三节　卫生信息法律保障体系 ·········· 305

一、卫生信息法律法规概述 ·········· 305

二、卫生信息法律法规体系结构 ·········· 306

三、卫生信息法律法规制定 ·········· 307

四、医药卫生知识产权保护 ·········· 309

第四节　卫生信息安全保障体系 ·········· 313

一、信息安全概述 ·········· 313

二、信息安全技术 ·········· 314

三、信息安全等级保护 ·········· 317

第五节　卫生信息伦理 ·· 319

一、信息伦理概述 ·· 319

二、医药卫生领域中的信息伦理 ································· 320

三、医学人工智能伦理 ·· 322

推荐阅读 ··· **326**

中英文名词对照索引 ··· **328**

卫生信息管理学作为一门由医药卫生科学与计算机科学、信息科学、管理科学等相关学科相互交叉融合、衍生出来的新兴综合性学科，主要研究医药卫生领域内各种信息管理实践活动及其发展规律，以促进医疗卫生信息化建设的进程。在大健康、大卫生、大医学时代，新一代信息技术在医疗卫生领域被广泛应用，极大地改变了我国卫生信息化建设的实践和发展。卫生信息管理学的研究对象、研究内容和研究方法等发生了新的改变，探索智慧医疗健康时代卫生信息管理的新理论、新方法和新规律是当前卫生信息管理学的重点和难点。

第一节 信息与信息管理

信息既不是物质，也不是能量。信息是客观事物状态和运动特征的一种普遍形式，在客观世界中大量存在、产生和传递。自然界中，太阳的起落是昼夜交替的信息，花卉的荣衰是季节交替的信息。事实上，人们认知世界、改造世界的过程就是获取信息、利用信息和传递信息的过程。当今社会是信息的社会，信息已经渗入我们生活的点点滴滴，作为一种知识型生产力发挥着其他资源无法替代的重要作用。

一、信息

（一）信息的内涵

"信息"（information）一词由来已久。在国内，目前有据可查的、较早使用"信息"一词的是唐开元三年（公元 715 年）王晙所作的《请移突厥降人于南中安置疏》，其中"若置之朔塞，任之来往，通传信息，结成祸胎，此无策也。"的"信息"一词具有军事情报的含义。唐代诗人崔备、马戴、杜牧、陆龟蒙、唐彦谦、鱼玄机等都在诗词作品中使用过"信息"一词，具有"消息""音信"的含义。在国外，信息论的创始人香农（Shannon）在 1948 年出版的论著 *A Mathematical Theory of Communication* 中提出了学术界公认的信息的含义，即"信息是用来消除不确定性的东西"。

随着社会的不断进步与发展，尤其是现代自然科学综合化发展进程加快，学科交叉融合渗透的趋势日益显著，加上科学技术的飞速发展，使得信息理论在 20 世纪中后期得到了空前的发展。如今，在数学、通信理论、控制论、计算机科学、人工智能、电子学、自动化技术、物理以及生物与生命科学等学科领域都涉及信息理论的研究，这就决定了信息在不同的学科范畴中具有不同的含义和特征。

通信学家认为信息是不定度的描述；数学家认为信息是概率论的发展；物理学家认为信息是熵的理论；哲学家认为信息是认识论的一部分；管理学家认为信息是提供决策的有效数据；情报学家认为信息是客观存在的以及主体所感知、表述的事物的存在方式和运动状态等。因此，信息在不同的学科范畴中具有不同的含义和特征。不同领域的学者观察的角度和侧重点不同，使得不同领域对信息的描述存在差异，但都是出于对信息的某一个侧面、一个层次或某一典型特征的描述，这也说明了信息概念的复杂性。

有关信息的内涵,当今学术界有两种观点为大多数人所接受:第一种观点认为信息是事物运动的状态和方式,即信息不是事物本身,但反映了事物的特征与特性,不同事物有不同的特征,并在不同的条件下发生变化,这种特征与变化就是信息;第二种观点认为信息就是一组具有意义的事实或数据。

（二）信息的特征

1. **客观性**　信息是宇宙间的普遍现象,是一种不以人的意志为转移的客观存在,与物质、能量形成"三位一体",共同构成了事物的三个基本方面。

2. **普遍性**　信息的客观性决定了信息的普遍性。信息既存在于有机界,也存在于无机界;既可以是物质的特征和物质运动状态的反映,也可以是人类大脑思维的结果。总之,信息是普遍存在的。

3. **依附性**　信息能够体现物质和能量的形态、结构、状态和特性,但本身却不能独立存在。信息只有被各种符号系统组织为不同形式的符号序列,并最终依附于一定的载体才可能被识别、存储与利用。

4. **可识别性**　信息是能够通过人的感觉被接受与识别的,而且信息载体的不同导致感知方式与识别手段的差异。

5. **可存储性**　信息不但可以通过人的大脑进行隐性存储,也可以通过物质载体加以显性存储,而且还可以用现代信息技术设备来存储。

6. **可转换性**　信息的表达方式及其符号系统与物质载体是可以相互转换的,也就是说,信息可以从一种状态转换为另一种或几种状态。信息的可转换性同时决定了信息具有可传递性。

7. **共享性**　信息人人都可以享用,而且可以跨越时空为传播者和接收者共同享用。随着信息技术以及信息网络的飞速发展,人类共享信息已越来越方便。

8. **可再生性**　人类在不断地利用各种信息的同时也在不断地创造各种新的信息。信息永远都在产生、更新、演变,是取之不尽、用之不竭的智慧源泉,是人类社会与自然界不可或缺的可再生资源。

9. **知识性**　这是信息的基本属性之一,但信息与知识并不等同。信息只有经过人类的智力加工,去粗取精,去伪存真,才得以成为人类公认的知识。

10. **时效性**　信息在人们的使用过程中表现出强烈的时效性,"稍纵即逝""瞬息万变"便是信息时效性的真实写照,这就要求人们在获取、交流信息的过程中必须尽量加快速度,把握时机。

（三）信息的类型

鉴于信息内涵的广泛性,我们可以从不同角度对信息进行分类。

1. **按信息产生的来源进行分类**　信息可分为自然信息和社会信息。自然信息是自然界一切事物存在方式及其运动变化状态的反映。社会信息是对人类社会发展变化状态的反映,包括政治信息、经济信息、军事信息、科技信息、思维信息、社会生活信息等诸多方面。

2. **按信息的性质分类**　信息可分为语法信息、语义信息和语用信息。语法信息是指认识主体单纯从感知事物运动状态及其变化方式的外在形式中获得的信息。语义信息是指认识主体从领悟事物运动状态及其变化方式的逻辑含义中获得的信息。语用信息是指认识主体从判断事物运动状态及其变化方式的效用中获得的信息。

3. **按信息产生的先后及其加工深度分类**　信息可分为一次信息、二次信息、三次信息。一次信息是指未经加工的原始信息。原始信息产生于人类直接从事的政治、经济、文化等活动,是分散无序的,往往无法进行存储、检索、传递与利用,需要进一步加工处理后才能使用,如会议记录、统计报告等。二次信息是指对原始信息进行加工处理并使之变成有序的、有规则的信息,如文摘、索引、数据卡片等。三次信息是指在一次信息、二次信息的基础上,经过研究产生的新的信息,如研究报告、综述等。

4. **按信息产生或针对的时间分类**　信息可分为历史信息、现时信息和未来信息。

5. **按信息的运动状态分类**　信息可分为动态信息和静态信息。动态信息是指时间性很强的新闻和情报等,反映事物的发展、变化状态;静态信息是指那些已成为比较稳定的历史文献、资料和知识的信息,反映事物相对稳定的状态。

6. **按人对信息的感知方式分类**　信息可分为直接信息与间接信息。直接信息是直接从事物之中获取的信息。间接信息则是由直接信息之中产生并加工出来的信息。

除了上述主要分类外,还可按其他一些标准对信息进行分类。如:按信息来源的稳定性可分为固定信息、流动信息和偶然信息;按信息的价值可分为有用信息、冗余信息和有害信息;按信息表达的真实程度可分为真实信息和虚假信息;按信息的传播范围可分为公开信息、内部信息和秘密信息;按信息的内涵范围及其地位和作用可分为宏观信息和微观信息;按信息的哲学内涵可分为客观信息和主观信息;按信息的载体类型可分为文字信息、声像信息和实物信息;我国学者按"三个世界"理论对信息进行分类,可分为客观物质世界的信息、主观精神世界的信息和客观意义上的概念世界的信息等。

（四）信息的载体与形态

1. **信息的载体**　如前所述,信息具有依附性,人类认识主体需要通过与载体接触以逐渐感知主体中所承载信息的内涵。载体指物质、信息和文化等的运载物,在特定领域中可以有不同含义。信息载体是在信息传播中携带信息的媒介,是信息赖以附载的物质基础。

载体本身不是信息。根据载体本身的特征,可以把信息载体分为两大部分:一部分是人类认识主体的感官表达的表意型载体,如语言、文字、符号、形体、表情等;另一部分是人的感官无法直接感知,须借助一定的物理设备才可以存储的物质型载体,这一部分载体又可分为两大类,即无形的物质型载体(如声波、电磁波、网络等)和有形的物质型载体(如甲骨、简牍、纸张、磁带、光盘等)。

2. **信息的形态**　信息载体的演变直接导致了信息形态的变化。目前,信息已由最初的文字、声像等形态演变成数据、文本、声音、图像等多种单一或综合的表现形态。

(1)数据:可由人工或自动化手段加以处理的那些事实、概念和指示的表示形式,包括字符、符号、表格和图形等。

(2)文本:在文件撰稿、审批、印制过程中形成的,形式、内容、文字表述和作用有所不同的文稿和版本。

(3)声音:指人们通过耳朵听到的声音。通常可以利用无线电、电话、唱片、录音机等工具来处理这些信息。

(4)图像:指人们能用眼睛看得见的信息。可以是黑白的,也可以是彩色的;可以是静态的,也可以是动态的;可以是艺术的,也可以是纪实的;可以是自然的,也可以是绘制的;还可以是一些表述或描述、印象或表示。

信息表现的形态不是一成不变的,文本、数据、声音、图像之间能够相互转换,并且这种转换不会对信息的语义造成改变。这也为信息机构开展多种载体的信息服务提供了基础。

（五）信息的相关概念及其关系

1. **数据（data）**　是事实或观察的结果，是对客观事物的逻辑归纳，是用于表示客观事物的未经加工的原始素材。数据是信息的表现形式和载体，可以是符号、文字、数字、语音、图像、视频等。数据和信息是不可分离的：数据是信息的表达，信息是数据的内涵。数据本身没有意义，数据只有对实体行为产生影响时才成为信息。

2. **知识（knowledge）**　是人类对物质世界以及精神世界探索的结果总和，也是人类在实践中认识客观世界（包括人类自身）的成果，包括事实、信息的描述或在教育和实践中获得的技能。它可以是关于理论的，也可以是关于实践的。在哲学中，关于知识的研究被称为认识论。柏拉图认为：一条陈述能称得上是知识必须满足三个条件，它一定是被验证过的、正确的，而且是被人们相信的，这是科学与非科学的区分标准。知识的获取涉及许多复杂的过程：感觉、交流、推理。知识是构成人类智慧的最根本的因素。知识具有一致性、公允性，判断知识的真伪需要基于客观、正确的思维逻辑，而不是个人的主观立场。

3. **智慧（wisdom）**　是人所具有的对事物认知、辨析、应对和创新的聪明才智和应用能力，是人的最高思维能力。智慧来源于学习和实践，是人在学习和实践的过程中，针对所产生的问题，根据获得的信息进行分析、对比、演绎，找出解决方案的能力。与此同时，这种能力运用的结果是将信息的有价值部分挖掘出来并使之成为已有知识架构的一部分。因此，从严格意义上来讲，智慧属于知识层面，它是人类大脑运用知识活动的产物——运作和应用知识的知识。

4. **意图（purpose）**　代表人对某一现象或问题的理解，以及希望通过处理和解决该现象或问题进而实现目标的能力。知识的获取受问题的意图和目标的指导，即这些意图和目标指导知识的获取，使得人们能够选择和应用与问题相关的知识，将其转化为解决方案，并确保解决方案与问题的目标一致。对于人工智能而言，意图可以看作是一个二元组（输入、输出），其中输入和输出都是数据、信息、知识、智慧或意图的内容。

5. **数据、信息、知识、智慧、意图之间的关系**　数据-信息-知识-智慧-意图的 DIKWP 层次体系（图 1-1）可以清楚地展示五者之间的联系和区别。DIKWP 层次体系是关于数据、信息、知识、智慧及意图的体系，可以追溯至托马斯·斯特尔那斯·艾略特所写的剧本《岩石》中所写："我们在哪里丢失了知识中的智慧？又在哪里丢失了信息中的知识？"

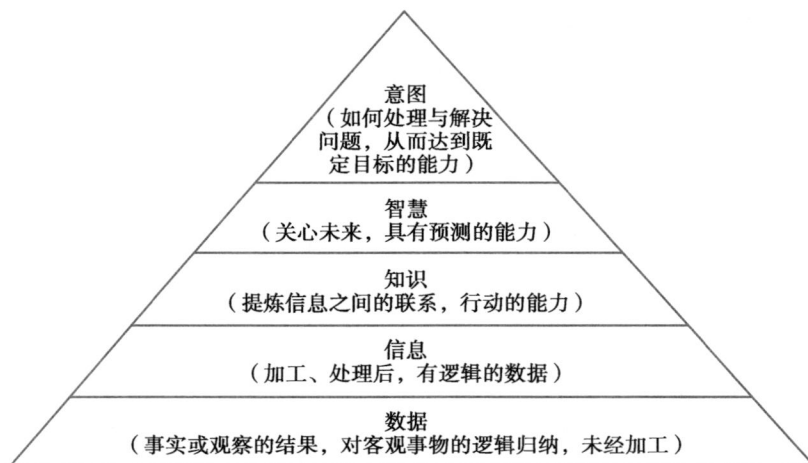

图 1-1　数据-信息-知识-智慧-意图的 DIKWP 层次体系

DIKWP 层次体系将数据、信息、知识、智慧、意图纳入一种金字塔形的层次体系。通过 DIKWP 层次体系分析，可以看到数据、信息、知识、智慧与意图之间既有联系，又有区别。数据是记录下来可以被鉴别的符号。它是最原始的素材，未被加工解释，没有回答特定的问题，没有任何意义。信息是已经被处理、具有逻辑关系的数据，是对数据的解释，这种信息对其接收者具有意义。知识是从相关信息中过滤、提炼及加工而得到的有用资料。特殊背景语境下，知识将数据与信息、信息与信息在行动中的应用之间建立有意义的联系，它体现了信息的本质、原则和经验。此外，知识基于推理和分析，还可能产生新的知识。智慧，是人类所表现出来的一种独有的能力，主要表现为收集、加工、应用、传播知识的能力，以及对事物发展的前瞻性看法。在知识的基础之上，通过经验、阅历、见识的累积，而形成的对事物的深刻认识、远见，体现为一种卓越的判断力。意图是如何处理与解决问题，从而达到既定目标的能力。人的意图的形成是基于人类的知识、经验和情感，驱使人作出决策并采取行动，而机器的意图通常是预先设定的，由程序员或用户定义，然后机器会根据这些指定的意图，对输入的数据进行处理而后产生相应的输出。整体来看，知识的演进层次可以双向演进。从噪声中分拣出来数据，转化为信息，升级为知识，升华为智慧，最后呈现为意图。

6. 大数据（big data）　2012 年，在奥巴马的国情咨文中，大数据被重点提及，引起了人们的高度关注。对于大数据的概念，不同的人有不同的理解。2012 年美国国会对大数据的定义如下：大数据是指多维度、复杂多样的数据，需要先进的技术进行获取、存储、分布、管理以及分析。最早在麦肯锡全球研究院发布的《大数据：创新、竞争和生产力的下一个前沿领域》报告中给出的定义是：大数据指的是大小超出常规的数据库工具获取、存储、管理和分析能力的数据集。它是云计算、物联网之后信息技术（IT）行业又一大颠覆性的技术革命。总的来说，大数据是指无法在一定时间内用常规软件工具对其内容进行抓取、管理和处理的数据集合。

大数据本身是一个比较抽象的概念，单从字面来看，它表示数据规模的庞大。但是仅仅数量上的庞大显然无法看出大数据这一概念和以往的"海量数据"（massivedata）、"超大规模数据"（very large data）等概念之间有何区别。对大数据尚未有一个公认的定义。不同的定义基本是从大数据的特征出发，通过对这些特征的阐述和归纳试图给出其定义。在这些定义中，比较有代表性的是 3V 定义，即认为大数据须满足 3 个特点：规模性（volume）、多样性（variety）和高速性（velocity）。之后有学者提出 4V 定义，即尝试在 3V 的基础上增加一个新的特性。关于第 4 个 V 的说法并不统一：有的认为大数据还应当具有价值性（value），大数据的价值往往呈现出稀疏性的特点；而有的认为大数据必然具有真实性（veracity）。总而言之，大数据的特点可归纳为 5V，即规模性（volume）、多样性（variety）、价值性（value）、高速性（velocity）和真实性（veracity）。

二、信息管理与信息资源管理

进入人类认识领域的信息，量大质杂，鱼目混珠，且分布不均，信息需求不断增长变化与有用信息稀缺之间的矛盾推动了信息管理的发展。信息管理的实践历史虽然久远，但作为一个专业术语却出现较晚。自 20 世纪 70 年代以来，其使用频率日渐增加。一些国际性组织和刊物开始以信息管理命名，我国许多高校的"图书情报学系"纷纷改名为"信息管理系"，而国内"信息管理"的热潮真正开启是源于 1998 年教育部颁发的《普通高等学校本科专业目录》教高〔1998〕8 号文件，首次在相近专业归并的基础上设立了"信息管理与信息系统"专业。2022 年 9 月，国务院学位委员会、教育部印发了《研究生教育学科专业目录（2022 年）》和《研究生教育学科专业目录管理办法》（学位〔2022〕15 号），将"1205 图书情报与档案管理"一级学科更名为"1205 信息资源管理"。信息管理是管理学的分支，因此具有管理的共性。同时,信息管理作为一个专门的管理类型,又具有自己的独有特征。

（一）信息管理的含义

信息管理的概念呈现出百花齐放的局面。人们从事领域和认识层面的不同,导致了对"信息管理"概念的不同理解。

我国学术界对信息管理的理解存在两种基本观点,主要区别在于信息管理的对象。一种观点认为,信息管理就是对信息的管理,即对信息进行组织、规划、加工与控制,最终导向预定目标,从而实现对信息的有序管理。北京大学王万宗教授在《信息管理概论》中提出该观点,认为信息管理是为各行业部门"搜集、整理、存储并提供信息服务"的工作,该定义从实践角度出发,将信息管理解构为以信息采集、整理、存储和服务为核心的线性工作链,突出具体环节的操作性特征,因而被普遍视为一种注重技术实现与效率提升的狭义理解（或称微观定义）。另一种观点则认为,信息管理不单单是对信息进行管理,还是对涉及信息活动的各种要素（信息、人、设备、机构等）进行的合理组织和控制,以实现信息及相关资源的合理配置,从而有效地满足社会信息需求的过程。学术界将这种观点被认为是对信息管理的广义理解（或称宏观定义）。与此同时,由于信息活动中的各种要素常常又被视为信息资源的内涵,所以许多学者认为"信息管理实际上就是信息资源管理"。

英国图书情报界基于学科整合视角提出,信息管理本质上是一个多学科交叉融合的领域,其知识体系由情报学（information science）、图书馆学（library science）、档案学（archival science）及档案管理（records management）四大传统学科构成,同时需要融合计算机科学（computer science）、网络技术（network technology）与软件工程（software engineering）等现代信息技术。

日本学界通过制度性知识重构实现概念域的扩展,将传统情报学中的知识发现、文献计量等核心研究内容,纳入"信息管理"的制度化框架内,形成技术标准与政策规约相耦合的治理范式。

美国学界呈现技术导向与商科融合的双重特征:主流观点将信息管理（information management）与管理信息系统（management information system）视为同构概念,强调其在组织层面的技术实现路径;部分学者从技术应用视角将其定义为"机构内计算机化的信息管理技术体系";同时存在将信息管理学划归商科（business studies）分支的学科分类取向,这种认知差异折射出美国多元化的学术生态。这种跨文化语境下的学科认知差异,实质上反映了信息管理在数字时代的多维发展态势。

（二）信息管理的范围

不同的信息管理学派以及人们对信息管理概念内涵理解的差异,最终导致了对信息管理的内容、范围的界定也不尽相同。以下是关于信息管理内涵的相关认识。

1. **信息管理的研究对象** 主要研究信息业的环境管理（包括社会信息业、信息技术与传递媒介、社会信息流）、信息资源管理、信息流通管理（包括信息服务、信息市场、信息经济）及信息事业管理。

2. **信息管理的范围** 包括信息资源开发、调配与组织管理,信息传递与交流组织,信息的解释、控制与组织,信息研究、咨询与决策,信息技术与信息系统管理,信息服务与用户管理,信息经济管理及与信息活动有关的社会管理。

3. **信息管理的层次** 包括微观信息管理（数据、文件、资料等）、中观信息管理（各种信息系统、信息机构、内部信息系统）和宏观信息管理（信息网络业、信息业、信息市场、信息教育）。此外,还有一种与这种划分法相同,但其内涵归属不同的观点,认为信息管理的微观层次是指狭义的信息资源管理,中观层次是指广义的信息资源管理,宏观层次则是指广义的信息资源管理再加上信息产业管理。

4. **信息管理的领域** 主要包括环节管理、系统管理与产业管理等。

5. **信息管理的流程** 研究制订和实施信息政策、规划、计划;机构的设置和组织;人员的配置;

人员的使用与培训；经费及成果管理等。

6. 信息管理的外延　涉及信息内容管理、信息媒体管理、计算机信息管理、管理信息系统、信息产业及其人员管理等。

由此可见，信息管理的内涵非常丰富。虽然不同行业的人对其本质的认识各有侧重，但从发展历程来看，信息管理始终是沿着"存（保存、存留）—理（整理、加工）—传（传播、传递）—找（查找、检索）—用（利用、使用）"这一轨迹向前发展的。因此，信息管理的实质是对从信息生产到信息消费（利用）全过程中各种信息要素与信息活动的组织与管理，以便最大限度地满足社会对使用信息的需求。

（三）信息资源管理

信息资源管理（information resource management，IRM）是 20 世纪 70 年代末，80 年代初开始在美国出现的新概念，然后逐渐扩展到其他国家和地区。经过数十年来的发展，在理论研究和实践方面均已得到快速发展。

信息资源管理的内涵一直受到不同领域学者的广泛关注和热烈讨论。不同学者提出信息资源管理定义的角度有所不同。例如，霍顿（Horton）主要针对的是管理对象，认为 IRM 是对机构的信息内容及支持工具（信息设备、人员、资金等）的管理；怀特（White）的理解则侧重于管理的过程，他认为 IRM 就是高效率地确定、获取、综合和利用各种信息资源以有效地满足当前和未来的信息需求的过程；伍德（Wood）则偏重于总结信息资源管理的方法；博蒙特（Beaumont）和萨瑟兰（Sutherland）认为，IRM 包括为确保在开展业务和进行决策时能得到可用信息所必需的所有管理活动。之后孟广均等学者对信息资源管理的相关观点进行了归纳，形成四种观点学说，即管理哲学说、系统方法说、管理过程说和管理活动说。

综上所述，信息资源管理既是一种管理思想，又是一种管理模式。其管理对象主要是信息活动中的各种要素（包括信息、人员、技术、设备、资金等），管理内容是对信息资源进行组织、控制、加工等，管理目的是为有效地满足社会的各种需求，管理模式是将信息技术、人文和经济手段相结合以实现信息资源的最佳配置和有效利用。

（四）信息管理与信息资源管理的关系

信息管理与信息资源管理之间的关系，目前存在三种不同的看法。

1. 等同关系　将信息管理与信息资源管理视为同义词，认为两者之间存在着等同关系。英国学术界常以信息管理代替信息资源管理。

2. 从属关系　认为信息管理与信息资源管理是从属关系，即认为信息资源管理是信息管理的一个组成部分，是信息管理的一个环节。

3. 发展关系　认为信息资源管理是信息管理的一个发展阶段，从信息资源管理的历史沿革，信息管理分为传统管理阶段、技术管理阶段和信息资源管理阶段。

第二节　卫生信息管理概述

一、卫生信息概述

（一）卫生信息的含义

卫生信息（health information）是信息按照所属学科划分出来的一个门类，可以从广义和狭义两个角度来理解。从广义的角度，卫生信息是指与医药卫生工作相关的任何形态的信息，包括各种社会经济信息、科学技术信息、文化教育信息以及人群健康信息等。从狭义的角度，卫生信息专指为了保护和促进人类健康，有效提高劳动者素质而收集、处理、存储、传播、分配和开发利用的各种信息，即各种医药卫生过程中产生的指令、情报、数据、信号、消息及知识的总称，包括公共卫生信息、临床医疗信息、药品信息、卫生事务信息、卫生管理信息、医药市场信息、大众健康信息、医学教学与研究信息。

（二）卫生信息的特征

卫生信息是整个社会信息的重要组成部分，它具有信息的一般性特征，如价值性、共享性、时效性等，同时，又具有以下特殊的性质和特点。

1. 专业性和专用性　与一般信息相比，卫生信息最突出的一个特征就是专业性和专用性特别强。这是因为：一方面卫生信息的内容具有十分鲜明的专业特色，相对于非专业人员来说难以看懂、理解、掌握和科学利用，从卫生信息服务的技术、手段和过程来看，有严格的专业操作程序、严格的质量标准、规范化的专业知识要求，一般人员很难操作使用；另一方面卫生信息服务是对人而非对物的服务，服务的水平和效果事关广大人民群众的健康状况和生命安全。

2. 公益性　医疗卫生服务的基本制度决定了卫生信息是全社会的公共资源，具有社会公益性质。我国医疗卫生服务体系建设坚持以公立医疗机构为主，多种医疗形式共同发展，形成布局合理、分工明确、防治结合、保证质量、技术适应、运转有序的医疗服务体系。

3. 不对称性　卫生信息的不对称性主要表现在卫生信息的供方与需方的信息不对称，在医疗领域尤其明显。医疗服务领域信息供方（医疗机构及医务人员）通常拥有比较完整的医疗专业知识和信息，而需方（患者及家属）则处于信息的劣势。因此，在医患关系中，医疗服务供方完全起主导作用。需方医疗信息匮乏和认知能力有限导致其在医疗服务过程中的盲目性和被动性。

二、卫生信息资源

（一）卫生信息资源

卫生信息资源（health information resources）是指人类在医疗卫生社会活动中所积累的以与健康相关的信息为核心的各类信息活动要素的集合，主要包括卫生信息或数据、卫生信息生产者（管理者、统计学家、流行病学家、医务人员、数据收集与处理人员等）、设备、设施（仪器、计算机软硬件、网络通信设备等）、资金。

（二）健康医疗大数据

随着信息技术、数字医学的发展和卫生信息化的推进，医疗卫生行业产生的数据海量增长，大数据的收集、整合、存储和处理成为可能，健康医疗大数据（healthcare big data）也应运而生，已成为一种具有战略意义的基础性的卫生信息资源。健康医疗大数据通过整合和集成不同层面、各种硬件设备采集的信息，包括涵盖人类全生命周期的个人健康、医药服务、疾病防控、健康保障、食品安全、养生保健、医学实验和医学文献资料等多方面数据，汇集形成健康大数据，为进一步的分析研究提供基础，凝聚数据价值。健康医疗大数据除了呈现出大数据的 5V 特性外，还具有长期保存性、不完整性、时间性等特征。从数据来源看，健康医疗大数据可以分为以下几类（表1-1）。

三、卫生信息管理

（一）卫生信息管理的内涵

卫生信息管理是指对涉及卫生行业领域的信息活动和各种要素（包括信息、人、技术与设备等）

表 1-1 健康医疗大数据的内涵和数据来源

类别	描述	数据来源
医疗大数据	电子病历数据,医学影像数据,患者就医、住院、用药记录、标准化临床路径数据等	医疗机构、区域医疗信息平台、影像诊断中心、药事管理系统、卫生监管机构、临床研究协作网络及医疗数据标准化集成平台等
健康大数据	个人健康档案、监测个人特征数据、个人偏好数据、康复医疗数据、健康知识数据等	医疗机构、健康管理平台、可穿戴设备服务商、移动健康应用开发商、医学信息集成中心、康复服务机构、公共卫生信息系统及健康数据合规聚合平台等
生物大数据	不同组学数据,如基因组学、转录组学、蛋白组学、代谢组学等	生物样本库、医学研究机构、基因测序中心、临床实验室、生物技术研发企业、多组学数据分析平台等
运营大数据	成本核算数据,医药、耗材、器械采购与管理数据,病种治疗成本与报销、费用数据,药物研发数据,消费者购买行为数据,产品流通数据,第三方支付数据等	医疗机构、医保管理机构、医药/器械生产企业、供应链服务商、第三方支付平台、医药电商平台、公共卫生监管部门、临床研究机构、消费者行为分析公司及物流仓储服务商等
知识模型大数据	用于建立知识库、疾病模型等的大数据	医疗机构、科研院所、公共卫生监测部门、医药研发企业、医学学术平台及第三方健康数据服务商等

进行合理的组织与控制,以实现信息及有关资源的合理配置,从而有效地满足卫生事业信息需求的过程。

（二）卫生信息管理的范围

卫生信息管理的最终目的是服务于卫生事业,因此如果要对卫生信息管理的范围进行定义,首先必须明确卫生事业的领域。

在我国社会体系中,卫生事业主要是指各种提供卫生服务的机构以及直接与卫生服务的生产交换、分配和消费密切相关的各种机构和行业,是由国家、集体和个人共同投资、共同受益的公益事业。它主要包括起宏观指导调控作用的卫生行政组织,直接履行医疗、预防、科研、教育职责的卫生专业组织,以及起桥梁纽带与保障作用的群众性卫生组织。三者紧密联系,形成有机整体。但由于各类组织机构的职能、性质以及管理的重心不完全一致,所以它们各自在信息的搜集、整理、开发与利用等方面各有特点。

1. 卫生行政组织的信息管理 卫生行政组织是对卫生事务具备直接管理职能的政府组织。在我国,卫生行政组织主要是各级政府或部门的卫生管理职能机构,是贯彻实施党和国家的卫生方针、政策,领导所辖范围的卫生工作、编制规划,制定法规并组织实施、督促检查的机构系统,比如中华人民共和国国家卫生健康委员会官方及国家中医药管理局、省级卫生健康委员会、地区或自治州级卫生健康委员会、县区级卫生健康委员会等部门。卫生行政组织的信息管理,主要是指卫生行政组织的信息保障、信息交流及信息管理活动。卫生行政组织的信息管理的重点对象主要包括决策信息、组织信息、人事信息、计划信息和法规信息。

2. 卫生事业组织的信息管理 卫生事业组织,也可以理解为卫生服务组织,是指以保障居民健康为主要目标,直接或间接地向居民提供医疗、预防、保健、康复等卫生服务的组织,包括医疗机构（主要是各级各类医院）、卫生防疫机构、妇幼保健机构、药事组织、健康教育机构和卫生信息机构。卫生事业组织中的信息管理可分为六种类型,包括医院信息管理、卫生防疫信息管理、妇幼保健信息管理、药事检验信息管理、医学教育信息管理、医学科技信息管理。

3. 群众性卫生组织的信息管理　群众性卫生组织也称为第三方组织,主要有三种类型,即由国家机关、人民团体代表组成的群众性卫生机构,由卫生专业人员组成的医药卫生学术团体,由广大卫生工作者及群众卫生积极分子组成的基层群众卫生组织。根据这些组织的性质、作用及工作内容,相应的信息管理分为群众性卫生机构信息管理、医药卫生学术团体信息管理、基层群众卫生组织信息管理。

四、卫生信息资源管理

(一)卫生信息资源管理的内涵

卫生信息资源管理(health information resource management)属于医疗卫生行业的信息资源管理,应在信息资源管理概念的基础上来认识。可以认为卫生信息资源管理是指对医疗、卫生、保健工作中信息活动的各种要素(包括信息、技术、人员、机构等)进行合理的计划、组织和控制,以及实现卫生信息资源的充分开发和有效利用所进行的综合管理。

(二)卫生信息资源管理的内容

医疗卫生事业比较特殊,它既与国家的经济建设有直接联系,又具有很强的社会性和公益性,直接关系着卫生事业的发展及人民健康水平的提高。在我国,卫生事业泛指各种提供卫生服务的机构以及直接与卫生服务的生产、交换、分配和消费密切相关的各种机构和行业。卫生信息资源管理涉及医疗卫生事业的每一个领域。在"十四五"规划的大背景下,卫生信息资源管理的内容更为丰富,特点更为鲜明。

1. 公共卫生信息管理　是一种系统性管理,它通过对公共卫生信息全生命周期(采集、加工、存储、流通、服务)的计划、预算、组织、引导、培训和控制,将各种业务管理整合至标准化管理程序与质量控制体系,以实现公共卫生信息活动的社会价值与效益最大化。

2. 医疗卫生信息管理　建立科学合理的医院信息系统,全面采集患者的临床、保健等各方面信息,服务于临床决策,提高医疗服务质量,并在此基础上优化医疗服务流程,建立更加合理的医疗服务模式,提高全民健康水平。

3. 医疗保障信息管理　建立健全城镇职工、城镇居民、新农合信息系统,科学管理医疗保障信息,为实现异地结算、建立城乡一体化的基本医疗保障管理制度奠定基础。

4. 药品供应信息管理　充分利用信息技术,建立药品供应保障信息系统,规范基本药物的生产、流通、使用,加强药品不良反应监测,建立药品安全预警和应急处置机制。

第三节　卫生信息管理学概述

一、卫生信息管理学的内涵和性质

(一)卫生信息管理学的内涵

医学信息学博士玛丽斯·F·科伦(Maris.F.Collen)对卫生信息管理学作了如下描述:存储有临床、行政、财务和会员资格数据的一个大数据库;安全、可信、综合、完整的计算机病案存取、网上临床诊断支持、命令输入监视、卫生专业人员操作指南;为使用预付资金、会员资格、财务和患者医疗费用数据的管理人员提供行政决策的支持;人群流行病学的监测;专业需要的国际互联网和多媒体通信手段、患者教育、家庭远程医学等；医疗计划人员将持有存储个人医疗基本信息（包括基因信息）的智能卡等。

卫生信息管理学是信息管理学的一个分支。它是信息管理学的理论与方法在医药卫生领域应用而衍生的一门新兴交叉学科，是卫生信息管理实践活动赖以生存与发展的理论基础。它是将卫生信息管理科学理论与卫生信息传播实践融为一体，研究卫生信息收集、存储、传播、交流和利用，对涉及卫生行业领域的信息活动和各种要素（包括信息、人、技术与设备等）进行合理配置，从而有效地满足卫生事业信息需求的一门学科。为此，卫生信息管理学的定义概括为：卫生信息管理学是研究卫生信息管理实践活动中各个环节与过程及其发展规律与方法的学科。其学科基础是医药卫生、信息科学与管理科学的结合。从这一定义不难看出，卫生信息管理学是一门技术性及应用性极强的交叉学科。

（二）卫生信息管理学的性质

卫生信息管理学是医药卫生科学与计算机科学、信息科学、管理科学等相互交叉融合而成的综合性学科，具有综合学科、交叉学科和应用学科三个方面的学科性质。

卫生信息管理的研究领域涉及社会和自然界的各个方面，需要广泛应用社会科学、自然科学的多种学科原理和方法进行综合研究，从这一角度而言，卫生信息管理是一门综合学科；卫生信息交流管理活动涉及多个不同领域，从科学体系结构来看，它是一个综合领域，卫生信息管理学是综合科学。

卫生信息管理学是信息管理学在医药卫生领域的应用，其研究的方向性强，目的性明确，与实践活动的关系密切，且直接体现了卫生事业发展的需要。卫生信息管理学的研究成果服务于卫生事业管理，有助于合理配置医疗资源、降低医疗费用、提高医疗质量。从这一角度而言，卫生信息管理学是一门应用学科。

二、卫生信息管理学的内容体系

卫生信息管理学主要包括以下三个知识模块。

（一）基础理论与基本方法

基础理论与基本方法涵盖第一章至第七章，包括信息、信息管理、卫生信息管理、卫生信息管理学等基本概念，以及卫生信息采集与组织、卫生信息交流、卫生信息分析、卫生信息需求与服务、卫生信息技术、卫生信息标准与规范等基础理论和基本方法。

（二）系统建设与应用

系统建设与应用涵盖第八章至第十三章，包括公共卫生信息系统、社区卫生信息系统、医院信息系统、医疗保险管理信息系统、远程医疗系统及辅助卫生信息系统等的含义、功能、构成、建设、评价与应用。

（三）国家网络与保障体系

国家网络与保障体系涵盖第十四章至第十五章，包括国家卫生健康信息网络建设，以及卫生信息工作保障体系中的组织保障体系、政策保障体系、法律保障体系、安全保障体系和卫生信息伦理。

三、卫生信息管理学的目标与任务

（一）卫生信息管理学的目标

卫生信息管理学是培养高素质复合型卫生管理人才不可或缺的组成部分，总体涵盖知识、能力、素养三方面的培养目标。

1．知识　掌握卫生信息管理学的基础理论和方法、系统建设与应用、国家网络与工作保障等方面的知识。

2．能力　提高卫生信息采集、整理、加工、分析及利用能力，培养解决实际问题的综合能力与灵活应变能力，强化跨学科交流合作、创新拓展和沟通等实践能力。

3．素养　加强卫生信息管理意识与服务意识，强化对卫生信息政策法规与伦理等方面的理解和遵守，全面提升信息素养。

（二）卫生信息管理学的任务

卫生信息管理学的核心任务在于为预防医学与卫生管理类专业学生系统讲授卫生信息管理学的基本知识、基本理论和基本方法，使他们在未来职业生涯中拥有专业核心竞争力。卫生信息管理学不仅关注学生信息获取、处理、分析及评价等基本技能的培养，更致力于培养他们灵活运用现代信息技术手段，高效整合并创造性利用海量的卫生信息资源，以支持医学信息决策的科学性、促进医学科研项目的创新性，以及优化医学教育教学的质量与效率。

卫生信息管理学的任务不仅仅是知识的传授与技能的训练，更在于激发学生对于信息价值的深刻认识，培养其成为能够引领医药卫生信息化浪潮、推动行业创新与发展的高素质人才。

卫生信息管理学通过构建系统的课程内容体系，涵盖卫生信息采集与组织、卫生信息交流、卫生信息分析、卫生信息需求与服务、卫生信息标准、卫生信息系统建设与应用、卫生信息工作保障体系等，全方位提升学生的卫生信息获取、组织、分析和服务，以及卫生信息系统建设和应用等综合能力。

卫生信息管理学还强调培养学生的创新思维与批判性思维能力，引导他们从信息科学的独特视角审视医药卫生领域的发展现状与未来趋势，探索利用大数据、云计算、人工智能等前沿技术推动医药卫生事业变革的可能性。指导学生如何设计并实施基于信息的公共卫生干预策略，优化医疗资源配置，提升公共卫生服务水平，从而在保障人民健康、促进医药卫生事业可持续发展方面发挥积极作用。

第四节　我国卫生信息化现状与展望

一、我国卫生信息化发展现状

（一）我国卫生信息化的发展阶段

我国卫生信息化建设起步较晚但发展迅速，其发展沿革可分为三个阶段。

1．第一阶段（20世纪50年代—20世纪80年代）　新中国成立后，随着社会经济不断进步和公共卫生需求增加，我国公共卫生信息化建设开始起步。我国法定传染病疫情报告系统建立于20世纪50年代中期，至20世纪80年代中期一直采用的是各级医疗机构将所登记的传染病报告卡，通过邮局每月寄送到所在区县的卫生防疫站，再逐级上报邮寄给地市级防疫站、省级防疫站、中国预防医学科学院，最后形成全国统一汇总报表后邮递上报卫生部。

2．第二阶段（20世纪80年代—21世纪初）　在医疗保险政策的推动下，以大型医疗机构信息化为重点的卫生信息化建设于20世纪80年代拉开了序幕，我国的卫生信息化进入了第二个发展阶段。根据国务院关于国民经济信息化建设的方针、原则和总体要求，卫生部结合卫生工作的实际情况，加强对卫生信息化建设的领导，制定并部署卫生部门信息化建设发展规划纲要，重点突出医院信息系统以及远程医疗等工程建设。

2003年,严重呼吸综合征(SARS)的暴发流行引起了国家对卫生信息化的高度重视。之后我国加大了在卫生应急指挥、卫生统计、妇幼卫生保险、新农合管理等公共卫生方面的信息化建设投入,主要目的在于提高业务管理水平;另一方面,医院信息系统从管理信息系统建设阶段过渡到临床信息系统和电子病历的应用阶段。

卫生部在《全国卫生信息化发展规划纲要2003—2010年》(卫办发〔2003〕74号)中提出,通过进一步加强公共卫生信息系统建设,加速推进信息技术在医疗服务、预防保健、卫生监督、科研教育等卫生领域的广泛应用,建立适应卫生改革和发展要求,高效便捷,服务于政府、社会和居民的卫生信息化体系的建设目标。2003年底,卫生部制定了《国家公共卫生信息系统建设方案(草案)》,计划在三年内建成四个大型信息系统。至此,我国的公共卫生信息化进入了一个快速、有序的发展时期。

大多数县级以上卫生行政部门,医疗、预防、卫生监督机构建立了具备数据中心、具有通信预警预报等功能的国家、省、地市三级公共卫生信息网络平台作为公共卫生信息系统的骨干网络;对于以传染病与突发公共卫生事件监测报告信息系统为核心的疾病预防控制信息系统,经过几年的完善,已建设十多个不同的分系统,成为当今世界最大的基于互联网的疾病在线直报应用系统;国家与地方各级建立的突发公共卫生事件应急反应系统,实现了在统一的网络平台上各种来源的疾病与危险因素信息的整合,以及对突发公共卫生事件的辨别、反应、处理和全程跟踪;国家卫生统计网络直报系统目前已实现在线的卫生统计数据录入、审核、上报功能;此外,卫生监督信息系统、医疗救治信息系统的建设也已启动。

随着城乡医保覆盖人群的扩大和医药服务定点机构的增多,医疗保险管理平台也不断扩展,大多数地区的城镇职工、城镇居民基本医疗保险实现了数据信息的全过程管理;各省级平台以及县级新农合数据库建设基本完成,部分省的省级新农合信息系统已经能够实现联网管理,甚至能实现跨地区即时结报。

3. 第三阶段(21世纪初至今) 2009年3月,《中共中央国务院关于深化医药卫生体制改革的意见》(中发〔2009〕6号)正式发布,标志着我国的卫生信息化进入了以电子健康档案和电子病历为核心的区域医疗卫生信息平台建设和协同服务为主要内容的第三个发展阶段。

2010年,中国政府完成了"十二五"卫生信息化建设工程规划的编制工作,确定了中国卫生信息化建设路线图,简称"3521工程",将建设连通国家、省、地市级卫生信息平台,贯穿公共卫生、医疗服务、医疗保障、基本药物制度、综合管理5项业务领域,以电子病历和电子健康档案为基础的卫生信息专网的宏伟目标正式纳入发展线路当中,这也将我国的卫生信息化发展推向了新的高潮。

"十二五"期间,卫生信息化取得了重大进展,明确了卫生信息化建设的工作思路、顶层设计和总体框架。政府投入不断加大,加强标准支撑和安全保障,积极推进国家、省、地市、县各级人口健康信息平台和部委间的信息交换与共享平台建设。通过多年的建设,卫生信息化应用覆盖面逐步扩大,服务质量和效率明显提高,信息数据资源集中共享和辅助决策的能力不断增强,部门间的协同和共享能力不断提升。信息化在推进卫生计生改革向纵深发展,促进优质医疗资源流动,方便百姓看病就医,提高卫生计生资源使用效率方面取得较大成效。

(二)"十三五"期间卫生信息化发展成效

"十三五"期间,卫生健康行业大力推进健康中国、数字中国两大战略融合落地,深入实施"十三五"全民健康信息化发展规划,加快健康医疗大数据规范应用和"互联网+医疗健康"创新发展,顺利完成各项任务,为支撑卫生健康事业高质量发展发挥了重要作用,取得了显著成效:制度规范的顶层设计基本形成;互联互通的平台基础逐步夯实;疫情防控应急能力全面提升;便民服务应用成效不断凸显;网络安全的防护能力明显增强。

1. 基层卫生信息化

(1)基层卫生信息化基础设施建设进一步夯实:在"十三五"期间,我国基层卫生信息化基础设施建设取得了显著成效。政府加大了对基层医疗机构的信息化投入,推动了宽带网络、云计算、大数据等信息技术在基层的广泛应用。通过建设统一的基层卫生信息系统,实现了基本医疗、公共卫生、药品管理、财务管理等多业务系统的集成,提高了基层医疗服务效率和管理水平。截至 2020 年底,全国 31 个省、自治区、直辖市建设有基层卫生信息系统。随着电子健康档案的普及,居民健康信息得到更加全面、准确的记录和管理,为接下来的数据开放与利用工作铺平了道路,同时也为基层医疗卫生机构实现高效服务、监测与管理奠定了重要基础。国家基层医疗卫生综合管理平台已实现与 23 个省份的网络联通和数据传输。截至 2021 年底,远程医疗已覆盖所有贫困县并向乡村延伸,有效缓解了基层医疗资源不足的问题,提高了基层医疗服务的可及性和质量。

(2)基层卫生信息化互联互通得到加强:在"十三五"期间,基层卫生信息系统的互联互通得到了显著加强。一方面,基层应用系统之间的条块融合加快推进,不同业务系统之间的数据共享和交换更加顺畅。另一方面,基层卫生信息系统建设的统筹层次不断提高,减少了信息孤岛和数据重复录入、申报等问题。这些措施为基层医疗服务的协同发展和一体化管理提供了有力支持。

(3)基层卫生信息化业务应用更加丰富:随着信息化建设的深入,基层卫生信息化业务应用日益丰富。在基本医疗和公共卫生服务外,还涵盖了健康教育、慢性病管理、妇幼保健等多个领域。信息化手段可以更加精准地实施健康管理措施,提高居民的健康素养和自我保健能力。

(4)"互联网+"构造基层智慧服务新模式:"互联网+"在基层卫生服务中的应用日益广泛,为基层智慧服务新模式的构建提供了有力支持。2018 年起,在国家基本公共卫生服务考核评价工作的政策推动下,全国各地积极开展电子健康档案向居民个人开放应用的探索,激活电子健康档案服务应用,推动覆盖全生命周期的一体化连续健康服务。通过互联网平台向居民提供电子健康码就医一码通、在线签约、家庭医生健康咨询、用药指导、预约就诊、在线随访、双向转诊等服务,提高了就医体验。此外,新兴信息技术如人工智能、物联网等在基层卫生服务中的应用前景广阔,将为基层医疗服务的智能化和精准化提供新的动力。

2. 区域卫生信息化

(1)全民健康信息标准体系不断健全:截至 2021 年 10 月,我国已发布基础、数据、技术、安全隐私和管理等 5 大类 251 项标准和 56 项团体标准,出台全国医院、基层医疗卫生机构、公共卫生机构等 3 项信息化建设标准规范。这不仅有助于推动卫生健康行业的科学发展、深化医药卫生体制改革、推动健康中国战略实施,还有利于促进新兴技术与卫生健康行业的融合、提升医疗数据质量和安全性。

(2)信息平台互通共享工作持续加速:2017 年,我国启动了全民健康保障信息化工程,省级区域内各级平台实现网络联通全覆盖,推动实现健康医疗数据在平台集聚、业务事项在平台办理、政府决策依托平台支撑。截至 2021 年底,国家全民健康信息平台基本建成,100% 的省(自治区、直辖市)、85% 的市、69% 的县建立了区域全民健康信息平台,7 000 多家二级以上公立医院接入区域全民健康信息平台,2 200 多家三级医院初步实现院内医疗服务信息互通互享,260 多个城市实现区域内医疗机构就诊"一卡通",互联网医院达到 1 700 多家。截至 2024 年 2 月,我国已设置 13 个类别的国家医学中心和儿童类别的国家区域医疗中心，1 163家县医院达到三级医院服务能力，30个省份建成省一级互联网医疗监管平台，并在全国批复设置了2 700余家互联网医院。

（3）电子健康档案推广应用不断深化：2012年，卫生部启动了居民健康卡建设工作，已在全国28个省份发行一亿余张，在推动跨机构、跨区域诊疗的一卡通，新农合跨省异地就医结报，促进区域医疗业务协同等便民惠民服务方面取得了积极成效。2016年底，电子健康卡应用试点工作启动。采用国家标准二维码技术和国密算法的形式，为每位居民在各类医疗健康服务应用（APP）、公众号或医院自助终端、人工窗口申领并生成个人唯一、全国通用的"电子健康二维码"，实现跨医疗机构、跨地域就医服务一卡通用。作为居民健康卡的线上应用延伸与服务形态创新，同时能实现对医院就诊卡、妇幼保健卡、计划免疫卡及身份证、社保卡、银行卡等各类原有健康服务介质的"兼容使用"和"注册管理"，解决了多卡难以有效统一的现实问题。

2017年12月，全国电子健康卡首发，随后全国有27个省份开展试点建设，其中24个省份全省统筹推进。2018年12月21日，国家卫生健康委员会印发了《关于加快推进电子健康卡普及应用工作的意见》（国卫办规划发〔2018〕34号），鼓励以电子健康卡作为"互联网＋医疗健康"服务和"三医联动"的入口，实现基本医保、商业健康险及金融支付等医疗费用一站式结算。到2018年底，已有20个省份正式应用。截至2022年8月底，电子健康卡已在全国29个省（区、市）及新疆生产建设兵团正式上线运行，常住人口覆盖率约71%，上线城市261个（不含直辖市辖区），城市覆盖率约72%，全国三级医院接入数量共2 137个，二级医院接入数量共4 088个。

国家卫生健康委规划发展与信息化司开展的"十四五"全民健康信息化年度监测显示：2022年，出生"一件事"相关业务办理人次约为409万；截至2023年12月，31个省（区、市）签发出生医学证明电子证照约8 685万张，部分省份实现了出生医学电子证照资源目录的跨省调阅；各地依托各级政务服务平台，以推进出生医学证明在线申办和电子证照应用为抓手，积极推进出生"一件事"联办及跨省通办，取得了良好成效。

3. 全国卫生健康信息化 2024年7月6日，国家卫生健康委统计信息中心在2024中国卫生信息技术／健康医疗大数据应用交流大会上发布了《全国卫生健康信息化发展指数（2024）》。2024年全国卫生健康信息化发展总指数为74.14，治理水平、建设水平及应用水平分指数分别为80.34、69.57、71.05。指数结果显示：中西部建设水平、应用水平增幅较大；数据总量扩容，数据治理深化；互联互通持续提升，畅通要素流动；信息化人力、资金等生产要素保持稳定；业务协同显著增强，优质医疗可及性提高；惠民服务不断优化，群众获得感增强。

二、我国卫生信息化存在的问题

我国卫生信息化取得了长足进展，但总体水平仍然不能满足人民群众、医疗卫生机构和卫生行政部门对卫生信息服务日益增长的需要。我国卫生信息化仍存在许多问题，主要体现在以下几个方面。

（一）卫生信息数据互联互通的瓶颈亟待突破

当前，尽管各地区及医疗机构在信息化建设上取得显著进展，但缺乏全国性统一的数据交换标准与互操作规范，导致系统间兼容性问题突出，信息孤岛现象普遍存在于机构间、机构内部各部门间及不同业务系统之间。这一现象严重阻碍了医疗资源的优化配置与高效利用，同时削弱了患者就医流程的连贯性与服务体验的便捷性，亟须构建一套完善的卫生信息互联互通框架与标准体系。

（二）卫生数据安全保障体系亟须进一步强化

面对医疗数据的爆炸性增长,保障其安全性、完整性及隐私性成为紧迫任务。部分医疗机构在数据安全防护意识及技术手段上存在明显短板,如加密技术应用不足、访问控制机制不健全等,由此导致的数据泄露与非法访问事件对患者个人信息安全及医疗环境稳定性构成重大威胁。因此,构建全方位、多层次的卫生数据安全保障体系,强化数据加密、访问控制、审计追踪及应急响应能力尤为关键。

（三）卫生信息领域专业人才存在供需不平衡

卫生信息化的深入发展对专业人才提出了更高要求,即既须具备扎实的医学与管理学基础,又须精通计算机科学与信息技术的高级复合型人才。然而,当前卫生信息领域对此类人才的需求大于供给,人才短缺问题日益凸显,成为制约我国卫生信息化高质量建设与运维的关键因素。因此,加大人才培养与引进力度,构建多元化的人才培养体系,是缓解卫生信息领域专业人才供需矛盾的有效途径。

（四）政策法规体系与信息化建设步伐不匹配

随着卫生信息化进程的加速推进,现有政策法规体系在数据共享、隐私保护、责任界定等方面表现出明显的滞后性,难以有效支撑信息化建设的健康有序发展。此外,医疗数据标准的不统一也严重制约了数据的整合利用与价值挖掘。因此,加快完善相关政策法规体系,建立健全医疗卫生数据标准体系,是保障卫生信息化持续健康发展的必然要求。

（五）数字化智能化应用深度和广度有待拓展

尽管人工智能、大数据等先进技术已在医疗领域初步应用并取得一定成效,但整体仍处于探索阶段,智能化水平有待进一步提升。特别是在疾病预测、精准医疗、健康管理等领域,其应用深度与广度尚显不足,难以充分发挥技术潜力。因此,须加强技术研发与应用创新,推动数字化智能化技术在医疗领域的深度融合与广泛应用,以提升医疗服务质量与效率。

三、我国卫生信息化的展望

2020 年 12 月,国家卫生健康委员会联合国家中医药管理局组织成立专家团队,联合研究制定的《全国公共卫生信息化建设标准与规范（试行）》（国卫办规划发〔2020〕21 号）,针对目前全国公共卫生信息化建设现状,着眼未来 5~10 年全国公共卫生信息化建设、应用和发展的基本要求,进一步明确和强化了全国公共卫生信息化建设的基本内容和建设要求,包括各级疾病预防控制中心、二级及以上医院、基层医疗卫生机构、其他公共卫生机构等机构的公共卫生服务和管理业务,业务范围覆盖公共卫生信息化建设和应用的主要业务服务和管理要求,包括管理服务业务、信息技术业务 2 个部分,其中一级指标 21 项、二级指标 125 项、三级指标 421 项,全面规范了我国公共卫生信息化建设的主要内容和要求。

2021 年 3 月,在十三届全国人大四次会议表决通过的《中华人民共和国国民经济和社会发展第十四个五年规划和 2035 年远景目标纲要》的"全面推进健康中国建设"一章中,提出要把保障人民健康放在优先发展的战略位置,坚持预防为主的方针,深入实施健康中国行动,完善国民健康促进政策,织牢国家公共卫生防护网,为人民提供全方位全生命期健康服务。卫生信息化建设对"十四五"规划的落实和实现 2035 年远景目标具有重要的地位和作用,是实现全民健康服务、优化医疗资源配置、加强公共卫生体系建设、推动健康科技创新和提升居民健康素养的重要支撑和保障。

2022 年 11 月，国家卫生健康委员会印发了《"十四五"全民健康信息化规划》（国卫规划发〔2022〕30 号），提出了 2025 年我国的全民健康信息化发展目标以及主要任务。主要任务包括集约建设信息化基础设施支撑体系、健全全民健康信息化标准体系、深化"互联网＋医疗健康"服务体系、完善健康医疗大数据资源要素体系、推进数字健康融合创新发展体系、拓展基层信息化保障服务体系、强化卫生健康统计调查分析应用体系、夯实网络与数据安全保障体系。

在大数据、互联网技术、云计算等新兴信息技术的深刻影响下，我国卫生信息领域正经历着前所未有的变革与挑战。这些技术不仅重塑了医疗数据的收集、处理与分析模式，还促进了医疗服务的远程化、智能化与个性化发展，对医疗资源配置、临床决策支持、患者健康管理以及医疗服务模式的创新产生了深远的专业化影响。我国卫生信息领域将发生以下几个方面的重大变革。

（一）技术驱动的创新发展

1. **云计算与移动医疗**　随着云计算技术的成熟和大数据处理能力的提升，卫生信息管理系统将更加高效地处理和存储海量健康数据。这有助于实现数据的实时分析、挖掘和预测，为医疗决策提供更加精准的支持。通过云计算的方式，以应用为核心，资源虚拟化，按需申请资源，带来很大的便利。移动医疗的出现，将实现个人健康管理、医疗服务机构、健康服务机构以及监管保障机构的闭环健康生态。

2. **物联网与远程医疗**　通过集成传感器、无线通信及数据处理技术，可实现患者健康数据的高精度实时监测与无缝传输。这一技术革新为远程医疗服务的专业化升级提供了坚实的技术支撑，不仅极大地提升了医疗服务的便捷性与效率，还有效缓解了传统医疗体系中资源分布不均、服务可及性受限的难题，为优化医疗资源配置、促进医患互动及增强患者健康管理水平开辟了全新的途径。

3. **人工智能与智慧医疗**　人工智能（AI）和机器学习技术将在卫生信息管理领域发挥越来越大的作用。例如，通过智能算法分析患者病历、影像资料等，可以辅助医生进行疾病诊断、治疗方案制订等。同时，AI 还可以用于患者健康管理和慢性病监测，提高医疗服务的质量和效率，使得以医院诊疗为主、以疾病为中心的传统医疗模式向智慧医疗模式转变，即以人为中心、预防为主、防治结合、全生命周期的健康管理和医疗服务的模式。智慧医疗是生命科学和人工智能等新兴信息技术融合的产物，将与医疗卫生服务相关的人员、信息、设备、资源连接起来并实现良性互动，以保证人民及时获得预防性和治疗性的医疗服务。

4. **大数据与个性化医疗**　2023 年 1 月至 8 月，全国医疗卫生机构总诊疗人次达到 45.2 亿（不包含诊所、医务室、村卫生室数据），比上一年同时期增长 5.3%。海量的医疗数据指数级增长，同时，可穿戴设备和各种智能终端在居民的健康管理中也产生大量的数据。通过对这些数据的利用，可以支撑卫生决策、基于医疗保健的数据分析等，实现个性化精准医疗。

（二）政策引领的规范建设

1. **政策引领**　国家将继续出台相关政策，支持卫生信息管理的发展。这些政策将涵盖数据共享、隐私保护、技术创新等多个方面，为卫生信息管理提供良好的发展环境。

2. **标准建设**　为了保障卫生信息的互通互认和有效利用，我国将加强卫生信息标准的建设和推广。通过制定统一的数据标准、接口标准和安全标准等，促进不同医疗机构和信息系统之间的数据交换和共享。

3. **安全管理**　随着健康数据的不断增加和应用范围的扩大，数据安全问题日益凸显。未来，我国将加强卫生信息数据的安全管理，建立健全的数据安全保护体系，确保数据在传输、存储和处理过程中的安全性和完整性。

（三）区域协同的服务模式

1. **智慧医院** 推动智慧医院的建设和发展,可实现医疗服务的智能化和便捷化。通过建设智能导诊系统、自助挂号缴费系统、远程会诊系统等,将提高医疗服务效率和质量,提升患者就医体验,促进医疗服务的个性化与精准化。

2. **医疗联合体(简称"医联体")** 推动医联体的建设和发展,可实现不同层级医疗机构之间的紧密合作和协同发展。通过强化医联体内的信息流通与资源共享机制,特别是患者数据、诊疗知识及医疗资源的无缝对接,将有效提升基层医疗机构的诊疗技术能力与综合服务水平,进一步推动分级诊疗制度的全面落实,促进医疗资源的合理分布与高效利用。

3. **区域卫生信息平台** 加强区域卫生信息平台的建设和互联互通,可实现区域内医疗资源的共享和优化配置。通过集成区域内各医疗机构的信息化系统,实现患者健康数据、医疗资源分布、医疗服务能力等多维度信息的集中管理与智能分析,将推动区域内医疗服务的协同作业与资源共享,显著提升区域整体医疗服务水平与管理效率,为人民提供更加全面、连续、高质量的医疗卫生服务。

（胡德华）

思考题

1. 浅谈数据、信息、知识、智慧与意图之间的关系。
2. 阐释信息管理与信息资源管理的关系。
3. 简述卫生信息管理学的内容体系。
4. 简述"十三五"期间卫生信息化发展成效。
5. 简述我国卫生信息化存在的问题及展望。

第二章
卫生信息采集与组织

卫生信息采集与组织是卫生信息管理活动的重要组成部分，是卫生信息资源得以充分开发和有效利用的基础，其质量直接关系到各类卫生信息系统的建构和功能发挥。随着卫生健康信息化的不断推进和信息技术的飞速发展，卫生信息采集与组织的途径、技术与方法也在不断地丰富和充实。

第一节　卫生信息采集

信息采集（information collection）是根据信息用户的需求、机构的性质和任务，用科学的方法收集、检索和获取特定信息的过程。卫生信息采集（health information collection）则是指收集与卫生领域相关的各种信息的过程。

一、卫生信息采集的目的与原则

卫生信息采集是卫生信息利用的前提和基础。通过信息采集活动，分散且存在于不同时空的相关卫生信息被采掘和积聚在一起，经过科学的处理和组织序化，最终为用户所用。

（一）卫生信息采集的目的

1. 了解公众健康状况　通过卫生信息采集活动，可以了解疾病的发病率、患病率及死亡率等，为制定公共卫生政策和干预措施提供依据。

2. 评估卫生服务质量　通过卫生信息采集活动，可以收集医疗机构的服务提供情况、患者满意度等信息，以改进和提升医疗服务质量。

3. 监测疫情和突发公共卫生事件　通过卫生信息采集活动，能够及时监测和发现疫情和突发公共卫生事件，以采取有效的防控措施。

4. 助力医药卫生研究　通过卫生信息采集活动，能够为医药卫生研究提供数据支持，以推动医药卫生科学的发展。

（二）卫生信息采集的原则

由于个人及机构信息需求不同，卫生信息采集的信息类型、信息内容以及信息来源会有所差异，但是在信息采集中有一些基本的原则需要共同遵循。

1. 准确性原则　确保采集到的信息真实、可靠、准确无误。这需要选择科学合理的采集方法和工具，对信息进行严格的核实和验证。例如：在进行问卷调查时，要精心设计问题，避免引导性提问，确保被调查者能够准确理解问题并如实回答；在审查医疗记录时，要核对记录的完整性和准确性。

2. 完整性原则　尽可能全面地采集与卫生相关的信息，避免遗漏重要内容，应包括个人健康信息的各个方面（如病史、症状、检查结果等）、医疗机构的各项指标（如服务范围、人员配备、设备设施等）以及公共卫生领域的各类信息（如传染病疫情、环境卫生状况、食品药品安全等）。只有信息完整，才能为后续的分析和决策提供充分的依据。

3. **及时性原则** 卫生信息具有时效性,尤其是在应对突发公共卫生事件时,及时采集相关信息至关重要。要建立快速、有效的信息采集渠道和机制,确保能够在第一时间获取最新的卫生信息。例如,对于传染病疫情的监测,要及时上报病例信息,以便采取及时的防控措施。

4. **规范性原则** 卫生信息采集应遵循统一的标准和规范,确保不同来源的卫生信息具有可比性和兼容性。这包括信息的分类、编码、格式等方面的规范。例如,在采集个人健康信息时,采用统一的医学术语和编码体系,便于信息的存储、分析和共享。

5. **保密性原则** 卫生信息涉及个人隐私和敏感内容,必须严格遵守保密规定。在采集、存储、传输和使用信息的过程中,要采取有效的安全措施,防止信息泄露。同时,要明确信息使用的权限和范围,确保信息仅用于合法的目的。

6. **实用性原则** 采集的卫生信息应具有实际应用价值,能够满足卫生管理、决策、研究等方面的需求。在确定信息采集内容和方法时,要充分考虑实际需求,避免采集无用信息,浪费资源。同时,要注重对卫生信息的分析和利用,将采集到的信息转化为有价值的决策支持和服务改进措施。

二、卫生信息采集的途径与方法

(一)卫生信息采集的途径

1. **医疗卫生机构** 卫生信息可以通过医疗机构和基层卫生机构采集。医疗机构可提供门诊病历、住院病历、检查检验报告、手术记录等,可反映患者的疾病诊断、治疗过程和健康状况。基层医疗卫生机构,如社区卫生服务中心、乡镇卫生院等,可提供基本公共卫生服务信息、居民健康档案等。

2. **公共卫生机构** 包括疾病预防控制中心、卫生监督机构和妇幼保健机构等。疾病预防控制中心掌握传染病疫情、免疫规划、慢性病监测等信息。卫生监督机构负责监督检查食品卫生、环境卫生、职业卫生等方面的情况,可提供相关监督执法信息。妇幼保健机构可以采集到孕产妇保健以及儿童保健的相关信息。

3. **卫生行政管理部门** 卫生健康行政部门拥有卫生政策法规、卫生资源配置、卫生服务统计等信息。其他相关行政管理部门,如民政、社保、环保等部门,可提供与卫生相关的人口、社会保障、环境等信息。

4. **科研机构和学术团体** 通过科研机构和学术团体,可以获得各类卫生领域开展的研究项目,从而收集到特定疾病的流行病学调查数据、临床研究数据等。

5. **医疗保险机构** 能够提供医疗保险报销数据,可以反映患者的医疗费用支出、疾病诊断和治疗方式等信息,可用于分析医疗服务的利用情况和费用控制。同时,也可以提供医疗保险审核信息、医疗行为规范和费用合理性等信息。

6. **文献数据库** 可以通过常用的中外文医学文献服务系统,如 PubMed、SinoMed 以及中外文文献信息资源系统,如 Web of Science、中国知网等获取卫生领域相关研究成果。

7. **互联网及移动应用** 包括在线医疗平台、健康管理应用以及社交媒体等。在线医疗平台可以采集到患者的健康信息和就诊记录;健康管理应用可以采集到用户的健康数据;社交媒体有大量关于健康和医疗的信息,如患者的就医经验分享、医生的科普文章等。

(二)卫生信息采集的方法

1. **问卷调查法** 通过设计科学合理的问卷,针对卫生领域特定的人群或问题进行调查。采用纸质问卷、电子问卷等形式,通过现场发放、邮寄、网络调查等方式进行。例如,对社区居民进行健康素养调查,了解居民对健康知识的掌握程度和健康行为情况。

2. **访谈法** 通过与卫生相关人员和公众进行面对面交流,深入了解他们的观点、经验和需求。访谈可以是个别访谈或小组访谈,根据不同的目的和对象选择合适的访谈方式。例如,对医护人员进行访谈,了解医疗卫生服务中的问题和改进建议。

3. **信息检索法** 通过查阅国内外的学术文献、政策文件、统计报告等,获取已有的卫生信息。可以利用图书馆或互联网等渠道进行文献检索。例如,在进行卫生政策研究时,查阅相关的政策文件和研究报告,了解国内外的政策动态和研究进展。

4. **系统监测法** 建立和完善卫生监测系统,如传染病监测系统、慢性病监测系统、食品安全监测系统等,通过自动采集和报告数据,及时掌握卫生状况的变化。例如,通过传染病监测系统,实时监测传染病的发病情况,为疫情防控提供依据。

5. **医疗健康记录查询法** 查询医疗机构的病历、检查检验报告、处方等医疗记录或者居民电子健康卡,获取患者的疾病诊断、治疗过程和健康状况等信息。例如,对医院的病历进行回顾性分析,研究某种疾病的治疗效果和预后情况。

6. **实地观察法** 对卫生服务场所、社区环境等进行实地观察,了解卫生设施的配备、卫生服务的提供情况以及环境对健康的影响等。例如,观察社区卫生服务中心的就诊流程和服务环境,发现存在的问题并提出改进建议。

7. **设备监测法** 使用可穿戴设备、健康监测仪器等,实时采集生理参数,如心率、血压等。例如在公共卫生领域,利用环境监测仪器收集空气质量、水质等信息。

三、卫生信息采集流程

卫生信息采集因活动主体不同,流程也不尽相同。个人用户从各种已有的信息资源如网络数据库中搜集信息。虽然也是采集信息行为,但更多的时候,它是信息利用工作的一部分。而专门性的信息采集往往规模较大,如国家级、部委级卫生信息资源建设中的信息采集,医药卫生领域大型网络信息资源建设中的信息采集,医学科学研究的前期信息采集等,在实施之前必须制订科学、详细的信息采集计划,明确信息采集的流程,以便信息采集工作有条不紊地执行。卫生信息采集工作一般流程如下。

（一）确定采集目标

明确需要采集哪些卫生信息,例如特定疾病的发病率、医疗机构的服务质量、居民的健康行为等。确定采集目标有助于制订具体的采集计划和选择合适的采集方法。

（二）制订采集计划

1. **确定采集范围** 包括采集的地域范围、人群对象、时间范围等。

2. **选择采集方法** 根据采集目标和实际情况,选择合适的采集方法,如问卷调查法、访谈法、信息检索法、系统监测法等。

3. **设计采集工具** 如果采用问卷调查法或访谈法等方法,需要设计相应的问卷或访谈提纲。问卷或访谈提纲应具有科学性、合理性和可操作性。

4. **确定采集时间和进度** 合理安排采集时间,确保采集工作按时完成。同时,制订详细的进度计划,明确各个阶段的任务和时间节点。

（三）实施采集工作

1. **培训采集人员** 如果需要多人参与采集工作,应对采集人员进行培训,使其熟悉采集方法和工具,掌握采集技巧和注意事项。

2. 按照采集计划进行信息采集　严格按照采集方法和工具的要求进行信息采集,确保采集到的信息准确、完整、可靠。

3. 质量控制　在采集过程中,要进行质量控制,及时发现和纠正采集过程中出现的问题。例如:对问卷进行审核,确保问卷填写完整、规范;对访谈进行录音或记录,以便后续核对和分析。

（四）整理和分析信息

1. 数据录入和清理　将采集到的信息进行录入,并对数据进行清理,去除错误、重复和无效的数据。

2. 数据分析　根据采集目标和分析方法,对整理后的数据进行分析。可以采用定性或定量等方法进行分析,得出相应的结论和建议。

3. 结果呈现　将分析结果以图表、报告等形式呈现出来,使信息更加直观、易懂。

（五）反馈和应用

1. 反馈　将采集和分析结果反馈给相关部门和人员,为卫生决策、管理和服务提供依据。

2. 应用　根据反馈结果,采取相应的措施,改进卫生工作。例如:根据疾病发病率的分析结果,制订相应的防控措施;根据医疗机构服务质量的评价结果,提出改进服务的建议。

总之,卫生信息采集流程是一个系统的、科学的过程,需要严格按照流程进行操作,确保采集到的信息准确、完整、可靠,为卫生工作提供有力的支持。

四、卫生信息采集技术

各种类型的卫生信息不仅存在于卫生组织机构和个人特有的存储空间中,更大量地存在于数字化环境中,仅仅依靠人工搜索、采集、整理信息已不能满足现实需要。人们越来越倾向于利用现代信息技术完成信息采集工作。常见的信息采集技术有以下几种。

（一）自动采集技术

自动采集技术是一种无需人工干预即可实时自动采集和处理数据的技术。常见的自动识别与数据采集技术包括条形码技术、射频识别技术、光学字符识别技术、生物识别技术、图像识别技术及传感器技术等。

1. 条形码技术　是在计算机应用中产生并发展起来的一种被广泛使用的自动识别技术。条形码是将宽度不等的多个黑条和空白,按照一定的编码规则排列,用以表达一组信息的图形标识符。条形码技术按维度可分为以下三种。

（1）一维条形码:只在一个维度上表达信息,用于存储有限的数字和字母信息。在医药卫生领域,一维条形码可用于药品、医疗器械等物品的标识和追踪。例如,医院药房可以通过扫描药品条形码,快速、准确地识别药品信息,确保药品的正确发放。

（2）二维条形码:在水平和垂直两个方向（维度）上表达信息。相比一维条形码,二维条形码可以存储更多的信息,包括文字、图像等。在医药卫生领域,二维条形码可用于患者的身份识别、病历管理等。例如,患者的就诊卡上可以印有二维条形码,医生通过扫描条形码可以快速获取患者的基本信息和病历记录。

（3）三维条形码:是在二维条形码的基础上增加了色彩或灰度维度来表示信息,可大大提高条形码的存储容量。有些三维条形码能够承载 0.6～1.8MB 的信息量。在公共卫生领域,对于传染病、慢性病等疾病的监测和管理,三维条形码可以用于患者信息的采集和跟踪。例如,在传染病疫情防控中,对患者的基本信息、症状、接触史等进行三维条形码标识,便于卫生部门及时掌握疫情动态,采取相应的防控措施。

2. 射频识别技术 射频识别的英文是 radio frequency identification(RFID)。它是一种通过无线电波实现非接触式的自动识别技术。射频识别器一般由标签、阅读器和天线组成。标签中存储着物品的相关信息,当标签进入阅读器的电磁场范围时,标签中的信息被读取并传输到阅读器中。

射频识别技术可用于以下信息的采集。

(1)医疗设备管理:医院可以为医疗设备贴上 RFID 标签,实现对设备的实时定位和追踪,从而提高设备的管理效率,减少设备的丢失和损坏。

(2)药品管理:RFID 标签可以用于药品的防伪、追溯和库存管理。通过扫描药品上的 RFID 标签,医院可以快速、准确地了解药品的来源、有效期等信息,确保药品的质量和安全。

(3)患者身份识别:患者佩戴 RFID 手环或卡片,医生可以通过阅读器快速识别患者身份,避免患者身份错误而导致的医疗事故。

3. 光学字符识别技术 光学字符识别的英文全称是 optical character recognition(OCR)。它是一种将图像中的字符转换为可编辑文本的技术,可用于将纸质的医疗卫生相关信息,如病历报告、药品说明书以及健康调查表等进行数字化转换。

4. 生物识别技术 是利用人体生物特征进行身份识别的一种技术。常用的生物识别技术包括指纹识别、人脸识别、虹膜识别和声纹识别。在医疗卫生领域,生物识别技术可以高效地进行身份识别和信息采集。例如,通过指纹识别、人脸识别等技术,可以快速、准确地确认患者身份,在医院挂号、就诊、取药等环节,生物识别技术可以确保患者信息的准确性。在健康档案管理方面,将生物识别技术与电子健康档案相结合,可以实现患者健康信息的快速采集。在疫情防控领域,生物识别技术可以用于人员的快速筛查和追踪。在疫苗接种管理方面,生物识别技术可以用于疫苗接种的登记和验证。在电话调查等应用场景中,可以通过声波识别来采集被调查者的相关信息。

5. 图像识别技术 是利用计算机和人工智能技术对图像进行分析和理解,以自动识别和分类图像中的对象、场景、模式等信息的技术。在医疗卫生领域,图像识别技术可以采集医学影像信息,提取病历中的关键信息,如患者姓名、性别、年龄、诊断结果等。在公共卫生领域,图像识别技术可以用于传染病的监测和预警,例如,通过对人群中体温图像信息的识别,能够及时发现疑似传染病患者,为疫情的防控提供支持。在环境卫生监测方面,通过对环境中的污染物、垃圾等进行图像识别和分析,可以监测环境卫生状况。例如,采集河流、湖泊的水质图像可以判断水质是否受到污染。

6. 传感器技术 是可以感知物理世界的各种参数,如温度、湿度、压力、光照等的一种技术。不同类型的传感器能够采集不同类型的信息,并且具有高精度和实时性的特点。主要的传感器有以下几种。

(1)生理参数监测传感器:可穿戴设备和医疗传感器可以实时监测患者的生理参数,如心率、血压、体温、血糖等。这些传感器将采集到的数据传输到医疗信息系统中,医生可以远程监控了解患者的健康状况,及时调整治疗方案。

(2)环境监测传感器:在医院环境中,传感器可以监测空气质量、温度、湿度等参数,确保医院的环境安全和舒适。同时,传感器还可以用于医疗设备的运行状态监测,及时发现设备故障,提高设备的可靠性。

(二)信息检索技术

信息检索技术是指从大量的信息资源中查找和获取所需信息的方法和手段,主要用于对信息的获取。常用的技术分为文本检索技术、多媒体检索技术、跨语言检索技术以及超文本检索技术等。常用的文本检索技术又可以分为布尔检索、截词检索、限定检索、位置检索、加权检索、聚类检索、扩展检索等。

（三）网络爬虫技术

网络爬虫技术是按照一定的规则，自动地抓取互联网信息的程序或脚本。主要分为通用网络爬虫、聚焦网络爬虫和增量式网络爬虫三种类型。通用网络爬虫也称为全网爬虫，旨在尽可能广泛地抓取互联网上的所有网页。聚焦网络爬虫也称为主题网络爬虫，只针对特定主题或领域的网页进行信息采集。增量式网络爬虫只抓取增加或更新的网页内容。网络爬虫技术可用于从互联网上抓取相关的卫生信息。

（四）集成采集技术

随着卫生信息化的深入和信息技术的发展，建立统一的信息采集平台成为一项重要任务。通过建设统一信息采集平台，对多源、异构、多模态的信息进行采集、存储、分析、处理，有效整合数据信息资源，形成统一的综合数据库，从而减少数据冗余，提升数据采集效率，发挥各类型数据的最大价值。例如，区域卫生信息平台就建立在集成信息采集技术的基础上。为满足各级业务管理功能，平台需要采集电子健康档案、电子病历、公共卫生信息、医疗保险信息、药品信息等多种类型信息，并集成上述各种采集技术，以满足平台的各种业务功能需求。

第二节 卫生信息组织

无序的卫生信息不仅无助于用户的利用，反而会加剧卫生信息增长与使用的矛盾。只有将其进行科学的组织，采用相应的科学方法加以控制和处理，才能保证用户对卫生信息的有效利用。

一、卫生信息组织的基本原理

信息组织（information organization）是以用户需求为导向，依据信息自身的属性特征，按照一定的原则、方法和技术，将杂乱无章的信息整理为有序的信息集合的活动。信息的属性特征包括：①形式特征，即信息的物质载体所直接反映的特征，如信息的物理形态、信息的类型、信息生产和流通等方面的特征；②内容特征，是信息载体所包含和承载的内容方面的特征，即通过信息载体所传递和交流的具体内容。卫生信息组织则是针对卫生信息进行的信息组织活动，是卫生信息管理的核心和基本环节。

卫生信息组织的基本原理是通过将众多自然状态的、分散的卫生信息整理成为有序的卫生信息资源，实现无序信息流向有序信息流的转换，使之形成更高级别的卫生信息，主要包括以下五个方面。

1. 卫生信息内容有序化 将内容相互联系的卫生信息集中在一起，将无关的卫生信息区别开来，同时，相关卫生信息单元之间的关系要明确化，并能体现其逻辑关联。

2. 卫生信息流向明确化 掌握卫生用户的信息需求和信息行为，按照用户的信息活动特征确定信息的传递方向，并且要根据信息环境和信息需求的变化不断调整信息流动的方向。

3. 卫生信息流速适时化 适度控制卫生信息流动速度，把握信息传递时机。

4. 卫生信息数量简约化 尽量降低卫生信息的冗余度，达到内容精练、简明扼要的要求，方便卫生信息用户的获取利用。

5. 卫生信息质量最优化 提高卫生信息的质量和信息的精确度。

卫生信息组织的结果是形成各种方便相关用户利用的有序的卫生信息系统。以此为目的的卫生信息组织一方面要建立有序的卫生信息空间，便于用户获取和利用信息，另一方面还要有利于用户理解、判断和获取信息以及获取知识。卫生信息组织工作的内容就是紧密围绕这两个方面展开的。

二、卫生信息组织的内容与流程

（一）卫生信息组织的内容

卫生信息组织的内容包括卫生信息选择、卫生信息分析、卫生信息描述与揭示、卫生信息整序与存储。

1. **卫生信息选择**　是按照一定的判别标准从搜集到的、处于无序或部分无序状态的卫生信息流中甄别出有用信息并剔除无用信息的活动。它是卫生信息组织过程的第一步。

2. **卫生信息分析**　是明确卫生信息内容所研究、论述、说明、介绍或表征出来的对象或问题的活动，这也是信息生产者传递给用户的主要内容和信息。卫生信息分析是卫生信息描述与揭示的前提和基础（详见第四章）。

3. **卫生信息描述与揭示**　是整个卫生信息组织过程中的重点。

（1）信息描述（information description）：是指根据信息组织和信息检索的需要，按照一定的描述规范或规则，对信息资源的形式特征和内容特征进行分析、选择和记录的活动。卫生信息描述是针对卫生信息资源进行信息描述活动的过程。通过卫生信息描述可以充分揭示卫生信息的各种特征，将具有检索意义的信息特征进行表征，以便用户识别和检索、利用信息。

（2）信息揭示：在卫生信息描述和揭示过程中，信息内容的揭示是通过信息标引来实现的。信息标引的作用主要是揭示信息的内容特征，并用特定符号或词语来表达分析出的相关特征，目的是赋予信息检索标识，提供从内容检索信息的途径。传统的文献信息标引根据其标识的不同可分为分类标引和主题标引。分类标引是分析信息的主题内容，并用分类法中的分类标识（分类号或代码）表达分析出的主题的过程。如主题为病理学的文献，用《中国图书馆分类法》标引的结果就是R36。分类标引的目的是通过对信息赋予分类标识，将各类信息归入所属知识范畴，并建立起分类资源体系，从而方便用户根据分类特征进行信息的存取和使用。主题标引是分析信息的主题内容，并用主题词表中规范的主题词表达分析出的主题的过程。用主题词作为标识的信息可以按字顺进行排列，将具有同一主题的信息集中在一起，从主题角度提供检索信息的途径。主题标引中所使用的主题词是经过优选和规范后所形成的唯一和精确的词语。例如，关于"抗坏血酸"的信息内容和关于"维生素C"的信息内容，其主题实际上是相同的，用标引工具《中文医学主题词表》（cMeSH）的主题语言来进行标引，可以赋予相同的主题标识（主题词）"抗坏血酸"，这样就可以将相同主题内容的信息聚在一起。

4. **卫生信息整序与存储**　经过信息描述和揭示的卫生信息只有存储后才方便用户使用。卫生信息存储是将经过描述和标引的单信息源按照一定的格式和顺序存储在特定载体中，形成多信息源集合的过程。不同类型、载体或内容的卫生信息必须按一定的目的和规则进行存放才能保证对其有效的检索和提取。从空间布局上，可以采取集中存储或分布式存储；从存储内容上，可以按不同专题内容分别存储；从管理上，可以按信息载体分区存储；从使用效率上，可以将信息按用户的利用率作为信息存储的标准。卫生信息整序与存储是前面几个环节形成的有序卫生信息集合的空间组织。信息存储的完成，意味着卫生信息组织过程的终结，也意味着信息检索和信息服务活动的开始。

（二）卫生信息组织的流程

卫生信息组织是一个卫生信息检索系统的建设过程，包括将未加控制的卫生信息源按照一定的规范进行选择、分析、描述、标引、排序与存储等一系列环节。在此过程中，需要使用描述信息特征的规则及控制语言（信息组织工具）在用户和信息资源之间建立有机联系，最终构建面向用户查询的卫生信息检索系统。因此可以说，卫生信息组织与信息检索的关系十分密切，如图2-1所示。

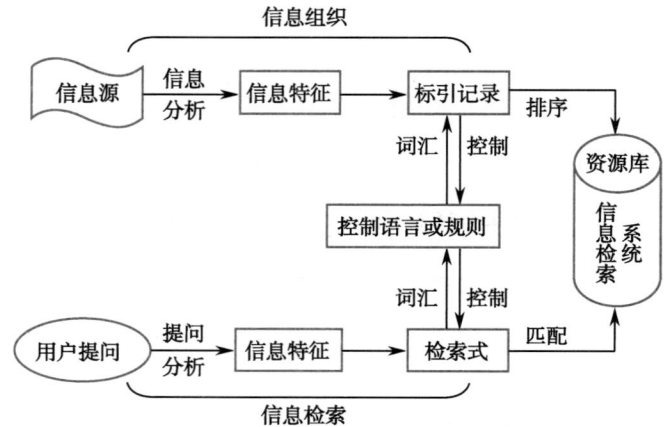

图 2-1 卫生信息组织与信息检索业务流程图

三、卫生信息组织的基本方法

依据信息的形式特征与内容特征，可以将信息组织方法分为两大类。前者主要包括字顺法、代码法、时序法、地序法以及时空组织法；后者主要包括分类法、主题法、关联组织法及语义组织法。这些方法在对卫生信息的组织中均适用。

（一）基于形式特征的组织方法

1. 字顺法　也称字典组织法，即按字顺对信息元素进行组织，主要包括音序法、形序法。音序法指按表示信息元素的字符发音顺序对卫生信息进行组织。形序法则是按表示信息元素的字符形状，包括部首、笔画等对卫生信息进行组织。例如，《中医大辞典》即采用字顺法进行信息组织，根据中医术语的字形进行编排，按照先首字笔画数再笔顺的顺序排列。字顺法作为信息组织的常用方法，具有符合语言使用习惯、组织简单、易操作等优点，但其也存在难以反映信息元素之间的内在逻辑关系、无法体现其语言关系的缺点。

2. 代码法　是指用数字、字母等符号或者符号组合来表示信息的名称及属性状态等，如健康卡号、患者身份标识、行政区以及邮编等。用代码表示卫生信息不仅可以提供一个简单而明确的认定，便于信息的存储和检索，还可以提高处理的效率和精度，提高信息的全局一致性，方便人机信息交换。

3. 时序法　是时序排列法的简称，又称年代排检法、编年排检法、纪年排检法，是一种按照时间顺序编排的信息组织方法。年表、历表、大事记、年谱等常用此方法进行组织。该方法可以呈现信息随时间的演变和发展规律。例如，研究某一地区的传染病流行情况时，可以按照时间顺序整理该地区历年的传染病发病数据，从而分析传染病的流行趋势和变化规律。

4. 地序法　是根据信息所涉及的地理位置顺序或地区次序进行信息组织的方法。如《中国卫生健康统计年鉴》中分地区的统计信息采用的就是地序法。地序法组织信息的常用工具是地理信息系统。

5. 时空组织法　是按照信息、信息记录和信息实体产生或存在的时间、空间特征或所涉及的时间、空间特征来组织排列信息的方法，可以以时间为主、空间为辅进行信息组织，或者以空间为主、时间为辅进行信息组织。

（二）基于内容特征的组织方法

1. 分类法　分类是人类最常见的思维方式之一，是从本质上提示和把握事物之间的区别与联系的重要手段。分类法是依据一定的分类工具或分类规则将信息按类聚集起来的方法。其特点是可以将信息按照某种事先确定的分类体系分门别类地加以组织。根据组织的信息对象和用户需求的不同，分类组织法可分为学科分类法和主题分类法。

（1）学科分类法：是以学科为依据来分类组织信息的方法。学科分类组织的工具是分类法，又称分类表，是一套规范的类目体系。它将各种知识领域的概念设置为类目，以数字、字母等作为类目标识，将这些类目按知识分类原理建立起系统排列的等级和关联体系，具有很好的层次性和系统性。依据分类法建立起来的检索系统便于用户按学科知识的不同层级进行扩检和缩检，可以为用户提供按等级体系浏览的检索方式。依据分类法对信息进行分类组织，可以从知识角度揭示各种信息在内容上的区别和联系，提供知识分类检索的途径。

《中国图书馆分类法》是学科分类的典型代表。图 2-2 是《中国图书馆分类法》（第 5 版）的医药、卫生类（R 类）类目体系。这种分类法以学科为基础建立分类体系，适用于学术性的卫生信息组织，多用于传统图书馆的文献信息资源排架、文献数据库的分类导航、网络信息分类检索及检索结果的分类过滤等。此外，医学领域分类标准的典型代表有《国际疾病分类》（*International Classification of Diseases, ICD*），是一部疾病和有关健康问题的国际统计分类工具书。

（2）主题分类法：是以事物为聚类依据来分类组织信息的方法。其特点是将主题设置为类目，并辅以年代、地区等分类，形成主题树结构。这种分类方法能够将某一主题的信息集中在一起，并根据信息资源的分布和多数用户的需求，如点击率，设置并排列类目，类表结构简单易懂，具有重点和热点类目突出、更新及时等特点。主题树是数字环境信息组织常采用的方法，如门户网站的分类导航系统。

R1 预防医学、卫生学
  R11 卫生基础科学
  R12 环境卫生、环境医学
  R13 劳动卫生
  ……
R2 中国医学
R3 基础医学
R4 临床医学
R5 内科学
R6 外科学
R71 妇产科学
R72 儿科学
R73 肿瘤学
R74 神经病学与精神病学
R75 皮肤病学与性病学
R76 耳鼻咽喉科学
R77 眼科学
R78 口腔科学
R79 外国民族医学
R8 特种医学
R9 药学

图 2-2 《中国图书馆分类法》（第 5 版）医药、卫生类（R 类）类目体系

（3）分众分类法（folksonomy）：是由网络信息用户自发为某类信息定义一组标签，并根据标签被使用的频次，选用高频标签作为该类信息类名的一种为网络信息分类的方法。分众分类法反映了大多数用户对知识的表达，是用户协同的产物，且分类更为灵活，动态性更强，更新更快，可以满足用户与网络环境互动的需要。缺点为概念层次不清、表达模糊、精确性差、噪声大。

2. 主题法　是直接以表达主题内容的语词作为检索标识，以字顺为主要检索途径，并通过参照系统等方法揭示词间关系的标引和检索信息资源的方法。目前常用的主题法主要包括叙词法和关键词法。

（1）叙词法：是使用叙词表中的叙词表达信息主题内容的方法。叙词表又称主题词表，是表达概念及其关系的词汇集，是将文献、标引人员、用户的自然语言转化为规范语言的一种词汇控制工具。其特点是词汇控制严格，用规范化的名词术语来表示信息所论述的事物；可以按主题集中相关信息；并用参照系统等间接显示主题词之间的关系。

叙词法常用于文献组织中的主题标引。标引人员利用主题词表对文献内容进行人工标引，准确表达文献的主题内容；在信息检索中，主题词表可以帮助用户选词并提供主题词与限定词的组配服务，以此获得更高的专指性检索结果。依据主题词法建立起来的检索系统更便于用户按主题进行检查，满足特性检索，且提供的概念关系可以帮助使用者进行扩检或缩检。但由于叙词表不易被

一般的使用者掌握，所以会影响其应用和推广，而且叙词表编制和管理难度大，动态更新不及时，会影响使用效果。

目前在卫生信息组织中使用最广泛的主题词表为美国国立医学图书馆在 1963 年编制的《医学主题词表》(*Medical Subject Headings*, *MeSH*)。美国国立医学图书馆将它作为生物医学信息标引的依据，编制了《医学索引》(*Index Medicus*)并建立了计算机文献联机检索系统 MEDLINE 数据库。*MeSH* 最初收录 18 000 多个主题词，目前发展为大约 29 917 个主题词，用以表达医学领域的基本概念，并设立有各种参照和注释，副主题词 76 个。例如一篇题名为"儿童甲型 H1N1 流感的患病率"的医学论文，用 *MeSH* 主题词可标引为：influenza, human/epidemiology；influenza A virus, H1N1 subtype；child；human。此外，还有临床数据的标引、存储、检索和聚合用的医学术语体系，即医学系统命名法——临床术语(SNOMED CT, Systematized Nomenclature of Medicine—Clinical Terms)。

（2）关键词法：是直接将信息中原来所用的、能描述信息概念的词抽出，不加规范化或只作极少量规范化处理，并按字顺进行排列，提供关键词检索途径的一种主题法。现在大部分搜索引擎和信息检索数据库的索引数据库都采用关键词进行数字信息组织。关键词法是一种为适应索引编制自动化的需要而产生的主题法类型。

关键词法的特点和优势在于：①直接以自然语言中未经控制或只作少量控制的语词为主题标识，符合用户在获取信息时对方便性和易用性的要求，易被用户掌握；②依事物聚类，表达主题直观、专指，便于特性检索，可以保证有较高的检准率；③关键词具有较强的组配性，搜索引擎的布尔逻辑检索就是通过布尔逻辑算符把一些具有简单概念的关键词组配成为一个具有复杂概念的检索式，用以表达用户的检索需求；④采用关键词法，不存在词汇滞后问题；⑤随着信息技术的发展，关键词提取完全可以通过计算机技术实现自动标引，其信息组织的效率更高、成本更低。但使用不规范的自然语言，容易造成概念与语词不能一一对应，使检索内容分散，而且不能显示概念间的关系，难以进行族性检索。

3. **关联组织法**　是指建立信息之间存在的联系(链接)，并将信息及相互关系存储于数据库中的组织方法。这种方法使原本孤立的信息之间呈现出有机的联系，原本松散的信息在关联的作用下，可以上升为非常有价值的信息或知识。

基于超文本(hypertext)技术的信息组织方法，即为典型的关联组织法。超文本的基本结构由结点(node)和链(link)组成。结点用于存储各种信息，链则用于表示各结点(知识单元、信息单元)之间的关联。通过建立信息中各结点间的超文本链接，构成语义网络。用户可以从任一结点开始，根据信息间的联系，从不同角度浏览和查询信息。例如，当在网页中遇到生疏的名词或知识点时，通过链接可以将网页文本中的名词或知识点与知识库中的相关知识关联起来，从而实现为用户提供知识服务的功能。

4. **语义组织法**　是将信息及信息间的语义关系存储起来，构成具有语义关系的数据库的一种组织技术。语义组织是关联组织方法的深化，是互联网向语义网发展的组织模式变革，可以大幅提升网络环境下的知识服务能力。语义网中的计算机能够利用自己的智能软件，在万维网上的海量资源中找到所需要的信息，从而将一个个现存的信息孤岛发展成一个巨大的数据库。本体和关联数据作为语义网的基础越来越受到关注和应用。

（1）本体(ontology)：是对客观存在事物的一个系统化、规范化的解释和描述，即通过对于概念、术语及其相互关系的规范化描述，勾画出某一领域的基本知识体系和描述语言。本体可以将对象知识的概念和相互间的关系进行较为精确的定义(图 2-3)。在这样一系列概念的支持下，进行知识搜索、知识积累、知识共享的效率将大大提高。

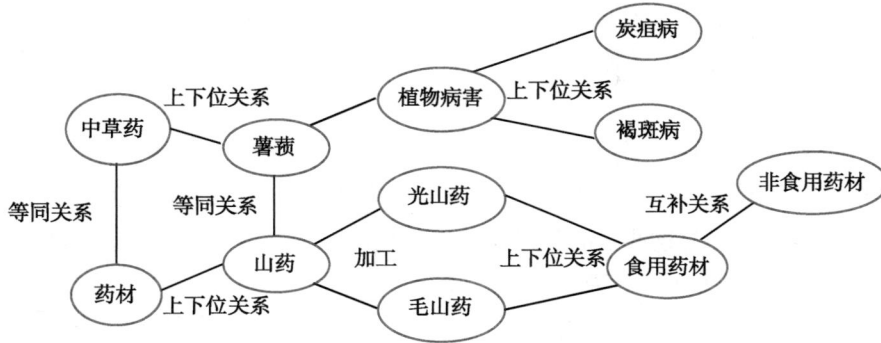

图 2-3 中药材本体模型示意图

本体的基本要素包括：类（class）、关系（relation）、属性（attribute）、函数（function）、公理（axiom）和实例（instance）。由于本体具有良好的概念层次结构，且蕴含了丰富的语义关系，既可以用来描述简单的事实，又可以用来描述信念、假设、预测等抽象的概念，既可以描述静态的实体，又可以描述与时间推移相关的概念，如事件、活动、过程等，所以本体的应用受到了广泛的关注。如：通过概念层次结构组织网站导航系统，网站主页中往往会列出在概念层次结构中最高层的术语，用户可以通过点击逐层浏览相关子目录；搜索引擎通过本体中的"概念"规范化，消除术语差别，提高网络搜索的精确度，实现"概念"检索而不是"关键词"检索；向用户推荐适合的网络查询，如果一个查询失败或一个查询查到的结果太多，搜索引擎可以根据本体概念关系推荐相应的查询策略，从而更有效地满足用户的信息需求。

当前，在生物医学领域已出现了 GALEN、UMLS、SNOMEDCT、FMA、MED、NCI Thesaurus、Gene Ontology 等数百个近似本体。

（2）概念图（concept map）：是一种用节点代表概念，用连线表示概念间关系的可视化信息组织方法。概念图包含四个基本要素，概念、命题、交叉链接和层级结构。概念是感知到的事物的规则属性，通常用专有名词或符号进行标记；命题是对事物现象、结构和规则的陈述，在概念图中，命题是两个概念之间通过某个连接词而形成的意义关系；交叉连接标识不同知识领域概念之间的相互关系；层级结构是概念的展现方式，通常情况下，最概括的概念置于概念图的最上层，从属的概念安排在最下面。例如，图 2-4 是心脏的概念图。

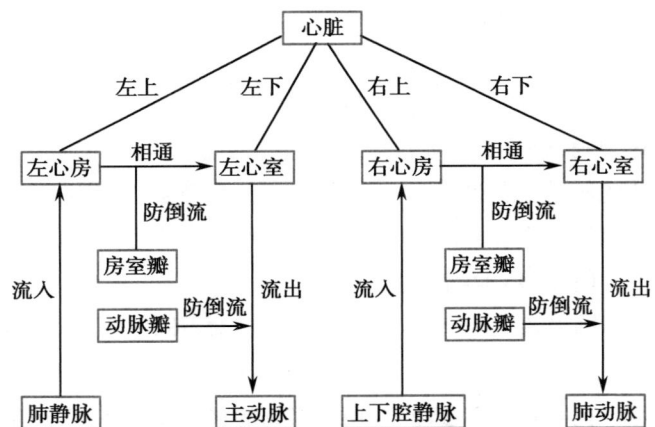

图 2-4 心脏的概念图

概念图的主要特点：①可视化表达。以直观的图形方式呈现知识结构，将抽象的概念和复杂的关系转化为易于理解的图像。这使得人们能够快速把握知识的全貌和内在逻辑。②层级结构。概念图通常具有层级结构，核心概念位于中心，相关的子概念和具体实例围绕在周围。这种结构有助于展示知识的层次关系，从宏观到微观地理解知识体。通过不断细化和扩展概念，可以逐步构建出更加详细和完整的知识网络。③关系明确。概念间的内在逻辑关系可以用适当的词或词组标注出来，以清晰地展示概念之间的各种关系，如包含关系、并列关系等，使人们能够深入理解概念之间的联系和互动。

（3）语义网（semantic web）：被称为第三代万维网，是一个由机器可理解的大量数据构成的分布式体系结构。在这个体系结构中，数据之间的关系由术语表达，使得术语之间形成了一种复杂的网络关系，而计算机能够通过这些术语及其关系得到数据的含义，并且可以在这种联系上应用逻辑来进行推理，从而完成一些原来不能直接完成的工作。语义网的目标是扩展万维网来达到语义级的共享，促进人和计算机之间的交互和合作，提高网络服务的智能化、自动化。为了让信息在不同层次上使计算机可理解和可处理，蒂姆·伯纳斯-李（Tim Berners-Lee）提出了一个由多种语言和应用形成的层次化体系结构作为语义网的整体架构，如图2-5所示。

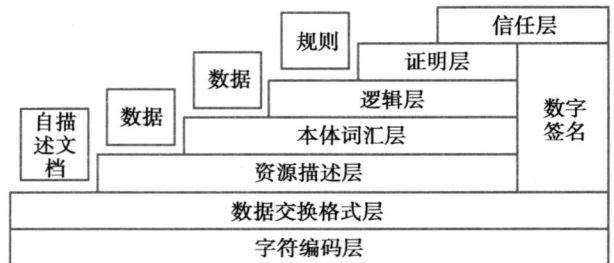

图2-5　语义网的体系结构

字符编码层包括字符编码集和统一资源标识符（uniform resource identifier, URI），是表示语义网对象和使用国际字符集的基本手段，可以解决万维网（web）上资源的定位和跨地区字符编码的标准格式问题。数据交换格式层是集成语义网定义与其他基于可扩展标记语言（XML）标准的基础。资源描述层主要是通过开放的资源描述框架（resource description framework, RDF）实现知识资源的描述。RDF是语义网信息描述与表示的基础，是由万维网联盟（W3C）在1999年提出的一种数据模型。RDF基本模型是"资源—属性—值"三元组，也可以看作"主体—谓词—客体"。资源（resource）即RDF所描述的任意对象，如一个网页、一个作者等。每一个资源都有一个统一资源标识符（URI）；属性（properties）是资源的特定方面、特征、属性和关系；值可以是一个字符串，也可以是另一个资源。

本体词汇层用来定义不同概念之间的关系，以支持词汇的演化。逻辑层是提供一种方法来描述规则，使语义网通过规则从这些描述性的知识中进行推理，为智能服务提供基础；证明层通过运用规则进行逻辑推理和求证；信任层则负责为应用程序提供一种机制以决定是否信任给出的论证。逻辑层、证明层和信任层位于语义网体系结构的顶部，也是语义表达的高级要求。

（三）其他组织法

除上述卫生信息组织方法外，针对不同的应用场景和不同的用户需求，卫生信息组织还有权值法、逻辑排序法、概率法、引文分析法、文献计量法等。

在实际操作过程中，由于事物的多向成族性，仅运用某一种或某一层次的卫生信息组织方法难以满足需要，所以往往将不同层次的不同信息组织法综合起来加以运用。

四、卫生信息组织规范

卫生信息组织规范是用于卫生领域信息管理的规则和标准体系，目的是确保卫生信息的准确、完整、安全、可共享以及有效利用，主要包括以下方面（详见第七章"卫生信息标准与规范"）。

（一）卫生信息表达标准

1. 术语标准化　统一卫生领域的专业术语，避免由不同表述造成的误解。例如，对各种疾病名称、症状描述、检查项目等进行规范定义。

2. **编码标准化** 为卫生信息中的各类实体分配唯一的编码,如疾病诊断编码(如 ICD 编码)、药品编码、医疗服务项目编码等。这有助于信息的准确识别、存储和交换。

（二）卫生信息采集规范

1. **准确性** 确保采集到的卫生信息准确无误,例如患者的基本信息、病史、检查结果等应经过认真核对。

2. **完整性** 采集的信息应完整,不遗漏重要内容。例如,患者的就诊记录应包括就诊时间、科室、医生诊断、治疗方案等。

3. **时效性** 及时采集信息,保证数据的新鲜度和可用性。对于一些紧急情况或动态变化的信息,如传染病疫情数据,应及时更新。

（三）卫生信息存储规范

1. **安全性** 采取有效的安全措施保护卫生信息,防止数据泄露、篡改或丢失。例如,使用加密技术、访问控制、备份与恢复等手段。

2. **结构化存储** 将卫生信息按照一定的结构进行存储,便于查询和分析。例如,使用数据库管理系统,将患者信息、医疗记录、检验报告等分别存储在不同的表中,并建立关联。

3. **数据归档** 对于长期保存的卫生信息,应进行归档管理,确保在需要时能够快速检索和使用。

（四）卫生信息交换规范

1. **接口标准化** 建立统一的数据交换接口,使得不同卫生信息系统之间能够顺利地进行数据传输。例如,采用卫生信息交换标准(HL7)等国际标准的接口规范。

2. **数据格式标准化** 规定数据交换的格式,如 XML、JSON(JavaScript Object Notation,JavaScript 对象表示法)等,确保数据在不同系统之间的兼容性。

3. **数据传输安全** 在数据交换过程中,保证数据的安全传输,防止被窃取或篡改。可以使用加密技术、数字签名等手段。

（五）卫生信息管理规范

1. **权限管理** 根据不同用户的角色和职责,设置相应的信息访问权限。例如,医生可以查看患者的病历信息,而患者本人只能查看部分信息。

2. **质量管理** 建立卫生信息质量管理制度,定期对数据进行审核和评估,及时发现和纠正错误信息。

3. **培训与教育** 对卫生信息管理人员和使用人员进行培训,提高他们的信息素养和操作技能,确保规范地使用卫生信息系统。

第三节 卫生信息组织技术

一、卫生信息抽取与整理技术

1. **数据库技术** 是一种用于管理和组织数据的关键技术,涵盖了数据的存储、检索、更新、管理和保护等多个方面。例如,电子病历(electronic medical record,EMR)是医疗机构对门诊、住院患者(或保健对象)临床诊疗和指导干预的数字化医疗记录,包括患者历次就诊的人口学信息、生命指征、诊断、实验室检查、用药、影像学检查、既往病史、免疫接种史等。数据库技术的核心包括数据模型、数据库管理系统、数据存储及数据查询语言等。

2. **质性编码技术** 是在质性研究中用于处理和分析非数值型数据(如医疗记录、患者访谈、医学文献、健康宣传材料等)的一种方法,能够深入挖掘数据中的丰富内涵和潜在意义,有助于研究者从复杂的卫生现象中发现规律和趋势,为医疗决策、卫生政策制定及医学科研探索等提供有力支持。其主要步骤包括开放性编码、主轴编码和选择性编码。

3. **数据挖掘技术** 是从数据集中通过算法搜索、提取、分析、处理隐藏于其中的信息和知识的过程。运用该技术可以从大量卫生数据中提取有价值的信息,用于趋势分析、疾病预测等。数据挖掘遵循《跨行业数据挖掘过程标准》(*Cross Industry Standard Process for Data Mining*, CRISP-DM),其过程模型包括理解问题、理解数据、准备数据、建立模型、方案评估及方案实施六个阶段。常用的数据挖掘方法包括聚类分析、关联规则挖掘、决策树、神经网络以及深度学习等。

4. **数据仓库技术** 是一个面向主题的、集成的、时变的、非易失的数据集合,用以支持管理活动的决策过程。数据仓库是在更高维和完善的层面上对多源数据库进行汇聚,能够较好地解决多数据源、数据异构等问题,便于使用过程中对不同主题进行随机性的多维度分析,以支持高层复杂的医疗卫生决策。

5. **知识图谱技术** 以图形化的方式展示知识之间的关联和关系,便于理解和发现信息之间的深层联系。知识图谱本质上是一个大规模的语义网络,由实体、关系和属性组成。实体可以是人物、地点、事件、组织等,关系描述了实体之间的关联,属性则用于进一步描述实体的特征。

6. **可视化技术** 是一种通过图形、图像、图表等视觉形式来呈现和传达信息的技术手段。在医疗卫生领域运用该技术可以使复杂的信息更易于理解,且更容易发现隐藏的模式和趋势。

7. **人工智能技术** 是指让计算机模拟人类智能的一系列技术。在卫生信息组织的过程中,常用的人工智能技术主要是机器学习和自然语言处理。机器学习是让计算机自动学习并改进性能的人工智能技术,包括监督学习、无监督学习、强化学习及集成学习等。自然语言处理(natural language processing, NLP)技术是指让计算机理解和处理人类自然语言的一系列方法和技术,用于处理和理解卫生医疗文档中的自然语言文本,自动化地识别、提取或分类非结构化信息。在卫生信息采集与整理过程中常用的自然语言处理技术包括词法分析、句法分析、语义理解、文本分类与聚类、信息抽取等。

二、卫生信息标引与聚类技术

(一)自动标引技术

信息内容及特征的揭示是通过信息标引技术来实现的。信息标引(information indexing)是在对信息内容特征进行全面的、深层次分析和综合的基础上,根据特定的标引规则与工具,赋予信息内容特征以系统化代码或标识,以利于用户从检索系统中查询所需信息的处理过程。

自动标引技术可以分为自动分类标引技术和自动主题标引技术两大类。

1. **自动分类标引技术** 在卫生信息领域是指由计算机代替人工对海量的医学文献、临床报告、健康咨询等卫生信息进行自动分类,赋予其精确的分类标识,以高效地描述或检索这些信息的主题内容。这一过程首先涉及深入分析卫生信息中的特征元素,如疾病名称、治疗方法、药物名称、公共卫生事件等,随后将其与各种类别中对象具有的共同特征进行比较,再将待分类对象归入特征最近的一类并赋予其相应的分类号或标签。通常可以分为基于词的自动分类(词典法)和基于专家系统的自动分类（知识法）两大类。

（1）基于词的自动分类：这是目前较成熟的、使用较多的自动分类技术，核心是把从待分类文本中抽取的代表知识主题的语词与分类系统中代表各个类目含义的语词进行相符性比较，把分类对象归入相符程度最高的类中。基于词的自动分类以分类表与分类规则、词典为基础，主要应用文本分词技术、词频分析技术、权重评价技术、相似度分析技术等。

（2）基于专家系统的自动分类：专家系统在文本中抽取分类特征时具有自然语言理解能力，它抽取最能代表信息中知识主题的概念，在将分类对象的特征与知识库类别特征进行比较时，能模仿专家系统的思维推理、判断，它的自学功能还能不断完善知识库。基于专家库的自动分类，核心是知识库和知识表达。知识库是人工建立的分类体系、语义网络和分类规则等。知识库的规模影响着系统的智能水平。

2. 自动主题标引技术　在卫生信息领域是指由计算机从海量的医学文献、研究报告、临床记录、健康宣传资料等卫生信息资源中，自动确定语词标识来表达信息资源主题的过程，包括自动抽词标引和自动赋词标引两种基本方式。

（1）自动抽词标引：是指直接从原文中抽取词或短语作为标引词来描述信息主题内容的技术。自动抽词标引可分为全关键词标引和主关键词标引。从信息资源中抽取全部关键词作为检索标识的称为全关键词标引；只抽取在信息资源的标题、摘要和正文中出现，并且对描述信息资源的主题内容具有实质意义的词语作为检索标识的称为主关键词标引。抽取出的关键词通过轮排生成各种类型的关键词索引，以便信息检索系统利用。这些关键词可以是疾病名称、治疗方法或药物种类等。

自动抽词标引程序的一般算法是，先抽取文本中的词汇，将词汇与"禁用词表"比较，除去各种非实义词（如冠词、介词、连词等），然后统计剩下的词汇的出现频率，并按其降序排列，排在前面的一些高频词被选作"标引词"。

（2）自动赋词标引：是指使用预先编制的医学词表中的词来代替文本中的词汇进行标引的技术，即将反映文本主题内容的关键词（预用作标引的关键词）转换为词表中的主题词（叙词），并用其标引。赋词标引通常是借助于外部资源，如叙词表、本体等。

目前自动标引系统抽出的表述文献主题的主关键词准确性还有待提高，还不能完全代替人工标引。

（二）自动聚类技术

聚类是将数据对象组成不同的类（或簇），使类别之间的相似性尽量小，而类别内部的相似性尽量大，即高内聚、低耦合。聚类的特点是在要划分的类未知的情况下，将数据对象分组成不同的类。

自动聚类技术自动地分析采集过来的所有信息，根据内容概念把相似的文档聚类到一起，同时完全自动化地生成类别的标题，并提供有价值的信息。例如在公共卫生领域，自动聚类技术可以实时分析社交媒体、新闻报道等数据来识别与疫情、食品安全、药物安全等相关的热点话题。在此过程中，聚类对象之间的接近或相似程度的度量需要定义一些用于划分类别的计量指标。常用的聚类统计指标主要有距离和相似系数。文档间的距离和相似系数用于描述两个类之间的关联或相似程度。

各种聚类方法原则上都可以用在文本聚类上。等级聚类法是文本聚类处理中应用较多的一类方法，通过建立并逐步更新距离系数矩阵（或相似系数矩阵），找出并合并最接近的两类，直到全部聚类对象被合并为一类为止。根据此合并过程，可以绘制出聚类操作的树状图，并确定类的个数和最后聚成的类别。

三、卫生信息清洗与质控技术

（一）卫生信息清洗技术

在数字化信息环境下，卫生信息组织的最终目的是为知识服务提供满足应用所需要的知识和规则集合。建立这一集合的基础是数据，数据质量直接决定着数据库和知识库中信息集合的应用价值。

一组优质的数据往往具备这些性质：①准确性，即描述特征的每个数值应该是准确且少噪声或无噪声的；②完整性，即数据的每一个特征都应该有值填充，不应存在大量空缺的情况；③一致性，即不同来源的数据对某些特征的描述应该保证一致，一是描述形式一致，二是内容一致；④可靠性，即要保证数据来源的真实可信。

然而，从现实世界中获得的数据往往缺少部分上述性质，因此，要按照一定的规则对非清洁数据进行清洗，这就是数据清洗（data cleaning）。数据清洗一般是由计算机而不是人工完成。数据清洗的范畴根据数据源类型不同而不同：单数据源的问题集中体现在数据的拼写错误、缺失及相似、重复等；多数据源的问题反映在时间不一致及粒度不一致等方面。表 2-1 所示的是医学数据常见的质量问题。

表 2-1　医学数据常见的质量问题

问题	举例	质量问题的原因
逻辑错误	Birthday="1965", Deathday="1934"	死亡日期和出生日期不符合常理
值不合理	Age="156"	属性值不符合事实
拼写错误	City="手术"（"手书"）	数据录入错误
值的不同表示	Disease="艾滋病", Disease="AIDS"	表述标准不统一
记录冲突	Record1（"标识符00034""张三"） Record2（"标识符00034""李四"）	同一对象的属性赋予不同的值
值缺失	Date=null	该字段没有值
重复	Record1（"李一""三院"） Record2（"李一""第三医院"）	同一对象的信息被多次录入

1. **空值处理**　是最常使用的数据清洗技术。首先，确定缺失值范围。对每个字段都计算其缺失值比例，然后按照缺失比例和字段重要性，分别制订策略，如图 2-6 所示。然后，根据相应的策略，采用空值处理方法进行数据清洗，常用方法如下。

（1）忽略或直接删除空值记录：这是处理缺失值最快速的方法，但也是最危险的方法，适用于数据的某一特征重要性低且缺失率低，或者某一特征的数值在数据总体中的缺失率较高（＞70%）且重要性较低的情况。

（2）补齐空值：当缺失值记录达到一定的比例，采用直接删除的方法会大大减少数据集中的记录，从而可能丢失大量的信息。因此，常常采用一些方法来填充记录中某些记录的空值。

一种方法是统一填充正常情况下取不到的数值，如 -999；也可以通过观察数据的分布，合理填充一些常用统计量，如平均值、中位数、众数等；更进一步地，若利用同类别或同标签数据的统计量替补遗漏值会更加自然合理；如果希望填入的数据更加符合实际情况，或者说尽量提高其接近真实值的可能性，常使用回归分析、贝叶斯计算公式或决策树推断出该条记录特定属性的最大可能取值，或者采用机器学习模型预测缺失值并填充。

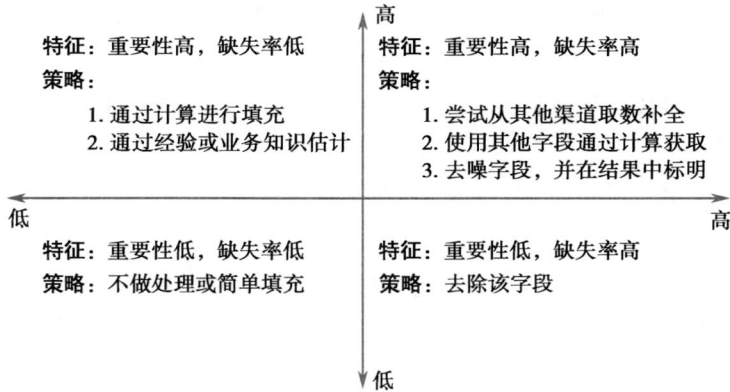

特征：重要性高，缺失率低	特征：重要性高，缺失率高
策略：	策略：
1. 通过计算进行填充	1. 尝试从其他渠道取数补全
2. 通过经验或业务知识估计	2. 使用其他字段通过计算获取
	3. 去噪字段，并在结果中标明

图 2-6　空值清洗策略

2. 异常值处理　异常值是指在数据集中与其他数据点明显不同或偏离常规模式的数据点。对于异常值可以采用删除或者对其修正的方式进行处理。常用的方法：一是统计方法，通过计算均值、标准差等统计指标，确定超出一定范围的数据为异常值；二是可视化方法，如绘制箱线图、直方图等，直观地发现异常值。

3. 噪声处理　在某些情况下，数据完整性较好，但准确性、一致性欠缺。测量特征可能包含随机错误或偏差，而手工录入的数据可能包含意外的输入错误。因此，需要根据噪声数据产生的原因进行不同的处理。

对于重复数据，要识别并删除完全重复的数据记录。对于错误可采用两种方法进行修正：一是逻辑检查，根据任务规则和逻辑关系，发现并修正不符合逻辑的数据；二是数据对比，与其他可靠数据源进行对比，纠正错误数据。

平滑噪声常使用分箱、回归、聚类以及计算机和人工检查相结合的方法来处理。其中，分箱（binning）法是常用的平滑噪声数据的方法。分箱就是将数据按特定规则进行分组，实现数据离散化。将数据进行离散化，有多种不同的方法。

（1）等宽方法：将数据的取值范围按等距离划分成若干区间，然后将落在区间内的数据映射为相应的离散值。等宽方法比较简单、直观，但存在两个明显的缺点：很难有效地体现数据的实际分布情况；划分边界过硬。使用等宽方法，可以将相邻近的数据分开，并且可能创建不存在数据的区间。如将人员按年龄值的大小划分为 0～20、21～40、41～60 是等宽方法。

（2）等深方法：按数据的个数将数据划分为不同的组，各组的数据个数近似相同。等深方法划分的区间（组）可能无实际意义，并可能将数据相差很远的值放在一组。如按年龄将人员排序，然后按人数的多少分成人员相等的组，就是等深方法。

（3）等数据语义距离：按数据的语义距离将数据划分为不同的组。如将人员按"儿童""青少年""中年"和"老年"划分为若干组。

显然，基于数据语义距离的划分既要考虑整个范围内数据分布的稠密性，也要考虑各组内数据的接近性。等数据语义距离方法可以产生更有语义意义的离散化，但如何合理地度量语义距离及定义语义和数据间的映射关系则比较困难。

（二）卫生信息质量控制技术

随着社会经济的发展和大数据时代的到来，各行业的数据量越来越大，医疗卫生领域尤为明显。数据数量增长的同时，数据质量的控制成为值得关注的问题。卫生信息质量控制是指为了确保卫生领域相关信息的准确性、完整性、一致性、可靠性和及时性而采取的一系列措施和方法，包括以下方面。

1. **数据采集的标准化**　包括明确规定数据的收集方式、来源、格式以及所涵盖的内容，确保数据的初始获取是准确和规范的。

2. **数据录入的质量控制**　对负责录入数据的人员进行培训，强调正确的录入方法和注意事项，减少人为失误。

3. **数据审核与验证**　定期对已录入的数据进行审核，检查数据的逻辑一致性、完整性以及与实际情况的相符程度。

此外，要确保数据的安全性和保密性，防止数据泄露和滥用，这对于涉及个人健康的卫生信息尤为关键。同时，建立数据质量评估指标体系，使用定量指标，如准确率、完整率、一致性及更新及时率或定性指标来评估数据的质量，以评估卫生信息的质量水平。

（张云秋）

思考题

1. 突发公共卫生事件的信息采集如何体现 6 项基本原则？

2. 网络信息采集的途径有哪些？从这些途径采集的卫生信息有什么不同？

3. 结合实际，阐述数字卫生信息采集的具体流程和步骤。

第三章
卫生信息交流

信息需要是人类的基本需要，信息传播与交流也就成为人类社会的一种基本活动，是人类有目的的行为。随着人类社会及其信息技术的不断发展，信息交流的作用今非昔比。在医疗卫生领域，卫生信息交流作为连接信息生产者、管理者、使用者以及公众的桥梁，其重要性日益凸显，在医疗卫生领域受到广泛关注。从电子病历的普及到远程医疗的兴起，从大数据分析助力精准医疗到人工智能辅助诊断，每一步都离不开卫生信息的有效交流。因此，迫切需要深入了解复杂多变的卫生信息环境，构建畅通、高效、可靠的卫生信息交流体系，以实现卫生信息的最大化利用和价值创造。

第一节　卫生信息交流概述

一、卫生信息交流的内涵与特征

（一）卫生信息交流的内涵

卫生信息交流（health information communication）是由"卫生信息"和"交流"两个词组成的复合词，其重点在于"交流"。而关于什么是"交流"，有多种不同的定义。

根据《汉典》的解释，交流是"彼此间把自己有的提供给对方；相互沟通"；《辞海》的解释，交流是"沟通；流通"；娄策群主编的《信息管理学基础》一书中认为"交流是一个极其广泛的概念，从普遍意义上说，其有交换、交往、沟通、传播的意思"；周文骏著的《文献交流引论》一书中认为"从交流的特殊性出发，可以把交流解释成思想与情报的运送，它的最基本形式是通过形象（视觉）和声音（听觉）来进行"。

由此可见，卫生信息交流首先应该包括卫生信息的传递、传播和流通，而且这种传递、传播和流通是双向的；其次卫生信息在传递和传播过程中还要借助共同的符号系统通过一定的方式或渠道来完成。因此，卫生信息交流可以定义为：人们借助于某种共同的符号系统，通过一定的渠道或方式进行的卫生信息传递和反馈活动。

（二）卫生信息交流的特征

卫生信息交流具有其独特性和复杂性，为了确保卫生信息能准确、及时、有效地传递和应用，卫生信息交流具有以下特征。

1. **传播者具有一定专业素质**　从交流的一般意义上讲，人人都具有传播交流的能力。但卫生信息的传播者通常需要有一定的医学背景，拥有丰富的医药卫生知识，是专业技术人才，有其特定的专业素质。因此，具有卫生信息传播或医疗卫生服务职能的机构和人员是卫生信息传播交流的主体。

2. **交流的内容是卫生信息**　卫生信息泛指一切与人类生命健康有关的任何形态的信息，是反映医药卫生系统的活动特征及其发展变化的各种消息、情报、数据和资料的总称。它既包括卫生系统内部的管理信息、业务信息、医疗活动记录、医学图像信息和医学样本信息等，也包括卫生系统外部的医药科技文献、卫生政策及通过有组织、有目的的调查获取的各种医药卫生信息。

3. 接收者的广泛性　卫生信息是与生命健康有关的一切信息。生命健康与每一个人息息相关，卫生信息交流不仅涉及每一个人，而且涉及某一群体或某一特定组织，因此，卫生信息交流的接收者具有广泛性的特征。

4. 保密性与隐私性　在卫生信息交流过程中，会涉及患者的个人信息、病历资料等敏感信息。因此，必须严格遵守保密和隐私原则，确保这些信息不被泄露或滥用。

二、卫生信息交流的基本要素

卫生信息交流是不同的主体之间借助某种共同的符号系统，利用一定的渠道或方式进行的信息传递与反馈。这一过程的完成，需要借助一系列相关要素的共同作用。这些基本要素可以概括如下。

（一）传播者

传播者（communicator）指卫生信息的生产者或拥有者，是卫生信息交流传播的引发者，卫生信息交流活动通常由他们发起，交流的对象和目的通常也由他们决定。一般而言，传播者的权威性、经验以及是否值得信赖等因素都会影响整个交流的过程及效果。例如，患者及家属更相信专家型医生或者权威医院传递的卫生信息等。

（二）媒介

媒介（medium）是卫生信息交流活动中运载和传递信息的中介物。面对面的交谈，传递口头语言的人体就是交流媒介。同样，书信、刊物、报纸、图书、广播、电视、录音、录像、网络、即时通信工具、可穿戴设备、内容平台、智能体等都是卫生信息交流媒介。因此媒介多种多样。卫生信息传播者应根据卫生信息的性质和接收者的需求、特征与规模，来选择相应的、最有效的传播媒介。

（三）受传者

受传者（receiver）也称接收者，是信息传递者或发送者的作用对象。任何信息包括卫生信息只有被接收者所接收，才有可能被理解，从而达到交流的效果。否则就会造成交流的失败。

（四）信息

这里的信息（information）指的是卫生信息。它是卫生信息传播交流的基础，也是卫生信息交流的实质内容。离开了信息，交流也就无从谈起；当然，没有实际意义和价值的信息传播交流，也就失去了交流的意义。

（五）符号

符号（sign）是信息在传播交流过程中的表现形式。卫生信息交流的符号包括语言、文字、手势、表情、图像等。

（六）环境

任何信息交流活动都不是孤立存在的，总是置身于一定的氛围或条件之中，这种条件或氛围就是信息交流的环境（environment）。卫生信息交流环境包括自然环境、经济环境、科技环境、医疗环境、文化环境等。这些环境因素互相依存、互相作用，共同影响着卫生信息交流的方式和效果。

三、卫生信息交流的类型

一般来说，与社会信息交流类型相对应，卫生信息交流类型主要有三种：人际卫生信息交流、组织卫生信息交流、大众卫生信息交流。

（一）人际卫生信息交流

人际卫生信息交流是两个或两个以上的个体之间借助某种共同的符号系统进行的卫生信息传递、分享与讨论活动。人际卫生信息交流是整个卫生信息交流系统的基本形态，具有以下特点。

1. **反馈及时，互动频率高**　在人际卫生信息交流过程中，传播者与受传者双方主要是面对面地表达自己的意见，信息反馈及时，角色变换频繁，询问、解释、讨论等不断地进行，从而达到及时了解、相互启发、相互补充的效果。

2. **方法灵活，渠道多样**　人际卫生信息交流的媒介虽然主要是语言，但又不限于语言。尤其是在卫生专业信息的交流时，为了便于更好地理解，交流双方会运用大量的表情、手势、动作等，甚至还会借助一些图片、实物等。

3. **交流的目的性和针对性**　人际卫生信息交流不同于一般的人际信息交流，通常具有很强的目的性和针对性。传播者可能主要针对某种卫生健康问题进行信息交流与讨论，以期获得帮助或为他人提供帮助。

（二）组织卫生信息交流

组织卫生信息交流主要是指医药卫生组织与组织之间或组织成员之间借助某种共同的符号系统进行的卫生信息传递与交流活动，主要包括两个方面：一是组织内部的卫生信息交流，如组织成员、部门之间进行的卫生信息传播、交换和讨论活动；二是组织外部的卫生信息交流，如组织向外输出各种卫生信息或从外界输入各种卫生信息的活动。

1. **组织内部的卫生信息交流**　主要是组织内为了工作的需要而进行的卫生信息传递、分享和交流行为。根据其信息的流向，又可分为纵向卫生信息交流和横向卫生信息交流。

（1）纵向卫生信息交流：是组织内具有不同权力、地位、职能等级的上、下级之间进行的卫生信息交流活动。这种交流包括自上而下和自下而上两个方面。一般来说，自上而下的交流在组织中占主导地位，是上级管理者贯彻卫生政策、布置组织卫生工作和发布指令的主要渠道，也是组织内专家型的医护人员进行业务经验传授与交流的主要渠道。它对于保持组织的整体性、实现组织的功能具有决定作用，通常以文件、指令、会议、讲座等形式进行。自下而上的交流是组织成员向管理者或下级向上级汇报情况，反映部门或个人的具体情况以及提出工作建议等的主要渠道，有助于增强下级的参与感，提升组织的管理和决策的科学性。通常以正式的书面或口头报告、座谈会、汇报会等形式进行。通过这种信息交流方式，管理者可以掌握组织情况，了解组织成员状况，并以此为依据及时调整组织的状态，完善组织的管理和加强组织的决策等。

（2）横向卫生信息交流：是组织内不同成员或部门之间为了业务能力的提高或业务协作等进行的卫生信息交流活动。一般而言，横向卫生信息交流和纵向卫生信息交流是相互补充的，纵向交流的内容要靠横向互动来消化。这两种交流在组织中同步交叉进行，从而形成一个组织内卫生信息交流的网络。

2. **组织外部的卫生信息交流**　是组织与外部环境之间的卫生信息传递、交换行为，具体包括组织从外界获取卫生信息和组织向外界输出卫生信息两个方面。

（1）组织从外界获取卫生信息：组织从外部获取各类医药卫生信息，并根据这些信息调整组织的策略，提高组织的应对能力。一般情况下不同的部门根据其任务需要，从外部获取相关的信息。

（2）组织向外界输出卫生信息：组织通过向外界输出卫生信息，让外界了解组织、认同组织，扩大组织的影响。组织向外输出卫生信息的主要方法和手段一般有媒体宣传、社区活动和交流合作等。

3. 组织卫生信息交流的特点

（1）交流活动主要是以组织或团体的名义进行：任何一个组织都存在一定的统属关系和各种规范，这就对组织中成员的活动具有约束力和强制力。因此，组织的传、受双方通常是在不同程度制约状态下进行信息的传递和接收活动。

（2）交流的范围是有界限的：组织是一个有明确目标的群体，其结构和分工都是为有效实现这一目标而设置的。因此，组织交流的有些内容有保密要求，不能随便散布，即使没有保密要求的内容，交流的范围仍然是有边界的。

（3）交流活动具有一定的规模：组织是两个以上的人组成的、有共同目标、由特定的人际关系构成的群体。因此，组织传播交流活动的参加者少则几人、几十人，多则上百人，甚至成千上万人。

（三）大众卫生信息交流

大众卫生信息交流是专业化的媒体组织以社会上一般大众为对象进行的大规模卫生信息传递、扩散和分享活动。大众卫生信息传播交流媒介主要是报纸、广播、电视等传统媒介和即时通信工具、内容平台、网站等新型交流媒介。大众卫生信息交流主要有以下特点。

1. 传播者是专业化的媒体组织　大众传播不像人际传播具有很强的随意性，它是一种制度化的传播交流方式，是由专门的组织在遵循一定的规范的基础上，根据一定的目的，有计划、分步骤、分层次地进行的传播交流活动。

2. 传播交流对象数量巨大，分布广泛　大众传播面广，人数众多。比如各大内容平台和社交媒体，其受众可达数百万甚至数亿人。他们具有不同的年龄、不同的职业、不同的性别、不同的文化程度、不同的兴趣爱好等，是一个复杂的聚合体。

3. 互动性和反馈性　随着新媒体的发展，大众卫生信息交流越来越具有互动性和反馈性。公众可以通过社交媒体、在线论坛等渠道发表自己的观点和看法，与媒体和其他公众进行交流和讨论，这有助于促进卫生信息的传播和共享，提高公众的参与度和满意度。

4. 具有批量信息生产和复制能力　随着现代科学技术的发展，大众媒介不仅能够实时传输信息，还可以被无限复制而不损失质量。通过互联网等数字传播媒介，信息可以瞬间传递到世界的每一个角落。

5. 对受传者可能产生积极或消极的影响　大众卫生信息交流的目的是向公众传递卫生知识、健康提示、疾病预防等信息，以提高公众的健康意识和自我保健能力。客观报道事实、积极引导受众是大众传播的职责。但在卫生信息的传播中，由于缺乏专业知识、把关不严等因素的影响，所传递的卫生信息可能存在歪曲事实的情况，由此会给受众带来一些消极影响。

第二节　卫生信息交流模式

模式是以图形或程式的方式对某一事项或实体进行的一种直观的、简洁的描述，其本质是通过对现实世界提出理论化与简洁化的参考构架来刻画理论中各个要素之间的关系。它具有双重性：一是模式与现实事物具有对应关系，但又不是对现实事物的单纯描述，而是具有某种程度的抽象化和定理化；二是模式与一定的理论相对应，又不等于理论本身，而是对理论的一种解释或描述，一种理论可以有多种模式与之对应。信息交流是一个极其复杂的过程，为了更好地揭示信息交流的基本规律，指导信息交流的实践，国内外学者在全面分析和总结信息交流现象和方式的基础上，提出了多种信息交流模式（model of information communication）。

一、经典的信息交流模式

（一）拉斯韦尔模式

1948 年，美国政治学家拉斯韦尔（H.D.Lasswell）在"传播在社会中的结构与功能"一文中，首次提出了社会信息交流过程中的五个基本要素，即 who，say what，in which channel，to whom，with what effect（谁，说什么，通过什么渠道，对谁说，产生什么效果），这便是著名的"5W"模式（图 3-1）。

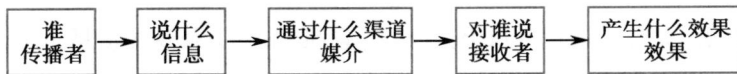

图 3-1　拉斯韦尔的"5W"模式

拉斯韦尔提出的"5W"模式揭示了信息交流过程的本质，成为后来传播学研究的五个基本内容，即控制研究（control studies）、内容分析（content analysis）、媒介分析（media analysis）、受众分析（audience analysis）和效果研究（effect studies）。

尽管拉斯韦尔的"5W"模式为后来信息传播研究的范围和内容奠定了基础，但是它仍存在一些缺陷。一方面该模式是直线的、单向的，没有注意到反馈这个要素，忽视了传播者与受传者信息交流的双向性；另一方面该模式没有考虑周围环境对信息交流过程的影响，忽略了信息交流过程中噪声的存在。

（二）香农-韦弗模式

1949 年，美国贝尔电话实验室（Bell Telephone Laboratories）的学者香农（C.E.Shannon）和韦弗（W.Weaver）在"通信的数学理论"中提出了信息交流的通信系统模式，即香农-韦弗模式（图 3-2）。

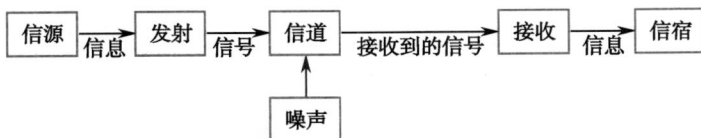

图 3-2　香农-韦弗模式

该模式展示了信息交流过程中的五个环节，即"信源"发出信息，经过"发射器"转变为信号，然后通过"信道"传送到"接收器"，并还原成信息，将之传送给信宿。在这个过程中信息通过信道的时候，会受到外来因素"噪声"的干扰，信号是不稳定的。"噪声"概念的引入，是这一模式最突出的贡献，表明信息交流不是在真空中进行的，信息交流过程必然会受到来自外界环境的影响。

不难看出，香农-韦弗模式仍然是单向直线模式，没有考虑信息交流过程中的"反馈"环节。实际上，这个模式更重要的是作为一个电子通信模式而存在，如果把它放到人类社会中去考察，不能解释人类信息交流行为。人类社会的信息交流应该是双向互动的，而该模式没有反馈，也就无法体现双向互动性，因此也不能完整解释人类信息交流的过程。

（三）施拉姆模式

1954 年，传播学家施拉姆（Schramm）在《传播是怎样运行的》一书中提出了信息交流的循环模式，即施拉姆模式（图 3-3）。该模式是施拉姆在另一个学者奥斯古德（C.E.Osgood）观点启发的基础上提出来的，

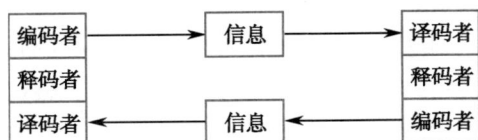

图 3-3　施拉姆模式

所以也有人称这一模式为奥斯古德-施拉姆模式。奥斯古德认为香农-韦弗模式只能算是一个技术上的信息交流模式，不能完整地解释社会信息交流的现象。在社会信息交流活动中，传播者和接收者的角色是可以互换的，每一个人都处于不断地编码和解码的过程中，信息作为中介，把传播者和接收者联系起来。受奥斯古德观点的启发，施拉姆提出了信息交流的循环模式（图 3-3）。

从图 3-3 可以看出，在施拉姆模式中，没有固定的传播者和接收者，交流的双方都是传播行为主体，他们的角色是随着信息交流的延续不断相互转换的，在不同的情况下分别扮演着编码者、释码者和译码者的身份。该模式的特点在于引进了反馈机制，充分体现了信息交流的互动性，把信息交流理解为交流双方的一种互动循环过程，而不是单向线性过程。该模式更符合人类社会信息交流的实际状况，尤其符合面对面的信息交流特点。

同样，施拉姆模式也存在一些缺陷。由于施拉姆模式没有反映出信息交流双方所处的社会环境对信息交流的影响，也就无法体现信息交流双方在交流内容、能力、方式等方面存在的差异。

（四）门泽尔-米哈依洛夫模式

20 世纪中叶，美国社会学家门泽尔（H.Menzel）从载体角度对信息交流过程进行了系统研究，提出了著名的"正式交流"和"非正式交流"理论。这一理论经苏联情报学家米哈依洛夫整理，得出了体系严密的广义科学交流系统模式（图 3-4）。

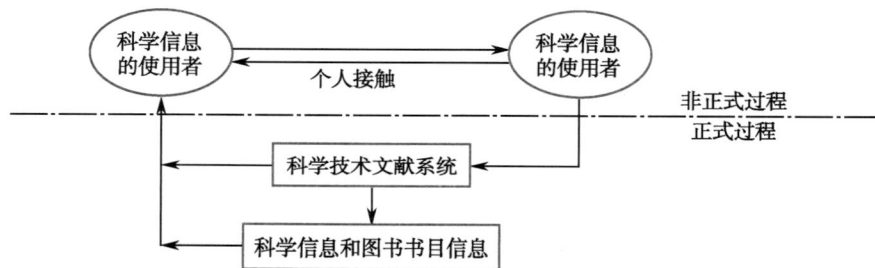

图 3-4　门泽尔-米哈依洛夫模式

该模式表明，从科学信息交流的角度看，信息交流可以归纳为两个基本过程。一个是非正式交流过程，是指不借助任何中介，由科学家之间通过个人接触或其他方式所进行的信息交流过程。这类信息交流具有传递速度快、针对性强、反馈迅速、易于理解、便于表达等优势，在信息交流体系中占有重要的地位。另一个是正式交流过程，是指以科学文献为基础而进行的信息交流过程。这类信息交流由于存在中介环节，所以传递速度慢，反馈不及时，但其可靠性高，并且较为系统、全面。在信息交流的实践中，人们常把非正式交流与正式交流相结合，灵活运用，扬长避短，以取得最好的交流效果。

二、卫生信息交流模式

卫生信息交流（health information communication）是信息交流的一个重要分支，主要包括卫生学术信息交流模式、医-患信息交流模式和医疗机构信息交流模式等方面。虽然它们与经典的信息交流模式有很多相似之处，但是也有其特殊性，有不同于经典的信息交流模式的地方，再加上它们关系到人类生命健康问题，因此，有必要构建卫生信息交流模式，以便更好地揭示卫生信息交流的基本规律，服务于医疗卫生实践。

（一）卫生学术信息交流模式

1980 年，日本情报学家牛场大藏和津田良成等在日本科学技术厅的委托下编辑出版了《科学技术情报工作现状和展望丛书》第二卷。该书比较全面地阐述了卫生学术信息的产生和流通利用过程（图 3-5）。

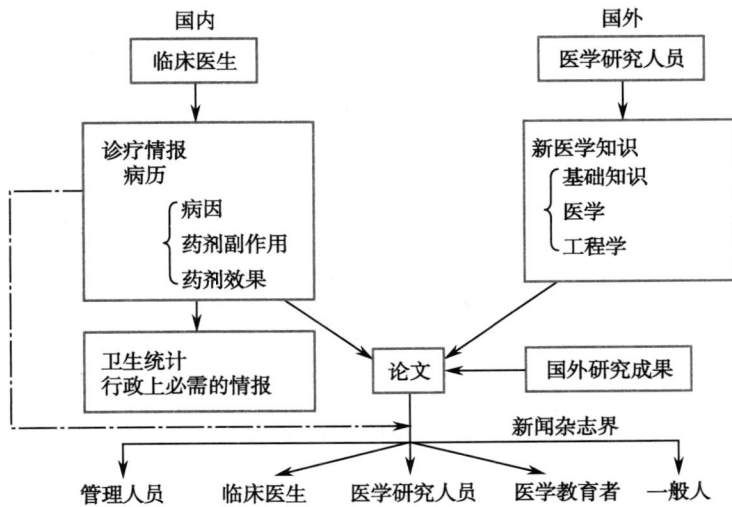

图 3-5　卫生学术信息交流模式

从图 3-5 中可以看出，情报的产生来自医学研究人员的研究工作和临床医生的医疗工作，利用情报的人员包括临床医生、医学研究人员、医学教育者、卫生行政管理人员和一般群众。从情报源来说，有国外的研究成果，即由国外的临床医生和医学研究人员所完成的，汇总于本国的情报中，同样被上述各类人员所利用，在大多数情况下，它是非常重要的情报源。

（二）医-患信息交流模式

1970 年，弗雷德里克·穆尔（F. J. Moore）在《内科学文献》（*Archives of Internal Medicine*）杂志上发表了"信息技术与医疗"（Information Technologies and Health Care）一文，认为患者才是卫生、医疗情报的发生源，并分别从医生和患者两个方面来描述医患之间的信息交流过程。

穆尔认为作为临床医生所从事的情报活动有：①获取患者的病历、家族史、患者身体与精神异常情况的情报；②把从患者处获取到的各种情况与已存储的知识进行对比分析；③在此基础之上，判断还需要获取哪些有关患者的资料，应做哪些处理；④进行必要的处理（治疗）之后，患者发生了哪些变化；⑤进行经验的汇总、积累和存储。其具体流程如图 3-6 所示。

另外，穆尔还认为患者是最早发觉自己身体异常现象的人，所以患者是医学信息的发生源。此时，患者可以根据病情选择自己处理或请医生诊治（图 3-7）。

（三）医疗机构信息交流模式

医疗机构是以救死扶伤、防病治病、为公民的健康服务为宗旨的，从事疾病诊断、治疗活动的卫生专业组织，包括各类医院和基层卫生机构。随着广大人民医疗卫生需求的不断提高及计算机网络技术在医疗领域的广泛应用，医疗机构之间的相互协作已成为医疗服务发展的必然趋势。2022 年 11 月，国家卫生健康委员会、国家中医药管理局和国家疾控局联合印发《"十四五"全民健康信息化规划》（国卫规划发〔2022〕30 号），提出在不断夯实信息化基础设施建设、持续推进"互联网+医疗健康"便民服务与健康医疗大数据应用发展的基础上，通过开展互通共享三年攻坚、健康中国建

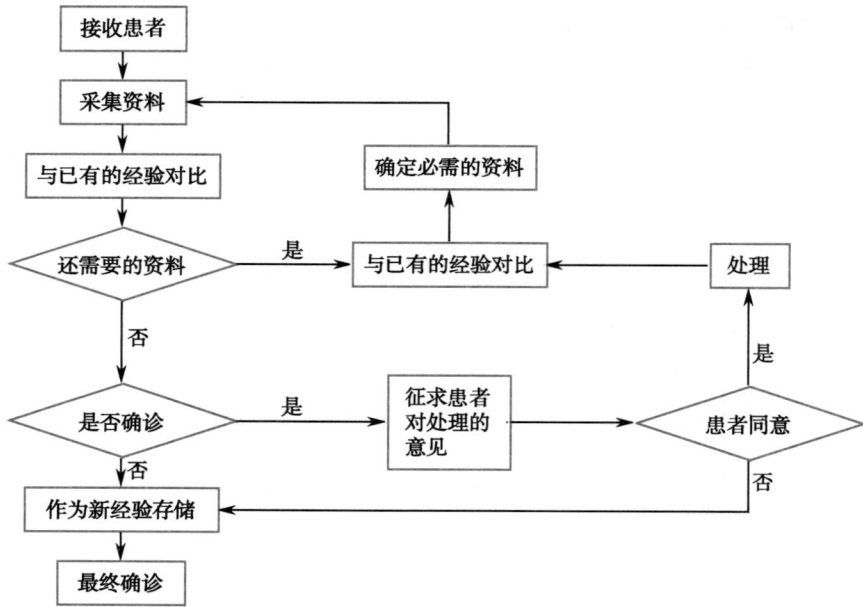

图 3-6 医生诊治程序流程图

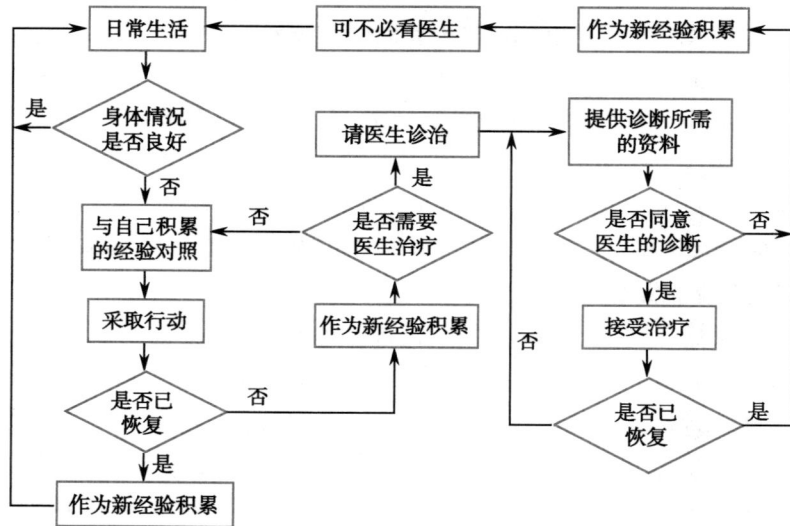

图 3-7 患者获取医学信息的流程

设等一系列优先行动,推动全民健康信息化向数字健康跃升,实现医疗卫生机构之间的信息互通共享。同时也进一步明确了医疗机构之间的主要协作模式,即基于互联网的远程医疗、分级诊疗和基于电子健康卡的检查检验结果互通共享,在协作过程中的信息传递与共享也成为医疗机构之间的主要信息交流方式。

远程医疗(telemedicine)是指使用远程通信技术和计算机多媒体技术跨越空间限制远距离实时(或非实时)地提供医学信息交流与服务,包括远程影像、远程诊断及会诊、远程护理等医疗活动(详见第十二章)。远程医疗源于 20 世纪 50 年代末。1959 年,美国学者 Wittson 首先将双向电视系统用于医疗,同年,Jutra 等人创立了远程放射医学。此后,相继有人利用通信和电子技术从事医学活动。随着通信技术的不断升级,"互联网+医疗服务"不断深入融合,远程医疗越来越受到重视。2018 年

7月,国家卫生健康委员会和国家中医药管理局组织制定了《互联网诊疗管理办法(试行)》《互联网医院管理办法(试行)》《远程医疗服务管理规范(试行)》等3个文件(国卫医发〔2018〕25号)。这是国家针对互联网医疗健康颁布的第一部相对全面的政策规范,意味着互联网诊疗、互联网医院和远程医疗有了更加细致的政策引导和规范,对基于互联网的远程医疗发展具有深远的意义。远程医疗具体信息流程如图3-8所示。

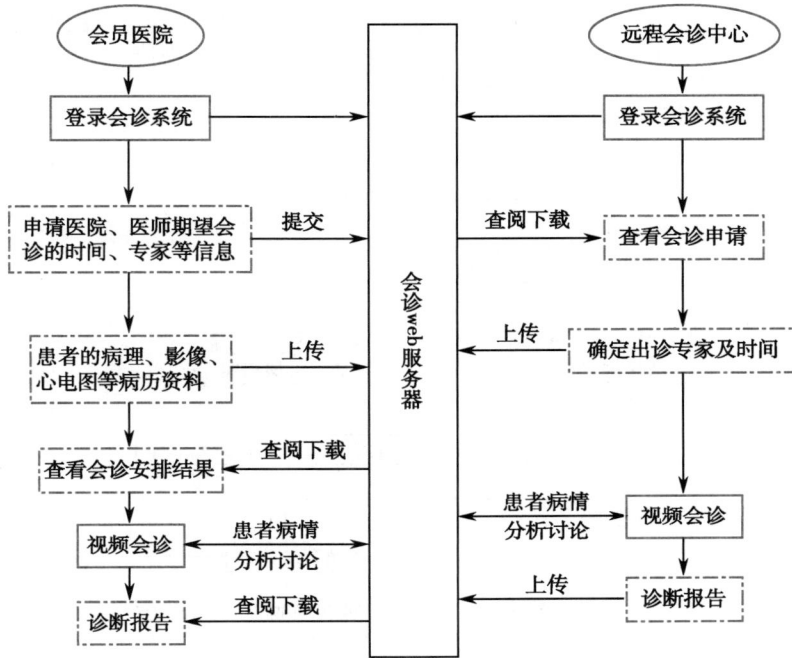

图3-8 远程医疗信息流程
图中虚线框为主要信息流。

分级诊疗是指患者先到附近的基层卫生医疗机构或乡镇卫生院就诊,一般常见病、多发病等"小病"的患者由基层医生直接诊疗,对限于自身设备条件、技术能力解决不了的疑难病症,则转诊至上级医院进一步治疗。各级医院对转诊患者完成治疗后,再将患者转回基层,接受康复护理等后续治疗,形成"首诊在社区,大病进医院,康复回社区"的医疗服务模式。在分级诊疗过程中,各级医院之间的信息交流如图3-9所示。

电子健康卡是一种面向公众设计发放、统一标准的就医和健康服务介质。是由传统的实体卡演进而来。基于跨域主索引体系可实现个人健康身份的唯一标识,实现了全生命周期个人卫生信息的汇集融合,是"互联网+医疗"便民服务与全生命周期健康管理的统一服务入口,是"互联网+"新形势下居民健康卡的线上应用延伸与服务形态创新。电子健康卡系统平台是各类医疗卫生机构信息互认共享的重要基础平台,是保障城乡居民实施自我健康管理的重要基础工具,是我国全民健康保障工程的重要基础设施。具体信息流程如图3-10所示。

三、卫生信息网络交流模式

计算机和网络技术的普及和发展为人类提供了一种全新的信息交流方式——网络交流。网络交流方式对卫生信息交流的影响是多方面的。它改变了卫生信息交流的空间结构,也使人们有了

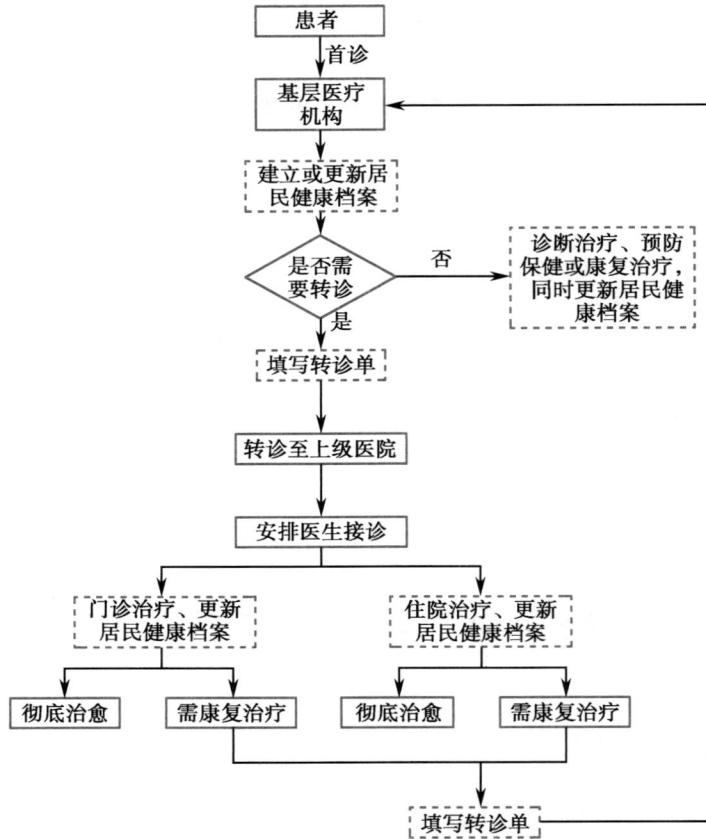

图 3-9　分级诊疗信息流程
图中虚线框为主要信息流。

自主与能动的卫生信息交流参与权和选择权。因此,仅用传统的信息交流模式来解释卫生信息的网络交流过程,无法得到较为完整、准确的结论,有必要构建相应的卫生信息网络交流模式来解释其交流的复杂过程。

(一)卫生信息网络交流的一般模式

网络就是把一些分散的"节点"通过某种"手段"连接起来形成的一个整体。具体而言就是一个将地理位置不同并具有独立功能的多个计算机系统通过线路连接起来,在完善的网络软件(网络通信协议、信息交换方式及网络操作系统等)支持下,实现彼此间信息资源共享的系统。卫生信息网络交流的一般模式如图 3-11 所示。

该模式表明,在卫生信息的网络交流中,交流的主体既可以是人(既包括代表个体的人,也包括代表群体的组织),也可以是机器。具体而言,卫生信息的网络交流包括 3 种情况:人与人的交流,比如远程诊断、互联网问诊等;人与机器的交流,比如人们在网络上进行卫生信息检索、临床辅助决策等;机器与机器的交流,比如机器之间通过网络通信协议进行医学数据交换等。

卫生信息在网络交流过程中受到多种因素的影响。除了受传播者、受众、卫生信息内容、终端设备、网络环境、所用符号等这些基本要素本身的影响,还会受到网络交流的规范因素、个人因素(如个人经验、身体健康状况、经济情况等)、医疗环境因素等的影响。总体而言,网络空间的虚拟化特点,使得网络交流受外界因素影响的程度要远远小于传统的卫生信息交流方式。

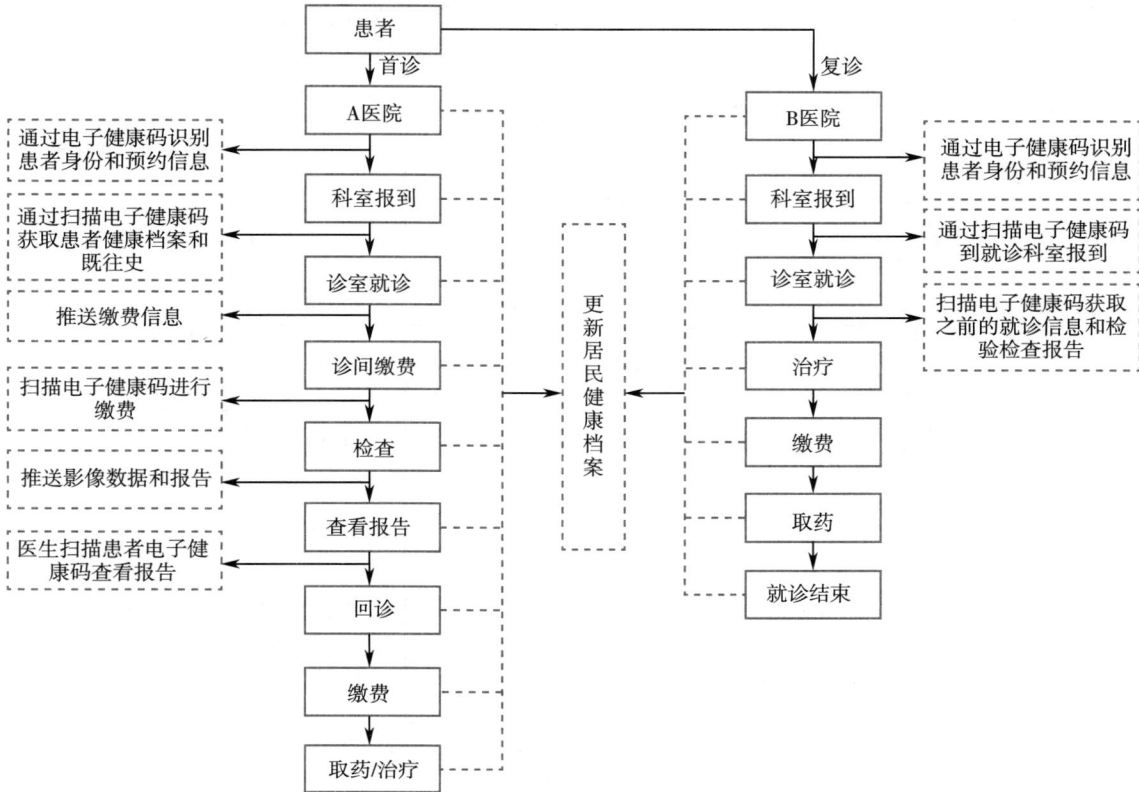

图 3-10 电子健康卡信息流程
图中虚线框为主要信息流。

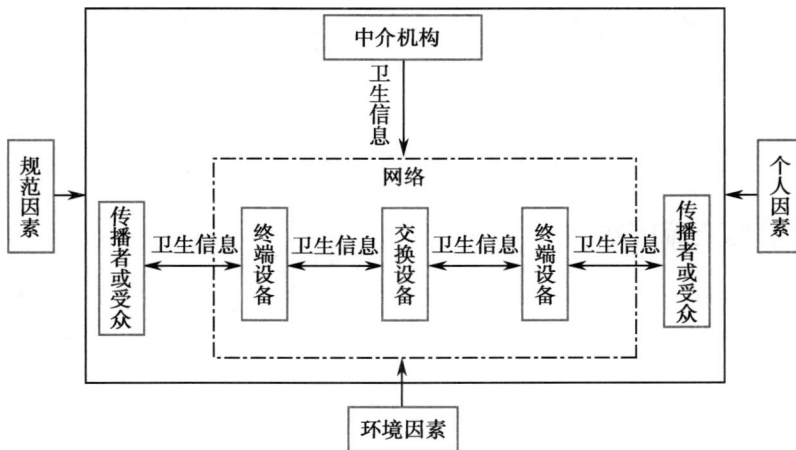

图 3-11 卫生信息网络交流一般模式

（二）卫生学术信息网络交流模式

卫生学术信息也称为卫生科技信息，是卫生信息的重要组成部分，是卫生科学工作者经过研究和思索所形成的与人类健康有关的认识。根据网络医药卫生学术信息的正式程度，将卫生学术信息的网络传播交流过程分为非正式传播交流过程、半正式传播交流过程和正式传播交流过程。非正式传播交流过程是指科学工作者通过网络即时通信工具、电子邮件、学术论坛等进行的卫生信息传播交流活动；半正式传播交流过程是科学工作者通过各类学术网站及相关网站进行的卫生信息传播交流活动；正式传播交流过程是指科学工作者通过网络数字化文献系统进行的卫生信息传播交流活动（图 3-12）。

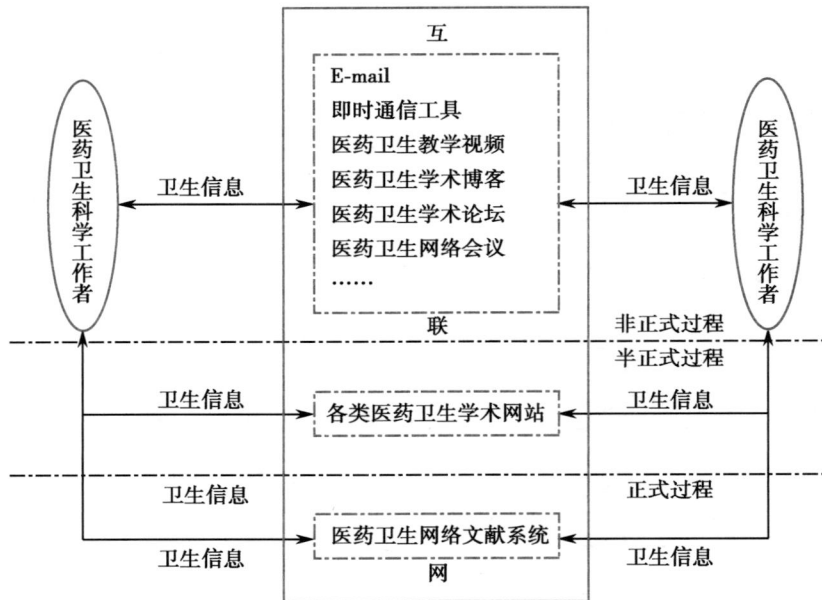

图 3-12　卫生学术信息网络交流模式

第三节　卫生信息交流技术

卫生信息交流活动的完成必须借助一定的媒介，且交流效果的好坏在很大程度上取决于所借助的媒介。随着现代传播技术的发展，可利用的媒介日益多样化，不同的传播媒介都因自身的特点而对卫生信息的交流产生不同的效果。因此在卫生信息的交流过程中，合理使用传播交流媒介有利于增强和扩大卫生信息交流的效果，从而实现卫生信息价值的最大化。

一、传统信息交流技术

在传统的信息交流过程中，人们借助的媒介主要有语言、文字、印刷物等。这些媒介有一定的技术成分，但其技术特征又不是很明显，所以传统的信息交流技术更准确地应该称为传统的信息交流方式，具体如下。

（一）语言交流方式

语言交流是信息生产者借助语言技术直接将信息传送给信息接收者的一种信息交流方式，也称为直接信息交流。常见的主要类型有三种。

1. 社交活动　是语言交流的主要方式之一，具体包括问诊、访问、交谈等公共场所进行的各种交流。社交活动具有信息传播交流范围小、速度快、针对性强、反馈及时、易于理解等优点，但同时也有难以保存验证、不系统、不全面、易失真等缺点。

2. 会议交流　是一种有组织、有领导的群体性信息交流活动，具体包括学术会议、病历研讨会议、远程会诊、报告会等。会议交流具有交流范围较为宽泛、交流内容全面完整、会议资料易保存等优点。

3. 信息发布　是指个人或机构团体就某一特定事物面向社会公众进行的信息传播,如网站发布公告、电视广告、直播等。信息发布最大的优点是信息传播速度快,信息内容及时、新颖。

上述三种是最常见的语言信息交流方式,除此之外,还有面对面交谈、演讲会、参观访问会等其他语言信息交流方式。

(二)文字交流方式

文字信息交流是指信息生产者通过文字记载的方式将信息传送给信息利用者的信息传播过程。常见的主要方式有三种。

1. 手写或手抄物信息交流　是将信息通过手工书写的方法记录在各类载体上进行传播的方式,包括早期的甲骨文、石鼓文、手抄本、书信、病历、医案等。这种信息交流方式传播范围小,速度慢,价格昂贵。

2. 印刷物信息交流　是指由专门的出版机构将信息以印刷的方式记录在载体上进行传播交流的方式,即传统概念中的文献传播,包括报纸、图书、期刊、特种文献(如科技报告、会议文献、专利文献等)等的信息传播。这种传播交流方式最大的优点就是传播范围广,便于保存、加工和利用,且信息内容可靠性高,较为全面、系统。缺点是传播速度相对较慢,反馈较少且不及时。

3. 专门信息机构的信息交流　是指信息机构利用固定场所向利用者提供各类信息的一种信息传播方式,主要包括阅览、外借、复制、定题服务等。其最大的优势就是传播交流的信息内容相对准确,缺点是时效性相对较差。

二、现代信息交流技术

现代信息交流技术以信息通信技术为主体。通信是人体信息传递技能的延伸,人类社会通信技术的发展源远流长。从古代的烽火、信鸽和驿站,近代的电报、传真和电话,到现代的卫星、光纤和移动通信网络,人类总是在不停地开发越来越先进的信息传递技术,以便能够更加充分、有效地利用信息资源。下面主要介绍常见的信息交流技术。

(一)电报及传真技术

电报是最早使用电进行信息传播交流的方法。它利用电流(有线)或电磁波(无线)作为载体,通过编码和相应的电处理技术实现人类远距离信息的传输与交换。但电报最大的缺点就是使用的传输码是基于字符的,其字符数量和种类较为有限,且无法传递多媒体内容。科学家们在电报技术的基础上,发明了传真机,利用传真可以传递文件、书信、图片、手稿等静态图像。现代应用较广的有气象用传真、警察通信用传真、机要传真等。

(二)电话技术

电话技术作为现代通信的重要组成部分,经历了从模拟到数字、从有线到无线的多次技术革新。电话的基本原理可以概括为"振动→变化的电流→振动",即声音信号通过话筒转换为变化的电流信号,电流信号沿着导线传输到听筒,再通过听筒将电流信号转换为声音信号。这个过程实现了声音的远程传输和接收。随着技术的发展,现代电话系统还涉及许多其他技术,如数字信号处理技术、网络技术等。这些技术使得电话除了基本的通话功能外,还支持视频通话、即时消息、会议桥接、呼叫转移、自动应答等多种增值服务。电话极大地便利了人们的沟通,使得信息传递更加迅速和方便。但模拟电话的通话质量可能受到线路状况和传输距离的影响,出现杂音或信号中断的情况;而无线电话完全依赖于移动通信网络进行通信,一旦网络中断或出现故障,将无法进行通话。

（三）广播技术

广播是指通过无线电波或导线传送声音符号的一种信息传播交流方式,主要以声音为传送形式,作用于人的听觉器官。广播的优势在于:传播迅速,覆盖面广;通过口语、音响传播,较生动,有现场感;机动性强,鼓动性大;成本低廉,普及率高。但广播的局限性也很突出:首先是只闻其声,不见其人;其次是稍纵即逝,不便保存;再次是无法选择,检索性差;最后是顺序播出,无法捕捉重点。广播根据通信技术不同分为无线广播、有线广播和卫星广播。

（四）电视技术

电视是一种利用电子技术传递声音和活动图像的信息传播交流方式。电视第一次将人的视听结合在一起,既作用于人的听觉,又作用于人的视觉,是一种较全面的传播方式,具有影响大、效果好、传播迅速等优势。它的不足是:传播的内容稍纵即逝,无法保存;顺序传输,无法选择。

（五）电子出版技术

电子出版技术是一种以数字代码方式将图文、声像等信息存储在磁、光、电等介质上,通过计算机或类似功能的设备进行阅读浏览的传播技术。利用电子出版技术制作的电子出版物形态主要有软磁盘（FD）、只读光盘（CD-ROM）、交互式光盘（CD-I）、照片光盘（photo-CD）、高密度只读光盘（DVD-ROM）和新闻出版署认定的其他媒体形态。电子出版物具有交互性、高容量、易检索等特点,使出版物中的科技含量大大提高,也使许多信息、知识能够轻易地、大量地、迅速地转化为公众信息。这是以往出版物无法比拟的。

（六）网络通信技术

计算机网络是建立在数据通信基础上的信息通信网络,包括局域网、城域网、广域网、互联网和无线网。网络通信技术（network communication technology）是一种通过计算机和网络通信设备对图形、文字、视频等形式的信息进行采集、存储、处理和传输的技术,旨在实现信息资源在更广范围的共享和交流。

1. 有线网络技术

（1）局域网（local area network,LAN）:是指范围在几百米到十几千米的某一区域内,由多台计算机相互连接所构成的计算机网络。它是最常见、应用最广泛的一种网络。学校或企业大都拥有许多个联接的局域网（这样的网络常称为校园网或企业网）。这种网络的主要特点是连接范围窄、用户数少、配置容易、连接速率高。

（2）城域网（metropolitan area network,MAN）:是指在一个城市范围内,用来将多个局域网互相连接起来的中等范围的计算机网络。这种网络连接的距离一般在10～100km之间。城域网与局域网相比扩展的距离更长,连接的计算机数量更多,在地理范围上可以说是局域网的延伸。

（3）广域网（wide area network,WAN）:也称远程网,通常跨接很大的物理范围,一般距离从几十千米到几千千米。它能连接多个城市或国家,或横跨几个洲提供远距离通信,形成国际性的远程网络。这种网络一般要租用专线,通过接口信息处理机（IMP）协议和线路连接起来,构成网状结构,解决循径问题。广域网速率已经发展到622Mbit/s、2.4Gbit/s甚至更高;传播延迟从几毫秒到几百毫秒。

2. 无线网络和移动网络

（1）无线网（wireless network）:是指采用无线传输的计算机网络。它与有线网络的用途十分类似，最大的不同在于传输媒介的不同，利用无线电技术取代网线，可以和有线网络互为备份。无线网的特点是用户可以在任何时间、任何地点接入计算机网络。

（2）第五代移动通信技术（5th generation mobile communication technology，5G）：是移动通信技术发展的最新成果。它以其高速、低延迟、大容量、高可靠性和广覆盖等特性，被认为是新一代信息技术的重要基础。5G网络的理论峰值传输速度可达20Gbit/s，即每秒传输2.5GB的数据，比4G网络快10倍以上。5G网络为远程医疗、远程监测、急救服务等领域提供了强有力的技术支持，有助于推动医疗卫生事业的快速发展。

（3）下一代移动通信技术：5G网络的演进和增强版本（5G advanced，5G-A）是基于5G网络在功能上和覆盖上的演进和增强，是介于5G和6G之间过渡阶段的移动通信技术，能够在容量、速率、时延、定位等方面实现大幅提升。2024年3月28日，中国在全球首发5G-A商用部署。

第六代移动通信标准（6th generation mobile networks，6G）预计将在2030年左右实现商用。相比5G，6G将实现通信性能量级提升，传输速率可能大幅提升10～100倍，空口时延降低到0.1ms。未来，移动通信将与云计算、人工智能、量子通信等新一代信息通信技术深度融合，推动跨领域交叉互促、融合发展。

3. 互联网技术　互联网（internet）是指通过传输控制协议/互联网协议（TCP/IP）将各种不同类型、不同规模、位于不同地理位置的物理网络联接成的一个整体。组成互联网的计算机网络包括小规模的局域网（LAN）、城市规模的城域网（MAN）以及大规模的广域网（WAN）等。这种网络最大的特点就是不定性，整个网络的计算机每时每刻随着人们网络的接入在不断地变化。它的优点是信息量大、传播广，无论身处何地，只要连上互联网就可以对任何可以联网的用户发出信息。

三、新媒体信息交流技术

新媒体是相对于传统媒体而言的，继报刊、广播、电视等传统媒体之后发展起来的新的媒体形态，是利用数字技术、网络技术，通过互联网、无线通信网、卫星等渠道，以及电脑、手机、数字电视等终端，向用户提供信息和娱乐服务的传播形态和媒体形态。网络新媒体也称"互联网媒体"，是以计算机网络为传播信息的载体。为人们提供了更为便捷、多元、个性化的信息传播与交流方式，是未来媒体发展的主要方向之一。目前，网络新媒体已逐渐形成以网络社交媒体、网络视频媒体和搜索引擎媒体为主体的新时代信息传播交流形态。

（一）网络社交媒体

网络社交媒体，包括即时通信工具、网络论坛，是能够即时发送和接收互联网信息等的业务平台，主要以用户之间的社交交流为主。这些平台为个体和组织提供表达、互动和分享信息的渠道。社交媒体降低卫生信息交流的成本，丰富医患之间的沟通方式，同时也为政府部门提供了解公众需求和推动政策制定的渠道，促进医学知识的普及和传播，对于提高公众的健康素养，预防疾病的发生具有重要的作用。

（二）网络视频媒体

网络视频媒体，包括内容平台、教育平台。它具有传播速度快、覆盖面广等优点。网络视频媒体通过制作和发布信息交流视频，以直观、生动的方式向公众普及健康知识，能够迅速将健康信息传播给全球范围内的受众。公众可以通过评论、点赞、分享等方式参与信息的传播和讨论。这种互动性和参与性能够增强公众的关注度和认同感，提高卫生健康信息交流和传播的效果。在公共卫生事件发生时,内容平台可以通过发布相关信息、辟谣、引导舆论等方式,帮助公众了解事实真相,避免恐慌和误导的现象发生。同时,医护人员通过在线教育平台培训,可以学习到更广范围的医学知识和病例,有利于提高医护人员的专业水平和医疗服务质量。

（三）搜索引擎媒体

搜索引擎媒体是一种特殊的媒体类型,它通过先进的技术和算法为接收者提供准确、广泛、具有时效性的信息。随着人工智能技术的发展,搜索引擎媒体也越来越智能化,能够更好地理解用户的搜索意图,提供更精确、更个性化的搜索结果。社交媒体与搜索引擎的结合也越来越紧密,用户可以通过社交媒体分享、评论搜索结果,提高搜索的互动性和社交性。据 2019 年 12 月"健康中国战略实施与大众传播"座谈会上公布的数据信息显示,每年我国医疗健康搜索查询次数已经达到了 450 亿次以上,表明搜索引擎在卫生健康信息普及和交流中的重要作用。搜索引擎不仅提供信息检索服务,还通过整合医疗资源,为信息接收者提供在线健康咨询服务。通过搜索引擎可找到专业的医疗网站或平台,与医生进行远程交流,获取专业的健康建议和治疗方案。

社交媒体、视频媒体和搜索引擎等网络新媒体,在信息交流中表现出有别于传统媒体的多元化、互动化、个性化、自由化的特点,使得信息交流打破时空的限制,成功地吸引了受众,未来新媒体的应用将更加广泛。

第四节　卫生信息交流障碍

信息在交流过程中要经过若干个环节,并且是在一定的社会环境中完成的,所以信息在交流过程中必然会受到这些中间环节及外部社会环境的共同影响和制约,发生损耗或产生偏差,形成信息交流的障碍。

一、一般信息交流障碍

信息交流障碍(information communication barrier)是指在社会信息交流过程中由信息本身及社会、自然等多种原因而产生的阻碍信息合理流动、导致信息交流效果偏差的一切现象和行为。从整个信息交流系统来看,信息交流障碍由以下四个部分构成:一是信息交流发生障碍,存在于信息交流的起始端,主要指信息产生或信息来源受阻;二是信息交流传递障碍,存在于信息运动过程中,主要指信息传递渠道阻塞或存在干扰;三是信息交流接收障碍,存在于信息交流的末端,主要指信息接收者对信息的识别、理解和吸收障碍;四是信息交流环境障碍,主要是指社会环境因素对信息获取、吸收、利用造成的障碍。

（一）信息交流发生障碍

1. 信息源障碍　信息交流的根本目的在于使特定的信息按需流向特定的接收者,以实现信息价值的最大化。其流动效果必然会受到信息源结构、分布、性质和形式等因素的影响。综合各种因素,信息源障碍可归纳为四个方面:①信息源分布的分散性,导致某些信息处于"交流"渠道之外;②有些信息,特别是组织的内部信息,往往限制在一定的范围内流通,导致信息交流不畅;③信息源的语种结构多样性,使交流受阻;④某些信息源与信息交流方式不协调,导致交流效率不高。

2. 信息无序与利用有序产生的障碍　随着信息数量的激增,其种类越来越多,内容越来越复杂,有用信息和无用信息混杂在一起,使得传播者对信息的采集、筛选、判断、甄别和管理比以往难度更大。与此同时,接收者对信息的利用越来越理性、具体、有针对性。这样,信息无序与利用有序之间产生的矛盾,以及随之形成的干扰因素,必然会形成传播者与接收者之间信息交流的障碍。

3. 信息时滞障碍 信息时滞,即通常所说的信息时差,是指信息从产生到传递出去的时间差。信息时滞是客观存在的,信息与反映的事物之间总是有一定的时差,而且信息交流本身就有一个相当长的信息时滞。不同的信息交流方式,时滞也不一样。

对于信息交流发生的障碍,有的是不可能完全消除的,如信息时滞,它是信息交流过程中永远无法避免的障碍,但可以通过改善认识世界和改造世界的方法、加快信息生产的速度、主动传播等手段将其缩小到一定的限度内;有的障碍也不可能依赖于信息发送者自身给予消除,如信息状态的无序性,需要信息发送者和信息接收者的共同努力;而对于信息源障碍,可以在组织接收者获取信息的过程中将信息源的开发管理与信息交流纳入一个系统中来考虑,力求从本质上解决问题。总之,信息交流发生障碍需要从多方面、多角度、多方法出发综合作用才能将其降低到最低限度。

（二）信息交流传递障碍

1. 交流渠道障碍 包括两方面的障碍。一方面是指由于交流渠道选择不当而产生的障碍。例如,对于一个不熟悉计算机操作的接收者,如果通过电脑向其传送数字信息,结果只会事倍功半。另一方面是指同一种交流渠道由于其依赖的设备落后而产生的信息交流障碍。例如,对于网络信息交流,如果其相配套的软硬件设备配置较低,技术落后,就会经常发生信息"塞车"现象,影响信息交流的效果。

2. 干扰障碍 是指信息在信道传递过程中由于受到各种噪声源干扰而形成的交流障碍。例如在一个嘈杂的环境中进行交流,可能会降低信息交流的效果,甚至导致信息失真,出现答非所问的情形。

3. 管理障碍 信息服务机构的组织管理不善是阻碍信息交流渠道通畅的重要因素。首先,信息服务机构的检索工具若不严格按照规则编制,势必会阻碍接收者顺利找到自己所需的信息。其次,如果信息服务机构现代化设备管理不善,则会出现病毒入侵降低计算机运行速度,甚至导致数据丢失,造成信息泄密。第三,设备损坏会让信息通道无法运行,这些都是干扰信息交流渠道通畅的因素。

（三）信息交流接收障碍

1. 需求障碍 主要是由接收者信息需求的多样性和无序性引起的。首先,不同接收者的信息需求是不同的,如获取信息的目的、时间范围、主题内容等不同。其次,同一接收者的信息需求也不是恒定不变的,在不同的时间、地点、环境下,同一接收者会有不同的信息需求。这样就使得特定的信息与特定的接收者结合的过程中出现障碍,从而形成信息交流的需求障碍。

2. 语言障碍 语言是信息交流的重要工具,信息的多语种化给传播者和接收者信息交流造成障碍。信息交流的语言障碍可以概括为以下三个方面。

（1）自然语言障碍:是指不同的自然语言之间的符号转换障碍。目前世界上约有7 000种语言（包括口语和手语）,且自成体系。但有40%的人无法以他们交流使用的语言接受教育;在技术领域的文献中,有三分之二用英语出版,而世界上三分之二的工程技术人员无法阅读英语文献。这些状况将进一步扩大接收者接收信息的自然语言障碍,极大地影响信息技术的应用和知识的共享。

（2）学科专业语言障碍：专业术语是不同学科专业使用的特有的专业词汇。随着社会的发展，学科越分越细，每一学科的专业术语、词汇也随之越来越多；同时科学交叉融合的趋势也愈来愈明显。在科学研究项目中，科技工作者往往需要利用许多相关学科的学术信息，这就出现了各学科之间以及同一学科内部专业语言的交流和沟通问题。这种障碍在网络环境下依然存在。

（3）检索语言障碍：检索语言是一种人工语言。它既是信息管理人员用来标引信息、建立信息检索系统的工具，同时也是信息接收者查找信息的工具。通常科技文献信息在提供给接收者使用前，往往是按一定的规则组织和排列起来的，信息接收者在查找信息的过程中，需要通过与信息组织规则相匹配的检索语言来完成。但许多信息接收者不理解检索语言，或者是对检索语言的使用不够熟悉，从而给其查找和利用信息带来不便，造成信息交流障碍。

3. **技能障碍** 包括技术设备操作能力障碍和选择运用信息能力障碍。技术设备操作能力障碍是接收者不能熟练地利用现代信息技术设备获取所需信息的一种技能障碍；选择运用信息能力障碍是接收者由于缺乏足够的信息鉴别能力、理解能力等而无法选出真正有用的信息。在当今数字化时代，计算机及其他智能设备的广泛应用已成为不可逆转的趋势，作为信息接收者，掌握相应的操作技能，以高效、便捷的方式从信息海洋中汲取所需，已成为一项不可或缺的能力。另一方面信息源众多，信息内容庞杂，接收者须具备一定的信息鉴别能力，才能从大量信息中选出真正有用的信息。这些都给信息交流造成了一定的障碍。

克服信息交流接收障碍的重要途径是开展全民信息素养教育：一是加强信息意识的培养，培养其对信息的敏锐感受力、洞察力和持久的注意力；二是提高信息能力，提高公民的信息获取能力、信息识别和理解能力、信息加工和处理能力，以及创新能力。

（四）信息交流环境障碍

1. **社会政治因素造成的障碍** 信息交流存在于社会环境中，必然会受到社会政治环境的影响。即使在相对稳定的社会环境中，不同的政治理念和信仰也会在信息交流过程中形成信息误导和信息屏蔽等状况。

2. **法律法规因素造成的障碍** 法律法规是维护社会安定和有序化的一种手段，但它在维护社会安定的同时也具有一定的负面影响。例如社会法律所规定的著作权、发明权、专利权、商标权等的保护条例，在促进信息交流与共享的同时，也在不同程度上限制了信息交流的范围和方式，造成信息交流的障碍。

3. **经济因素造成的障碍** 信息交流活动的顺利与否在某种程度上依托于一定的经济基础。经济越发达，社会就越能充分地提供更多的人力、物力、财力来促进和保障信息交流活动的顺利和有效进行。而低水平的经济发展则会导致信息需求单一、交流手段落后、信息获取困难、信息保障贫乏等状况，从而阻碍信息交流。

4. **科技因素造成的障碍** 科技发展水平与信息交流的水平息息相关。科技发展水平不高就无法保证信息交流的广泛性与科学性。信息传播者、中介和信息接收者在信息交流中的作用很大程度上受其科技知识水平和能力的制约。特别是信息交流双方的科技知识水平和能力的差异将直接影响信息交流的效果，从而阻碍信息的理解和吸收、利用。

5. **文化因素造成的障碍** 信息交流活动依赖于一定的文化氛围，并且有鲜明的文化特征。脱离文化背景或不了解文化会阻碍信息交流的扩展或深入。

6. **教育因素造成的障碍**　教育因素对信息交流有重要的影响,发达的教育有利于信息交流的开展,而落后低下的教育则会影响甚至阻碍信息交流的开展。

信息交流过程中的环境障碍是一个复杂的问题,涉及各个方面,需要全社会的共同努力。从"科技是第一生产力"的观点来看,经济建设是社会其他建设的基础,包括政治、文化、教育、军事等各个方面的建设。因此,要解决信息交流中的社会环境问题,首要任务就是加速经济建设,提高国家的综合竞争力,这样才能从根本上解决问题,为信息交流营造一个良好的社会环境。

二、卫生信息交流障碍

卫生信息交流障碍(health information communication barrier)是医护人员、患者、医学研究人员、管理者、医学教育者等相关主体在卫生信息交流过程中受多方面影响而造成的信息损耗或偏差现象。其中,非医患关系的医护人员、医学研究者、管理者等各相关主体之间的信息交流障碍,和传统的信息交流障碍相比,没有太大的差异,这里不再赘述。而医患之间的信息交流,由于医生和患者之间关系特殊,且存在严重的专业壁垒,使得医患信息交流障碍显得尤为突出,所以这里主要介绍医患之间的信息交流障碍及疏通措施。

(一)卫生信息交流障碍分析

1. **医患间的语言障碍**　是指医生和患者在交流有关疾病情况和治疗方案时,由双方的信息不对称及语言表达不当或错误而引发的信息交流效果低下的现象和行为。一般情况下,医生和患者之间主要通过语言交流疾病的症状、诊断结果和治疗方案。因此,交流双方必须具有一些共同语言、某些共同的信息和知识背景,而且双方的共同点越多,交流就会越顺畅。但在实际情况中,由于医患双方对于疾病和诊疗的知识、理解能力和水平完全不同,尤其是对于婴幼儿或严重精神障碍患者,卫生信息交流障碍表现更为突出。这样就给医患之间的信息交流带来了困难,造成信息交流的障碍。

2. **医患间的时间障碍**　医患沟通不仅依靠语言和技巧,还必须有时间保障。现在的医疗管理体制下,尤其是大医院的医生每天要接诊大量的患者,使得医生花在每一个患者身上的时间非常有限,在很大程度上阻碍了医患沟通,导致医患信息交流不畅。

3. **医患间的沟通心理障碍**　是指医生和患者在交流过程中由于受某些心理因素的影响而不愿意坦白地、完全地交流信息的行为或现象。医患沟通心理障碍主要表现为两个方面。一方面是对患者而言。在就医过程中,可能某些原因致使患者对医生不完全信任,这样就导致患者在和医生进行信息交流时,出现故意隐瞒事实或回答含糊等情况。另一方面是对医生而言。可能因工作繁忙、任务量大影响情绪,或担心因语言问题产生有害后果并承担责任,或者出于其他人道主义原因需要隐瞒真实情况等,不愿与患者多交流。上述这些情况都不同程度地造成医患之间信息交流不畅。

(二)疏通卫生信息交流障碍的措施

医患之间信息交流的畅通与否,不仅关系到医患关系的和谐,而且也关系到患者病情的诊断和治疗。目前医患信息交流不甚理想,如何畅通医患信息交流渠道,提高医疗服务质量,更好地为大众健康服务,成为当前医疗卫生领域普遍关心的一个重要问题。

1. **普及医学知识,加强民众卫生健康知识的教育**　普及医学知识,使医学知识大众化是解决医患之间语言障碍,尤其是专业语言障碍的一个有效途径。当今,医院功能已从单一的医疗服务向集预防、医疗、康复、健康教育为一体的全程服务转变。医院可以通过多种形式开展医学健康知识的普及教育,如通过公众号和官方网站发布健康科普知识、向门诊患者发放健康教育手册、在双休日开设"健康大课堂"、在病区设立宣传栏、开展义诊咨询活动等。

2. 建立医患沟通制度 不同的医院可以根据实际情况建立相应的"医患沟通制度",通过医患沟通的制度化、规范化来促进医生和患者及家属之间的信息交流与沟通。比如一些医院出台"医患沟通制度",签订"知情同意书"或开设"医患谈话室"。这些措施虽然不完全科学,但它强调了医患沟通的重要性,也从一定程度上疏通了医患之间信息交流的渠道,同时也缓和了医患关系的紧张局面。

3. 加强医生沟通技巧的培养和提高 实现良好的医患沟通,医生是主体,因此,必然要求医生不仅要有精湛的医术,而且要有高超的沟通技巧。沟通技巧主要包括三方面。

(1)语言沟通技巧:在医患信息交流中,语言沟通发挥着至关重要的作用,如医生通过望、闻、问、切以及必要的科学检查等环节来诊断疾病。由于医生在医患交流沟通中占主导地位,所以要求医生不仅要能说,更要善听。要学会运用在倾听过程中的应答、设问、复述的艺术,使患者确实感受到"大夫在认真地听、仔细地想",从而形成良性互动。医生在询问病情时也同样应掌握问的技巧,在医患沟通中,由于患者缺乏医学知识,其主诉可能不准确,甚至词不达意,引发误诊,所以医生应适时设问,并且设问应当真诚地询问,而不是反诘,更不是责问。通过临床谈话中医生的设问,使患者自主地、自如地叙述自己的病情、症状和心理感受。聆听主诉后作简要复述来达成医患间的共识,这不仅满足患者诉说的渴望,而且培育患者对医生的感情和信任,有利于医生对患者病情的了解、诊治和康复。

(2)行为沟通技巧:行为是沟通的基础。一般情况下,患者就诊时,会特别关注医护人员的语言、表情、动作、姿态和行为方式,特别渴望医护人员的关爱、温馨和体贴,所以医护人员微小的体态变化都会对患者产生微妙的心理和情绪影响。当医生注视患者时,眼神应向患者传递同情、温馨和关爱;医生与病床上的患者说话、诊治时,如能弯下腰,会让患者感到亲切、体贴。可见,医生的身体姿势、行为方式就是沟通的媒介,能让患者感受到医护人员的真诚、关爱和体贴。

(3)换位思考能力:换位思考是沟通的关键。医护人员在与患者沟通中如果注重换位思考,可能起到事半功倍的作用。与患者沟通过程中,要用医者之心换患者之心,即用医护人员的责任心,换取患者的信心;用医护人员的细心,换取患者的舒心;用医护人员的耐心,换取患者的安心;用医护人员的爱心,换取患者的放心。将心比心、以心换心,使医患关系融洽,消除沟通中的障碍,营造一种和谐的医患氛围。

以上三种沟通技巧在医患信息交流过程中具有举足轻重的作用,可以非常有效地疏通医患信息交流的障碍。因此,医院有必要通过多种方式(如培训、讨论等)来提高医护人员的沟通能力。

综上所述,医学信息交流障碍的疏通是一个长期而复杂的问题,仅靠某一方面的力量难以有效地解决,需要患者、医生、医院和社会的积极配合和共同努力。

三、网络信息交流障碍

(一)数字鸿沟问题

数字鸿沟(digital divide),又称信息鸿沟,是指在全球数字化进程中,不同国家、地区、行业、企业、人群之间对信息和网络技术的拥有程度、应用程度的不同以及创新能力的差别造成的"信息落差""知识分隔"和"贫富分化"问题。从世界范围来看,数字鸿沟表现为国家之间经济发展水平及信息化程度的差异而造成的信息获取、利用和创新方面的差距;从一国范围来看,数字鸿沟表现为不同地区、不同部门、不同人群经济、文化、技术的差异等造成的信息获取、利用和创新方面的差距。数字鸿沟是横亘在信息传播交流中间的一条深沟,也可以说它是一个"比特流"的鸿沟。它使得人们无法进行很好的网络信息传播交流,由此产生网络信息传播交流障碍,并形成恶性循环。

数字鸿沟的消除,需要国际、国内社会各方面的共同努力,既需要"信息富有者"对"信息贫困者"的帮助,更需要"信息贫困者"自己的努力。

（二）数字素养的缺失

数字素养(digital literacy)是随着信息逐步数字化而产生的一种素养。美国图书馆协会(American Library Association, ALA)将数字素养定义为:"利用信息与通信技术检索、理解、评价、创造并交流数字信息的能力,这个过程须具备认知技能和技术技能。"国际图书馆协会联合会(International Federation of Library Associations and Institutions, IFLA)在其发表的《国际图联数字素养宣言》(*IFLA Declaration on Digital Literacy*)中将数字素养定义为一种能发挥数字工具潜能的能力。我国 2021 年发布的《提升全民数字素养与技能行动纲要》指出,数字素养与技能是数字社会公民学习、工作、生活应具备的数字获取、制作、使用、评价、交互、分享、创新、安全保障、伦理道德等一系列素质与能力的集合。

一个具备数字素养的人应该拥有 5 方面的技能:①掌握查找、理解、评价、创造并交流各种数字信息的能力,包括认知和技术两个层面;②正确并有效地利用各种技术检索信息、理解查询结果、判断信息质量的能力;③理解技术、终身学习、个人隐私及信息管理之间关系的能力;④使用这些技能和技术与同行、同事、家人及一般公众进行沟通、合作的能力;⑤使用这些技能有效参与社会活动、为社区作贡献的能力。

随着社会生活数字化程度的不断提高,数字素养已成为数字时代人们必备的技能。然而我国大众的数字素养并不乐观,还存在很多这样或那样的缺陷,如不能利用数字化手段进行恰到好处的交流,不能有针对性地选择相应的交流模式和交流策略,不能将网络信息资源进行整合并赋予新的理解,不能通过数字化渠道很好地进行团队协作,对不正常的上网行为和文化差异不能采取适当的策略进行自我保护等。上述种种现象的存在,从不同程度上影响了网络信息交流的效率,进而影响人们在数字时代的创新能力。

（三）信息污染问题

信息污染是指无用信息、劣质信息、虚假信息或有害信息等渗透到信息资源中,从而导致信息加工、处理、传播利用过程中出现信息异常的现象。网络自身的开放性、国际性、自由性特点,使得网络信息污染日趋严重。具体表现为:①信息不实,是指网络上充斥着一些低质量、虚假,甚至是欺诈、诱骗等不良信息,污染网络空间,比如网络上的一些所谓的"特效药"信息;②信息老化和冗余,主要是由网上信息的转抄、重复以及更新的不及时造成的,破坏了网络的信息传播交流环境,造成网络传播渠道的拥堵不畅;③信息超载,是网上信息量的急剧增加,导致信息负荷超载,产生负效应,造成信息不被吸收。

网络信息交流障碍的解决比较复杂,需要道德、法律、管理、技术等多方面相结合,通过采取综合手段来共同防范和治理。

（于　琦）

思考题

1. 从医患交流模式角度，比较分析线下诊疗和互联网平台诊疗的异同。

2. 从实际业务角度考虑，举例说明目前医生和患者之间的卫生信息交流障碍主要有哪些，主要是什么原因造成的。

3. 如果你的患者被诊断出癌症，你计划采用什么样的沟通方式将诊断结果告知患者？

4. 卫生信息网络交流的障碍有哪些？如何才能有效减少网络交流障碍带来的影响？

5. 网络新媒体有哪些特点？请从自身专业特点出发，说明如何利用网络新媒体开展相关领域的卫生信息交流和信息传播。

第四章
卫生信息分析

卫生信息分析是运用统计学、数据挖掘等科学方法,对收集到的健康数据、疾病发生率、医疗资源分布等卫生信息进行系统处理和深度解析的过程。通过分类、聚类、趋势预测等分析方法,可以揭示疾病流行的规律、评估卫生政策的成效,并为公共卫生决策提供科学依据。卫生信息分析广泛应用于疾病预防控制、医疗资源优化配置、健康政策制定等领域,有助于提升公共卫生服务的效率和质量,保障人民群众的生命安全和身体健康。

第一节　概　述

一、信息分析概述

(一)信息分析的含义

信息分析(information analysis)是指对收集到的各种数据和信息进行系统性、逻辑性的分析、整理、解释及评估的过程。该过程旨在从大量信息中提取有用的知识、洞察和见解,以支持决策制订、问题解决和知识发现。信息分析的核心在于信息的收集与整理。信息的收集可来源于数据库、调查、实验、采访、文档资料、互联网等。信息的整理是指将信息进行清洗、加工、分类、比较、筛选等操作,以便分析和应用。比如,在 PubMed 文献数据库中输入"Influenza, Human"[Mesh]来检索有关人流感的文献,可以得到 60 060 条文献记录(2024 年 8 月 13 日检索),如此海量的文献,专业人员是不可能一篇篇阅读的;再如,美国国家癌症研究所监测、流行病学和结果数据库(The Surveillance, Epidemiology and End Results, SEER)中记录了美国部分州县数十年来肿瘤患者的相关信息,包括上百万名已确诊患者的发病率、死亡率和患病情况等信息。在当今信息时代,获取答案已不再仅仅依赖于对数据库的简单查询。现代的回答过程需要从相关数据库中下载大量数据,之后进行深入分析和处理,以得出更为准确和全面的结论。在现代社会,信息分析已经成为各种领域的核心能力,随着数据科学、大数据和人工智能等新技术的不断发展,信息分析也变得更加精细和复杂。

在信息分析的领域中,深入理解其核心概念和目的至关重要。信息分析不仅仅是对数据的简单整理,而是一个系统性、科学性的过程,旨在满足用户的具体需求并提供决策支持。信息分析的五个关键要素是:①信息分析是建立在用户需求基础上,并最终服务于用户的;②信息分析是对各种相关信息的深度加工,是一种深层次或高层次的信息服务,是一项具有科研性质的智能活动;③信息分析要借助于一定的方法和手段,经历一系列相对程式化的环节;④信息分析的最终成果应当具有一定的预测性和前瞻性,最终目的是为决策提供支持,以对用户的科学决策和实施活动起到辅助甚至指导作用;⑤信息分析需要考虑所有相关的信息因素,包括时间、空间、经济、社会等多个维度,确保分析结果具有全面性和完整性。

(二)信息分析的步骤

信息分析和其他科学研究一样,是人类认识世界和能动地改造世界的活动。只不过信息分析是针对某一特定问题和需求对有关信息进行定向选择和科学抽象的一种研究活动。它大致可以分成课题选择、制订计划、信息收集、综合分析与验证、报告撰写5个步骤。这些步骤既相互独立，又互相联系。

1. **课题选择**　对于卫生管理人员而言，信息分析的课题主要是为了解决实际卫生保健服务的实践中遇到的具体问题。选题是课题研究的基础，也是研究水平的标志。选题要考虑到需要与可能、求实与创新、战略与战术、长远与当前等诸多关系，做到审时度势、扬长避短、讲究效益。选题一般要经过提出课题、分析课题、初步调查和撰写开题报告等步骤。

2. **制订计划**　信息分析是一项研究型活动，与其他科研活动一样，需要制订详细的研究计划。该计划应包括以下内容：阐明课题目的，制订调查大纲，选定研究方法，预期成果形式，明确人员分工，以及完成时间和实施步骤。同时，还应制订课题计划表，以确保研究的顺利进行。

3. **信息收集**　信息收集的方法多样，应根据研究目标和需求进行选择。文献研究的信息来源包括书籍、期刊和网络资源；调查问卷可通过设计结构化或非结构化的问卷进行数据收集；访谈作为一种有效的方法，能够通过个别访谈或焦点小组获取深入见解。此外，实地观察可分为参与观察和非参与观察；在统计数据方面，可以利用政府机构发布的数据和市场研究结果。社交媒体和在线论坛也是重要的信息来源，通过提取社交平台和社区讨论内容获取有价值的信息。专家咨询则可通过联系行业专家或参加相关会议获得专业见解，而数据挖掘则利用软件工具分析大数据，以识别潜在的价值信息。

4. **综合分析与验证**　是对各种相关信息进行系统性处理和解读的过程，旨在提炼出有价值的见解和结论，以支持决策和行动。它不仅关注数据的收集与整理，更强调对信息的深度加工和高层次的综合分析。其核心要素包括以下5点。

（1）用户需求导向：以满足特定用户的需求为出发点，确保分析结果具有实际应用价值。

（2）深度加工：通过对信息进行归纳、总结和推理，使其转化为可供决策者使用的知识。

（3）方法与手段：借助定量与定性的方法，结合统计分析、数据挖掘等技术，对信息进行有效处理。

（4）预测性与前瞻性：分析结果应具备一定的预测能力，帮助用户提前识别趋势和潜在风险。

（5）多维度考量：考虑时间、空间、经济、社会等多种因素，以确保分析的全面性和准确性。

具体分析的过程是对整理、鉴别之后的信息进行系统分析，通过定性或定量的方法，提出观点，得出结论，形成新的增值的信息产品。信息分析是整个信息分析流程中最重要的一环，需要运用各种方法、手段将获得的经过整理加工后的信息进行定性或定量分析以得出结论。信息分析的创造性和智能性的特点正是通过该阶段才充分体现出来的，也是本章中将要重点介绍的内容。

5. **报告撰写**　信息分析中的报告撰写是将数据分析过程和结果系统性记录与呈现的关键环节。报告通常包括背景与目的、方法论、结果呈现、讨论、结论与建议，以及附录与参考文献等部分。背景与目的部分阐明研究的必要性和目标，方法论则描述数据来源和分析工具。结果呈现使用图表和表格展示关键数据，而讨论则深入解读结果并识别分析局限性。结论与建议部分总结主要发现并提出具体建议，附录提供额外材料，参考文献确保学术性。有效的报告撰写要求简洁明了的语言和清晰的逻辑结构，以增强信息的可读性和理解度。

二、卫生信息分析概述

（一）卫生信息分析的涵义

卫生信息分析是指对健康相关数据进行收集、整理和评估的过程，其目的是为公共卫生政策、医疗服务以及疾病防控提供科学依据。通过应用数据可视化、机器学习、统计分析、自然语言处理（NLP）和地理信息系统（GIS）等技术，卫生信息分析能够揭示健康趋势、识别危险因素和评估干预措施的效果，从而促进更有效的决策。该分析不仅有助于改善个体和群体的健康状况，还能在优化资源配置和服务方面发挥重要作用。

（二）卫生信息分析的方向

卫生信息分析通常包括以下三个方面。

1. **流行病学分析** 主要关注疾病的传播和流行情况。通过收集和分析疾病的发病率、死亡率、传播途径等数据，帮助卫生部门和研究机构了解疾病的传播规律、高发地区和人群，从而制订针对性的预防和控制措施。

2. **临床数据分析** 主要关注医疗机构内部的临床数据，包括患者的诊断信息、治疗方案、药物使用情况等。通过对这些数据进行分析，可以帮助医疗机构改进临床实践、提高医疗质量，并为临床决策提供科学依据。

3. **健康经济学分析** 主要关注卫生服务的经济学特征，包括医疗费用、医疗保险覆盖情况、医疗资源利用效率等。通过对这些数据进行分析，可以帮助决策者评估医疗服务的成本效益、制订合理的医疗保险政策，并优化卫生资源的配置和利用。

第二节 卫生信息分析方法

一、卫生信息定量分析法

定量分析法是一种利用数学、统计学和计算模型等方法，对数据进行计算和分析的方法。其主要目的是通过定量的方式测量和解释现象，提供科学的依据以支持决策。定量研究为信息分析结果提供数量依据，侧重于数学模型的建立和求解。较常用的定量分析方法包括方差分析法、回归分析法、因子分析、聚类分析等。相对于卫生信息而言，根据当前卫生信息的特点和卫生信息分析的任务，重点介绍三种较为常用的定量分析方法：时间序列分析、关联规则挖掘和聚类分析。定量分析方法的优势在于能够提供客观、可重复的结果，支持对群体特征和关系的量化描述和推断。

（一）时间序列分析

1. 时间序列数据的定义与类型

（1）时间序列数据的定义：又称动态数列或时间数列，就是把所研究的事物在各个不同时间的统计指标的数值，按其发生时间先后顺序排列起来所形成的数列。例如，医院每天或每月使用的药品数量可以形成时间序列数据，通过分析药品使用量的时间序列，可以了解药品的季节性需求变化和长期趋势，有助于医院合理采购和库存管理。这种数列能够反映事物发展变化的动态，因此也称为动态数列。如表4-1中展示的就是关于结核发病例数的全球动态数据。

（2）时间序列数据的类型

1）倾向变动或趋势变动：用T（trend）表示，即统计数据在长时间内表现出的变化倾向，它按照某种规律持续上升或持续下降，或保持在某一水平上。

2）周期变动：用C（cyclical）表示，指若干年为周期的变化，周期长短不等，上下波动大小也不一致，但明显地呈现起伏变化。

3）季节变动：用S（seasonal）表示，指每年重复出现的周期变化，一般以月或季度为一个周期。

表 4-1　2010—2022 年全球与部分地区结核新发与复发病例数报告　　　　　单位：例

年份	非洲	美洲	东南亚	欧洲	地中海东部	西太平洋	全球
2022	1 746 643	241 955	3 550 243	170 422	573 401	1 182 766	7 465 430
2021	1 479 533	215 765	2 966 970	166 066	497 892	1 108 080	6 434 306
2020	1 368 810	198 582	2 560 817	163 676	423 479	1 119 426	5 834 790
2019	1 400 446	239 490	3 376 685	215 934	497 992	1 390 029	7 120 576
2018	1 373 957	238 172	3 102 924	227 034	526 338	1 416 248	6 884 673
2017	1 317 346	231 764	2 689 499	238 875	523 523	1 350 189	6 351 196
2016	1 273 756	223 943	2 716 016	253 120	514 477	1 374 100	6 355 412
2015	1 296 730	220 994	2 566 133	266 426	473 098	1 336 746	6 160 127
2014	1 303 327	218 517	2 482 069	273 428	453 744	1 335 948	6 067 033
2013	1 337 693	221 712	2 098 170	297 569	434 472	1 342 404	5 732 020
2012	1 353 513	221 400	2 130 120	299 302	411 664	1 375 713	5 791 712
2011	1 393 544	221 188	2 142 573	315 415	408 502	1 354 421	5 835 643
2010	1 380 530	215 710	2 124 237	329 909	412 913	1 331 211	5 794 510

注：摘自全球健康观察站数据存储库（Global Health ObservatoryData Repository）。

4）不规则变动或随机变动：用 I（irregular）表示，指由各种偶然事件或影响因素引起的上述三类变化以外的任何变化。

2. 时间序列分析的定义和特点

（1）时间序列分析（time series analysis）的定义：根据系统观测得到的时间序列数据，应用数理统计方法（曲线拟合和参数估计）来建立数学模型，对时间序列数据加以分析处理，以预测未来事物的发展。

时间序列分析的基本依据是：第一，承认事物发展的延续性，即应用过去数据，推测事物的发展趋势；第二，考虑到事物发展的随机性，即事物发展都可能受偶然因素影响，为此要利用加权平均法对历史数据进行处理。

（2）时间序列分析的特点：简单易行，便于掌握，但准确性差，一般只适用于短期预测。时间序列预测一般反映三种实际变化规律，趋势变化、周期性变化、随机性变化。

1）趋势变化：趋势是时间序列中长期的变化趋势，可以是增长趋势或下降趋势。在公共卫生领域中，趋势变化可以反映疾病的传播趋势或人群健康状况的长期变化。

2）周期性变化：是时间序列中出现的重复性波动，通常具有固定的周期。周期性变化可以反映出季节性疾病的发病规律或人群健康行为的周期性变化。

3）随机性变化：是时间序列中的不规则波动，无法通过趋势或周期性来解释。随机性变化可能受到外部因素的影响，如突发公共卫生事件、政策变化等。对于随机性变化，通常会使用统计方法来进行建模和预测，以尽量减少其对预测结果的影响。

3. 时间序列分析的用途　　时间序列分析是一种统计分析方法，通过对时间相关的数据进行建模和预测，可以揭示数据的趋势、周期性和规律性，预测未来发展趋势，帮助决策者作出有根据的决策，对公共卫生领域具有重要的预测和分析作用。

4. 时间序列分析方法　　时序数据的倾向变动分析和预测是时间序列分析的重要内容，常见的方法包括以下5种。

（1）移动平均法（moving average method）：通过计算一定时间段内数据的平均值来平滑数据，从而观察数据的趋势变化。可以使用简单移动平均（SMA）或加权移动平均（WMA）。

（2）指数平滑法（exponential smoothing method）：通过对历史数据进行加权平均来预测未来数据，适用于数据具有趋势和季节性的情况。

（3）趋势分解法（trend decomposition method）：将时序数据分解为趋势、季节性和残差三个部分，然后分别进行分析和预测。

（4）自回归移动平均模型（ARMA）：结合自回归模型（AR）和移动平均模型（MA），用于描述时间序列数据的自相关性和移动平均性，进而进行预测。

（5）神经网络模型（neural network）：利用神经网络对时序数据进行建模和预测，适用于复杂的非线性时序数据。

5. 时间序列分析的基本步骤

（1）收集数据：采用问卷调查、查询数据库等方法取得被观测系统时间序列动态数据。例如，要进行时间序列分析来研究某地区的流感发病率变化，就可以从卫生部门或疾病监测系统中获取每周的流感发病人数。

为了保证时间序列分析的准确性，时间序列数据的收集应该遵循以下原则。

1）时间序列数据所代表的时间长短（或间隔时间）应该一致且连续。

2）时间序列数据所代表的总体范围应该一致。

3）时间序列数据所代表的质的内容应该前后一致。

4）统计指标数据的计算方法和计量单位应该一致。

5）整理数据：根据动态数据作相关图。

（2）分析数据：对动态数据进行拟合或者修正。主要方法包括移动平均法和指数平滑法以及贝叶斯统计（Bayesian statistics）方法。

1）时间序列数据的修正：最基本的时间序列数据修正方法包括算术平均法和分段平均法。

①算术平均法：对于数列，最简单的平滑方法是计算序列数据的平均数，它能有效地排除随机变动所造成的影响。设时间序列数据为 $y_1, y_2, \cdots, y_n$，对应于时间 $t(1, 2, \cdots, N)$，则其算术平均值为

$$\overline{y} = \frac{y_1 + y_2 + y_3 + \cdots + y_n}{N} = \frac{1}{N}\sum_{t=1}^{N} y_t \qquad 式（4\text{-}1）$$

式（4-1）中：

y_t——第 t 时期的实际值。

t——时间下标变量，表示时期序号。

n——时间序列的时期个数，即时间序列数据个数。

这种数列的算术平均值只能反映时间序列数据的一般情况（平均水平），而不能反映数据中的高值和低值，更不能反映时间序列数据的演变过程和发展趋势，掩盖了可能存在的倾向变动；另外，该方法对时间序列的近期数据和早期数据同样看待，缺乏对当前数据变动的适应能力。

②分段平均法：按时期序号将时间序列数据分成都含有 n 个时期的段，再取各段数据平均值。分段平均法能够反映研究对象的总的变化趋势和各时期大致变化幅度，并且通过取平均值可以减弱随机因素的影响。分段平均使得数据点大为减少，只为原来数据点的 $1/n$，但是，该方法使各段平

均值呈阶梯状,不能连续地反映变量的变化过程;当时期总数不为n的整数倍时不便分段。

③移动平均法:该方法处理的对象是无规则波动的数据。具体方法是每次在时间序列上移动一步求平均值,去掉一个头部的数据,加入一个新的数据。这样做的意义在于修匀,消除样本序列中的随机干扰成分,突出序列本身的固有规律,为进一步建模和参数估计打下基础。

一次移动平均值的计算公式为

$$M_t^{(1)} = \frac{y_1 + y_{t-1} + \wedge + y_{t-n+1}}{n}$$ 式(4-2)

式(4-2)中:

$M_t^{(1)}$——第t时期及其以前($n-1$)个时期的数据的移动平均值。

t——时期序号。

y_t——第t时期变量的数值。

n——每段跨越的时期个数,即所包含的数据个数。

合理地选择分段时期个数n是用好移动平均法的关键。在n取较大值时,对波动曲线的"修匀"效果好,但对变化反应的灵敏度降低;当n取较小值时,对随机影响的敏感性强,平滑作用差,适应数据新水平的时间短,容易因对随机干扰反应过度灵敏而产生错觉。一般可以根据实际时间序列数据的特征和经验选择模型参数n。

一次移动平均只适用于修匀时间序列数据,而不适用于有线性变动趋势的时间序列数据预测。因为在时间序列数据具有线性变动趋势时,一次移动平均值的变化总要落后于实际数据变动,而形成一种滞后偏差。二次移动平均是在一次移动平均值的基础上进行的,二次移动平均数序列也与一次移动平均数序列存在滞后偏差。

移动平均法正是利用这种滞后偏差的演变规律来求出平滑系数,建立时间关系的数学模型,以进行预测。

线性平滑时间关系模型的一般公式为

$$y_{t+1} = 2M_t^{(1)} - M_t^{(2)} + \frac{2}{n-1}(M_t^{(1)} - M_t^{(2)})$$
$$y_{t+1} = a_t + b_t$$ 式(4-3)

式(4-3)中:

t——时期的序号。

1——由当前时期t到需要预测的时期之间的时期个数。

y_{t+1}——第($t+1$)时期的预测值。

b_t——斜率,即单位时期的变化量。

a_t——截距,即当前时期t的数据水平。

$M_t^{(2)}$——第t时期的二次移动平均值。

$M_t^{(1)}$——第t时期的一次移动平均值。

具体的计算方法是在一次移动平均值的基础上,对有线性变动倾向的时间序列数据再进行一次移动平均。其方法与一次移动平均完全相同。二次移动平均值的计算公式为

$$M_t^{(2)} = \frac{M_1^{(1)} + M_{t-1}^{(1)} + \wedge + M_{t-n+1}^{(1)}}{n}$$ 式(4-4)

之所以计算一次移动平均值和二次移动平均值，是因为需要利用滞后偏差的演变规律求出平滑系数 a_t、b_t，而不是直接用于预测。

$$a_t = 2M_t^{(1)} - M_t^{(2)}$$

$$b_t = \frac{2}{n-1}(M_t^{(1)} - M_t^{(2)}) \qquad 式（4-5）$$

利用式（4-5）所求出的平滑系数代入线性平滑关系模型，就可以预测以后几个时期的数值了。

必须指出，移动平均法虽然简便、实用，但是它也有自身不可克服的缺点。第一，与回归分析法（包括时间序列回归分析）的预测模型相比，移动平均法的预测模型及求平滑系数的公式并不是根据严格的数学推导建立的，而是根据经验、作出假设导出的，是经验公式。第二，移动平均法对时间序列不同时期的数据赋以相同的权重，并未考虑远、近期数据对预测值的不同影响，主要是根据时间序列数据的近期数据进行的。所以它比较适合短期预测，而不宜用于长期预测。

④指数平滑法：是对移动平均法的进一步改进。它除了具有移动平均法的优点外，还有下述优点：对时间序列的不同时期的数据给以不同权重，更重视近期数据；不损失数据个数，可以充分利用全部数据；运算比较简单。因此，在实际工作中，指数平滑法运用十分广泛，是时间序列分析预测的重要方法。

在时间序列分析与预测中，近期数据对于研究对象当前发展趋势的影响总要比早期数据影响大，所以应该给近期数据以较大的权重，而给早期数据以较小权重。于是，在移动平均法的基础上，产生了加权移动平均法。

$$M_t^{(1)} = a_1 y_t + a_2 y_{t-1} + \wedge + a_i y_{t-i+1} \qquad 式（4-6）$$

式（4-6）中：

$M_t^{(1)}$——加权一次移动平均值。

a——权重数，$i=1, 2, \cdots, n$；有 $a_1 > a_2 > \wedge > a_n$。

对于不同时期数据，按几何级数的形式分配权重，即按指数形式加权，并使权重数之和为 1，于是有

$$\frac{a_2}{a_1} = \frac{a_3}{a_2} = \wedge = \frac{a_n}{a_{n-1}} = r$$

$$a_1 = a, a_2 = ar, a_3 = ar^2, \wedge, a_n = ar^{n-1}$$

$$a + ar + ar^2 + \wedge + ar^{n-1} = 1$$

$$\frac{a}{1-r} = 1, r = 1-a \qquad 式（4-7）$$

r 是权重数分配的公比。这种对各时期数据按照指数规律加权的移动平均法就是指数平滑法。指数平滑计算公式为

$$M_t^{(1)} = ay_t + ary_{t-1} + ar^2 y_{t-2} + \cdots + ar^{n-1} y_{t-(n-1)}$$

$$M_{t-1}^{(1)} = ay_{t-1} + ary_{t-2} + ar^2 y_{t-3} + \cdots + ar^{n-1} y_{t-n} \qquad 式（4-8）$$

为了与移动平均法相区别，$S_t^{(1)}$ 以替换 $M_t^{(1)}$ 作为一次指数平滑值的标识。设当前时期为 t，t 与 n 相对应，但 t 是变量，则得式（4-9）。

$$S_t^{(1)}=ay_t+ary_{t-1}+ar^2y_{t-2}+\cdots+ar^{n-1}y_{t-(n-1)}$$
$$S_{t-1}^{(1)}=ay_{t-1}+ary_{t-2}+ar^2y_{t-3}+\cdots+ar^{n-1}y_{t-n}$$

式（4-9）

由于 $r=1-a<1$，所以当 t 足够大时，$ar^{t-1}\to0$，故由式（4-9）可以得到

$$S_t^{(1)}=ay_t+(1-a)$$
$$S_{t-1}^{(1)}=S_{t-1}^{(1)}+a(y_t-S_{t-1}^{(1)})$$

式（4-10）

式（4-10）中：

$S_t^{(1)}$——第 t 时期的一次指数平滑值。

y_t——第 t 时期研究对象的数值。

a——加权系数，且 $0<a<1$。

所以，用指数平滑法所得到的新估计值等于新数据与原估计值的加权之和，即

$$新估计值 =a\times 新数据+(1-a)\times 原估计值$$
$$=原估计值+a\times(新数据-原估计值)$$

原估计值 $S_{t-1}^{(1)}$ 可以看作是对第 t 时期的预测值，新数据 y_t 则是第 t 时期的实际值，于是，$(y_t-S_{t-1}^{(1)})$ 是第 t 时期的预测误差。可见，指数平滑法蕴含着一个负反馈原则，即用前一时期的预测误差来修正下一时期的预测值。

2）时间序列数据的拟合：时间序列数据的拟合分析中，根据上一步分析中所获得的散点图，观察这些时间序列数据 $y_i(i=1,2,3,\cdots,N)$ 的大致分布倾向，决定可以用哪一种曲线来描述时间序列数据，并据此推测研究对象的未来状况。与时间有关的常用类型有多项式曲线、指数曲线和生长曲线。

①多项式曲线法：根据时间 t 的 k 次多项式曲线（multinomialcurve）较好地拟合散点时，可以用时间 t 的 k 次多项式来描述时间序列数据。其模型包括

一次：$y=a+b_t$

二次：$y=a+b_t+c_t^2$

三次：$y=a+b_t+c_t^2+d_t^3$

②指数曲线（exponential curve）法：是一种重要的趋势外推法。当描述某一客观事物的指标或参数在散点图上的数据点构成指数曲线或近似指数曲线时，表明该事物的发展是按指数规律或近似指数规律变化。如果在预测期限内，有理由说明该事物仍将按此规律发展，则可按指数曲线外推。

许多研究结果表明，技术发展，有时包括社会发展，其定量特性往往表现为按指数规律或近似指数规律增长，一种技术的发展通常要经过发生、发展和成熟 3 个阶段。在技术发展进入成熟阶段之前，有一个高速发展时期。一般地说，在这个时期内，很多技术特性的发展是符合指数增长规律的。例如，运输工具的速度、发动机效率、电站容量、计算机的存储容量和运算速度等，其发展规律均表现为指数增长趋势。其模型为

$$y=a\cdot b^t$$

式（4-11）

③生长曲线法：也称生长曲线模型（growth curve model），是预测事件的一组观测数据随时间的变化符合生长曲线的规律，以生长曲线模型进行预测的方法。一般来说，事物总是经过发生、发展、

成熟三个阶段,而每一个阶段的发展速度各不相同。通常在发生阶段,变化速度较为缓慢;在发展阶段,变化速度加快;在成熟阶段,变化速度又趋缓慢。按上述三个阶段发展规律得到的变化曲线称为生长曲线。现实生活中,人口的增长、技术的发展、某种产品的销量变化等都具有生长曲线的特征。它们的发展过程不能简单地用指数曲线或修正指数曲线来描述。

生长曲线主要包括两种,如图4-1所示。

第一种为对称型 S 曲线,称为 Logistic 曲线或逻辑曲线,是由比利时数学家 Verhulst 通过对人口增长规律的研究得来的。他发现社会人口的增长速度最初随着时间的增加而逐渐加快,在经过一段时间的高速增长之后,人口增长速度逐渐减慢,最后社会人口总量趋于一稳定值。20 世纪初,美国统计学家 Pearl 发现了同样的规律,所以 Logistic 曲线也称为 Pearl 曲线。其数学模型为

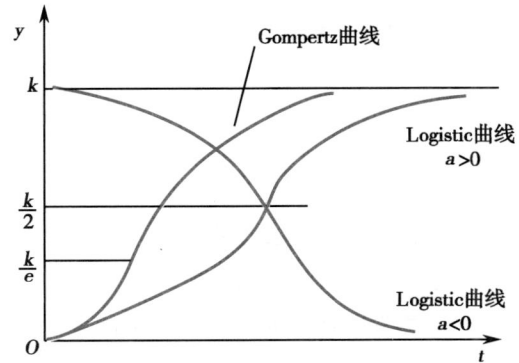

图4-1 生长曲线的种类

$$y = \frac{K}{1 + m^{-at}} \qquad 式（4-12）$$

第二种为非对称型 S 曲线,称为 Gompertz 曲线,由英国统计学家和数学家 B.Gompertz 于 1825 年提出,用式（4-13）表示。

$$y = ka^{bt} \qquad 式（4-13）$$

Gompertz 曲线是双层指数函数。对于模型参数的不同取值,Gompertz 曲线有四种不同的类型,其中满足条件 $k > 0$、$0 < a < 1$、$0 < b < 1$ 的 Gompertz 曲线适用于某些技术、经济、社会现象发展过程的模拟。

④贝叶斯统计法:基于贝叶斯定理,通过将先验信息与观测数据相结合,来进行参数估计和模型推断。贝叶斯统计法在动态数据的拟合或修正上都具有重要的应用价值。

贝叶斯定理是贝叶斯统计法的基础。它描述了在观测到新数据后,如何更新对参数的信念。贝叶斯定理的表达式如下。

$$P(\theta|D) = \frac{P(D|\theta)P(\theta)}{P(D)} \qquad （式4-14）$$

其中:

$P(\theta|D)$:给定数据（D）后参数（θ）的后验概率分布。

$P(D|\theta)$:参数（θ）的似然函数,表示在给定参数（θ）下观测到数据（D）的概率。

$P(\theta)$:参数（θ）的先验概率分布,表示在未观测到数据前对参数（θ）的信念。

$P(D)$:数据（D）的边际概率,也称为证据（evidence）,用于将后验概率归一化为概率密度函数。

贝叶斯统计法包括以下几个关键步骤:①确定先验分布。在进行推断之前,需要确定参数的先验分布。先验分布可以基于领域知识、历史数据或专家经验来确定。②观测数据。观测到新的数据,根据观测数据更新参数的后验分布。③计算后验分布。利用贝叶斯定理,将先验分布与观测数据的似然函数相结合,计算参数的后验分布。④预测和决策。利用参数的后验分布进行预测和决策。可以计算后验分布的期望值、置信区间等,用于对未来数据的预测和决策。

贝叶斯统计法的应用：在动态数据的拟合或修正上涉及参数的后验分布的更新。在贝叶斯统计中，参数的后验分布可以通过先验分布和似然函数相乘后归一化得到。对于动态数据的拟合或修正，需要不断地更新参数的后验分布，以适应新的数据。

贝叶斯定理表达了在观察到新证据后，参数的后验概率是先验概率与似然函数的乘积成比例的关系。贝叶斯定理的数学表达式为

$$P(B \mid A) = \frac{P(A \mid B) \cdot P(A)}{P(B)} \qquad (式4\text{-}15)$$

在贝叶斯统计中，首先根据先验分布和似然函数计算参数的后验分布，然后可以利用后验分布进行参数估计、决策或预测。

（二）数据关联挖掘

1. 关联规则及关联规则挖掘的定义　关联规则（association rule）是指在同一个事件中出现的不同项的相关性，如顾客在商场购物可以看作一个事件，所购买的各种商品就是其中的项，在这里的关联规则就是指在一次购物中所购商品的相关性。关联规则反映了一个事项和其他事项之间的依赖或依存关系，如果确定两项或多项属性之间存在着关联，那么可以根据其中一项的属性值来预测其他属性的值。关联规则挖掘法的基本原理是通过分析数据集中的项集之间的频繁程度和关联程度，并发现其中的关联规则，例如，在某医疗数据集中，可能发现一种关联规则，即"高血压→冠心病"，这就意味着高血压的人更容易患冠心病。

2. 关联规则挖掘的意义　关联规则挖掘是数据挖掘领域中的一种重要技术，其意义主要体现在以下几个方面。

（1）发现潜在的关联关系：通过关联规则挖掘，可以发现数据集中不同属性之间的潜在关联，帮助人们发现数据中隐藏的规律和信息。这对于市场营销、商品推荐、交叉销售等领域具有重要意义。

（2）辅助决策分析：通过挖掘数据集中的关联规则，可以帮助企业和组织进行决策分析，例如在零售业中，可以根据商品之间的关联规则来进行货架摆放和促销策略的制订。

（3）个性化推荐：在电子商务和社交网络等领域，关联规则挖掘可以用于个性化推荐系统，根据用户的历史行为和偏好，挖掘出不同商品或内容之间的关联规则，从而为用户提供个性化的推荐服务。

（4）业务优化：通过关联规则挖掘，可以帮助企业优化业务流程和资源配置，发现不同业务环节之间的关联规则，从而提高效率和降低成本。

（5）数据预处理：在数据挖掘和机器学习任务中，关联规则挖掘可以作为数据预处理的一部分，帮助识别和去除数据中的冗余信息，提高后续分析和建模的效率和准确性。

关联规则挖掘的介绍中，经常用购物篮分析来说明其基本概念和过程。关联规则挖掘也确实是通过在商业上的成功后才得以广泛应用。一般超级市场都会建立数据库，定期统计产品的销售信息。一些商家希望了解哪些商品频繁地被顾客同时购买，发现顾客放入其购物篮中不同商品之间的联系，得出顾客的购买习惯等知识，帮助零售商制订营销策略。啤酒和尿布例子就是关联规则挖掘案例中人们津津乐道的故事：美国的某大型连锁超市发现，每逢周末，位于某地区的该连锁超市，啤酒和尿布的销量很大；通过数据挖掘发现了小孩尿布和啤酒之间有着内在联系，一些年轻的父亲下班后经常去超市买婴儿尿布，在购买尿布的年轻父亲中，有30%~40%的人会同时买一些啤酒；超市随后调整了货架的摆放，把尿布和啤酒放在一起，明显增加了销售量。因此，关联分析在销售配货、商店商品的陈列设计、超市购物路线设计、产品定价和促销等方面得到广泛的应用。

随着收集和存储在数据库中的数据规模越来越大，人们对从这些数据中挖掘相应的关联知识的兴趣越来越广泛。在生物医学领域，很多中医药学者利用关联规则挖掘中药方剂的配伍规则，如四君子汤类方药物的配伍规律、急性冠脉综合征遣药组方规律、肝脾不调证中药配伍规律、明清脾胃湿热方用药关联规则等等。临床上，也有应用关联规则对医学图像进行智能分类，挖掘脑部医学图像中的关联规则，构建图像数据挖掘的模型。基础研究中，有学者应用关联规则挖掘分析基因表达数据，如构建人小脑发育的基因表达关联网络，也有挖掘基于功能模块组织癌细胞系基因表达谱的关联规则。在医学领域，关联规则挖掘可用于揭示高血压、高血糖与糖尿病之间的潜在关系。通过分析患者的临床数据，可以使用 Apriori 算法或 FP-growth 算法，挖掘这些变量之间的强关联规则，如"高血糖与高血压同时存在时，糖尿病风险显著增加"。

3. 关联规则的表现类型 关联规则通常以"如果……那么……"的形式呈现，其中包括两个部分，前项（antecedent）和后项（consequent）。在关联规则中，前项表示规则的条件部分，后项表示规则的结论部分。

一般来说，关联规则的表现形式可以用以下数学符号表示。假设有一个包含 n 个属性的数据集，每个属性可以取多个取值，那么一个关联规则可以表示为：如果 {X}，那么 {Y}，其中 {X} 和 {Y} 分别表示属性集合，可以包含一个或多个属性。这个规则的含义是，当数据集中同时包含属性集合 {X} 时，就有很大的可能性也会包含属性集合 {Y}。例如有一个超市的交易数据集，其中包含了顾客购买的商品信息，那么一个关联规则可以是：如果 { 牛奶，面包 }，那么 { 鸡蛋 }。这个规则的含义是，当顾客购买了牛奶和面包时，就有很大的可能性也会购买鸡蛋。在实际应用中，关联规则的表现形式可以是文本形式，也可以是基于逻辑表达式的形式，具体形式会根据具体的数据集和挖掘算法而有所不同。

根据不同的标准，关联规则有多种类型。

（1）根据规则中所处理的值类型：如果规则考虑的关联是项的在与不在，则它是布尔关联规则（boolean association rule）；如果规则描述的是量化的项或属性之间的关联，则它是量化关联规则（quantitative association rule）。如性别 = "女" ⇒ 身份 = "学生"，是布尔关联规则；性别 = "女" ⇒avg（奖学金）=2 300，涉及的收入是数值类型，所以是一个量化关联规则。

（2）根据规则中涉及的数据维：如果关联规则中的项或属性每个只涉及一个维，则它是单维关联规则（single dimensional association rule）。如啤酒 ⇒ 尿布，这条规则只涉及用户购买的物品；如果规则涉及两个或多个维，则它是多维关联规则（multi-dimensional association rule）。例如：性别 = "女" ⇒ 身份 = "学生"，这条规则就涉及两个字段的信息，是两个维上的一条关联规则。

（3）根据规则集所涉及的抽象层：有些挖掘关联规则的方法可以在不同的抽象层发现规则。若规则涉及不同抽象层的项或属性，规则内容描述涉及多个不同抽象层次概念，则称所挖掘的规则为多层关联规则（multi-level association rule）。反之，如果在给定的规则集中，规则不涉及不同抽象层的项或属性，仅涉及单一层次的概念，那这样的关联规则就称为单层次关联规则（single-level association rule）。例如：热带水果 ⇒ 水果罐头，是一个细节数据上的单层关联规则；水果 ⇒ 水果罐头，是一个较高层次和细节层次之间的多层关联规则。

关联规则还包含强关联规则（strong association rules）。强关联规则是指在关联规则挖掘中具有一定置信度和提升度的规则。在挖掘频繁项集的基础上，通过计算置信度和提升度，可以筛选出具有一定意义和可靠性的关联规则。通常情况下，置信度和提升度会根据具体的数据集和业务需求来设定阈值。

置信度（confidence）指的是在购买商品 A 的条件下也购买商品 B 的概率。计算公式为

$$置信度（A->B）=support（A \cup B）/support（A） \qquad 式（4-16）$$

提升度（lift）指的是观察到 A 的出现对 B 的出现概率发生了多少倍的变化。提升度大于 1 表示 A 和 B 之间存在正向关联，提升度小于 1 表示负向关联，等于 1 表示 A 和 B 无关联。计算公式为

$$提升度（A->B）=support（A \cup B）/[support（A） \times support（B）] \qquad 式（4-17）$$

4. 关联规则挖掘的基本过程

（1）找出所有频繁项集：根据定义，这些项集出现的频繁性至少和预定义的最小支持计数一样。

（2）由频繁项集产生强关联规则：根据定义，这些规则必须满足最小支持度和最小置信度。这里涉及评价关联规则的两个重要的指标：支持度和可信度。支持度描述一个规则的重要性，而可信度描述规则发生的可能性。关联规则挖掘算法中最重要的部分是发现频繁项目集，该过程受到用户给定的最小支持度的影响。

同时满足最小支持度阈值（min-sup）和最小置信度阈值（min-conf）的关联规则称作强规则。一般用 0% 和 100% 之间的值表示支持度和置信度。

5. 关联规则挖掘的 Apriori 算法 由 Agrawal 等人于 1993 年提出，是挖掘频繁项集的基本算法。其核心方法是基于频集理论的递归方法，针对的是在单维单层次布尔关联规则的挖掘，这是关联分析中最简单形式的关联规则挖掘。

该算法的工作原理如下。

（1）支持度（support）：Apriori 算法首先扫描数据集计算单个物品的支持度，即该物品出现在数据集中的频率。支持度是指某个项集的出现次数与总项集数的比率。支持度低于预设阈值的项集被称为非频繁项集。

（2）置信度（confidence）：上述步骤生成的频繁项集作为备选规则，通过计算规则的置信度来评估规则的质量。置信度是指规则"如果购买物品 A，则购买物品 B"的条件概率，即在购买物品 A 的顾客中，有多少比例也购买了物品 B。

（3）剪枝操作（pruning operation）：根据支持度，Apriori 算法进行剪枝操作，去除非频繁项集及其超集。这一步骤可以减少候选项集的数量，提高后续的计算效率。

（4）迭代（iteration）：重复上述步骤，逐步生成更大的频繁项集，直到无法继续生成满足支持度要求的更大的项集为止。

具体做法：首先找出频繁 1-项集，记为 L1；然后利用 L1 来挖掘 L2，即频繁 2-项集；不断如此循环下去，直到无法发现更多的频繁 k-项集为止。每挖掘一层 Lk 就需要扫描整个数据库一遍。下面以超市商品的数据库为例来说明 Apriori 算法的基本操作。假设有 5 位顾客购买商品的清单如下（表 4-2）。

表 4-2 某超市 5 位顾客购买商品清单

顾客编号	商品	顾客编号	商品
1	面包, 牛奶	4	面包, 牛奶, 尿布, 啤酒
2	面包, 尿布, 啤酒, 鸡蛋	5	面包, 牛奶, 尿布, 可乐
3	牛奶, 尿布, 啤酒, 可乐		

所谓频繁 1-项集可以理解为：在顾客购买的所有物品中，出现频次高于一定阈值的单个商品，这个阈值称为支持度，如本例中设定为 3/5，则面包、牛奶和尿布和啤酒就被选出作为频繁 1-项集，发现"鸡蛋"不能作为频繁 1-项集，不能进入下一步运算；以这 4 个频繁 1-项集为基础，计算它们两两组合在购物清单中同时出现的频数，就是候选 2-项集；根据预先设定的阈值 3（相当于支持度为 3/5），从这些候选 2-项集中选出频繁 2-项集，即面包-牛奶、面包-尿布、牛奶-尿布、尿布-啤酒……重复上述过程，还可以继续获得频繁 3-项集等，直至不能产生频繁项集为止。

6. 关联规则的生成　从事务集 D 中挖掘出所有的频繁项集后，就可以根据一定的标准筛选出相应的强关联规则。常用的评价指标是支持度和置信度：支持度，$P(A \cup B)$，即 A 和 B 这两个项集在事务集 D 中同时出现的概率；置信度，$P(B|A)$，即在出现项集 A 的事务集 D 中，项集 B 也同时出现的概率。

同时满足最小支持度阈值和最小置信度阈值的规则称为强规则。对于给定的一个事务集 D，挖掘关联规则就是支持度和可信度分别大于用户给定的最小支持度和最小可信度的强关联规则。

以图 4-2 的例子来说，计算规则 { 面包，尿布 } ⇒ 啤酒的支持度和置信度时，其中 { 面包，尿布，啤酒 } 这三个物品同时出现的次数有两次，也就是上面例子中的第 2 和第 4 条，而事务的总数是 5，所以规则的支持度是 2/5=0.4。而置信度是 { 面包，尿布，啤酒 } 的支持度计数与项集 { 牛奶，尿布 } 的支持度记数的商。上面 { 牛奶，尿布 } 的支持度是 3（第 3、4、5 项）。所以这条规则 { 牛奶，尿布 } ⇒ 啤酒的置信度为 2/3=0.67，或者可以更通俗地讲，如果一个用户同时买了"牛奶和尿布"，那么其有 67% 的概率也会买啤酒。

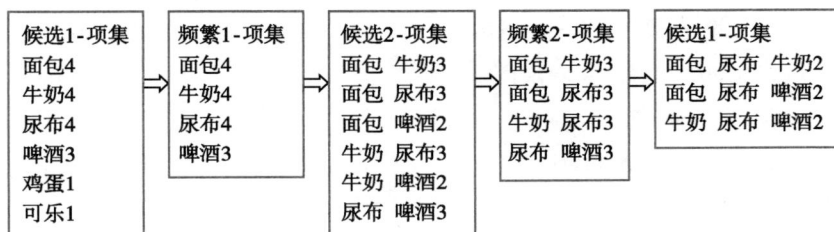

候选1-项集	频繁1-项集	候选2-项集	频繁2-项集	候选1-项集
面包4	面包4	面包 牛奶3	面包 牛奶3	面包 尿布 牛奶2
牛奶4	牛奶4	面包 尿布3	面包 尿布3	面包 尿布 啤酒2
尿布4	尿布4	面包 啤酒2	牛奶 尿布3	牛奶 尿布 啤酒2
啤酒3	啤酒3	牛奶 尿布3	尿布 啤酒3	
鸡蛋1		牛奶 啤酒2		
可乐1		尿布 啤酒3		

图 4-2　Apriori 算法的基本操作步骤举例

设置支持度和置信度的意义在于支持度很低的规则可能只是偶尔出现，支持度通常用来删去那些不令人感兴趣的规则，而置信度则是用来筛选出通过规则进行推理的可靠性。

7. 关联规则挖掘的应用案例　在代谢性疾病的研究中，了解不同疾病指标之间的关联性尤为重要。2020 年，谈俊燕等人以高尿酸血症患者为研究对象，采用数据挖掘的相关算法，对高尿酸血症患者的常规血样指标数据进行研究，研究高尿酸血症与其他代谢性疾病之间的关联性。根据试验结果，提出了影响高尿酸血症的代谢性疾病关联关系，为医生的临床诊断和疾病研究提供辅助支持。

研究团队收集上海交通大学医学院附属第九人民医院耳鼻喉科、头颈外科 1999—2009 年收治的共 517 例特发性突聋患者的临床资料，形成源数据库，每个患者的数据产生一条记录。每条记录包括 19 项特征属性：性别、年龄、季节、高血压、糖尿病、心脏病、高胆固醇血症、动脉粥样硬化、长期抽烟、酗酒、精神紧张、失眠、体质弱、长期卧床、感染、先天性畸形、创伤和自身免疫病。患者按年龄划分为 4 组，即 0～20 岁组、21～40 岁组、41～60 岁组和≥61 岁组；季节划分为春季（3～5 月）、夏季（6～8 月）、秋季（9～11 月）和冬季（12 月和次年 1～2 月）。经过数据的管理、组织和预处理，将源数据库映射成一个单独的挖掘数据库。

应用数据挖掘软件 Mineset 进行关联规则的挖掘,预先设定最小支持度为 0.1,最小置信度为 0.9,进行关联规则分析。输出结果中包含满足要求的所有规则以及每条规则的支持度和置信度。

共形成 106 个强关联规则,其中不同特征属性组合的规则,其支持度和置信度是不同的,说明不同组合的普遍性(共生现象)是不同的。如规则 1,特发性突聋患者在 41～60 岁年龄组,冬季发病,同时又是高血压患者,这三个特征属性同时存在的支持度为 0.15,置信度为 0.94,满足强关联规则的条件,说明特发性突聋患者同时存在这三个特征属性的比例比较高。规则 2,特发性突聋患者在冬季发病,同时又是糖尿病患者和高血压患者,这三个特征属性同时存在的支持度为 0.16,置信度为 0.96,说明这三个特征属性发生于同一突聋患者的普遍性很高。规则 106,突发性耳聋患者冬季发病,在 41～60 岁组,有高血压和糖尿病,同时又是精神较紧张的患者,而且存在病毒感染史,这六种特征属性同时存在,支持度为 0.20,置信度为 0.98,说明这六种特征属性间的共生频率更高(表 4-3)。

表 4-3　部分强关联规则

编号	形成的关联规则	支持度	置信度
1	|冬季∧41～60 岁|→|高血压|	0.15	0.94
2	|冬季∧糖尿病|→|高血压|	0.16	0.96
3	|冬季∧动脉粥样硬化|→|41～60 岁|	0.15	0.93
4	|冬季∧心脏病|→|糖尿病|	0.15	0.93
5	|冬季∧酗酒|→|高胆固醇血症|	0.15	0.92
6	|冬季∧精神紧张|→|失眠|	0.14	0.90
7	|心脏病∧长期卧床|→|糖尿病|	0.15	0.94
8	|高血压∧糖尿病|→|失眠|	0.16	0.95
9	|高血压∧糖尿病|→|感染|	0.16	0.94
10	|抽烟∧酗酒|→|精神紧张|	0.14	0.90
……	……	……	……
106	|高血压∧糖尿病∧冬季∧41～60 岁∧精神紧张|→|感染|	0.20	0.98

研究发现,规则 1 中的三个特征属性同时存在的支持度为 0.15,置信度为 0.94,满足了强关联规则的条件,说明冬季气温下降导致血管收缩,如患者同时伴有高血压,则过高的血压导致末梢血管痉挛,最终导致内耳微循环障碍,听神经血供减少导致神经病变,发生特发性突聋的可能性很大。这里的突聋与高血压、气温下降是共生的关系,而不是因果关系。

(三)聚类分析

1. 聚类分析的定义　聚类分析(cluster analysis)是将一组物理的或抽象的对象,根据它们之间的相似程度分为若干组,或者叫作簇,使得同一个组内的数据对象具有较高的相似度,而不同组中的数据对象是不相似的。

例如,对于一批新入学的大学生,可以根据他们入学时各科目考试成绩进行聚类。将每一名学生作为聚类的对象,他们各科的成绩称作对象的属性。这种数据组成一个对象-属性结构的数据矩阵(datamatrix)。它是由 n 个对象(学生)组成,利用 p 个属性(成绩)来进行 n 个对象的描述,数据矩阵采用形式为 $n×p$ 矩阵来表示,如图 4-3 所示,其中 $p≥f≥1$,$n≥i≥1$。

$$\begin{bmatrix} x_{11} & \cdots & x_{1f} & \cdots & x_{1p} \\ \cdots & \cdots & \cdots & \cdots & \cdots \\ x_{i1} & \cdots & x_{if} & \cdots & x_{ip} \\ \cdots & \cdots & \cdots & \cdots & \cdots \\ x_{n1} & \cdots & x_{nf} & \cdots & x_{np} \end{bmatrix}$$

图 4-3　数据矩阵

在卫生信息分析中，可以遇到很多种表示属性的变量：区间标度度量是一个粗略线性标度的连续度量，比如重量、高度、温度等；二元变量只有两个状态，取 0 或 1 值，其中 0 代表（变量所表示的）状态不存在，而 1 则代表相应的状态存在；标称型变量是二元变量的一个扩展，可以对两个以上的状态进行描述等。本章重点在于说明聚类分析的原理，故仅以连续型数据作为样本。其他类型数据的聚类分析参见相关专业书籍。

2. 聚类分析的基本步骤

（1）计算对象间的相似性：聚类分析所依据的基本指标就是聚类对象的相似性，而相似性的描述是基于数据描述属性的取值来确定的，通常就是利用各对象间距离来进行表示的。常用距离度量公式有欧几里得（Euclidean）距离公式，如式（4-18）所示。

欧几里得距离公式为

$$d(i,j) = \sqrt{|x_{i1} - x_{j1}|^2 + |x_{i2} - x_{j2}|^2 + \cdots + |x_{ip} - x_{jp}|^2} \qquad \text{式（4-18）}$$

其中 $i = (x_{i1}, x_{i2}, \cdots, x_{ip})$ 和 $j = (x_{j1}, x_{j2}, \cdots, x_{jp})$ 是两个 p 维的数据对象。

图 4-3 的数据矩阵经过计算对象间的欧几里得距离之后，得到的是对象间的相似矩阵（图 4-4）。

这里 $d(i,j)$ 是对象 i 和对象 j 之间的相似性的量化表示（欧几里得距离的数值），通常为一个非负数，$d(i,j) = d(j,i)$，$d(i,i) = 0$。对象 i 和对象 j 越相似或彼此越"接近"时，该数值 $d(i,j)$ 接近 0；对象 i 和对象 j 差异越大，该数值 $d(i,j)$ 越大。

$$\begin{bmatrix} 0 & & & & \\ d(2,1) & 0 & & & \\ d(3,1) & d(3,2) & 0 & & \\ \vdots & \vdots & & \vdots & \\ d(n,1) & d(n,2) & \cdots & \cdots & 0 \end{bmatrix}$$

图 4-4 相似矩阵

值得注意的是，数据矩阵的行和列含义不同，行与列代表不同实体，有时也称为二模矩阵，而相似矩阵的行与列代表相同实体，有时也称为单模矩阵。许多聚类算法以相似矩阵为基础。如果数据是以数据矩阵形式给出，则往往须用距离公式计算，将数据矩阵转换为相似矩阵。在运用聚类分析软件进行聚类分析的时候，要分清软件需要输入的是哪一种类型的矩阵。

（2）将聚类对象分到各个类别：聚类分析的方法很多，这里介绍常用的层次聚类方法。

层次方法（hierarchical method）就是通过分解所给定的数据对象集来创建一个层次，直到满足某种条件为止。依层次分解形成的方式，可以将层次方法分为自底向上和自顶向下两种类型。自底向上的层次方法也叫凝聚的方法，从每个对象均作为一个单独的组开始，逐步将这些（对象）组进行合并，直到组合并在层次顶端或满足终止条件为止；自顶向下的层次方法也叫分裂的方法，从所有对象均属于一个组开始，每一次循环将其组分解为更小的组，直到每个对象构成一组或满足终止条件为止。

在聚类的过程中，随着单个的对象组合成为一个类别，需要重新计算其他聚类对象与新生成的类之间的距离。四个广泛使用的计算聚类间距离的度量方法如下。

最小距离：$d_{\min}(C_i, C_j) = \min_{p \in C_i, p' \in C_j} |p - p'|$

最大距离：$d_{\max}(C_i, C_j) = \max_{p \in C_i, p' \in C_j} |p - p'|$

平均值的距离：$d_{\max}(C_i, C_j) = |m_i - m_j|$

平均距离：$d_{avg}(C_i, C_j) = \dfrac{1}{n_i n_j} \sum_{p \in C_i} \sum_{p' \in C_j} |p - p'|$

其中 $|p - p'|$ 为两个数据对象或点 P 和 P' 之间的距离，m_i 和 m_j 分别是聚类 C_i 和 C_j 的平均值，n_i 和 n_j 分别是聚类 C_i 和 C_j 中的对象个数。

3. 聚类分析的应用案例　2015 年，徐东雨等人对我国 31 个省份 5 种常见肠道传染病的发病及分布特点进行研究,使用 SPSS 进行了聚类分析。对我国 5 种常见肠道传染病的发病及流行特点进行分析,探讨不同地区的流行规律,为各地区制订防控措施提供参考信息和科学依据。选取痢疾、伤寒和副伤寒、甲肝、戊肝、未分型肝炎 5 个指标作为研究对象,资料来源于原国家卫生和计划生育委员会《2015 中国卫生和计划生育统计年鉴》(表 4-4)。对图 4-5 中的各个变量进行 Spearman 相关性分析,结果显示:痢疾与戊肝、未分型肝炎为负相关,伤寒和副伤寒与甲肝、戊肝、未分型肝炎为正相关,戊肝与未分型肝炎正相关,具有统计学意义。

表 4-4　2015 年我国 5 种肠道传染病发病率(每 10 万人)

地区	合计	痢疾	伤寒和副伤寒	甲肝	戊肝	未分型肝炎
北京	52.67	50.20	0.09	0.68	1.56	0.14
天津	53.56	51.79	0.11	0.48	0.74	0.44
河北	18.07	14.82	0.37	0.85	1.06	0.97
山西	23.08	11.98	2.31	3.39	1.91	3.49
内蒙古	9.30	6.99	0.11	1.19	0.60	0.41
辽宁	21.09	10.87	0.62	3.89	2.42	3.29
吉林	8.20	5.35	0.04	0.67	0.95	1.19
黑龙江	12.44	8.49	0.12	0.63	1.00	2.20
上海	4.61	0.86	0.11	0.82	1.96	0.86
江苏	14.01	5.02	0.20	0.85	4.32	3.62
浙江	12.29	4.35	0.95	0.93	3.33	2.73
安徽	23.87	15.60	0.42	1.19	2.93	3.73
福建	16.12	1.82	1.46	1.44	2.32	9.08
江西	18.54	13.62	0.53	0.67	1.18	2.54
河南	17.65	15.28	0.16	0.79	0.72	0.70
湖北	19.41	9.59	0.57	1.61	3.80	3.84
湖南	14.62	7.85	1.51	0.97	1.91	2.38
广东	11.48	3.40	1.42	1.52	2.65	2.49
广西	18.15	6.78	2.15	1.84	3.29	4.09
海南	12.84	4.61	0.30	1.03	1.59	5.31
重庆	35.71	26.66	0.37	3.39	3.31	1.98
四川	15.41	8.84	0.24	3.23	1.27	1.83
贵州	15.95	10.02	2.02	1.25	1.55	1.11
云南	27.67	12.04	10.94	2.45	1.83	0.41
西藏	34.35	27.02	0.03	5.86	0.13	1.31
陕西	19.50	16.78	0.09	1.07	0.62	0.94
甘肃	32.15	27.61	0.18	2.61	0.50	1.25
青海	25.48	14.61	0.21	7.37	1.47	1.82
宁夏	24.80	21.55	0.23	2.09	0.44	0.49
新疆	57.73	26.03	0.76	26.17	1.70	3.07

使用Ward联接的树状图
重新调整距离聚类合并

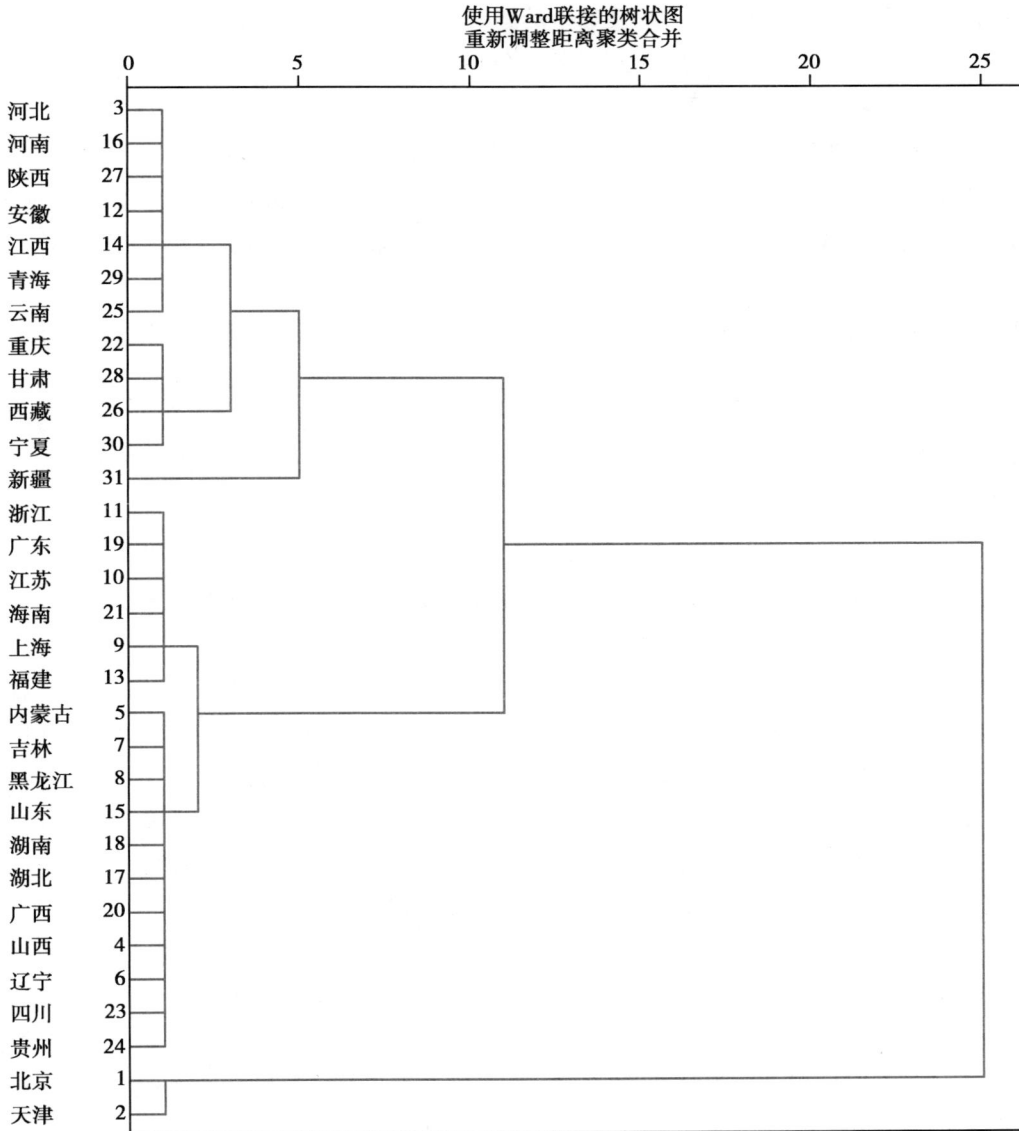

图 4-5　层次聚类分析树状图

　　以痢疾、伤寒和副伤寒、甲肝、戊肝、未分型肝炎的发病率数据为聚类指标，对全国 31 个省级行政区进行层次聚类分析，聚类区间采用平方欧几里得距离，绘制聚类树状图（图 4-5）。根据图 4-5 的分析，将各省级行政区划分为四个类别时，显得尤为合理。当省级行政区仅被分为两大类时，天津和北京被归为一类，而其他省级行政区则组成另一类。天津和北京的肠道传染病总发病率分别位列全国的第二和第三位。此外，这两个地区的痢疾发病率在全国范围内位于前 2 位，分别是全国平均水平的 3.6 倍和 3.5 倍。

二、卫生信息定性分析法

　　卫生信息定性分析是通过对非数值数据进行深入剖析，以理解其内在意义和特征。在公共卫生领域，卫生信息的定性分析能够帮助识别社区健康需求、理解患者体验及揭示社会心理因素对健康行为的影响。通过分析访谈、调查和社交媒体数据，研究者可以捕捉到流行病学数据背后的情境与原因。这种深入的理解有助于制订更有效的健康干预措施，评估公共卫生政策的影响，并增强社区参与，提高整体健康水平。因此，定性分析在公共卫生数据挖掘中起到了重要的补充作用。

（一）因果分析法

1. **因果分析法的定义** 因果分析法是一种结合事故树分析法（fault tree analysis, FTA）和事件树分析法（event tree analysis, ETA）优势的风险分析方法，即指一个变量对另一个变量的影响，例如是否饮酒是否导致心脏病。因果关系分析的目的是找出哪些因素可能导致某个结果，以便可以采取相应的预防措施。

2. **因果分析法的应用** 在流行病学研究中，常用的统计学因果分析方法包括回归分析、随机试验、倾向得分匹配等。

（1）回归分析：是一种通过建立数学模型来描述自变量（如年龄、性别、生活方式等）与因变量（如疾病发生率或风险）之间关系的统计方法。在流行病学中，回归分析被广泛应用于探究不同因素对某种疾病的影响。

1）线性回归：假设自变量和因变量之间存在线性关系，通过计算回归系数和置信区间来评估自变量对因变量影响的强度和显著性。例如，研究者可以使用线性回归分析来探讨吸烟数量与肺癌风险之间的线性关系。

2）逻辑回归：适用于二分类因变量（如患病/未患病）的情况。逻辑回归可以帮助研究者计算风险比（odds ratio）或风险差（risk difference），从而评估自变量对患病风险的影响。例如，在探究某种遗传变异与某种疾病风险的关系时，逻辑回归可以提供有力的统计支持。

（2）随机试验：是一种通过随机分配试验对象到不同条件组来进行因果关系分析的方法。比如，可以将试验对象随机分配到饮酒量高和饮酒量低的两个组中，然后观察心脏病发生的情况。随机试验可以减少干扰因素的影响，提高因果关系分析的准确性。

（3）倾向得分匹配：常用于非随机对照研究，旨在减少选择偏误和混杂因素对研究结果的影响，对个体接受处理（如干预、治疗等）的概率进行评估的分数。倾向得分通过综合考虑个体的各种特征和变量来计算。这些特征和变量可以包括年龄、性别、教育程度、健康状况等。研究者根据倾向得分将实验组和对照组进行匹配，使两个组之间的特征和变量更加相似。通过匹配得分相近的个体，研究者可以消除潜在的混杂因素，得到更准确的因果估计。

（二）比较分析法

1. **比较分析法的定义** 又称对比分析法，是一种通过对不同对象或同一对象在不同时间、不同条件下的相关指标数据进行比较，以揭示差异、分析原因并作出评价的方法。

2. **比较分析法的应用** 常用于疾病监测与控制和公共卫生信息管理。疾病监测与控制方面，如：①疾病趋势分析。通过比较不同时间、不同地区的疾病发病率、死亡率等数据，可以揭示疾病的流行趋势和变化规律。例如，利用大数据分析技术，可以对比历史数据和当前数据，预测疾病的未来发展趋势，为制订防控策略提供依据。②疾病影响因素分析。通过比较不同人群、不同环境条件下的疾病发生情况，可以分析疾病的影响因素，如年龄、性别、职业、生活习惯等，这有助于识别高风险人群和潜在的危险因素，为制订针对性的防控措施提供指导。公共卫生信息管理方面，通过比较不同来源、不同时间点的公共卫生信息，可以评估信息的质量。例如，对比多个数据源的疾病监测数据，可以判断数据的准确性和可靠性，为制订决策提供依据。

（三）矛盾分析法

1. **矛盾分析法的定义** 矛盾分析法是指运用矛盾的观点观察、分析事物内部的各个方面及其运动的状况,以达到认识客观事物的方法。

2. **矛盾分析法的应用** 矛盾分析法在公共卫生领域是指运用矛盾的观点观察和分析公共卫生问题内部的各个方面及其运动状况,以认识和理解公共卫生问题本质的方法。我国社会主要矛盾在医疗卫生领域表现为人民日益增长的优质医疗卫生需求和医疗卫生不平衡不充分发展之间的矛盾。医患关系是公共卫生领域关系的重要组成部分,和谐的社会需要建立在和谐的医患关系之上。然而,当前我国医疗纠纷频发,医患关系紧张,医患矛盾日益突出,已成为一个重大社会问题。2015年,唐玉等人运用马克思主义矛盾分析法,对医患关系的现状及其成因进行深入探讨。针对这些问题,唐玉等人提出了改善医患冲突、构建和谐社会的有效途径,包括加强医患沟通、提高医务人员的人文素养和职业道德、完善医疗信息公开机制、优化医疗资源配置、加强医疗监管以及引导媒体客观报道等。

（四）归纳和演绎法

1. **归纳和演绎法的定义** 归纳法是从个别到一般的思维方法,通过观察和总结具体事例来概括出一般性的结论或规律;演绎法是从一般到个别的思维方法,根据已知的一般原理推导出个别或特殊的结论。在卫生领域,归纳法用于总结疾病症状和体征的共性特征,而演绎法用于根据医学理论推断病情和治疗方案。

2. **归纳和演绎法的应用** 归纳法的应用:医生通过观察多个患有同一种疾病的患者,发现他们普遍出现特定的症状组合,如发热、咳嗽和呼吸困难等。通过归纳这些共同特征,医生能够形成对该疾病临床表现的一般认识,有助于疾病的诊断和鉴别诊断。演绎法的应用:已知肺炎是由细菌或病毒感染引起的肺部炎症,且抗生素对细菌感染有效。当医生诊断出某位患者患有细菌性肺炎时,可以根据这一一般原理,演绎出应使用抗生素进行治疗的结论。

（五）分析和综合法

1. **分析和综合法的定义** 分析法是一种将复杂问题分解为多个部分,然后逐个分析每个部分,以找出问题的根源和解决方法的方法。它侧重于对问题的细节进行深入剖析。综合法则是一种通过整合不同元素、观点或信息来形成新的整体,从而解决问题的方法。它强调整体性和系统性,适用于需要综合考虑多方面因素的复杂问题。

2. **分析和综合法的应用** 在卫生信息分析中,分析法和综合法往往需要结合使用。例如:在疾病防控策略的制订中,可以先使用分析法对疾病流行趋势进行剖析,确定疾病的高发人群、高风险区域等关键信息;然后使用综合法将这些信息整合在一起,结合流行病学知识、社会经济因素等多方面的信息,形成综合性的防控策略。

三、卫生信息综合分析法

（一）德尔菲法

1. **德尔菲法的定义** 德尔菲法依据系统的程序,采用匿名发表意见的方式,即专家之间不得互相讨论,不发生横向联系,只能与调查人员发生关系,通过多轮次调查专家对问卷所提问题的看法,经过反复征询、归纳、修改,最后汇总成专家基本一致的看法以作为预测的结果。这种方法具有广泛的代表性,较为可靠。

2. **德尔菲法的实施步骤** 通常包括以下几个步骤。

（1）确定推测题目与选定专家小组:首先,需要明确预测的主题或问题,并据此选择一批熟悉该问题的专家组成专家小组。专家小组的成员应包括理论和实践等各方面的专家,以确保预测的全面性和准确性。

（2）设计调查表与预备材料：根据预测的主题，设计详细的调查表，并向专家提供相关的背景材料，包括预测目的、期限、调查表填写方法等说明。

（3）征询专家初次判定意见：以通信方式向各位选定专家发出调查表，征询他们对预测问题的初次判定意见。

（4）反馈与修改意见：将收回的初次判定意见进行综合整理，并加以必要的说明，然后再反馈给各位专家，请他们重新考虑并修改其判定意见。

（5）多次反馈与统计：经过几轮（通常为三四轮）的反复征询和反馈，专家的意见逐渐趋于一致。在这个过程中，预测机构需要对每轮的意见进行统计和分析（如中位数、四分点等），以了解专家的观点分布和变化趋势。

（6）得出预测结果：当专家的意见相对稳定后，预测机构可以运用统计分析方法将意见加以综合，得出最终的预测结果。这个结果通常以文字或图表的形式表现出来。

3. 德尔菲法的优势 在于其匿名性确保了每位专家都能独立、客观地发表意见，避免了权威或多数人的影响；通过多次反馈与修改，专家意见逐渐趋同，提高了预测结果的准确性和可靠性；该方法不仅反映多数派观点，还通过统计方法呈现少数派意见，使得结论更加全面。

（二）弹性系数法

1. 弹性系数法的定义 弹性系数法又称弹性系数分析法，是通过计算两个变量的增减率的比值，考察两个有联系现象间的数量关系、变化特征和规律。弹性系数是指因变量 y 的增减率与自变量 x 的增减率之比，常用 E 表示。它说明自变量 x 每变化百分之一，因变量 y 相应变化的百分比。其计算公式为

$$E = \frac{y_i - y_{i-1}}{y_{i-1}} \bigg/ \frac{x_i - x_{i-1}}{x_{i-1}} = \frac{y_i - y_{i-1}}{x_i - x_{i-1}} \cdot \frac{x_{i-1}}{y_{i-1}} = \frac{\Delta y x_{i-1}}{\Delta y x_{i-1}} \ (i=1, 2, \cdots, n) \qquad \text{式（4-19）}$$

以上是逐期弹性系数的计算公式。本期弹性系数计算公式则等于本期边际（$\Delta y_i / \Delta x_i$）与上期水平系数（y_{i-1}/x_{i-1}）的倒数的乘积。如计算若干期的平均弹性系数 $\bar{E}$，则可以选择以下几种方法。

（1）水平法：用因变量和自变量的总增减率对比求 $\bar{E}$。

$$\bar{E} = \frac{y_n - y_0}{y_0} \bigg/ \frac{x_n - x_0}{x_0} = \frac{y_n - y_0}{x_n - x_0} \cdot \frac{x_0}{y_0} \qquad \text{式（4-20）}$$

（2）几何法：用几何法求得的 x、y 的平均增长率对比。

$$\bar{E} = \left(\sqrt[n]{\frac{y_n}{y_0}} - 1 \right) \bigg/ \left(\sqrt[n]{\frac{x_0}{y_0}} - 1 \right) \qquad \text{式（4-21）}$$

（3）函数法：用函数法求平均弹性系数，一般需要与回归分析相结合。

$$\bar{E} = \frac{dy}{dx} \cdot \frac{\bar{x}}{\bar{y}} = f'(x) \cdot \frac{\bar{x}}{\bar{y}} \qquad \text{式（4-22）}$$

2. 弹性系数法的应用 它可以通过计算卫生资源需求、疾病负担等因素与人口、社会经济等变量之间的弹性系数，来预测和评估这些因素随相关变量变化而发生的改变。这种方法有助于量化不同因素对卫生系统的影响，为卫生政策制定者提供科学依据。然而，应用时须注意数据的准确

性和完整性,以及模型与实际情况的契合度,确保预测结果的可靠性和有效性。通过弹性系数法的应用,可以更深入地理解卫生系统的动态变化,为优化资源配置和提升卫生服务水平提供支持。

3. 弹性系数法的优缺点　弹性系数法的优点是简单易行,计算方便,计算成本低,需要的数据少,应用灵活广泛。缺点是分析带有一定的局限性和片面性,计算弹性系数或作为分析时,只能考虑两个变量之间的关系,而忽略了其他相关变量所产生的影响。

(三)普及率目标法

1. 定义普及率目标法是一种半定量预测方法。它结合了定性和定量的特点,用于预测某项服务、技术或产品在未来某一时间点上的普及程度。

2. 普及率目标法的步骤

(1)确定基础数据:收集基础年份(t_1)的普及率值(y_1)。

(2)分析环境条件:在全面分析具体环境条件的基础上,确定该地区应该在某目标年赶上某一国家或地区目前的水平,并设定目标年(t_2)要求达到的目标普及率(y_2)。

(3)建立预测模型:普及率目标法常以 S 形生长曲线作为预测模型。S 形生长曲线的基础公式为

$$S(x) = \frac{1}{1+e^{-x}} \qquad 式(4\text{-}23)$$

(4)求解预测值:在确定了 S 形生长模型后,分别把 t_1 和 y_1、t_2 和 y_2 这两组数据代入式(4-24)和式(4-25),即可求得代表 S 形生长曲线的斜率 k,和代表达到 50% 普及率对应的年份 t_0。可以将其代入式(4-26)中,求得所有预测年份相应的普及率。

$$k = \ln\{(1/y_2-1)/(1/y_1-1)\}/(t_2-t_1) \qquad 式(4\text{-}24)$$

$$t_0 = t_1 + \ln(1/y_1-1)/k \qquad 式(4\text{-}25)$$

$$y = \frac{S}{1+e^{[-k(t-t_0)]}} \qquad 式(4\text{-}26)$$

第三节　卫生信息分析的应用

一、疾病暴发与流行监测

(一)疾病暴发与流行监测的概念

疾病暴发与流行监测是指在人群中对疾病或健康事件进行系统性、持续性的监测和追踪,以便及时发现和了解疾病的传播趋势、患病情况、疫情预警等信息的活动。其目的是帮助公共卫生部门、医疗机构和政府等相关部门及时采取控制措施、预防措施,并有效地分析和应对疾病流行趋势。根据美国疾病控制和预防中心(Center for Disease Control and Prevention, CDC)的定义,疾病暴发与流行监测是指"在社区、城市或国家范围内,对特定疾病进行实时监测,以便识别疫情暴发的早期迹象,并及早采取控制措施"。该定义强调了通过特定症状的实时监测来预警疫情暴发的重要性,以便迅速采取控制措施,减少疾病传播。疾病暴发与流行监测是指对疾病在人群中的发生、分布和流行情况进行长期、系统的收集、分析和解释,以发现疾病的流行趋势、影响因素和变化规律,并及时采取相应防控措施的过程。

（二）疾病暴发与流行监测的指标

1. 比例（构成比）　表示同一事物局部与总体之间数量上的比值。计算公式：P=a/（a+b），a表示事物中某一部分的数量，b表示事物中其他部分的数量。

2. 比（相对比）　表示两个数相除所得的值，说明两者的相对水平。计算公式：相对比＝甲指标/乙指标（或 ×100%）。

3. 率　表示在一定条件下某现象实际发生的例数与可能发生该现象的总例数之比，用来说明单位时间内某现象发生的频率或强度。计算公式：率＝（某现象实际发生的例数/可能发生该现象的总例数）×k（k为常数，通常取100%、1 000或10 000等，以便于理解和比较）。

4. 发病率　指一定时期内特定人群中某病新病例出现的频率。计算公式：发病率＝（一定时期某人群中某病新病例数/同期暴露人口数）×k。

5. 患病率　指在特定时间点一定人群中某病新病例和旧病例的人数总共所占的比例。计算公式：患病率＝（特定时间点某人群中某病新旧病例数/同期观察人口数）×k。

患病率与发病率的区别：患病率的分子为特定时间点所调查人群中某病新旧病例数，而发病率的分子为一定时期暴露人群中新发生的病例数。患病率是横断面调查获得的静态指标，而发病率是动态指标。

6. 死亡率　指某人群在单位时间内死于所有原因的人数在该人群中所占的比例。计算公式：死亡率＝（某人群某年总死亡人数/该人群同年平均人口数）×k。

7. 病死率　指一定时期内患某病的全部患者中因该病而死亡的比例。计算公式：病死率＝（一定时期内因某病死亡人数/同期确认某病病例数）×k。

8. 生存率　又称存活率，指患某病种的人（或接受某种治疗措施的患者）经n年的随访，到随访结束时仍存活的病例数占观察病例的比例。计算公式：n年生存率＝（随访满n年的某病存活病例数/随访满n年的该病病例数）×k。

9. 相对危险度（RR）　指暴露组发病率与非暴露组发病率之比，反映暴露与疾病的关联强度。计算公式：RR=Ie/I0（Ie为暴露组发病率，I0为非暴露组发病率）。

10. 比值比（OR）　又称优势比、交叉乘积比，指病例组中暴露人数与非暴露人数的比值除以对照组中暴露人数与非暴露人数的比值，通常用于反映暴露者患某病的危险性较无暴露者高的程度。

11. 归因危险度（AR）　又称率差，指暴露组发病率与非暴露组发病率之差，反映发病归因于暴露因素的程度，也指完全控制该暴露因素后，某病发病率可能下降的程度。

12. 归因危险度百分比（AR%）　指暴露人群中由暴露因素引起的发病在所有发病中所占的百分比。

13. 人群归因危险度百分比（PAR%）　指全人群中由暴露因素引起的发病在全部发病中的比例。

这些指标在公共卫生和流行病学研究中具有重要意义，它们提供了评估疾病负担、制订防控策略、评价干预效果等关键信息。

（三）疾病暴发与流行监测的类型

按方法分类，疾病暴发与流行监测主要可以分为以下几类。

1. **基于临床综合征的监测**　这是最直接的症状监测方法，通过对特定临床综合征（如发热、咳嗽、腹泻、皮疹等）在特定人群中的发生频率进行监测，及时发现疾病的流行趋势。该方法依赖于医疗机构、学校、单位等渠道的报告，以及公众的自我健康监测和报告。

2. 基于医疗资源利用的监测　包括医院急诊室监测和药店监测。医院急诊室监测是通过分析医院急诊室的就诊情况，包括就诊量、患者的主诉、医生的初步诊断等，可以间接反映疾病的流行趋势。该方法特别适用于监测突发公共卫生事件，如流感疫情、食物中毒等。药店监测是通过监测药店非处方药的销售情况，特别是针对特定症状的药物（如退烧药、止咳药等），可以了解公众对某些疾病症状的治疗需求和疾病的流行趋势。

3. 基于实验室检测的监测　通过实验室检测，可以确诊疾病、了解病原体的类型和分布，以及评估疾病的流行趋势。该方法特别适用于监测传染病，如流感等。实验室检测结果可以作为症状监测的重要补充和验证。

4. 基于数据分析与预警的监测　包括以下三个步骤。

（1）数据收集与整合：从医疗机构、药店、学校、单位、社交媒体等多个渠道收集症状监测数据，并进行整合和分析。

（2）数据分析与挖掘：运用统计学、数据挖掘和机器学习等技术，对收集到的数据进行深入分析和挖掘，发现异常症状或疾病流行趋势。

（3）预警信息发布：根据数据分析结果，及时发布预警信息，提醒公众注意防护和就医。该方法可以提高疾病暴发与流行监测的准确性和及时性，为制订防控策略提供科学依据。

（四）疾病暴发与流行监测的发展

19 世纪流行病学检测的先驱者约翰·斯诺（John Snow）在 1854 年伦敦霍乱暴发期间，通过对水源的研究，发现霍乱病原体通过水传播。这一发现对流行病学检测方法的发展产生了深远影响。20 世纪的流行病学检测方法得到了迅速发展，美国、英国、法国、德国等国家在这一领域作出了突出贡献。20 世纪 80 年代，分子生物学技术逐步应用，随着聚合酶链反应（PCR）技术的发展，流行病学检测进入了分子水平的研究，从而可以更准确地检测和追踪病原体在人群中的传播路径。自 20 世纪 60 年代初以来，美国对食源性疾病暴发进行监测，美国各州、地方和地区卫生部门使用标准表格向 CDC 自愿报告食源性疾病暴发。1973 年，美国食源性疾病暴发监视系统（FDOSS）成立；从 2009 年开始，FDOSS 报告通过当年启动的基于网络的平台国家暴发报告系统进行。从 2015 年开始，我国通过中国疾病预防控制信息系统、突发公共卫生事件报告管理信息系统及病媒生物监测系统对国内暴发的登革热流行病进行监测，并动态调整各省市的应对策略。2024 年 3 月 27 日，世界卫生组织发布新闻公报，称已启用"冠状病毒网络"（CoViNet），以促进和协调全球在冠状病毒监测方面的专业知识和能力，从而能够尽早、准确地检测、监测和评估新型冠状病毒、中东呼吸综合征冠状病毒以及其他可能新出现的冠状病毒。"冠状病毒网络"由在人类、动物和环境冠状病毒监测方面具备专长的全球实验室组成。

（五）疾病暴发与流行监测的特点

疾病暴发与流行监测具有实时性、精准性、多样性、广泛覆盖、数据驱动和协同性的特点，能够及时、准确地监测和评估疾病的流行情况，为公共卫生和医疗机构提供科学依据和支持。

（六）疾病暴发与流行监测的数据来源

疾病暴发与流行监测是一个数据动态更新的过程，其相关的数据来源范围非常广泛，如国家卫生健康统计机构、医学研究机构、公共卫生机构、医疗保健机构、国际组织与合作项目等。在疾病暴发与流行监测数据收集过程中，要制订合理、规范的数据入选标准。应首选现有电子数据库作为监测数据源，充分利用现有的临床信息系统如医院信息系统（HIS）、医学影像存储与传输系统（PACS）、放射信息系统（RIS）、实验室信息系统（LIS）等。

（七）疾病暴发与流行监测的工具

1. 社区疾病流行早期报告电子监测系统（electronic surveillance system for the early notification of community-based epidemics，ESSENCE） 1997 年，美国国防部在军队医疗部门建立起早期监测传染病疫情暴发的监测系统原型（ESSENCE Ⅰ），服务于美国军方，收集现役军人及其家属的就诊信息，采用 ICD-9 编码疾病诊断，并于 2002 年纳入对药品零售的监测。在美国国防高级研究计划局（Defense Advanced Research Projects Agency，DARPA）资助下，约翰斯·霍普金斯大学应用物理学实验室（The Johns Hopkins University Applied Physics Laboratory，JHU/APL）与几个州的卫生当局合作，开发了 ESSENCE Ⅱ监测系统（图 4-6），主要应用于华盛顿地区疾病监测，是唯一覆盖军事和民用卫生保健信息的疾病暴发监测系统。该系统将传统与非传统的数据源整合起来，收集：临床部门的数据，包括急诊主诉与症状记录、私人诊所记账资料及来自兽医部门的症状信息；非临床部门的数据，包括工厂缺勤与学校缺课、护理热线电话、处方与非处方用药信息等。所有数据经过分析处理后，通过安全网络传递至需要此信息的用户。

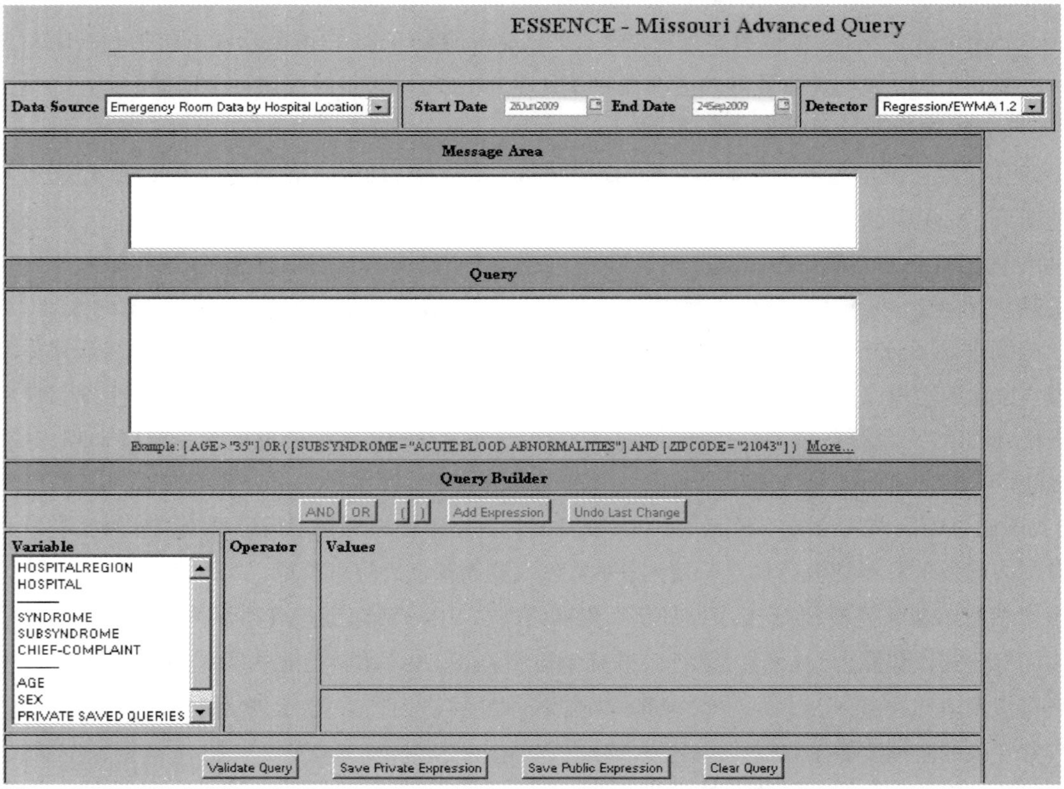

图 4-6　ESSENCE 高级查询界面

ESSENCE Ⅱ利用了两种时间序列算法：①自回归模型，用于预测综合征数量，进而检测实际值与估计值之间是否存在差异；②指数加权平均（exponentially weighted moving average，EWMA）算法，用于控制统计过程。ESSENCE Ⅱ使用内置的拟合优度指标来判定是否可以用回归模型解释数据，如果不能则自动转到使用 EWMA。自回归算法基于线性回归模型，计算出连续变动的每日期望数量和阈值。该模型根据过去 4 周的 ESSENCE 数据计算每日预测值，同时也考虑到当天是星期几以及是否为节假日等情况。当每日门诊数量不具有回归模型所必需的时间序列的结构时，系统采用

EWMA算法。EWMA算法将观察值与以往数据的平均值相比较,以往的数据按照时间进行指数加权平均,越近期的数据影响力越大。

2. **实时暴发与疾病监测系统** 1999年匹兹堡大学设计研发了实时暴发与疾病监测(real-time outbreak and disease surveillance,RODS)系统,目的在于提高公共卫生机构检测大范围隐匿投放炭疽杆菌的能力。美国宾夕法尼亚州、犹他州、俄亥俄州、新泽西州和密歇根州都在使用RODS系统。RODS系统利用专门的计算机软件,与医院的信息管理系统连接,采集急诊室患者的主诉、年龄、性别、住址和其他相关数据,同时也收集非处方药品销售的数据,利用贝叶斯定理将文本格式的主诉进行分类,大致将患者的临床表现分类至呼吸道(respiratory)综合征、消化道(gastrointestinal)综合征、皮疹(rash)综合征、体质(constitutional)综合征、出血(hemorrhagic)综合征、神经(Neurological)综合征与肉毒杆菌(botulinic)综合征7种不同的综合征(图4-7)。系统采用时间序列分析方法对不同综合征组的数据进行异常监测,一旦出现异常信号时,监测系统就会以电子邮件和寻呼机(pager)的方式自动传呼信息通知公共卫生及医疗相关人员。该系统以互联网为基础,为用户提供网络交互平台,可通过网络实时分析数据并以图表形式查看结果。

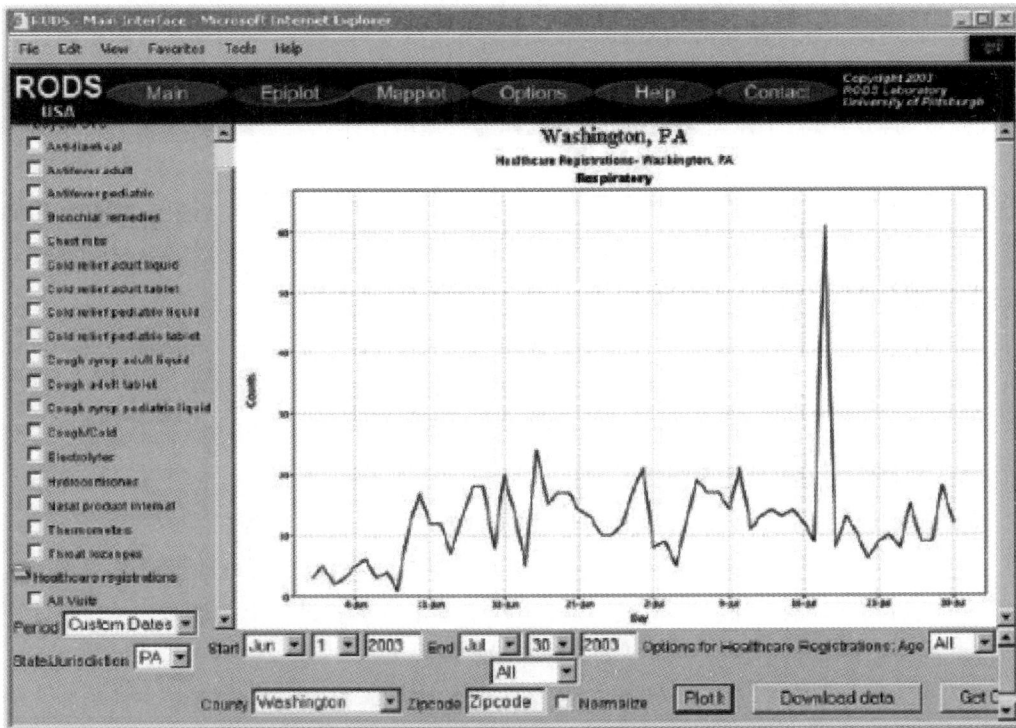

图4-7 RODS系统数据的图像化显示

3. **全球公共卫生情报网络**(Global Public Health Intelligence Network,GPHIN) 是由加拿大政府创建和维护的系统,旨在监测全球范围内的公共卫生事件和传染病暴发。GPHIN利用先进的技术和方法,收集整合来自全球范围内各种信息源的数据,包括新闻报道、社交媒体、卫生部门报告、国际组织通告等,通过实时监测和情报分析,为各国卫生机构和国际组织提供及时、准确的公共卫生情报。自其成立以来,GPHIN已经成功地监测和预警了多起全球性的传染病暴发事件:2014年埃博拉出血热疫情暴发,GPHIN在监测和预警西非埃博拉出血热疫情方面发挥了至关重要的作用,协助各国和国际组织及时采取措施应对疫情蔓延。GPHIN平台通过对全球的公共卫生事件进行实时监测和分析,为我国卫生部门提供及时的国际疫情信息。例如,GPHIN 可以帮助我国卫生部门及时了解其他国家的传染病、食品安全事件、公共卫生紧急情况等,提前预警和采取必要的防控措施。

二、药物监管与不良反应监测

(一)药物监管与不良反应的概念

1. 药物监管的定义　在卫生监管与药品监管领域中,通常使用的是美国食品药品监督管理局(FDA)给出的定义,即"研发和使用新工具,标准和方法,以便于更有效地研发产品,更有效地评估产品(主要是药品与医疗器械)的安全性、有效性和质量"。

2. 药物不良反应的定义　按照世界卫生组织(WHO)国际药物监测合作中心规定,药物不良反应(adverse drug reactions, ADR)是指正常剂量的药物在人体的预防、诊断和治疗中所起的任何有毒害的非预期的反应,包括药物的副作用、毒性作用、后继反应、变态反应、特异质反应、抗菌药物引起的二重感染、药物的依赖性、过敏反应、后遗效应以及药物的致癌、致畸、致突变作用等。

(二)药物不良反应的分类

1. A 类不良反应　是一种已知的、与给药剂量有关的药理反应,通常是可预测的、常见的不良反应,例如失眠可能是镇静药物的预期副作用。A 类不良反应可以在合理用药剂量内预测和预防。

2. B 类不良反应　是一种与给药无关的不良反应,成因复杂,难以预测。B 类不良反应常常是由过敏反应或药物与患者个体差异性引起的,例如药物过敏性休克、药疹等。B 类不良反应往往需要特殊的临床监测和干预。

3. C 类不良反应　包括难以分类的医药问题,这些问题可能导致严重后果。这包括药物滥用和滥用带来的后果、药物诱导的肿瘤、药物对遗传物质的损害等。

(三)药物不良反应的监测方法

传统的 ADR 监测方法在大方向上主要包括临床试验法、流行病学方法和数据挖掘法等,但三者无明显界限,现实中常常结合临床数据、监测系统数据和文献数据库数据等应用,以获得更好效果。我国的药物不良反应监测的方法有病例对照研究、队列研究、自发报告系统的评价方法、处方事件监测(PEM)、医院集中监测系统。

1. 临床试验法　临床试验可以在相对受控的环境下进行,可以监控患者的用药情况,严格记录不良反应发生的情况,确保数据的准确性;通过对照组试验,可以更好地验证新药的不良反应与治疗结果。但临床试验的结果受临床试验设计、样本容量或试验设计上的偏差影响,且试验时间长、成本高,对于监测罕见不良反应需要大量资源和时间投入。

2. 流行病学方法　核心是对比分析,主要依赖于 ADR 监测系统。目前国际上常用的药物不良反应监测系统主要包括以下几种。

(1)自发呈报系统:分为正式和非正式自发呈报两种形式。前者指国家或地区设有专门的药物不良反应登记处,成立有关药物不良反应的专门委员会或监测中心,以收集、整理、分析自发呈报的药物不良反应资料,并负责反馈,如 FDA 不良事件报告系统(FDA Adverse Event Reporting System, FAERS)等自发报告型数据库。

(2)集中监测系统:指在一定时间(如数月、数年)、一定范围(某一地区、几个医院或几个病房)内根据研究的目的详细记录药物和药物不良反应的发生情况。根据监测对象的不同,监测可以分为两类:一是针对住院患者和门诊患者进行的监测,旨在通过患者的情况了解用药情况以及药物可能引发的不良反应情况;二是根据研究的目的,监测可以分为患者源性和药物源性监测。患者源性监测是以患者为线索,对某一种或几种药物的不良反应进行监测;而药物源性监测则是以药物为线索,对某一种或几种药物可能引发的不良反应进行监测。优点是结果较可靠、漏报率较低,缺陷在于可能存在抽样误差。

（3）记录联结系统:在药物不良反应监测中,联结系统是指利用大数据、人工智能和机器学习等方法,分析医疗数据中的患者病史、用药情况、实验室检查、疾病诊断、不良反应发生等信息,构建起患者、药物和不良反应之间的复杂关联网络,以发现药物不良反应的规律和影响因素。

3. **数据挖掘方法**　指的是基于大数据时代背景下计算机技术发展而衍生的技术。它利用信息分析技术对可获得的数据进行分析和预测,从而提前发现早期的药物不良反应(ADR)。这些方法可以根据数据的来源分为两类:基于非结构化数据的 ADR 提取,包括文献、评论、药物标签和电子病历等证据;基于结构化数据的 ADR 预测,包括药物、基因、蛋白等数据库。

（1）基于非结构化数据的方法:基于非结构化数据的药物不良反应监测方法是指使用自然语言处理(NLP)和机器学习技术对医学文献、患者的病历记录、医生的诊断报告和患者的描述等非结构化数据进行分析,从中挖掘出药物使用与不良反应之间的关联和模式。这种方法旨在通过文本数据的处理、特征提取、实体识别、关系抽取和机器学习模型的构建,对药物不良反应进行有效的挖掘和预测,为临床决策和药物研发提供重要支持。

数据处理主要涉及命名实体识别(named entity recognition, NER),指从自由文本中识别出药物和 ADR 实体,并将其标准化。常用方法有基于规则、基于词袋模型、基于词嵌入和基于机器学习等,在实际使用中通常会有几种方法的结合,以获得更好的识别效果。

1）基于规则:利用预定义的规则和模式来识别药物和 ADR 实体。例如,利用词典、词根识别、词性标注等规则来提取出药物名和 ADR 名称。

2）基于词袋(bag-of-words)模型:将文本数据表示成词袋模型,然后利用机器学习算法如支持向量机(SVM)或朴素贝叶斯(naive Bayes)法来训练模型,从而识别出文本中提到的药物和 ADR 实体。

3）词嵌入(word embeddings):使用词嵌入模型(如 Word2Vec、GloVe 或 FastText)将词语映射到低维度的实数向量空间,然后结合深度学习模型(如循环神经网络或 transformer 模型)进行实体识别。

4）基于机器学习:适用于不同的学习算法训练模式,但它需要手动注释语料库训练模式。机器学习模型的性能取决于文本特征的辨别力以及算法。条件随机场(CRF)是常用的技术,已有研究证明其在生物医学实体识别可获得较好效果。

从自由文本中识别出药物和 ADR 实体之后,药物-ADR 关系挖掘的目的在于如何从自然语言提取出明确表达的关系。可将其概括为基于规则或模式、基于统计学和基于机器学习三种方法:①基于规则或模式。使用生物学实体的一般知识并结合语义知识、语言结构来寻找文本中明确陈述的关系,如 A effect B(A 影响 B)等,更为复杂的方法是结合语义知识和词性分类来解释,还涉及停止词去除、否定词探测、词义消歧、时间推理等利用手工辅助的规则。②基于统计学。最简单的统计学关系探测方法是基于共同出现的频次,可以通过排序共现频次来消除薄弱关联。③基于机器学习。通常借鉴词性分类、语法切分、术语频次及语法的上下文知识为训练基础,会取得较好的效果,然而,其局限性依然在于需要大量的手工注释。常用的方法有支持向量机、贝叶斯模型、隐马尔可夫模型、条件随机场和最大熵模型等。

（2）基于结构化数据的方法:结构化数据通常是指医疗数据库中的临床试验数据、电子病历、药物数据库等存储在数据库表格中的数据,亦指通过开放型数据库获取药物的特征属性,如化学和生物学属性等,将其转化为可计算的属性,从而探测药物与 ADR 之间的亲疏远近,以预测潜在的 ADR 关联。以下是一些基于结构化数据的算法,用于发现药物不良反应的关联。

1)关联规则挖掘:使用关联规则挖掘算法,如 Apriori 算法,对医疗数据库中的药物使用和不良反应的记录进行分析,以找出药物与不良反应之间的关联规则。这些关联规则可以帮助揭示哪些药物很可能引起特定的不良反应。

2)决策树算法:利用决策树算法(如 CART、ID3、C4.5)对临床试验数据进行分析,从而找出与药物使用相关的特征和不良反应之间的关联。基于决策树的结果可以揭示可能的风险因素和哪些药物在特定条件下可能引发哪些不良反应。

3)关联分析:应用关联分析算法,如 Apriori 算法或 FP-growth 算法,挖掘医疗数据库中药物使用和不良反应之间的频繁关联模式,以寻找潜在的相关性。

4)逻辑回归:利用逻辑回归模型,对病例对照研究中的药物使用和不良反应数据进行建模和分析。逻辑回归可以用于评估药物使用与不良反应之间的概率关系,并找出与不良反应相关的药物特征。

以上方法的主要不同之处在于选择的特征不同,常用的药物特征包括:①化学结构特征。研究表明,药物不良反应的出现常与某种特定的化学结构的出现有关。这种方法尤其适用于某些特定的毒性特征,如氮芥,而有时候毒性也会取决于几种不同的子结构的组合。在网络分析中,化学结构特征常作为附加属性预测 ADR。②药理学特征。包括作用靶点、作用机制、药效学参数〔如半数效应浓度(EC50)、半抑制浓度(IC50)等〕,药物代谢途径等。这些特征可以帮助了解药物的作用机制和药效学特性,有助于预测药物的效果和不良反应。③药代动力学特征。包括药物的吸收(absorption)、分布(distribution)、代谢(metabolism)和排泄(excretion)特性,如生物利用度、血药浓度-时间曲线、半衰期等。这些特征对于评估药物在体内的动力学行为和药代动力学特性非常重要。④临床特征。包括临床用途、适应证、禁忌证、剂量和给药途径等信息。这些特征对于指导药物的合理使用和临床治疗具有重要意义。⑤不良反应特征。包括已知的药物不良反应、药物相互作用等信息。这些特征可用于评估药物的安全性和潜在风险,以及预测可能的不良反应。

此外还可将多种数据源整合应用。上述特征数据来自不同的数据库,这类数据库中的数据高度结构化,药物、ADR、蛋白和基因通常使用某些国际通用的术语集进行编码,并将各种关系表达为机读的文件形式参照。整合上述特征,可获得药物特征邻接矩阵,结合统计学方法,如运用"概率矩阵因子分解"过滤函数来识别潜在的药物-ADR 关系。也可进行聚类分析,选择适当的相似系数,对药物进行聚类,假设相似的药物更有可能导致同一 ADR。

矩阵可进一步绘制成网络。从算法的角度,可以这样描述预测药物-ADR 的问题,即基于网络的多标签分类问题:由节点集 V 和边集 E 构建一个无向网络 G(V,E)。有时节点集 V=U+W,比如分别表示药物集 U 和 ADR 集 W)。对于每个节点 Vi ∈ V,都有一个描述集 d(vi)∈ D 和一个标签集 l(vi)∈ L。对于现有的多数研究来说,|L|=2,即药物和 ADR 之间只有存在(l=1)或不存在(l=0)两种关系,这时模型可表达为二分类问题;如果所预测的 ADR 之间存在多种关系,|L|>2,如按程度进行分级或按作用机制等分级,则存在多分类问题。基于以上方法就可以对给定的未知药物和它的特征属性集合,预测出可能与之相关的 ADR。

(四)药物不良反应监测的数据来源

随着信息技术的不断发展,药物不良反应相关的数据库逐渐兴起。这些数据库不仅可用于检索和了解相关药物的不良反应，更常用于大批量下载数据后进行数据挖掘研究。常用数据库如表 4-5。

表 4-5　常用药物不良反应数据库

数据库类型	数据库名称	资源描述
药物 - 靶点数据库	DrugBank	生物信息与化学信息相结合，目前包含 8 206 种药物的化学结构、药理学信息及其靶点（序列、结构、途径）等信息
	STITCH（Search Tool for Interactions of Chemicals）	包括从实验数据、数据库和文献中衍生而来的、已知的和预测的化学药物与蛋白质间的相互作用
	chEMBL	生物活性药物样小分子数据库，它包含 2D 结构、计算特性（如 logP、分子量、利平斯基参数等）和抽象的生物活性（如结合常数，药理学）；分为药物靶点、化合物结构和化验数据
	TTD（Therapeutic Target Database）	提供与药物信息对应的治疗性蛋白和核酸靶点、靶向疾病与通路信息
药物化学结构数据库	MolAid	收录全球数以亿计的化学品数据，提供精准数据信息，包括物化性质、ADME 性质、毒理性、反应、文献、晶体、谱图、安全等信息数据；支持查询化合物、了解物质性质、寻找购买信息、查询反应条件、设计反应路线、谱图查询、预测性质及谱图等，实现合成实验全场景覆盖
	BindingDB	专注于药物靶点结合数据，帮助科研人员理解药物如何在体内分布和发挥作用；它的数据来源于专利和科学文献，为药物设计和筛选提供了重要的参考
	PharmGKB	是一家专注于药物遗传学和药物反应多态性的数据库；它提供了与药物代谢相关的遗传信息，帮助研究者和临床医生理解遗传因素如何影响个体对药物的反应；其数据对于个性化医疗和精准医疗具有重要意义
	SUPERTARGET	包括三种类型的实体，即药物、蛋白质和副作用，以及它们的相互作用关系，即药物-蛋白、蛋白-蛋白
	PubChem Compound	各种小分子的生物活性信息，经确认的化学信息资源库
生物通路数据库	KEGG Pathway	包含一系列手工绘制的分子交互和反应网络，包括代谢通路、遗传通路、细胞功能等，这些通路被连接到其他已知的基因
	PharmGK（Pharmacogenomics Knowledgebase）	药物基因组学数据库，包含临床用药指南、药物标签、药物作用机制通路、潜在的药物基因联系和基因型 - 表型联系等
	REACTOME	免费、开源、同行评议数据库，提供通路知识的可视化、解释和分析
药物 - 不良反应数据库	SIDER	包含有关上市药品和记录药物不良反应的信息，从公开的文件和说明书提取，包括副作用频率、药物副作用的分类
	CTD	提供人工提取的化学物质 - 基因 / 蛋白相互作用，化学物质与疾病以及与基因的关系

三、慢性疾病管理与健康监测

（一）慢性疾病管理与健康监测的概念

1. **慢性疾病管理**（chronic disease management，CDM）　是指组织慢性疾病（简称"慢病"）专业医生、药师及护理人员，为慢病患者提供全面、连续、主动的管理，以达到增进健康、延缓慢病进程、减少并发症、降低伤残率、延长寿命、提高生活质量并降低医药费用的一种科学管理模式。

2. **健康监测**　是指利用各种技术手段和工具对个体的健康状态和生理参数进行实时或定期监测、采集和分析的过程，旨在获取个体的生理数据、健康行为和生活习惯等信息，以便对个体的健康状况进行评估、预测和干预。健康监测的概念涵盖多个方面。

（1）实时监测：可以实时地获取个体的生理参数和健康数据，如心率、血压、血糖、睡眠质量等，以便及时发现异常情况并采取相应的措施。

（2）数据采集与分析：通过各种传感器和设备采集个体的健康数据，并利用数据分析技术对这些数据进行处理和分析，从而为个体的健康管理提供科学依据。

（3）个性化健康管理：健康监测可以为个体提供个性化的健康管理服务，根据个体的健康数据和行为习惯，制订相应的健康管理方案和干预措施。

（4）远程监护与医疗支持：通过远程监测系统和智能医疗设备，医护人员可以实时监测患者的健康状况，为患者提供远程医疗支持和个性化的健康管理服务。

（二）慢性疾病管理与健康监测的重要性

在当今人口老龄化、慢病患者增加的趋势下，慢病管理与健康监测对于维护患者健康、提高医疗效率和降低整体医疗支出具有重要的意义。慢病管理与健康监测的重要性体现在以下4个方面。

1. **改善生活质量**　慢病如糖尿病、高血压、心脏病等会对患者的日常生活造成影响，慢病管理与健康监测可以帮助患者更好地控制疾病，减少症状和并发症的发生，从而提高患者的生活质量。

2. **降低医疗成本**　有效的慢病管理与健康监测有助于减少患者的住院率和医疗费用支出，通过积极的疾病管理和自我监护，可以避免不必要的医疗服务和紧急治疗。

3. **预防并发症**　慢病管理与健康监测可以有效降低患者发生并发症的风险，减少由慢病导致的其他健康问题，有助于延长寿命。

4. **提升公共健康水平**　慢病是全球范围内的重要公共卫生问题，有效的慢病管理与健康监测有助于减轻社会健康资源的压力，降低慢病对整个社会的负担。

（三）慢性疾病管理与健康监测的发展

慢病管理和健康监测的发展历程可以追溯到20世纪70年代，以下是相关的发展历程。20世纪70年代，疾病监测和控制开始受到关注，卫生机构开始建立慢性疾病的监测系统。20世纪80年代至90年代，针对慢性疾病的预防和管理策略逐渐形成。卫生机构开始强调生活方式对慢性疾病的影响，提出了促进健康饮食和运动的建议；慢性疾病管理逐渐成为公共卫生的重点。各国纷纷成立慢性疾病管理部门或机构，制定了相应的政策和行动计划。21世纪初至今，信息技术的发展促进了健康监测和慢病管理方式的革新。电子健康档案、移动健康应用等工具开始被广泛应用于患者的管理和健康监测中。在世界卫生组织的倡导下，全球范围内建立了慢性疾病防控的相关联盟和合作机制。

中国慢病管理行业的发展经历了两个主要阶段：传统慢病管理模式时期（2014年之前）和互联网慢病管理模式兴起阶段（2014年至今）。在国家医保局明确将常见病和慢性病复诊患者的部分"互联网+"医疗服务纳入医保基金支付范围后,互联网医疗企业和公立医疗机构获得了相同的发展条件,标志着支付端的进入,实现了就诊服务全流程的打通。这一政策的实施为互联网慢病管理模式的兴起奠定了基础,促进了慢性疾病患者通过互联网获取专业医疗服务的便利化和普及化。

(四)具有慢性疾病管理与健康监测功能的系统

1. **医院信息系统(HIS)** 是医院内部集成管理各项业务的系统,包括挂号、收费、药房管理和医生工作站等功能。作为医院的核心系统,HIS 与其他健康管理系统进行数据交流和整合。

2. **电子病历系统(EMR)** 用于记录和管理患者的医疗信息,包括病史、体检结果、诊断和治疗方案等,取代了传统的纸质病历,提高了信息的存储和检索效率,并支持数据的共享和传输。

3. **医学影像存储与传输系统(PACS)** 用于存储和管理医学影像数据,如 X 线、计算机断层扫描(CT)、磁共振(MRI)等。医生通过 PACS 查看和分析影像结果,方便进行诊断和治疗。

4. **实验室信息系统(LIS)** 用于管理医院实验室的工作流程,包括样本接收、检验项目安排、结果录入和报告等。LIS 可以提高实验室工作效率,减少操作错误,同时支持与其他系统的数据交互。

(五)慢性疾病管理与健康监测的方法

1. **生理参数监测**

(1)血压监测:使用电子血压计定期测量血压,记录收缩压和舒张压的数值。

(2)心率监测:通过心率监测仪、智能手表等设备实时监测心率,或者定期测量脉搏。

(3)血糖监测:使用血糖仪测量血糖水平,特别适用于糖尿病患者。

(4)血氧饱和度监测:使用脉搏氧饱和度仪测量血液中的氧气含量。

(5)体温监测:使用电子体温计或智能体温计测量体温。

2. **健康问卷调查** 编制健康问卷,包括健康状况、生活习惯、饮食情况、运动量、睡眠质量等内容,定期填写并记录。

3. **医学影像检查** 主要有 X 线检查、CT 和 MRI 检查。X 线检查是使用 X 线设备对骨骼和某些组织进行影像检查;CT 利用计算机断层扫描技术获取身体的横断面影像;MRI 检查是通过磁共振成像技术获取身体的高分辨力影像。

4. **健康 APP 和智能设备** 使用健康管理类 APP 记录饮食摄入、运动量、睡眠情况等数据。使用智能手环、智能手表等设备监测步数、心率、睡眠质量等生理参数。

(六)慢性疾病管理与健康监测的数据来源

公共卫生领域中慢病管理和健康监测的研究和知识获取正日益依赖于医学数据库,它们对公共卫生领域的研究和实践具有重要意义。

1. **中国营养健康调查** 是由美国北卡罗来纳大学人口中心与中国疾病预防控制中心营养与健康所开展的国际合作项目。该调查始于 1989 年,每 2～3 年进行一次,内容涉及健康学、营养学、社会学、人口学、经济学、公共政策等多个学科领域。

2. **中国公共卫生科学数据中心** 负责收集和管理各种类型的公共卫生数据,包括疾病发病率、死亡率、健康调查数据、流行病学调查数据、实验室检测数据等。这些数据对于监测疾病流行、评估健康风险、制定公共卫生政策等方面具有重要意义。

3. **美国健康与营养调查** 该数据库是美国国家卫生和营养调查的一个重要组成部分,旨在收集并提供有关美国人口健康状况、营养状况、健康行为和环境因素的数据。

综合来看,慢病管理与健康监测是一个综合性的、多学科交叉的领域,需要医疗、科技、管理和社会各界的合作,以期为患者提供更加全面和个性化的健康管理服务。

（石 昕）

思考题

1. 什么是信息分析?
2. 时间序列分析的主要方法有几类?
3. 什么是关联规则,关联规则挖掘的步骤有哪些?
4. 查阅相关资料,浅谈我国慢病管理发展的阶段和趋势。

第五章
卫生信息需求与服务

需求，是人类生存的首要特征，更是人类社会发展进步的第一动力。随着人类文明的进程，人们对知识信息的渴望与追求也与日俱增。知识就是力量，信息就是资源，它们是人类社会赖以生存与发展的智慧源泉。进入以知识经济为特征的信息时代，在以关爱生命、增进健康为宗旨的卫生服务领域，需要关注人们信息需求的本质是什么，呈现出什么样的特征，从而探索如何以高质量的信息服务满足这种需求，进而推进医疗卫生事业的发展。

第一节　卫生信息需求与服务概述

一、信息需求概述

（一）信息需求的含义

目前认为，信息需要是指人们在实践活动中为解决各种实际问题而对信息产生的不满足感和获取的必要感。可见，信息需要是解决各种实际问题的目的和手段，是人们内心体验中的一种感受。信息需要是在实践活动中产生、发展和变化的，它在实践活动和待解决的实际问题相对稳定的情况下处于一种多层次结构状态。

人们往往把意识到的信息需要定义为信息需求（information demand），即信息需要一旦被意识到即成为信息需求。从这样的角度，还可划分出两种信息需求：潜在信息需求，是指意识到而未表达出来的信息需要；现实信息需求，是指意识到并表达出来的信息需要。人们一般理解的狭义的"信息需求"即现实信息需求。

（二）信息需求的特征

1. 不同的用户具有不同的信息需求　由于具有不同的社会属性和自然属性，不同的意识取向、个性倾向、个性条件等，不同用户的信息需求自然会有所差异。

2. 信息需求处于动态变化发展之中　信息需求的动态变化主要表现为三个方面：一是信息需求是信息需要变化发展的结果，人们对信息需求的认识也是逐步明确、逐步被表达的；二是实践活动中待解决问题的发展变化会引起信息内容、来源及其获取途径和方法的变化，从而导致信息需求的变化；三是初始信息需求的满足往往会引发新的信息需求。

3. 信息需求与信息供给总是趋于动态的平衡　从市场机制看：信息需求量剧增而信息供给不足，会刺激信息生产和加工，增加信息传递和供给，求得新的平衡；信息供给量剧增，但信息需求没有跟上此变化，就会压缩供给或刺激需求，达到新的平衡。

4. 信息需求与信息行为是一种互逆的关系　一方面，信息需求逐步把动机目标化和问题结构化，进而把目标转化为程序性的信息行为；另一方面，信息行为的结果反过来又不断激发和诱导用户产生出新的信息需求。

（三）信息需求的结构与类型

用户信息需求是一个具有内在结构和外部关联的有机系统。其内部结构由三方面构成：生活场景中的信息需求(如健康、教育、消费等)、职业场景中的信息需求(如科研、决策、技能提升等)以及社会化过程中的信息需求(如社会规范认知、文化适应等)。这些需求在不同情境下会衍生出多样化的表现形式,例如显性检索行为、隐性知识缺口或动态的信息交互需求。

如果将用户的信息需求视为最终目标,其内涵可分解为两个层次:对信息本身的直接需求(即信息客体,如特定知识或内容)以及为实现这一目标衍生的间接需求(如信息检索工具及相关服务的支持)。需要明确的是,这里主要讨论用户对信息本身的直接需求。

用户对信息内容的需求可依据其核心功能与形态特征划分为三类:①知识型需求,聚焦于系统化理论与经验的获取(如科技原理、管理方法论),旨在构建用户的知识体系与专业能力;②消息型需求,以时效性与动态性为核心(如突发事件报道、市场波动分析),服务于实时决策以应对外部变化;③数据/事实型需求,则强调客观稳定的记录(如自然常数、人口统计数据),为事实核查与论证提供可靠依据。三类信息虽功能侧重不同,但在实际应用中常相互支撑——动态消息可沉淀为知识,数据经分析可转化为决策依据,共同构成用户信息需求的有机整体。

二、信息用户概述

科学、合理地划分信息用户的类型是深入、系统地对各类用户信息需求进行分析的基础和前提。但迄今为止国内外对于信息用户的分类尚未形成统一的认识。

国内学者对信息用户的分类多从用户的自然属性和用户与信息服务的关系角度进行划分。国外学界对信息用户的研究常基于其与信息系统的互动关系进行分类,例如聚焦用户在特定系统中的行为模式差异,可将其划分为科学型用户(侧重理论探索与知识生产)和技术型用户(注重工具应用与问题解决)等类别,以此揭示不同用户群体在信息获取、处理与使用中的特征规律。从信息服务机构现有服务或规划目标的视角出发,可依据用户参与程度与价值实现阶段,将其划分为四类:潜在用户(具备需求但未接触服务)、期望用户(已表达明确使用意向)、现实用户(正在使用服务)与受益用户(通过服务获得实际价值)。

综合起来分析,可对信息用户进行如下分类。

1. **按用户研究的目的划分** 按信息保障需求强度,分为资源依赖度高、需优先服务的核心用户(如科研机构)与需求偶发、服务弹性大的一般用户(如公众读者);按服务交互模式,涵盖以借阅获取资源的借阅用户(如图书馆读者)、依赖专业解答的咨询用户(如法律顾问客户)及通过第三方传递需求的中介用户(如企业信息专员);按系统参与状态,则区分已建立稳定交互的现实用户与具备转化潜力的潜在用户。

2. **按用户所需信息的特征划分** 按利用信息的载体,分为依赖文献(如学术论文、专利)的文献信息用户,侧重语言交流(如会议研讨、口头汇报)的语言信息用户,以及依托数字平台(如数据库、网络资源)的电子信息用户等;按信息的应用领域,涵盖服务于技术研发的技术信息用户、优化生产流程的生产信息用户,以及指导商业活动的贸易信息用户;按信息使用的决策层级,则区分关注短期操作执行的战术信息用户与聚焦长期宏观规划的战略信息用户。

3. **按用户的自然属性划分** 按信息素养水平,分为依赖基础检索的初级用户、掌握专业工具的中级用户以及擅长复杂分析与创新的高级用户;按年龄阶段,涵盖注重实用性但数字适应性较弱的老年用户、具备经验主导需求的中年用户、偏好高效交互的青年用户及处于学习阶段的少年用户;按地理环境,可依据区域特征划分(如华北、东北、华东、华中、西北、西南等),反映不同地域用户因文化、经济或政策差异衍生的信息获取偏好。

4. **按用户的实践活动划分** 按实践活动所属行业，可划分为农业、工业、林业、水利等基础门类，各行业可依据产业链或技术特点进一步细分；按学科归属，则分为自然科学用户（如物理学、生物学研究者）与社会科学用户（如经济学、教育学从业者）。需特别指出的是，学科分类体系本身存在多元特性，这一特性将直接影响用户划分的粒度与准确性。

三、信息服务概述

（一）信息服务的含义

信息服务（information service）是通过多元方式向用户传递所需信息或信息产品的活动，其服务对象为存在客观信息需求的个体或群体。信息服务的目标是立足社会实际需求，通过强化信息的社会效能——既促进用户间信息协作网络的建立，亦通过有序组织激发用户参与信息活动的主动性，最终实现信息资源与用户需求的高效对接，并深度释放其社会价值。

信息服务的本质包括如下几层含义。

（1）信息服务以信息传递为核心，将处于记录状态的信息激活为可被接收与应用的状态，同时保持其原始存储形态，实现从静态存储到动态利用的价值转化。

（2）信息服务提供的信息和面对的用户是有选择性和针对性的。

（3）信息服务具有一定的目的性，满足不同层次用户多方面的信息需求。尽可能地为用户提供全面、准确的信息是信息服务的根本任务。

与其他社会化服务相比，信息服务是一项更具社会性的服务。在现代社会中，无论是科学研究、技术开发、商业流通活动、工农业生产、文化艺术活动、军事活动等领域的职业工作，还是社会管理与服务工作，都离不开信息的发布、传递、收集、处理与利用，都需要有相应的信息服务为其提供信息保障。现代信息服务的内涵十分丰富，已经远远超越了传统图书馆的文献提供、参考服务及情报中心的文献检索服务，涉及社会、经济生活的各个领域和各个方面。

（二）信息服务的类型

随着社会信息化的发展和信息技术的进步，信息服务处于不断发展和深化的进程之中。信息服务的提供者，如图书馆、信息中心、信息研究所、信息企业，由于自身特点以及信息用户需求等各方面的不同，所提供的信息服务多种多样、均有特点、各有侧重。信息服务类型的划分有多种角度，如：按信息服务提供的信息加工深度可划分为一次信息服务、二次信息服务、三次信息服务；按信息服务有偿与否可划分为无偿信息服务和有偿信息服务；按信息服务提供的信息所属的学科领域划分为经济信息服务、科技信息服务、法律信息服务、技术信息服务、卫生信息服务等；按信息服务的方式划分为文献借阅服务、文献复制服务、信息检索服务、定题信息服务、信息咨询服务等。

四、卫生信息服务概述

涉及卫生、健康方面的信息需求，都可以称为卫生信息需求。从数据到信息，从信息到知识，从知识到智慧，随着智慧医疗理念进入卫生信息领域，如何运用感知及无线等先进技术透彻洞察、感应医疗卫生领域，为人类带来更优质、有效的医疗服务，成为卫生信息服务发展的方向。智慧医疗运用物联网、数据融合传输等先进技术，打破原有医疗系统的时空桎梏，打造最优化的医疗服务体系。在这一理念的推进下，卫生信息服务将更加迅速、准确，决策支持将更加智能化，针对不同用户的服务将更加个性化。随着相关的信息产品与信息服务越来越受到广泛的关注，卫生信息服务业呈现出比以往任何时期都旺盛的生命力。

（一）卫生信息服务的作用

1. **为医疗卫生部门的决策提供信息服务** 为医疗卫生部门提供市场信息、患者信息、疾病统计信息、卫生管理信息等，有助于决策的制定。例如，在传染病暴发期间，疾病的统计信息、病源及传播途径的分析信息、相关研究进展信息在各级卫生部门的决策过程中起到了非常重要的作用。

2. **为医学科学研究提供信息服务** 科学研究工作直接以卫生信息为导向，其立项、论证、申报、分析、总结、评价乃至整个过程都需要信息支持。各类信息服务机构通过建立生物医学网站或各类生物医学数据库，为各项科学研究课题的顺利实施提供信息保障。从 20 世纪末开始，国内外各类医疗卫生相关网站相继建立，并通过互联网向全球医药卫生研究人员和其他用户提供卫生信息服务。例如，美国国家生物技术信息中心（National Center for Biotechnology Information，NCBI）作为美国国家分子生物学信息资源中心及全球最有影响力的生物学网站之一，开发了多种生物医学相关公共数据库。其建立的生物医学数据库集成检索系统 Entrez 汇集了生物医学领域的许多重要信息库，为全球医学研究人员免费提供服务。国内在此方面的研究与实践也有较快的进展，大量的医学文献数据库相继建成，极大地加快了研究人员获取信息的速度，扩展了获得信息的途径。

3. **为医疗服务工作提供信息服务** 医护人员的知识更新、在临床实践中遇到的疑难病症、特定疾病的诊断和治疗方法及相关的病历信息交流、新药的使用与评价、对国内外在相关领域研究进展情况的了解等都依赖于文献信息服务。循证医学的出现，使得图书馆等信息服务机构面向医疗的信息服务从日常科研服务扩展到决策支持服务。服务的内容更加注重循证医学信息，重视查找和提供循证医学的信息资源和技能方法，并正确指导医生使用卫生信息资源，为临床医疗提供准确而及时的信息服务。

4. **为医学教学人员和学生提供信息服务** 学生要获取知识，既要牢固掌握前人对相关学科知识的总结，还要不断补充新的内容和信息。教师既要传授现有的知识，还要不断更新知识，了解医学科学的新技术和新成果，并对其进行总结和组织，形成新的知识。在教与学的过程中，都离不开信息服务机构提供的文献、资料、辅导等信息，包括图书馆提供的书刊出借、阅览、文献复制、文献检索、文献导读等服务。

5. **为制药、医疗器械企业提供信息服务** 市场经济下的社会竞争尤为激烈，市场需求、行业动态、用户反馈等信息对企业的发展和竞争战略的制订都具有重要的作用。此外，药品生产企业、医疗器械生产企业等在新产品的设计、研制、生产、销售等全过程中同样需要信息服务。

6. **为普通用户和患者提供信息服务** 进入 21 世纪，疾病的防治和康复引起广泛关注。传统的以医院为中心的医疗模式正在向以患者为中心、以社区服务为基础的新全民保健模式转变。医学知识的普及，社会人群的学历和健康意识不断提高，使患者不仅要了解自己的病情，还要了解医生采用何种治疗方案、自己如何配合治疗等问题。

由此可见，随着用户对医疗保健信息的需求越来越大，服务对象从以医疗机构为中心逐渐扩展到以全领域为对象，服务的内容也从科研、决策的支持扩展到对医药知识的普及，卫生信息服务产生的作用也随之扩大。

（二）卫生信息服务的特性

卫生信息服务是卫生信息服务机构或组织提供的一种领域信息服务，是卫生信息服务机构或组织利用其服务方式和渠道，为卫生信息用户提供所需卫生信息的一项业务。由于卫生信息及卫生信息用户具有其自身的特点，卫生信息服务具备以下特性。

1. **强时效性** 卫生信息服务的时效性源于卫生信息的时效性，在医药卫生领域有着特殊的意义,贯穿于卫生信息服务的全过程。在某些疾病的诊治和决策过程中,信息服务是否及时,直接关系到患者的健康和生命。

在公共卫生领域,建立和健全危机信息管理体制和危机信息服务机制是发现疫情、采取措施、反馈信息、科学决策、消除恐慌、稳定社会秩序的重要方面。

2. 高指向性 医学和药学与人类疾病、健康、卫生保健紧密相连。虽然卫生信息的服务对象具有广泛性的特点,但面向医药卫生决策层领导、卫生事业管理人员、基础医学研究人员、临床医生、教学人员、学生、患者及普通民众等不同层次的服务对象,卫生信息服务须提供有针对性的信息。卫生信息服务必须紧密结合医疗、科研、生产、教学、管理和社会的实际需要,有指向性地满足不同用户层的信息需求。

3. 国际化和社会化 卫生信息服务的社会化不仅体现在经济效益上,更重要的是体现在社会效益上。现代生物医学研究更加体现出国际合作的重要性,如人类基因组计划的启动、各种传染病预防与控制的全球参与,无不体现出卫生信息服务的国际化特点。医学文献检索数据库、疾病数据库等生物卫生信息资源通过互联网免费向全球开放,核酸序列、蛋白质序列、蛋白质结构等数据库的国际合作维护,进一步体现出生物卫生信息服务的国际化和社会化特点。

4. 高质量要求 卫生信息服务的质量的高低直接关系到人类的健康和生命。信息用户需要高质量的卫生信息,要求卫生信息本身具有全面性、准确性、及时性、权威性。此外,在卫生信息的传递过程中,也常常需要借助高科技手段。生物医学基础与临床研究需要更高质量的图像信息,如在人类基因图谱、人体解剖图谱、手术图谱以及超声、CT、心电影像诊断等诸多方面的信息传递中,除了文字信息以外,还需要高质量的辅助图片,甚至声音。一些图像如蛋白质结构图谱还需要进行三维显示处理。

(三)卫生信息服务的要素

单体的信息服务系统,如信息企业、研究所、信息中心、图书馆,一般具有五个基本要素,即信息服务者、服务内容、服务对象、服务策略和基础设施。

信息服务系统的五个基本要素在信息活动中具有不同的作用。信息服务者是信息服务活动的信息资源向信息用户传递的桥梁和纽带,是指通过筛选、加工、传递信息产品,以满足用户信息需求的个体或组织;服务内容即信息产品,是信息服务的基础,正是有了服务内容,信息服务活动才具有其存在的可能性,信息服务是建立在信息用户需求和信息产品开发基础上的一种服务业务;服务对象即信息用户,是信息服务的导向,信息服务活动的主要目的是满足服务对象的信息需求;信息服务策略是信息服务的手段,是为了保障信息服务的高效率而采取的措施和方法;信息服务基础设施是开展信息服务的必要物质条件。

信息服务活动就是通过信息服务者、服务内容、服务对象、服务策略和基础设施这五个基本要素的相互联系和作用来实现其为信息用户服务的目的,缺少其中任何一项都无法使信息服务顺利展开。

(四)卫生信息服务的模式

信息服务的基本模式是指对信息服务组成要素及其基本关系的描述。在信息服务实践中,由于要素之间彼此的关系和作用方式不同,构成的信息服务模式也会有所不同。目前主要的信息服务模式有以下三种。

1. 以信息传递为主的服务模式 基于信息传递的服务模式描述的是以传递信息服务产品为中心的信息服务过程。信息服务者利用相应的信息系统或二次信息服务产品(如各种索引、文摘、书目、全文数据库等），将用户所需的信息按照一定的服务策略提供给信息用户。传统图书馆文献服务中的一些服务，如阅览服务、外借服务、复制服务、检索服务等文献服务多属于这类服务模式。在这种服务模式中，信息服务内容即信息产品占重要地位，是以服务内容为中心的信息服务方式。

2. 以信息需求为导向的服务模式　　信息需求服务模式是以信息服务对象的信息需求为导向和中心的信息服务模式。针对信息服务对象的需求，信息服务者以一定的服务策略对服务内容进行加工、整理，形成信息产品，最后提供给信息服务对象，以满足服务对象的信息需求。信息服务对象的需求成为信息服务活动的出发点和目的。在信息服务实践中，图书馆和信息服务部门的定题服务、查新咨询服务、网络信息服务中的个性化服务等属于信息需求服务模式。

3. 以用户问题为导向的服务模式　　基于问题的信息服务模式是从信息服务对象的问题出发，以解决用户的具体问题为目的的服务过程，即针对信息用户所提出来的具体问题，信息服务者收集相关的信息并对其进行加工、整理，形成有针对性的信息产品，通过一定的服务策略提供给信息用户，借以解决用户问题的一种信息服务方式。如近年来一些高校图书馆为学校决策层提供的学科竞争力分析报告就属于以用户问题为导向的服务模式。

从信息服务实践的发展来看，基于问题解决的模式符合实际情况，更具发展前景，更有利于信息服务活动的开展和积极的信息效用的取得。随着信息服务的发展，信息传递服务模式和信息需求模式将逐步向基于问题的服务模式转化。

第二节　卫生信息文献服务

一、卫生信息文献服务的内涵

文献信息服务是图书馆、档案馆、信息所、专利所、标准所等文献信息收藏机构的主要服务性工作，是以文献信息的收集、加工、整理为基础，以图书情报相关机构为依托，以网络等通信设备为媒介，以社会群体及个体的信息需求为导向，以检索查找、借阅传递、加工整理为手段，以文献信息等知识产品的提供为形式的一种社会性服务事业。

广义的文献信息服务是泛指一切以满足用户文献信息需求为目标的信息服务活动。卫生文献信息服务是指一切以满足医药卫生领域信息用户的文献信息需求为目标的信息服务活动。

二、卫生信息文献服务的内容

卫生信息文献服务是医药卫生信息机构传统的服务之一，随着科学技术的发展，正在向全方位、多功能、智能化、网络化的方式发展，其服务的内容和方式也在不断地改变。其主要服务内容包括以下五个方面。

（一）文献借阅服务

文献借阅服务一般是指信息服务机构利用一定的空间和设施为用户创造阅览条件，让用户在指定时间和场所进行文献阅读或将文献出借给用户的一种信息服务方式。近年来，随着现代信息技术的广泛应用，电子文献的阅览逐渐普及，用户可以通过网络阅读在线电子文献，极大提高了获取和利用文献信息的效率。

（二）文献复制和文献传递服务

文献复制服务是信息服务机构根据用户的要求提供文献资料复印件的一种信息服务方式。文献传递服务是指当信息服务机构收藏的文献资料不能满足用户需要时,通过馆际互借或全文传递等方式从其他信息服务部门获取用户所需文献的一种服务方式。文献复制服务和文献传递服务在一定程度上可以缓解信息需求增加而信息服务机构文献资源短缺的矛盾,弥补文献借阅服务的不足。

(三)文献宣传报道服务

文献宣传报道服务是图书馆等信息服务机构通过口头宣传、实物展示、文献提供等方式宣传报道文献信息的服务方式,包括两种具体形式:一是以书刊资料通报、书目、题录、文摘等方式扩大社会影响;二是通过各种宣传渠道,如讲座、报告、社交媒体如公众号等发布文献信息。

(四)文献信息加工服务

信息服务机构不仅有文献传播的服务功能,还肩负着对文献进行二次、三次加工的重任。文献加工服务是信息服务部门对文献信息进行不同层次、不同深度的加工而形成相应信息产品并提供给用户的一种服务方式。信息服务部门通过对大量一次文献的收集、整理、浓缩加工、整序,形成可供用户检索的二次文献,如 PubMed、中国生物医学文献服务系统等都是卫生信息服务部门加工生成,并用于开展中外文医药文献信息服务的工具。另外,信息服务部门还根据用户需要,围绕某一专题对相关一次文献进行研究,形成综述文献或文献评介,提供给用户。

(五)文献检索、收录引证服务

文献检索是根据用户的需求,利用一定的检索工具,筛选出用户所需文献的过程。由于用户的需求不同,检索的内容也不尽相同。如果用户需要查找文献收录及引用情况,对公开发表的论文和著作进行引证查询,就需要信息服务部门根据用户提供的信息对相关检索系统收录及引用情况进行检索并出具证明。

传统的文献检索服务仅为用户提供文献线索,随着数据库技术的发展,以文献检索为基础的多种信息服务方式得到了发展,如定题服务、查新咨询服务等。这些服务属于信息咨询服务范畴,将在本章第三节中予以介绍。

第三节　卫生信息咨询服务

一、卫生信息咨询服务概述

信息咨询服务(information consulting service),常简称为咨询服务(consulting service)。一般来说,信息咨询服务就是信息服务部门根据用户提出的需求,依靠专业知识、实践经验和创新能力,充分开发和利用信息资源,运用科学方法和现代化技术手段,为用户提供解决问题的建议、方案、策略、规划、措施等的信息服务活动。卫生信息咨询服务则是围绕医药卫生领域所开展的信息咨询服务。

二、卫生信息咨询服务内容

由于对信息咨询服务概念的理解不同,人们对信息咨询服务的内容划分也不一致,如将本章第二节中所介绍的文献信息服务中的检索服务、引证服务等也归入信息咨询服务。事实上,从广义上理解,文献信息服务中涉及咨询的内容可以称为文献信息咨询,或者参考咨询。因此,根据咨询内容可将信息咨询服务划分为四类。

（一）文献信息咨询服务

最常见的文献信息咨询服务是向用户提供原始文献或复制品，还可以提供原始文献的翻译服务。本章提到的文献信息服务中的服务方式大多也可归入此类，查新咨询服务、定题服务等专项信息服务也属于信息咨询服务。因此，文献信息咨询服务是指服务人员利用专业知识，通过使用各种信息资源解答用户的提问，辅助用户获取文献及所需信息的一种活动。

（二）知识咨询服务

用户需要的最终信息不是文献本身，而是文献中蕴含的知识，包括特定事实、特定数据和特定概念。因此，提供的咨询结果需要信息服务部门花费比文献信息咨询更多的时间和精力去完成。部分知识咨询服务结果甚至需要运用专业知识分析、整理、加工才能获得。目前数值型数据库、事实型数据库以及知识库的发展为知识咨询服务的有效完成提供了便利的条件。

（三）科研咨询服务

当用户需要确定重大项目或制订发展规划时，不仅需要了解相关研究的现状，而且需要信息机构通过大量的文献调研和实际调研工作，对各种文献、事实、数据进行系统分析和研究，写出综合性论证报告，对项目进行综述、预测、建议，或者提出实施方案。此类咨询涉及的范围广泛，既包括技术路线和技术细节，又包括经济和政治问题；既涉及基础研究，又涉及应用研究。这类具有预测性的咨询，其成果主要服务于即将开始或正在进行的工作，供决策者参考。

（四）决策咨询服务

用户在决策过程中对事物的认识或判断会受到所掌握信息的局限性和不对称性的影响。咨询部门针对这情况开展的决策咨询服务，能够为各级决策部门提供专业化、个性化的咨询服务，使之可以把握先机、创新思路，从而推进决策的科学化。而决策咨询服务对象主要为机构用户，因此按照用户身份、用户咨询用途、用户咨询内容、用户业务频繁度、用户服务深度等可划分为不同类型。针对不同的用户及用户需求，决策咨询服务的设计、服务和策略也不同。

三、医药卫生科技查新咨询服务与定题服务

查新咨询服务、定题服务等专项信息服务属于文献信息咨询服务，是在文献检索和信息咨询基础上发展起来的信息服务业务，是图书馆、情报信息研究机构的一项重要服务项目。

（一）查新咨询服务

查新是科技查新的简称，是指查新机构根据查新委托人提供的需要查证其新颖性的科学技术内容，按照规范操作，并作出结论（查新报告）。医药卫生科技查新咨询服务的作用主要体现在以下几个方面。

1. 为科研立项提供客观依据　科研立项之前，通过查新可以了解该课题国内外是否已有人对进行过研究、有何成果、水平如何、进展情况及前景如何等，从中找出不同课题之间的异同，总结出查新课题的主要创新点，为确定申请课题是否具有立项价值提供情报依据。申请立项人可根据查新提供的文献资料，修正研究内容和方法，制订创新的研究方案，避免科研工作的低水平重复。

2. 为科技成果鉴定、评审及转化等提供客观依据　科技成果鉴定、评审之前，通过查新可以了解国内外是否有同类或类似的研究项目，并掌握其研究深度、广度和研究进度，用以比较成果的创新性、领先地位及研发水平，为鉴定、评审甚至奖励提供客观依据。科技成果转化是指为提高生产力水平而对科学研究与技术开发所产生的具有实用价值的科技成果所进行的后续试验、开发、应

用、推广,直至形成新产品、新工艺、新材料,发展新产业等活动。科技成果转化是一个复杂的过程,涉及多个方面,需要多方协作。查新咨询服务作为智力密集型现代服务,对于促进科技成果转化起着举足轻重的作用。

3. 为专利申请提供客观依据 专利查新为确定专利是否能取得专利权提供情报依据。专利查新与普通的科技查新不同,是由专利局的专业审查人员根据《专利合作条约》(*Patent Cooperation Treaty,PCT*)的规定进行国际检索,对专利进行新颖性、创造性和实用性的审查。

4. 为医疗、教学、科研人员提供医药卫生相关信息 信息技术的飞速发展、信息源的多样化、数据库种类的繁多都给医药卫生信息用户获取准确的信息增加了难度。查新咨询专业人员提供的专业检索和信息咨询帮助,既可以让医药卫生信息用户节省大量时间,又能准确捕捉相关信息,为医、教、研提供有效帮助。

此外,医药卫生查新咨询服务还在减少科研重复和经费浪费、提高科技投资效益、增强科研管理职能、实现科研管理科学化和规范化、提高科研人员的信息意识和能力等方面起到重要的作用,从而提高科学研究的质量和效率。

(二)定题服务

定题服务(selective dissemination of information,SDI)又称定题信息服务,是信息服务机构围绕用户对某一方面的主题信息需求而进行的文献信息的搜集、筛选、整理,以定期或不定期的形式提供给用户的一种服务业务。

定题服务主要以文献检索为基础展开。根据用户需要,针对用户事先选定的专题或方向,充分利用存储在各种信息资源中的信息,通过跟踪检索,搜集、筛选、整理、加工有关文献、事实、数据或知识,以书目、索引、全文、综述等方式定期或不定期地提供给用户。

第四节 卫生信息网络服务

一、卫生信息网络服务概述

信息网络服务是信息服务发展的重要方向,它利用互联网克服了时间、空间的局限,极大地促进了信息资源的共享和利用,使卫生信息服务得到了迅速发展。

(一)卫生信息网络服务的内涵

随着信息技术和网络基础设施的普及,信息网络服务已深入社会生活的各个领域,并深刻改变了信息获取、传输、处理的方式。通过网络获取信息具有方便、快捷、不受地域限制等优点,信息网络服务已经成为信息服务机构的主要服务方式,并成为用户获取信息的首选。卫生信息网络服务是指通过互联网向用户提供各类卫生信息资源的服务活动。

信息网络服务的构成主要有网络基础设施、网络信息资源、网络信息服务系统和网络信息用户四个元素。网络基础设施包括硬件设施(如服务器、光纤)、通信协议(如 TCP/IP)及技术标准,构成数据传输与交换的物理与逻辑基础;网络信息资源涵盖多模态数据(文本、图像、视频等)及其存储载体(数据库、网站、云平台),作为服务的核心内容实体;网络信息服务系统是指支撑信息处理与分发的软件体系(如搜索引擎、社交平台、电子商务系统),通过算法与接口实现资源调度与用户交互;网络信息用户涵盖个人、组织及智能体,既是服务的需求发起者,亦通过行为数据反馈驱动系统迭代优化,形成"需求-供给"闭环生态。

（二）卫生信息网络服务的类型

信息网络服务的形式多样，从不同的角度可以划分出不同类型。有的分为资源主导、服务主导、网络咨询、用户驱动、一站式服务、信息代理、垂直门户、中介服务、综合开发和集团协作、元素集成等类型。有的把网络信息服务归纳为常规的信息网络服务和新型的信息网络服务两个类型。有学者则认为网络信息服务包括信息资源的开发、信息资源的交流和信息资源利用培训。

综合以上各种观点，一般认为信息网络服务可分为以下几种类型。

1. **信息检索服务**　用户可以通过网络了解信息服务机构能够提供的服务，以及根据需要从信息服务机构的各种电子资源中检索所需信息，如搜索引擎、数字图书馆等。

2. **信息流通服务**　在信息服务机构的网页上，用户能够查询自己的相关情况，可以通过网络办理各种手续。另外信息的传递，如全文传递，借助网络也能更快、更方便地实现。

3. **信息咨询服务**　信息服务机构可以通过网络为用户提供各种咨询服务，包括电子邮件咨询、在线咨询等。

4. **资源建设与导航服务**　资源建设包括信息服务机构对自有的不同载体的信息进行数字化转换与整合，也包括引进数据库的服务。网络资源导航则是信息服务机构收集、整理网络信息资源供用户使用，为用户编制导航系统。

5. **用户培训服务**　由于信息技术发展快，网络上的信息资源又层出不穷，如何让用户掌握获取信息的方法就成了网络服务的主要内容之一。通过网络的用户培训有多种，有的是以指南和常见问题等形式出现，有的是办成了网络课堂，提供课件和文字材料。

二、卫生信息网络服务方式

随着网络技术的发展，人们的工作和生活都离不开网络，各种新型信息网络服务方式层出不穷。

（一）搜索引擎服务

搜索引擎（search engine）是运用特定的计算机程序从互联网上自动收集和获取网页、图片、音频、视频等信息资源，在对信息进行组织和处理后，为用户提供检索服务，将用户检索的相关信息展示给用户的系统。搜索引擎能够有效地帮助用户在海量的网络信息资源中获取所需的信息，受到广大用户的青睐，并深刻地影响和改变了人们获取信息的方式。目前公认的搜索引擎有三种服务方式。

1. **目录式搜索引擎**　通过人工发现信息并对知识进行编辑分类，从而使用户在分类结构中进行搜索，如各种目录检索系统。

2. **全文搜索引擎**　是自动对互联网上页面信息进行发现和搜集并建立信息索引，当用户查询时自动将结果返回给用户的搜索引擎。

3. **元搜索引擎**　在接受用户查询请求后，同时在多个搜索引擎上搜索，并将结果返回给用户。

搜索引擎在得到广泛应用和推广的基础上，出现了各类变型。例如针对某一特定领域或某一类特定需求提供服务的专用搜索引擎，这类搜索引擎被称为垂直搜索引擎。相比通用搜索引擎，垂直搜索引擎需要的构造成本低，用户需求特定，查询方式更加多样。例如 MedSearch 是我国的医学搜索引擎，其对标海外领先技术，推出了专门为医学机构、临床及科研人员设计的医学垂直搜索引擎。全球医学索引（Global Index Medicus，GIM）可供全世界访问低收入和中等收入国家产生的生物医学和公共卫生信息，主要目标是提高此类重要资源为人所知的程度和可用性，通过世界卫生组织区域办事处图书馆将资源整合成一个统一搜索平台。Medscape 是最早的医学专业门户之一,主要为全球的临床医生和医务工作者提供医疗信息,以及为医生和卫生专业人员提供继续教育服务。

由于互联网快速的发展和人们对信息需求的日益提高,用户对搜索引擎是否能够快速、全面、准确、可靠、廉价地获得信息提出了诉求,为此搜索引擎的四大系统在不断发展,以保证用户的信息需求能够得到最大的满足。这四大系统按照各自的功能分为:下载系统,从互联网上下载各种网页,使之能够和互联网内容保持同步,依靠的主要技术为爬虫;分析系统,对下载系统搜集到的网页进行信息抽取和网页消重,同时进行页面排序算法(page rank)和分词计算;索引系统,对分析系统处理的网页建立索引并入库;查询系统,对用户的信息查询需求进行分析,并从索引系统中找到相关网页,按照一定的排序将结果返回给用户。

（二）人工智能服务

人工智能(artificial intelligence,AI)是计算机科学领域的一个重要分支,旨在开发能够模拟人类智能和执行类似于人类任务的机器系统。近年来,以生成式预训练变换器(generative pre-trained transformer,GPT)为代表的生成式人工智能引发热潮。GPT 是一种基于人工智能的自然语言处理模型,工作原理基于神经网络和深度学习技术。GPT 在自然语言处理领域有广泛的应用,包括文本生成、机器翻译和聊天机器人等。可以预见,GPT 在智能机器人参考咨询、科技查新、科技文献翻译、文献综述等方面大有可为。

目前较为成熟的是人工智能技术在参考咨询服务中的应用,借助聊天机器人、智能问答系统和在线支持等工具,人工智能能够为用户提供及时、准确的解答。自然语言处理技术在智能参考咨询中起到关键作用,使计算机能够理解和解读用户以自然语言提出的问题,使智能问答系统为用户提供更人性化的交流体验;同时,知识图谱技术将不同领域的知识汇聚起来,形成结构化的知识库,为用户提供便捷的检索途径和更加丰富的信息内容。例如,有些搜索引擎推出的 AI 健康助手,用户输入有关健康的问题,AI 健康助手通过学习海量医学知识,可以回答健康问题、解读检查检验报告、提供挂号问诊服务。此类人工智能的应用就是检索上万本权威医学书籍、数百万篇医疗文献、成千上万的网站,理解和分析问题,回忆历史对话记录,精选并提炼检出文献,根据提问的个人情况给出回答。

人工智能还可以根据用户的需求和兴趣为其提供个性化的参考咨询服务,分析用户行为数据、过往的查询记录和个人兴趣,生成定制化的咨询建议,帮助用户更精确地找到所需的资源,从而提高用户满意度和知识资源的利用率。

（三）门户网站服务

门户网站(portal site)是指为用户集中提供某类综合性网络信息资源并提供有关信息服务的网站。门户网站把来自不同信息源的信息集中在一个网站上,帮助用户通过网站访问这些信息。门户可以分为水平门户(horizontal portal)和垂直门户(vertical portal)两种。前者具有全面、广泛的横向服务特点,而后者注重于具体、深入的纵向服务,专题门户服务就属于垂直门户信息服务。从现在的情况来看,水平门户网站主要提供新闻、搜索引擎、论坛、免费邮箱、网络社区等;垂直门户网站则包括专注于电商、财经、医疗等类别的某一特定领域的网站。比如有的健康网站以互联网为平台,整合健康资讯,传播健康理念,在健康新闻、名医专栏、就医用药信息查询、医生在线咨询等方面为用户提供卫生信息网络服务。

（四）信息推送服务

信息推送服务是基于推送技术发展而出现的服务,它以服务的主动性、返回信息的新颖性、及时性等优点而备受用户的青睐。

推送技术(push technology)是一种按照用户指定的时间间隔或根据发生的事件把用户选定的数据自动推送给用户的计算机数据发布技术。其基本过程是借助一种特殊的软件系统,用户先向系统输入自己的信息请求,包括个人信息档案、个人感兴趣的信息主题、研究方向等,然后系统自动或由人工控制在网上搜索出符合用户需求的信息,再经过筛选、分类、排序,按照每个用户的特定要求,在适当的时候传递至用户指定的"地点"。可以说信息推送服务是传统定题服务在网络环境下的一种再现。

常见的推送服务可以分为两大类:一类是由智能软件完成的全自动化的信息推送服务;另一类是借助电子邮箱,并依赖于人工参与的信息推送服务。推送服务突出的是信息的主动服务,即改"人找信息"为"信息找人",通过邮件、"频道"推送、预留网页等多种途径送信息到人。目前很多数据库,如 PubMed、ScienceDirect、SpringerLink 等都可以提供这种服务。用户可以开设个人账户,然后把检索历史保存在自己的账户里,经过设定后系统就会定时把最新的相关信息发送到用户指定的信箱中。

(五)社交网络服务

社交网络服务(social networking services,SNS)是指帮助人们建立社会性网络的互联网应用服务,通常也被认为是基于现实生活中社会关系建立起来的网站。这种网站被称为 SNS 网站。

SNS 网站源于著名的六度分割理论,"世界上任何两个人最多通过六个人就能够相互认识"。借助 SNS 网站,还可以认识和了解"好友的好友",扩大社交圈。同时,通过 SNS 网站,人们可以组织个人的主页,发布个人相关的信息和动态,同时了解身边好友的动态,接收好友推荐的各类信息资源。很多医疗机构,甚至医生个人,通过微信公众号、微博、抖音等进行医疗信息的推送以及科普教育。

(六)互联网医疗信息服务

互联网医疗是互联网在医疗行业的新应用,主要是以互联网平台为支撑交换信息,从而达到监督、维持、改善健康医疗服务的目的。其包括健康教育、医疗信息查询、电子健康档案、疾病风险评估、在线疾病咨询、电子处方、远程会诊、远程治疗和康复等多种形式的健康医疗服务。互联网医疗打破了时空的桎梏,提高了医疗服务的可及性,使医疗流程更便利,医疗资源分配更合理。

由于互联网技术对传统医疗体制改革的促进作用,我国互联网医疗行业如雨后春笋般发展起来。根据促进作用的类型,互联网医疗信息服务可大致分为 5 类。

1.**健康监测类**　通过收集和分析使用者一段时间内的健康数据,对使用者的健康提供辅助意见,如可穿戴智能设备和健康应用软件。

2.**医疗保健知识引擎**　通过建立知识数据库供使用者查询医疗保健信息,通过短视频、网络直播或者公众号等途径对公众进行健康相关知识科普。

3.**医疗保健与诊疗咨询服务**　在线网上问诊和云医院可以实现针对患者的个性化服务,降低医疗成本,方便患者就医。

4.**药品零售服务**　省去中间商的成本,降低药品价格。

5.**医疗流程优化服务**　提供在线预约、挂号、支付等服务,优化医院就诊流程,减少看诊时间。

随着网络技术的发展,未来还会出现更多的服务形式,但究其本质都是利用现代信息技术,锐意创新,积极开拓信息服务的新领域,为用户提供更方便、更全面、更准确的信息。

(马　路)

思考题

1. 卫生文献信息服务的模式有哪些？
2. 请简要介绍查新咨询服务的类型及其作用。
3. 机器人咨询和面对面的咨询各自的优缺点是什么？
4. 互联网诊疗咨询服务的优势和劣势分别有哪些？
5. 请谈谈你对从社交媒体获取卫生信息的认识和体会。

第六章
卫生信息技术

随着信息化在全球的飞速发展，信息技术的应用已经渗透到人类社会的各行各业，极大地提高了社会生产力水平，为人们的工作、学习和生活带来了前所未有的便利和实惠，已成为支撑当今人类社会活动和生活的基石。卫生信息技术是信息技术在医疗卫生领域的应用，是当今卫生行业工作中必不可少的工具，使卫生信息管理更高效、更便捷。

第一节　信息技术

信息技术是卫生信息管理的基础，在卫生信息管理中起着举足轻重的作用。掌握信息技术的涵义，了解信息技术的发展及其在卫生信息领域的应用，对卫生信息管理学有十分重要的意义。

一、信息技术概述

（一）信息技术的定义

信息技术是人类开发和利用信息资源的所有手段的总和，既包括有关信息的产生、采集、表示、检测、处理和存储等方面的技术，也包括有关信息的识别、提取、传递、控制和利用等方面的技术。具体而言，信息技术包括计算机技术、通信技术、微电子技术、传感技术、控制技术等多种技术，其中计算机技术、通信技术和传感技术被称为现代信息技术的三大支柱。

（二）信息技术的发展

信息技术的发展至今经历了五次信息革命。第一次是语言的产生和使用，使语言成为人类进行思想交流和信息传播不可缺少的工具。第二次是文字的出现和使用，使人类对信息的保存和传播取得重大突破，较大地超越了时间和地域的局限。第三次是造纸和印刷术的发明和使用，使书籍、报刊成为重要的信息储存和传播的媒体，极大地推动了知识的广泛传播和交流。第四次是电信传播技术的发明，以电话、广播、电视的发明和普及应用为标志，使人类进入利用电磁波传播信息的时代。第五次是计算机与互联网的出现和使用，使人们交流信息更加方便、快捷。人工智能的出现，正驱动着信息技术的再次革命。

伴随着信息技术的不断发展，人们关注的重点也在不断发生改变。以往信息技术主要集中在"技术"上，注重信息收集、储存、传输和利用，而新的信息革命则把重点放在"信息"上。

二、信息技术在医疗卫生领域的应用

随着信息化社会的到来，卫生与医疗不仅仅是专业的医护人员所掌握的封闭型专业知识，更多的是通过各种传播手段向大众广泛传播。卫生信息不再是抽象的概念，而是通过各种表现形式来直观地表达，帮助理解。现代医学中越来越多的人体特征信息以及医疗知识等被人们所接受，如心电图、脑电图、X线图等视觉信息，心肺音等人体信号信息，以及虚拟现实技术构建的人体器官模型等立体信息等。除了个人体征信息外，个人健康档案信息也越来越重要，如个人医保信息、电子病历等。

卫生信息化工作可以划分为公共卫生信息化和医疗服务信息化两个领域。其中，公共卫生信息化关注的是人群的整体状况，人群健康状态、健康行为和健康影响因素，以及措施干预效果等。医疗服务信息化是以患者信息为中心的信息化，关注的是患者症状、检查检验结果、疾病诊断和治疗等。

随着卫生信息工作的发展，公共卫生与医疗服务两者之间的联系越来越紧密。疾病监测需要从医院信息系统中自动获取数据，而临床医生也需要掌握公共卫生中疾病的流行情况，利用信息技术进行疾病的监测、预防、诊断和治疗。电子健康档案的出现，将公共卫生和医疗服务的信息进行整合，收集个人的全生命周期的健康数据，包括出生登记、计划免疫、儿童保健、健康体检、病历资料、健康状态、行为习惯和死亡记录等。随着科技的发展，电子健康档案还会记录个人的基因和遗传等信息。

第二节　常用的卫生信息技术

卫生信息管理中常用的信息技术很多，包括计算机技术、网络技术、数据库技术、多媒体技术、传感技术以及虚拟现实技术、人工智能技术等，其中，计算机技术是基础，网络技术、数据库技术、多媒体技术是现代信息技术的核心。下面介绍几种常用的卫生信息技术。

一、计算机技术

随着信息技术的不断进步，计算机技术在医疗卫生领域的应用不断拓展和深化，并起着越来越重要的作用。计算机技术被广泛应用于医院信息化建设，提高了医院的管理效率和医疗质量。电子病历的应用极大地提高了医生的工作效率，减少医疗差错，为患者提供更加安全、便捷的医疗服务。计算机技术在医学影像领域的应用，使医生能够更加准确地诊断病情，为患者制订更加科学的治疗方案。计算机技术在健康管理和慢病管理领域的应用，为人们提供更加便捷、科学的健康管理方式，使人们更加关注自己的健康状况，及时预防和治疗疾病，为慢病患者提供更加便捷和精准的医疗服务，有效控制慢性疾病的发展，提高患者的生活质量。目前计算机技术主要包括以下五个方面。

（一）计算机硬件技术

计算机硬件系统是信息系统运行的物理基础与平台，在实际应用中，总是把一台微型计算机分为主机和外部设备两部分。计算机主机则包括了硬件设施与数据存储，而外部设备则提供了人工操作进行信息传输、存储的手段。

计算机硬件系统应由5大部件组成，即运算器、控制器、存储器、输入设备和输出设备（图6-1）。

主机箱内安装着系统主板，其中包括中央处理器、内存储器（内存条）、各种输入和输出接口电路、接口、总线扩展槽（包括总线扩展槽中必插部件，如显示适配卡，以及选插部件，如声卡、视频卡、网卡等）、磁盘驱动器。外部设备主要是输入设备和输出设备，输入设备包括键盘、鼠标、摄像头、麦克和扫描仪等，输出设备包括显示器、扬声器、打印机等。

（二）计算机软件技术

软件分为系统软件和应用软件两大部分。

1. **系统软件**　是提供管理计算机硬件资源、支持和服务的各种通用软件的总称。常用的系统软件有操作系统、程序设计语言、开发工具软件及常用服务程序等。

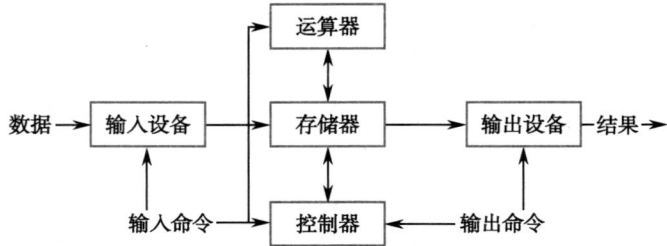

图 6-1　计算机的基本结构和五大部件之间的联系

2. 应用软件　指专门为某一应用目的而开发的软件系统。常用的应用软件有办公系统、网络与通信软件、娱乐软件、教学软件等。

（三）计算机网络技术

随着世界经济的快速发展，网络信息技术已经全面融入经济社会生产和生活的各个领域，引领了社会生产发生新的变革，创造了人类生活的新空间，深刻地改变着全球的产业、经济、利益、安全等格局。网络已经成为人类生活不可缺少的核心部分。

1. 计算机网络的定义、功能及拓扑结构　计算机网络，是指将地理位置不同、具有独立功能的多台计算机及其外部设备，通过通信线路连接起来，在网络系统软件和通信协议的管理协调下，实现资源共享和信息传递的计算机设备的集合。

计算机网络的功能是实现计算机之间的资源共享、网络通信和对计算机的集中管理，除此之外还有负荷均衡、分布处理和提高系统安全与可靠性等功能。

计算机网络的拓扑结构是计算机网络上各结点和通信链路所构成的几何形状。拓扑结构影响着整个网络的设计、功能、可靠性和通信费用等多项性能，是决定网络性能优劣的重要因素之一，常用的拓扑结构有总线型结构、星型结构、环型结构、树型结构、混合型结构等。部分网络拓扑结构如图 6-2 所示。

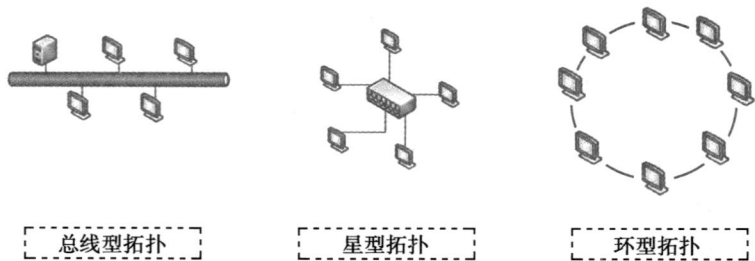

总线型拓扑　　　星型拓扑　　　环型拓扑

图 6-2　部分网络拓扑结构图

2. 计算机网络的分类　依据不同的分类原则，分类如下。

（1）按网络所覆盖的地理范围的不同，计算机网络可分为：局域网（LAN），一般是用微型计算机或工作站通过高速通信线路相连（速率通常在 10Mbit/s、100Mbit/s 不等），但地理上则局限在较小的范围（如 1km 左右）；城域网（MAN），作用范围一般是一个城市，可跨越几个街区甚至整个城市，作用距离约为几千米到几十千米；广域网（WAN），作用范围通常为几十千米到几千千米，因而有时也称为远程网（long haulnetwork）。广域网是互联网的核心部分，其任务是长距离发送数据。

（2）按照网络传输介质不同,计算机网络可分为有线网（wired network）和无线网（wireless network）。

此外,还可以按照拓扑结构和功能作用等进行划分。

3. 计算机网络的系统组成　计算机网络系统是一个集计算机硬件设备、通信设施、软件系统及数据处理能力为一体的,能够实现资源共享的综合服务系统。计算机网络系统包括硬件系统、软件系统和网络传输介质。

（1）硬件系统:由计算机、通信设备、连接设备及辅助设备组成,主要包括服务器、工作站、网络适配器、集线器、路由器等。

（2）软件系统:按其功能可以划分为数据通信软件、网络操作系统和网络应用软件。数据通信软件是指按照网络协议的要求完成通信功能的软件。网络操作系统是指能够控制和管理网络资源的软件,常用的网络操作系统有 Netware、Windows NT、Unix 和 Linux 系统等。网络应用软件是指网络能够为用户提供各种服务的软件,如浏览器、远程登录软件、电子邮件等。

（3）网络传输介质:指在网络中用于传输信息的载体,常用的传输介质分为有线传输介质和无线传输介质两大类。不同的传输介质,特性不同,对网络中数据通信质量和通信速度有较大影响。有线传输介质包括双绞线、同轴电缆、光纤等。无线传输介质包括无线电波、微波、红外线、激光、卫星通信等。

4. 互联网（internet）**基础知识**　互联网是由为数众多的网络互联而成的全球最大的开放式计算机网络。它是集资源、服务和信息为一体的网络。互联网是从 20 世纪 60 年代末开始发展起来的,前身是 ARPAnet。ARPAnet 是美国国防部高级研究计划署（DARPA）于 1969 年开展的一项实验性计划,任务是研究坚固、可靠并独立于各生产厂商的计算机网络以达到保密效果,开始时只有 4 个节点,商业化后一直迅猛发展到今天的规模。

互联网之所以能够向用户提供众多服务,是因为互联网具有两个重要基本特点,即连通性和共享性。所谓连通性,就是互联网使上网用户之间,不管相距多远,都可以非常便捷、非常经济地交换各种信息,好像这些用户终端都彼此直接连通一样。所谓共享性就是指资源共享。资源共享的含义是多方面的,可以是信息共享、软件共享,也可以是硬件共享。由于网络的存在,这些资源就好像在用户身边一样,方便使用。下面介绍几个常用的基本概念。

（1）TCP/IP:互联网采用的是传输控制协议/互联网协议（transmission control protocol/internet protocol, TCP/IP）,是一组不同的协议组合在一起构成的协议族。TCP/IP 包括 IP 网络层协议、TCP 传输层协议、远程登录协议（Telnet）、文件传送协议（FTP）、简单邮件传送协议（SMTP）、简单网络管理协议（SNMP）等。这些协议为任何联网的单机或网络提供了互操作能力和用户计算机入网共享资源所需的基本功能。TCP/IP 参考模型由应用层、传输层、网络层和数据链路层四层组成。

（2）IP 地址:互联网上的每一个网络设备都有唯一的标识,即互联网协议（internet protocol, IP）地址。IP 地址分为 IPv4 与 IPv6 两个版本。

IPv4 地址由 32 位二进制数组成,分隔成 4 个 8 位二进制数（4 个字节）。IP 地址通常用"点分十进制"表示成（a.b.c.d）的形式,其中,a、b、c、d 都是 0～255 之间的十进制整数。例如:一台主机 IP 地址是 01100100.00000100.00000101.00000110,用点分十进制就表示为 100.4.5.6。

由于 IPv4 只有 4 段数字且每一段最大不超过 255,所以 IP 地址数量是有限的,而互联网的蓬勃发展使 IP 地址的需求量愈来愈大。2011 年 2 月 3 日,在最后 5 个地址块被分配给 5 个区域互联网注册管理机构之后,互联网号码分配机构（The Internet Assigned Numbers Authority, IANA）的主要地址池已经用尽。地址空间的不足阻碍了互联网的进一步发展，因此，为了解决这一问题，扩大地址空间，采用 IPv6 地址重新定义了地址空间。

IPv6 地址由 128 位二进制数组成，分隔成 8 组，每组 4 个十六进制数，中间用冒号分隔。IPv6 地址可以采用"零压缩法"缩减其长度，如果几个连接段位的值都是"0"，那么这些"0"可以简单地以"∶∶"表示。注意只能简化连续段位的 0，且只能用一次，每组数字中的前导零可以省略。例如，5001∶007B∶0000∶0000∶0000∶0000∶2DA5∶0001，可简化成 5001∶7B∶∶2DA5∶1。

在一个网络内部，IP 地址的分配有两种方法：静态分配和动态分配。静态分配是指预先给每台网络设备分配一个固定的 IP 地址；动态分配是指在网络设备启动网络功能时向某一台管理机申请 IP 地址。

（3）互联网域名：以数字形式表示的 IP 地址很难记忆，因此为了便于记忆，使用直观明了的、由字符串组成的、有规律的、容易记忆的域名来帮助记忆。域名（domain name，DN），又称主机识别符或主机名，是一种更高级的地址形式。TCP/IP 采用分层命名域名，使整个域名空间成为一个倒立的分层树形结构，每个结点上都有一个名字。

域名的表示类似 IP 地址的表示方法，用点号将各级域名分隔开来。域的层次从右向左（从高级到低级）分别为顶级域名、二级域名、三级域名等，分别说明不同国家或地区的名称、组织类型、组织名称、分组织名称和计算机名称等，采用格式位为

主机名.单位名.机构名.国家名

computer1.tsg.jzmu.edu.cn

其中顶级域名"cn"表示中国，二级域名"edu"表示教育机构，"jzmu"表示锦州医科大学，"tsg"表示图书馆（单位根据需要自行设置的部门名称），"computer1"表示计算机的名字。

Internet 的域名系统是一个分布式数据库系统，它的功能是实现 IP 地址和域名之间的转换，也就是域名服务。

（4）统一资源定位服务：万维网系统（World Wide Web，WWW）使用统一资源定位器（uniform resource locator，URL），使客户程序能找到位于整个互联网范围的某个信息资源。URL 由 3 部分组成：协议、存放资源的主机域名及资源的路径名和文件名。例如 http∶//www.jzmu.edu.cn/xxyw/n4868.html，"http"为协议，"www.jzmu.edu.cn"为主机域名，"xxyw"是路径名，"n4868.html"是文件名。URL 激活资源文件名时，表示将定位于主页。

（5）文件传输服务：文件传送协议（file transfer protocol，FTP）允许用户在计算机之间传送文件，并且文件的类型不限。FTP 是一种实时的联机服务，在工作前必须先登录到对方的计算机上，登录后才能进行文件传送的有关操作。

用户从授权的异地计算机向本地计算机传输文件时，称为下载；而把本地文件传输到其他计算机上称为上传。

（四）数据库技术

1. **数据库概述**　简而言之，数据库就是数据的仓库。数据库技术就是研究数据库的结构、存储、设计、管理以及应用的基本理论和实现方法，并利用这些理论来实现对数据库中的数据进行处理、分析和理解的技术。数据库技术是现代信息科学与技术的重要组成部分，是计算机数据处理与信息管理系统的核心。它解决了计算机信息处理过程中大量数据的组织和存储问题，在数据库系统中减少数据存储冗余，实现数据共享，保障数据安全以及高效地检索数据和处理数据，力求尽可

能从根本上解决数据的共享问题。在数据库中用数据模型这个工具来对现实世界进行抽象。数据模型是数据库系统中用于提供信息表示和操作手段的形式构架。数据模型通常由数据结构、数据操作和完整性约束三部分组成。

数据结构是所研究的对象类型的集合，它用来描述系统的集合结构，可分为语义结构和组织结构两类，是对系统静态特性的描述。语义结构是指应用实体、应用语义之间的关联，它是与数据类型、内容、性质有关的对象。组织结构是指用来表达实体及关联的数据的记录和字段结构，它是与数据之间联系有关的对象。在数据库系统中通常按照数据结构的类型来命名数据模型，如层次结构、网状结构和关系结构的模型分别命名为层次模型、网状模型和关系模型。

数据操作是指对数据库中各种对象（型）的实例（值）允许执行的操作的集合，包括操作及有关的操作规则。数据操作是用来描述系统的信息变化的，是对系统动态特性的描述。数据操作的种类有以下两种：一类是不改变数据组织的结构与值，例如查询以及更新类；另一类是对数据组织的结构与值进行修改，例如增、删、改。

数据的约束条件是完整性规则的集合，它是描述系统信息价值的维护条件，也是确保数据系统的值与现实系统状态一致的条件。完整性规则是给定的数据模型中数据及其联系所具有的制约和依存规则，用以限定符合数据模型的数据库状态以及状态的变化，以保证数据的正确、有效和相容。数据库系统是现实系统的写照，只有保证数据结构和数据值的一致才能正确体现现实系统的信息结构和瞬时状态。

2. **数据模型** 是"概念上"的、抽象的，它与具体的数据库管理系统无关。实际数据库系统中所支持的数据模型主要有层次模型、网络模型和关系模型。

（1）层次模型：将现实世界的实体彼此之间抽象成一种自上而下的层次关系，是使用树形结构表示实体与实体间联系的模型。层次模型数据库不支持多对多联系，若把多对多联系转换成一对多联系，又会出现一个子记录型有多个父记录型的结果，这不符合层次数据库的要求。对于多对多的联系，只能把它分解成多个层次模型。

（2）网络模型：用网络结构来表示实体之间联系的数据模型称为网络模型。网络模型是每两个实体之间相互关联的模型，纵横交错，从而使数据结构更加复杂。

（3）关系模型：用关系表示实体和实体之间联系的模型称为关系模型。通俗地讲，关系就是二维表格，表格中的每一行称作一个元组，它相当于一个记录值，每一列是一个属性值集，列可以命名，称为属性名。这里的属性与前面提到的实体的属性（特征）或记录的字段意义相当。由此可认为关系是元组的集合，关系应满足表格中的每一列都是不可再分的基本属性；各列被指定一个相异的名字；各行相异，不允许重复；行、列次序均无关的性质。

3. **数据库管理系统**（database management system，DBMS） 是为数据库的建立、使用和维护而配置的软件。它建立在操作系统的基础上，对数据库进行统一的管理和控制。用户使用的各种数据库命令以及应用程序的执行，都要通过数据库管理系统。数据库管理系统还承担着数据库的维护工作，按照数据库管理员所规定的要求，保证数据库的安全性和完整性。数据库管理系统可以进一步被定义为可以用来管理并与数据库相互作用的工具。

4. **分布式数据库** 早期的数据库应用系统都采用集中式。在这种系统中，所有工作都由一台主机完成，数据库系统程序及所有的应用程序都运行在一台主机上，数据也集中存放在主机上，整个系统管理比较简单。但当同一单位的各部门相距较远，业务相对独立时，大家都用同一个数据库实现起来就比较困难。这种情况可以采用数据分散的方法，即每个部门都建立自己的数据库，有自已的数据库管理系统,存放并管理本部门的数据,同时分布在各局部数据库中的数据逻辑上是一个整体,可以如同一个数据库那样对它们进行存取。分布式数据库的管理有同构和异构两种基本形式。如果各局部数据库管理系统都支持同一数据模式,使用同一种命令和查询语言,则称为同构系统,否则称为异构系统。

二、人工智能技术

从计算机诞生以来,人们就一直希望计算机能像人一样地工作。随着计算机能力的不断提高和大数据的出现,人工智能技术得到了巨大的发展,人工智能可以更好、更强、更多地完成工作任务。

(一)人工智能的起源与定义

1956 年 8 月召开的达特茅斯会议,确定了人工智能的名称为"artificial intelligence",即 AI。这次会议被公认为人工智能的起源。

目前 AI 有两个定义:一个是明斯基提出的"人工智能是一门科学,是使机器做那些人需要通过智能来做的事情";另一个定义是尼尔森给出的"人工智能是关于知识的科学",所谓"知识的科学"就是研究知识的表示、知识的获取和知识的应用。虽然不同的学科致力于发现不同领域的知识,但应承认所有的学科都是以发现知识为目标的。

(二)人工智能的"知识"

知识是在长期的生活、社会实践和科学研究及实验中积累起来的对客观世界的认识与经验。知识是把有关信息关联在一起所形成的信息结构,反映了客观世界中事物之间的关系。不同事物或者相同事物间的不同关系形成了不同的知识。

知识内容包括知识表示、知识获取、知识应用三个部分。知识具有相对正确性、不确定性、可表示性、可利用性的特性。

知识图谱(knowledge graph)目的是利用网络多源数据构建的知识库来增强语义搜索、提升搜索质量。

知识图谱又称科学知识图谱,是通过将应用数学、图形学、信息可视化技术、信息科学等学科的理论和方法与计量学引文分析、共现分析等方法结合,并利用可视化的图谱形象地展示学科的核心结构、发展历史、前沿领域以及整体知识架构达到多学科融合目的的现代理论。它把复杂的知识领域通过数据挖掘、信息处理、知识计量和图形绘制显示出来,揭示知识领域的动态发展规律,为学科研究提供切实的、有价值的参考。

(三)机器学习(machine learning)

人工智能近年在语音识别、图像处理等诸多领域都获得了重要进展,在人脸识别、机器翻译等任务中已经达到甚至超越了人类的能力水平,尤其是在举世瞩目的围棋"人机大战"中,AlphaGo 以绝对优势先手战胜了过去 10 年最强的人类棋手、世界围棋冠军李世石九段和柯洁九段,让人类领略到了人工智能技术的巨大潜力。可以说,人工智能技术所取得的成就在很大程度上得益于目前机器学习理论和技术的进步。机器学习是实现人工智能的关键技术之一。

1. **机器学习的概念**　机器学习是一门多领域交叉学科,专门研究计算机怎样模拟或实现人类的学习行为,以获取新的知识或技能,重新组织已有的知识结构,使之不断改善自身的性能。

机器学习是一个从定义数据开始,最终获得一定准确率的模型的过程。机器学习模型将输入数据变换为有意义的输出,是一个从已知的输入和输出示例中进行"学习"的过程。这就是机器学习的技术定义：在预先定义好的可能性空间中，利用反馈信号的指引来寻找输入数据的有用表示。

2. 机器学习的方式

（1）监督学习是机器学习中最重要的一类，在已知输入和输出的情况下训练出一个模型，将输入映射到输出。大家在学校课堂里学到的知识绝大多数是通过监督学习学到的。例如1加1等于几？等于2。这样的问题都是有答案的，而答案就是关于问题的另外一种描述。

（2）无监督学习，即不受监督的学习。不需要人类进行数据标注，而是通过模型不断地自我认知、自我巩固，最后进行自我归纳来实现其学习过程。这类问题通常对应着"某某猜想"，或者是通过实验和分析得出某个未知的结论。由于没有训练的过程，而且不知道一个问题的答案，我们只能利用现有知识和现有的经验解决问题，并用一些间接的方式评价模型给出的结果。

（3）弱监督学习是相对于监督学习而言的。监督学习标注数据成本高，而无监督学习缺乏指定的标签，因此，弱监督学习克服了两者的缺点。弱监督学习中的数据标签允许是不完全的，即训练集中的只有一部分数据是有标签的，其余甚至绝大部分是没有标签的，只要标注信息不完全、不确切或者不精确的标记学习都可以看作弱监督学习。

3. 机器学习的过程 分为问题定义、数据采集与准备、训练模型、应用模型几个部分。

（1）问题定义：需求是什么？这个任务真的需要更高级的预测算法来解决吗？机器学习按照学习问题类型来划分，可以分为分类、聚类、回归、决策四大类。

（2）数据采集与准备：正确的数据是解决机器学习问题的关键。即使是基本算法，高质量的数据也会产生令人满意的结果。采集数据有很多种不同的方式。根据要解决的问题的不同，设计定向爬虫是数据采集最重要的手段。采集之后的数据需要经过数据预处理、特征工程和特征学习三个步骤后才能用于训练模型。

（3）训练模型：模型（model）是所有机器学习的核心，是对机器学习系统中输入的数据的一种描述方法，也是机器学习算法应用于数据集之后的输出。一个训练好的模型能持续应用于新的数据集上，能学习到新的经验，并能用于预测新的数据。一个特定的机器学习问题，存在多种可以解决它的算法并生成对应的模型。在选择算法之后，开始训练模型。

（4）应用模型：上述步骤完成之后，就可以获得在训练集上训练生成的，并在测试集上完成评估的模型。可以使用这个模型来预测新数据的值。这个模型并不总是一样的，每当获得新的数据时，都要将上面所列的步骤重新进行一遍，以改进模型的性能。

（四）深度学习（deep learning）

深度学习是机器学习的分支，是一种以人工神经网络为架构对数据进行表征学习的算法。深度学习是一种能够模拟出人脑的神经结构的机器学习方式，从而能够让计算机具有人一样的智慧。如让计算机模仿人脑的机制来分析数据，建立类似人脑的神经网络进行机器学习，从而实现对数据有效的表达、解释和学习。

深度学习经典的模型有全连接神经网络（DNN，每相邻的两层节点之间通过边与边全连接），比较典型和成功的有卷积神经网络（CNN，对于大型图像处理有出色表现）和循环神经网络（RNN，在序列建模，例如自然语言理解或者语音信号里面用得最多）模型。

深度学习的工作原理：深度学习的"深"是指神经网络的深度，深度学习就是深度神经网络。神经网络的灵感来自大脑皮质的结构，最基本的层次是感知器（perceptron）。类似于生物的神经元结构，人工神经网络（artificial neural network）将神经元定义为中央处理单元，其执行数学运算以从一组输入生成一组输出。神经元的输出是包括输入的加权和偏差在内的函数。如果接收的信号总量超过激活阈值,则每个神经元都执行非常简单的操作,整个神经网络的函数仅仅是对所有神经元的输出的计算,这是一个完全确定性的计算。

(五)生成式人工智能(generative artificial intelligence,GAI)

生成式人工智能(GAI)是一种通过学习大规模数据集生成新的原创内容的新型人工智能,它是基于算法、模型、规则生成文本、图片、声音、视频、代码等内容的技术。

在生成式人工智能技术中最有代表性的是聊天生成式预训练模型(chat generative pre-trained transformer,ChatGPT)。它的出现是弱人工智能向强人工智能演化中的一次革命性探索。ChatGPT是一款人工智能技术驱动的自然语言处理工具,使用了 Transformer 神经网络架构,通过连接大量的语料库来训练模型,拥有接近人类水平的语言理解和文本生成能力,具有出色地回答各种复杂问题答案、撰写视频文案、编辑代码等能力。ChatGPT 可以通过自然语言交流,根据多轮次的对话互动,通过推理指令之间的关联性,实现用户学习和工作上的多种要求,可以直观地体会到生成式人工智能技术对于工作和学习效率的提升。

生成式人工智能不但可以通过语言描述生成文本,还可以根据用户的文本提示创建逼真的视频。该模型可以深度模拟真实物理世界,能生成具有多个角色、包含特定运动的复杂场景,能理解用户在提示中提出的要求,还能理解这些物体在物理世界中的存在方式。

Transformer 是一种用于自然语言处理(NLP)和序列到序列(sequence-to-sequence)任务的深度学习模型架构。架构引入了自注意力机制(self-attention mechanism),它使模型能够同时考虑输入序列中的所有位置,而不是像循环神经网络(RNN)或卷积神经网络(CNN)一样逐步处理。自注意力机制可以按输入数据各部分重要性的不同而分配不同的权重,从而更好地捕捉语义关系。Transformer 中的自注意力机制被扩展为多个注意力头,每个头可以学习不同的注意权重,以更好地捕捉不同类型的关系。多头注意力允许模型并行处理不同的信息子空间。Transformer 克服了 RNN 最被人诟病的训练速度慢的缺点,利用自注意力机制实现快速并行处理,并且 Transformer 可以增加到非常深的深度,充分发掘 DNN 模型的特性,提升模型准确率,所以在处理序列数据时表现出色。

三、通信技术

广义上讲,用任何方法,通过任何传输媒介将信息从一个地方传送到另一个地方,均可称为通信。通信的目的是进行消息的有效传递与交换。19 世纪初,人们开始利用电信号传输消息。从 1837 年莫尔斯(F.B.Morse)发明电报算起,一个多世纪以来,通信的发展大致经历了三大阶段:以 1837 年发明电报(莫尔斯电码)为标志的通信初级阶段;以 1948 年香农(Shannon)提出的信息论开始的近代通信阶段;以 20 世纪 70 年代出现的光纤通信为代表的和以综合业务数字网迅速崛起为标志的现代通信阶段。

通信技术和计算机技术、数字信号处理技术相结合是现代通信技术的标志。现代通信技术已在各个领域发挥着重要作用。通信作为信息传递的手段,已成为信息时代社会发展和经济活动的生命线。其中,光纤通信技术、卫星通信技术和移动通信技术形成了现代通信技术的三大主要发展方向。

(一)光纤通信技术

光纤通信是以光波作为信息载体,以光纤作为传输媒介的一种通信方式。光纤通信的技术主要有光放大技术、相干光通信技术、多信道光纤通信技术、光孤子通信技术、光交换技术、波长变换技术等。

在光纤通信系统中,作为载波的光波频率比电波频率高得多,而作为传输介质的光纤又比同轴电缆或波导管的损耗低得多,因此相对于电缆通信或微波通信,光纤通信具有许多显著的优点:传输频带宽;通信容量大;传输损耗小;重量轻;体积小;抗电磁干扰性能好;保密性能好等。

总之,光纤通信不仅在技术上具有很大的优越性,而且在经济上具有巨大的竞争能力,因此其在信息社会中将发挥越来越重要的作用。

(二)卫星通信技术

卫星通信是指利用人造地球卫星作为中继站转发无线电信号,在两个或多个地球站之间进行的通信。卫星通信是当今主要的通信方式之一。卫星通信与其他通信手段相比,具有以下特点:通信距离远,通信覆盖面积大;通信机动、灵活,可进行多址通信;通信频带宽,传输容量大;传播稳定可靠,通信质量高等。

卫星通信的主要技术有信号编码技术、数字信号调制技术、多址技术、国际通信卫星的通信技术、甚小口径天线终端(VSAT)卫星通信技术和国际卫星移动通信技术等。

(三)移动通信技术

移动通信是当今通信的主流方向之一。第一代移动通信采用模拟方式,在 20 世纪 80 年代中期得以应用。仅时隔几年,移动通信就从模拟方式发展到数字方式。20 世纪 90 年代,基于时分多路复用的北美数字式高级移动电话系统(D-AMPS)和欧洲的全球移动通信系统(GSM)的第二代移动通信相继问世,它采用数字方式。现在,第五代移动通信技术(5th generation mobile communication technology,5G)已经被广泛应用。5G 网络的峰值速率可达 10~20Gbit/s,比 4G 的峰值下载速率要快 10 多倍,技术上可通过毫米波、小基站、大规模多输入多输出(massive MIMO)、全双工以及波束成形这五种形式实现。

5G 作为一种新型移动通信网络,不仅解决了人与人的通信,为用户提供增强现实、虚拟现实、超高清视频等更加身临其境的极致体验,更好地解决了人与物、物与物的通信问题,满足移动医疗、车联网、智能家居、工业控制、环境监测等物联网应用需求。5G 已渗透到经济社会的各行业各领域,成为支撑经济社会数字化、网络化、智能化转型的关键新型基础设施。

6G 即第六代移动通信系统(6th generation mobile networks)的简称,也被称为第六代移动通信技术,是 5G 系统后的延伸,传输能力比 5G 提升 50~100 倍,网络延迟也可能从毫秒降到微秒级,缩短到 5G 的十分之一,在峰值速率、时延、流量密度、连接数密度、移动性、频谱效率、定位能力等方面远优于 5G。

6G 网络将是一个地面无线与卫星通信集成的全连接世界。通过将卫星通信整合到 6G 移动通信,实现全球无缝覆盖,网络信号能够抵达任何一个偏远的乡村,让身处山区的患者能接受远程医疗,让孩子们能接受远程教育。此外,在全球卫星定位系统、电信卫星系统、地球图像卫星系统和 6G 地面网络的联动支持下,地空全覆盖网络还能帮助人类预测天气、快速应对自然灾害等。6G 通信技术不再是简单的网络容量和传输速率的突破,它更是为了缩小数字鸿沟,实现万物互联的"终极目标"。

四、传感技术

(一)传感技术概述

现代信息技术的三大技术基础——传感技术、通信技术和计算机技术分别构成了信息技术系统的"感官""神经"和"大脑",而传感器是信息获取系统的首要部件,因此,传感技术已不再被视为制造产业的一个附属技术,而被公认为是现代信息技术的源头,是信息社会的一门重要基础技术。

传感技术涉及传感器的机制研究与分析、设计与研制、性能评估与应用等,是一门多学科交叉的现代科学技术。大规模集成电路、微纳加工、网络等技术的发展,为传感技术的发展奠定了基础。微电子、光电子、生物化学、信息处理等各学科、各种新技术的互相渗透和综合利用,为研制出一批新颖、先进的传感器提供了技术支撑。传感器领域的主要技术将在现有基础上得以延伸和提高,加速新一代传感器的开发和产业化。随着生产自动化程度的不断提高,人们生活水平不断改善,对传感器的需求也不断增加。技术推动和需求牵引共同决定了现代传感技术的发展趋势。

(二)传感器原理简介

传感器一般由敏感元件和转换元件两部分组成(图 6-3)。由于传感器输出信号一般都很微弱,需要相应转换电路将其变为易于传输、转换、处理和显示的物理量形式。另外,除能量转换型传感器外,还须外加辅助电源提供必要的能量,所以有时还包括转换电路和辅助电源两部分。

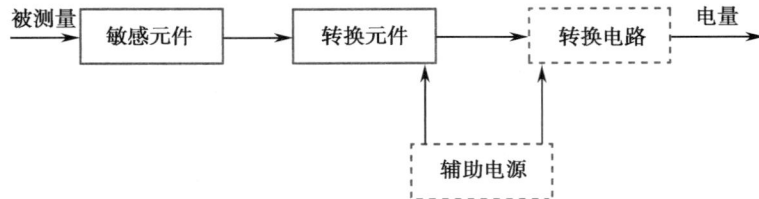

图 6-3 传感器的组成框图

其中,敏感元件是传感器中能直接感受或响应被测量的部分,它的功能是直接感受被测量并输出与之有确定关系的另一类物理量。例如温度传感器的敏感元件的输入是温度,它的输出则应为温度以外的某类物理量。传感器的工作原理一般由敏感元件的工作原理决定。转换元件是传感器中将敏感元件的输出转换为电参量(电压、电流、电阻、电容、电感等)的部分。如果转换元件输出的信号很微弱,或者不是易于处理的电压或电流信号,而是其他电参量,则需要相应转换电路将其变为易于传输、转换、处理和显示的形式(一般为电压或电流信号)。

在实际应用中,存在着 6 种基本的能量类型,即机械、热、磁、电、化学和辐射,而传感器输出的信号一般是电信号。根据传感器的作用原理,它总是将非电能量输入转换成电能量输出,实现能量变换。

传感器中的敏感元件输出的某一物理量经过转换元件或转换电路变换成统一的标准信号或能直接用显示仪表显示的信号,这个过程称为信号变换。信号变换主要依赖转换元件和转换电路来实现,其中转换元件负责将敏感元件输出的非电量(如位移、速度、压力等)转换为电学量(如电压、电流)及其他电路参数量(如电阻、电容、电感等),转换电路则负责将敏感元件或转换元件输出的电路参数量转换成便于测量的电量或将非标准的电流、电压转换成统一的电流、电压信号。

(三)生物传感器

生物传感器是一门由生物、化学、物理、医学、电子技术等多种学科互相渗透成长起来的高新技术。生物传感器作为把生物成分和物理化学检测器结合在一起的设备,由固定化的生物敏感材料(包括酶、抗体、抗原、微生物、细胞、组织、核酸等生物活性物质)作为识别元件、适当的理化换能器(如氧电极、光敏管、场效应管、压电晶体等)及信号放大装置构成的分析工具或系统,目的就是把待分析物种类、浓度等性质通过一系列的反应转变为容易被人们识别的量化数据,便于分析。

生物传感器按所用分子识别元件的不同,可分为酶传感器、微生物传感器、组织传感器、细胞器传感器、免疫传感器等;按信号转换元件的不同,可分为电化学生物传感器、半导体生物传感器、测热型生物传感器、测光型生物传感器、测声型生物传感器等;按对输出电信号的不同测量方式,又可分为电位型生物传感器、电流型生物传感器和伏安型生物传感器。

生物传感器具有选择性好、灵敏度高、分析速度快、成本低、可在复杂的体系中进行在线连续监测的特点。生物传感器高度自动化、微型化与集成化的特点,使其在国民经济的各个部门如食品、制药、化工、临床检验、生物医学、环境监测等方面具有广泛的应用前景。特别是分子生物学、微电子学、光电子学、微细加工技术及纳米技术等新学科、新技术结合,正改变着传统医学、环境科学和动植物学的面貌。

医学领域的生物传感器发挥着越来越大的作用。生物传感技术不仅为基础医学研究及临床诊断提供了一种快速简便的新方法,而且因为其专一、灵敏、响应快等特点,在军事医学方面,也具有广泛的应用前景。

在临床医学中,酶电极是最早研制且应用最多的一种传感器,已成功地应用于血糖、乳酸、维生素 C、尿酸、尿素、谷氨酸、转氨酶等物质的检测。其原理是:用固定化技术将酶装在生物敏感膜上;检测样品中若含有相应的酶底物,则可反应产生可识别的信息物质,指示电极发生响应并转换成电信号的变化;根据这一变化,就可测定某种物质的有无和多少。利用具有不同生物特性的微生物代替酶,可制成微生物传感器。在临床中应用的微生物传感器有环境微生物、肠道微生物等传感器。若选择适宜的含某种酶较多的组织来代替相应的酶制成的传感器,则称为生物电极传感器。如用猪肾、兔肝、牛肝、甜菜、南瓜和黄瓜叶制成的传感器,可分别用于检测谷酰胺、鸟嘌呤、过氧化氢、酪氨酸、维生素 C 和胱氨酸等。

DNA 传感器是目前生物传感器中报道最多的一种,用于临床疾病诊断是 DNA 传感器的最大优势。它可以帮助医生从 DNA、RNA、蛋白质及其相互作用层次上了解疾病的发生、发展过程,有助于对疾病的及时诊断和治疗。此外,进行药物检测也是 DNA 传感器的一大亮点。

军事医学中,对生物毒素的及时、快速检测是防御生物武器的有效措施。生物传感器已被应用于监测多种细菌、病毒及其毒素,如炭疽杆菌、鼠疫耶尔森菌、埃博拉病毒、肉毒毒素等。

此外,在法医学中,生物传感器可用作 DNA 鉴定和亲子鉴定等。

生物传感器的研究开发,已成为世界科技发展的新热点,是 21 世纪新兴的高新技术产业的重要组成部分,具有重要的战略意义。

五、多媒体技术

多媒体技术是利用计算机将文本、图形、图像、声音、动画、视频等多种媒体信息,进行处理和综合集成,以供人机交互使用的一个计算机应用分支。

多媒体技术所涉及的技术领域相当广泛,涉及许多成熟发展的传统学科,是一门跨学科的综合性技术。多媒体技术是计算机技术发展的必然,但它的发展依赖于许多基础技术的发展。多媒体技术汇集了计算机体系结构,计算机系统软件,视频音频信号的获取、处理、特技以及显示输出等技术。从对各种媒体信息的处理、数据的压缩与解压缩技术、硬件的体系结构,到多媒体操作系统等软件系统,从开发多媒体应用的创作工具、动画技术、数据库技术等,到与网络技术相结合,应用电子邮件、多媒体视频会议系统,甚至是提供计算机支持协同工作环境等,都体现出多媒体技术涉及许多领域。其中的基本技术和关键技术可以归纳成以下几个主要方面。

（一）音频技术

音频技术主要涵盖音频数字化、音频编码、语音合成及语音识别等内容。其中的音频数字化实际上就是对音频的采样和量化。将连续时间的音频信号离散化，通过采样来实现，就是每隔相等的一小段时间采样一次，这种采样称为均匀采样；将连续幅度的音频信号离散化，通过量化来实现，就是把信号的强度划分成一小段一小段，如果幅度的划分是等间隔的，就称为线性量化，否则就称为非线性量化。

（二）视频技术

1. 视频的定义　视频（video）泛指将一系列静态影像用电信号的方式加以捕捉、记录、处理、储存、传送与重现的各种技术。视频是连续的图像序列。由于人眼的视觉暂留效应，当连续图像以一定的速率播放时，就可以看到动作连续的视频。

2. 视频的原理　人眼视觉残留（余晖效应）原理，即人眼观看物体时，成像于视网膜上，由视神经将图像传入人脑，感觉到物体的像，当物体移去时，视神经对物体的印象不会立即消失，而要延续1/24秒左右的时间。人眼的这种现象被称为视觉暂留现象。依据以上原理，将连续的时间序列图像在同一画面上进行快速展示，即可看到视频效果。因此，视频的帧率一般为24帧每秒以上，常用规格有25帧、29帧、30帧等，高速动态视频在60帧每秒以上。

从某种意义上说，视频是连续时间序列图像的集合，只不过这个集合经过压缩和封装形成一个文件，如MP4、AVI、MKV、WMV、RM等，用于视频的存储和传输。当然，现行的视频不仅包含视频数据，还有音频数据和字幕数据。如果要播放视频就需要专门的解码器或者播放器，对视频文件进行解压缩或者解码，然后读取视频文件的元文件信息，在画布上按照恒定的帧率展示时间序列影像。

3. 视频的编码与格式　由于视频连续帧之间相似性极高，为便于储存和传输，需要对原始的视频进行压缩（编码），这样就可以将视频信号保存在计算机中并作相应的处理。

视频压缩技术是将数据中的冗余信息去掉（去除数据之间的相关性）。视频图像数据的冗余信息可分为空域冗余信息和时域冗余信息。视频压缩或者编码就是去除视频中的空间、时间维度冗余信息。压缩技术包含帧内图像数据压缩和熵编码压缩技术（空间域）、帧间图像数据压缩技术（时间域）。

空间冗余性可以借由"只记录单帧画面的一部分与另一部分的差异性"来减低；这种技巧被称为帧内压缩（intraframe compression），并且与图像压缩密切相关。而时间冗余性则可借由"只记录两帧不同画面间的差异性"来减低；这种技巧被称为帧间压缩（interframe compression），包括运动补偿以及其他技术。

目前最常用的视频压缩技术为数字通用光盘（DVD）与卫星直播电视所采用的MPEG-2，以及互联网传输常用的MPEG-4。

（三）图像处理技术

图像处理的内容极为广泛，如放大、缩小、平移、坐标变换、坐标轴旋转、透视图制作、几何校正、灰度反转、二值图像、灰度变换、伪彩色增强、平滑、边缘加强和轮廓线抽取、等灰度线制作、图像复原、图像重建、各种正交变换等。图像处理的目的是使图像更清晰或者具有某种特殊效果，使人或机器更易于理解。因此，为了不同目的就要采用不同的处理方法，有时还要采用几种处理方法的组合。下面介绍几种主要的图像处理方法。

1. 图像增强　是通过一定手段对原图像附加一些信息或变换数据，有选择地突出图像中感兴趣的特征或者抑制(掩盖)图像中某些不需要的特征,使图像与视觉响应特性相匹配。图像增强技术在生物医学方面的应用有两类:一类是对生物医学的显微光学图像进行处理和分析,比如对红细胞、白细胞、细菌、虫卵的分类计数以及染色体的分析;另一类应用是对 X 线图像的处理,其中最为成功的是计算机断层成像。人体的某些组织,比如心脏、乳腺等软组织对 X 线的衰减变化不大,导致图像灵敏度不强,再加上外界各种物理因素的影响,往往导致医学图像的对比度较普通图像而言差了很多,因而医学图像常出现边缘模糊、细节信息不清晰等问题,致使诊断结果不准确。因此需要使用图像增强技术,提高图像的显示效果。

2. 图像恢复 是通过计算机处理,对质量下降的图像加以重建或恢复的处理过程。在图像的形成、传输、存储、记录和显示过程中不可避免地存在着与物体的相对运动、系统误差、畸变、噪声等因素的影响,使图像出现程度不同的变质和失真,不是真实景物的完善映像。图像恢复就是研究从所获得的变质图像中恢复出真实图像。在恢复过程中,须建立造成图像质量下降的退化模型,然后运用相反的过程来恢复原来的图像,并运用一定准则来判定图像是否得到最佳恢复。

3. 图像识别 就是对图像进行特征抽取,如抽出图像边缘、线和轮廓,进行区域分割等,然后根据图形的几何及纹理特征,利用模式匹配、判别函数、决策树、图匹配等识别理论对图像进行分类,并对整个图像作结构上的分析。

4. 图像编码(图像压缩) 图像信息的传输和存储要解决的问题,是保持图像的质量或在允许的保真条件下压缩存储及传输。数字图像需要编码成计算机能处理的信号,通常用标准二进制编码。数字图像信号主要的问题是数据量太大,保存困难。特别是传输图像时占频太宽,也就是产生"信息容量"问题。图像编码技术的目的除了解决上述两个问题——数据压缩、图像传输以外,还有提取图像中的特征,以便快速识别及实时控制。从数据压缩角度看,编码主要分为两大类——信息保持的压缩以及保真度压缩(保持一定的图像质量下的压缩)。

第三节 卫生信息系统

卫生信息系统是对卫生组织的信息进行采集、存储、管理、检索和传输,处理相关信息、业务、管理、决策等问题,并为卫生组织的目标服务的综合性系统。和其他信息系统一样,卫生信息系统表现为某种计算机软件系统或 Web 系统,其部署、开发和使用都遵循严格规范的理论和步骤。本章概要介绍卫生信息系统的基本知识和卫生信息系统的设计方法。

一、卫生信息系统的作用

卫生信息系统可以利用计算机程序自动地进行数据存储、处理、提交并分析已有的数据,为医院临床管理与临床决策、预防医学研究及公共卫生事业的各项工作提供信息保障,改善卫生服务各个层次的管理水平,进而改善和提高卫生服务的效果和效率。卫生信息系统的主要作用如下。

1. 减少重复工作 重复现象在水平数据收集系统中非常普遍。在这样的系统中,每一级别都要对从下级收到的数据进行相似的分析。利用计算机可以在各个基层一次性录入数据,然后通过磁盘或通信网络上传,也可以依靠计算机和数据库技术建立大型的数据平台,供各级别的人员使用。

2. 提高收集数据的质量 卫生信息系统是以数据标准化为基础的数据收集系统,包括人员信息、组织机构、诊疗项目、患者信息、费用等各种信息的数据定义和编码。卫生信息系统实现数字化，一方面对数据标准化提出更高的要求，另一方面可以实现数据录入的自动确认与编码自动化、医药词汇与数据自动分类等功能。

3. 医院管理自动化 医院管理信息系统的主要目标是支持医院的行政管理与事务处理，提高医院的工作效率，如提供财务、工资、账目、材料以及人力资源管理等信息。这些信息为卫生服务管理者动态了解成本、收入、员工情况以及其他方面提供了保障。

4. 临床决策支持 临床信息系统的主要目标是支持医护人员的临床活动，利用计算机收集和处理临床患者的医疗信息，积累临床医学数据，提供咨询，提高医护人员的工作效率，更好地为患者服务，如建立实验室诊断系统、医学影像系统、电子病历系统等。另外，利用信息系统中知识库的知识和已建立的规则，依照患者的临床状况变化，自动地进行诊断或提出治疗建议。例如，一个实时的临床决策支持系统可以在医生开处方时，根据患者的信息选取最佳的实施方案，自动考虑所开的处方是否适合患者的年龄、性别、疾病状况，以及所使用的药物是否与先前的药物有冲突等情况。

二、卫生信息系统设计方法

卫生信息系统的开发是一个多方面的系统工程，涉及组织、技术、管理、运作方法等许多问题，应认真考虑，否则难以达到预期的效果。开发过程描述了为开发出客户需要的软件，什么人、在什么时候、做什么事以及怎样做这些事来实现某一个特定的具体目标。软件开发采用的方法包括生命周期法、快速原型法和面向对象方法，主要以生命周期法最为常见。

（一）生命周期法

生命周期法又称结构化方法，基本思想是将开发过程视为一个生命周期，分几个阶段，各阶段有明确的任务和应得到的成果。特点是强调结构化、规范化、文档化，强调在不同开发阶段中由不同的人员从事专门的工作，产生各阶段的文档，上一阶段的文档是下一阶段工作的依据。概括地说，软件生命周期由软件定义、软件开发和运行维护（也称为软件维护）三个时期组成，每个时期又进一步划分成若干个阶段。

1. 问题定义 问题定义阶段必须解决的是"要解决的问题是什么"，也就是目标要明确。通过对用户的访问调查，收集健康信息管理的相关信息，系统分析员扼要地写出关于问题性质、系统目标和系统规模的书面报告，请用户确认。

2. 可行性研究 这个阶段解决的关键问题是"对于上一个阶段所确定的问题有行得通的解决办法吗"。系统分析员需要进行一次大大压缩和简化了的系统分析和设计过程，也就是在较抽象的高层次上进行的分析和设计过程。可行性研究是研究问题的范围以及是否有可行的解决办法。

3. 需求分析 这个阶段的任务是准确地确定"为了解决这个问题，目标系统必须做什么"，主要是确定目标系统必须具备哪些功能。系统分析员在需求分析阶段必须和用户密切配合，充分交流信息，以得出经过用户确认的系统逻辑模型。通常用数据流图、数据字典和简要的算法表示系统的逻辑模型。在需求分析阶段确定的系统逻辑模型是以后设计和实现目标系统的基础，因此必须准确、完整地体现用户的要求。用正式文档规格说明书准确地记录对目标系统的需求。

4. 总体设计 这个阶段解决的关键问题是"概括地说，应该怎样实现目标系统"，因此总体设计又称为概要设计。设计出实现目标系统低成本、中等成本和高成本3种方案。软件工程师描述每种方案,分析每种方案的优缺点,并在充分权衡各种方案利弊的基础上,推荐一个最佳方案。制订出实现最佳方案的详细计划,设计程序的体系结构,也就是确定程序由哪些模块组成以及模块间的关系。

5. 详细设计　此阶段的任务是把解法具体化,也就是解决"应该怎样具体地实现这个系统"的问题。这个阶段的任务是设计出程序的详细规格说明。这种规格说明的作用类似于其他工程领域中经常使用的工程蓝图,它们应该包含必要的细节,程序员可以根据它们写出实际的程序代码。详细设计也称为模块设计,在这个阶段将详细地设计每个模块,确定实现模块功能所需要的算法和数据结构。

6. 编码和单元测试　这个阶段的关键任务是写出正确的容易理解、容易维护的程序模块。程序员应该根据目标系统的性质和实际环境,选取一种适当的高级程序设计语言,把详细设计的结果翻译成用选定的语言书写的程序,并且仔细测试编写出的每一个模块。

7. 综合测试　这个阶段的关键任务是通过各种类型的测试及相应的调试,使软件达到预定的要求。最基本的测试是集成测试和验收测试。为了能使系统投入正常运行,以后能够正确、有效地使用这个系统,还要对用户进行培训。

8. 软件维护　维护阶段的关键任务是,通过各种必要的维护活动使系统持久地满足用户的需要。通常有四类维护活动:改正性维护、适应性维护、完善性维护、预防性维护。

在实际从事软件开发工作时,都要根据承担的软件项目不同、应该完成的任务差异等进行具体问题具体规划。

(二)快速原型法

快速原型法产生于20世纪80年代初期,是一种实用的信息系统开发方法,适合于中、小型信息系统的开发。基本思想是:先用快速的方法构造一个系统原型,使用户尽早看到未来系统的概貌,在此基础上与用户反复讨论和修改,直到开发者确信已完全掌握了用户的需求,才正式开发系统。采用原型法开发信息系统可分为四个阶段。

1. 确定用户的基本需求　在短期内,分析人员要与用户紧密配合,分析用户的主要功能需求和实现这些要求的数据规范、界面形式、处理功能、总体结构等,制定基本规格说明。

2. 建立初始原型　在快速分析的基础上,根据用户的基本需求尽快实现一个初始的原型。它能够反映系统的基本特性,而暂时忽略一些次要的内容和细节要求,但必须是一个实际可执行的系统。

3. 运行和修改原型　这是系统开发者与用户进行交流,发现问题的重要阶段。在运行初始原型的基础上,分析运行效果是否满足用户的需求,提出进一步的修改意见。用户与开发者在这种循环过程中不断交流、讨论,逐步逼近系统的最终要求。

4. 正式开发　将用户和开发者达成意见一致的原型系统作为进一步开发的基础,据此设计出恰当的系统模型,并确定详细的系统开发计划,正式开始开发。图6-4是原型法的工作流程。

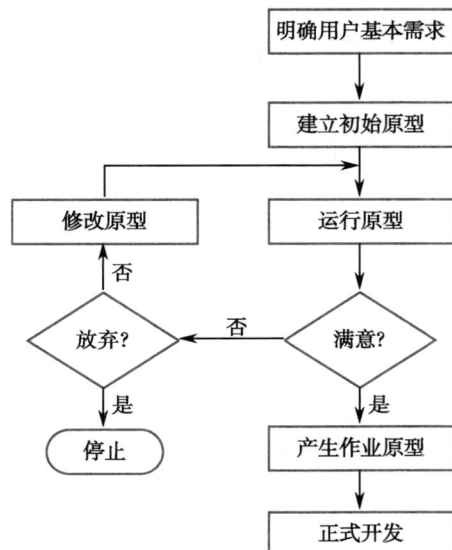

图6-4　用原型法开发信息系统的工作流程

（三）面向对象方法

面向对象（object-oriented，OO）方法是一种实用的信息系统开发方法。面向对象方法起源于面向对象的编程语言（如 Smalltalk、C++ 等），最开始主要用于仿真，用"对象"模拟客观世界中的对象，后被引入软件工程和信息系统开发中。其基本思想是：任何现实世界的实体都可以模拟为一个对象，每一对象都有自身的状态和行为；对象的状态可由一组属性值描述，其行为可表现为一组方法；每一个对象都定义了一组方法，允许对该对象进行各种操作。在信息系统开发中，由于分析、设计和编程之间的必然联系，把面向对象概念从面向对象编程推广到面向对象分析和面向对象设计，就能在方法和表示方法上相对保持一致，例如由信息模型转换成面向对象分析模型，显得非常的自然，这样做可以大大减少转换工作，提高信息系统的开发效率。

面向对象方法开发信息系统的过程一般可分为系统调查和需求分析、面向对象分析、面向对象设计和程序实现四个阶段。

1. **系统调查和需求分析**　对系统将要面临的具体管理问题及系统开发的需求进行调查和分析。分析人员必须与用户一起工作，了解问题和分析现状，因为用户此时对问题的陈述很少是完整和正确的。需求分析的结果应该是简要的，应了解到系统所要解决的问题，能够被应用方面的专家所理解，不应该包含任何实现细节的规定。

2. **面向对象分析**　要把问题空间分解成一些类或对象，抽象出这些对象的行为、结构、属性和方法，以及对象之间的关系，并由此产生一个规格说明。在面向对象分析中，直接从问题空间映射到模型。对象抽象了问题空间的事物，使用户对问题空间的理解更直接、更准确和更容易，减少了语义差异和转换。

3. **面向对象设计**　可分为四个部分，即问题空间设计、人机交互设计、任务管理设计和数据管理设计。问题空间设计是为了解决一些特定设计所需要考虑的实际变化，往往是对问题空间分析结果进行一些改进和增补。人机交互设计是根据不同层次的人和精神感受设计相应的用户界面。任务管理设计主要解决进程执行问题，如识别优先任务和关键任务，把它们分离开来进行细致的设计和编码，保证时间的约束性和安全性。数据管理设计包括数据存放和相应的服务两部分内容，无论采用何种数据管理方案，每个对象实例的数据必须落实到具体的数据库结构模型中。

4. **程序实现**　在面向对象设计期间规定的对象类和其之间的联系，最后要进入具体的程序设计语言、数据库的实现阶段。面向对象概念可以应用于整个系统开发的生命周期，同样的类能够支持所有开发阶段，程序实现阶段是增加具体的实现细节。

三、卫生信息系统应用

卫生信息技术在卫生信息系统的应用众多，例如医院管理信息系统、公共卫生信息系统、医疗保险管理信息系统、移动医疗系统、医学专家系统、智能机器人系统等。下面介绍两个典型的应用。

（一）移动医疗系统

移动医疗系统是以医院信息系统为支撑平台，依托无线通信技术，采用移动手持终端，将医院里的各种信息管理系统通过无线网络连接，借助条形码、二维码、无线射频等技术，使得医护人员能够实时查询、修改、采集、录入患者的医疗信息，从而实现医院信息系统向病房的延伸和扩展。

目前在全球医疗行业采用的移动应用解决方案,可基本概括为无线查房、移动护理、药品管理和分发、条形码患者标识带的应用、无线语音、网络呼叫、视频会议和视频监控。可以说,患者在医院经历过的所有流程,从住院登记、发放药品、输液、配液/配药中心、样本采集及处理、急救室/手术室,到出院结账,都可以用移动技术予以优化。因为移动应用能够高度共享医院原有的信息系统,并使系统更具移动性和灵活性,所以能简化工作流程,提高整体工作效率。

移动应用的另一个显著贡献是减少医疗差错。在对患者的护理过程中,有可能出现护理人员交接环节的失误,以及在发药、药品有效期管理、样本采集等执行环节的失误。移动医疗信息系统主要包括移动医生工作站和移动护士工作站。

(二)医学专家系统

医学专家系统是一个具有大量专门知识与经验的程序系统。它应用人工智能技术,根据某个领域或多个人类专家提供的知识和经验进行推理和判断,模拟人类专家的决策过程,以解决那些需要专家决定的复杂问题。

20世纪70年代初,斯坦福大学的 Edward H Shortliffe 开发了"传染性疾病鉴别诊断系统"(MYCIN),该系统可以对血液传染病的诊断治疗方案提供咨询意见。专业鉴定结果表明,它在细菌血液病、脑膜炎方面的诊断和提供治疗方案的水平已经超过了这方面的专家。1982年匹兹堡大学的 Miller 等成功研制了 Internist-I 内科计算机辅助诊断系统,其知识库包含了572种疾病、4 500多种症状。1991年,病理学专家解释报告系统(pathology expert interpretation system,PEIS)问世。该系统中有多种病理学指标,其准确率能达到95%。现在,智能技术的融入使专家系统更加精准,越来越多的医学专家系统已经进入临床应用研究,解决了解释、预测、诊断、提供治疗方案等问题。

医学专家系统运行过程中,当医生通过用户界面输入患者的具体症状时,系统的推理引擎就会开始从知识库中检索相关的医学规则,并应用这些规则来形成对患者病情的诊断。这个过程可以被形式化为一个演绎推理过程,其中推理引擎将尝试匹配规则的前提与输入的症状,从而触发相应的结论。

专家系统是基于知识的系统,由以下主要组件组成。

1. **知识库** 是专家系统的核心,包含了特定领域内的事实和启发式规则。例如,在处理医疗诊断的专家系统中,知识库可能包含以下形式的规则:

如果(症状=发烧)∧(检测结果=白细胞计数升高)则(诊断=细菌感染)

2. **推理引擎** 负责应用逻辑规则来处理和推导知识库中的信息,从而得出结论或进行预测。它利用如模态逻辑和一阶逻辑等形式化方法,执行诸如正向推理(从已知事实到结论)和反向推理(从所需结论到事实)的推理过程。

3. **用户接口** 为非专家用户提供与系统交互的途径,通常通过自然语言处理(NLP)技术实现,以确保用户可以直观地提出问题并理解专家系统的反馈。

在人工智能的众多分支中,专家系统以其模拟人类专家的决策过程而独树一帜。它不仅仅是一个程序,而是一种独特的计算模型,能够以类似人类专家的方式来解释、推荐、预测和诊断各种复杂问题。在金融分析、医疗诊断、工程设计等多个领域,专家系统都已证明了其不可替代的价值。

(胡树煜)

思考题

1. 简述信息技术对卫生信息系统的促进作用。

2. 快速原型法的基本设计思想是什么?

3. 浅谈人工智能在卫生信息管理中发挥的作用。

4. 图像处理技术在医学中有哪些应用?

5. 传感技术在医疗中有哪些应用?

全民健康信息化建设支撑引领卫生健康事业高质量发展,健全全民健康信息化标准体系是健康信息化建设的八大重要任务之一。卫生信息标准与规范旨在通过制定统一的术语体系、数据格式、交换协议和质量控制标准,为医药卫生领域内各类信息系统的建设、运行和维护提供科学依据和技术指导。它们不仅关乎医疗数据的互联互通,更直接影响医疗服务的效率、质量和安全性。因此,深入研究并有效实施卫生信息标准与规范,对于推动新一代信息技术与卫生健康行业深度融合,促进健康信息化建设,实现医疗资源的优化配置,提升医疗服务的整体效能具有至关重要的意义。

第一节 卫生信息标准概述

一、卫生信息标准与标准化

(一)卫生信息标准

1. **标准(standard)** 是为了在一定范围内获得最佳秩序和效益,对活动或其结果规定共同的、重复使用的规则、导则或规范性文件。从本质上说,标准包含一组规则和定义,用来规范如何执行一个操作或如何生产一个产品。国家标准《标准化和有关领域的通用术语 第1部分:基本术语》(GB/T 3935.1—1996)中指出:标准是对重复性事物和概念所做的统一规定。它以科学、技术和实践经验的综合成果为基础,经有关方面协商一致,由主管机构批准,以特定形式发布,作为共同遵守的准则和依据。国际标准化组织(International Standards Organization, ISO)将标准定义为:由有关各方根据科学技术成就与先进经验,共同合作起草,公认的或基本上达成共识的技术规范或其他公开文件,由标准化机构批准,目的是促进最佳的公共利益。

2. **信息标准(information standard)** 是为信息科学研究、信息产品生产、信息管理等所制定的各类规范和准则。2019年出版的《图书馆·情报与文献学名词》第1版将信息标准定义为:在信息的产生、传输、管理、交换和加工时对相关的规则、概念、名词、术语、传输格式、表达格式和代码等制定的共同遵守的准则和依据。

3. **卫生信息标准(health information standard)** 指在卫生事务处理过程中,信息采集、传输、交换和利用时所采用的统一的规则、概念、名词、术语、代码和技术,包括信息表达标准、信息传输与交换标准、信息安全与隐私标准。卫生信息标准的应用可保证多个独立信息系统之间信息的兼容性(compatibility)和互操作性(interoperability),保证数据的可得性(availability)、可比性(comparability)和明晰性(explicitness),目的是使不同地域、不同机构、不同部门的信息实现共享。

(二)卫生信息标准化

1. **标准化(standardization)** 指以制定、修订和实施标准为主要内容的活动过程。国家标准《标准化工作指南 第1部分:标准化和相关活动的通用术语》(GB/T 20000.1—2014)规定:标准化是为了在既定范围内获得最佳秩序,促进共同效益,对现实问题或潜在问题确立共同使用和重复使用的条款以及编制、发布和应用文件的活动。

2. 信息标准化（information standardization）　即信息标准的制定、修订和实施活动。狭义的信息标准化指信息表达上的标准化，实质上就是在一定范围内人们能共同使用的，对某类、某些、某个客体抽象的描述与表达。广义的信息标准化不仅涉及信息元素的表达，而且涉及整个信息处理过程，包括信息传输与通信、数据流程、信息处理的技术与方法、信息处理设备等。

3. 卫生信息标准化（standardization of health information）　是信息标准化在卫生领域的具体应用，包括卫生信息本身表达的标准化、卫生信息交换与传输的标准化和卫生信息技术的标准化。为了进行国家传染病发病报告，所有医院对各类传染病的诊断标准和分类代码要一致，这就是卫生信息本身的标准化；采用什么交换标准汇集和传送各医院的传染病发病数据，如采用什么样的传送格式，这就是卫生信息交换的标准化；采用什么技术报送，纸质报表、电话、传真、磁盘、网络直报还是实时的消息发送，采用什么样的网络协议和安全技术，这就是卫生信息技术的标准化。

二、卫生信息标准构成

《中华人民共和国标准化法》指出，标准包括国家标准、行业标准、地方标准、团体标准和企业标准。国家标准分为强制性标准、推荐性标准，行业标准、地方标准是推荐性标准。为了满足各种卫生信息标准需求，要科学地规划卫生信息标准研发工作，并促进各类卫生信息标准的协调、统一和衔接，同时，帮助用户正确地选择采用适宜的卫生信息标准，有时还需要对庞杂的卫生信息标准进行系统的分类和整理，即建立卫生信息标准体系。

标准体系是一定范围内的标准按其内在联系形成的科学有机整体。国家、行业标准都存在着客观的内在联系，相互制约，相互补充，构成一个有机整体。

（一）卫生信息标准分类

基于不同的分类概念和应用目的，可对卫生信息标准提出不同的分类方案，从而形成不同的标准体系。从卫生信息标准和标准化的定义可知，卫生信息标准大致涉及以下三类：一是信息表达标准，是信息标准化的基础，包括命名、分类编码等，如 SNOMED CT、ICD；二是信息传输与交换标准，应用于解决信息传输与共享问题，往往比信息的表达更加复杂，更注重信息的格式，其语义和内容依赖于表达标准，如卫生信息交换标准（Health Level Seven，HL7）、可扩展标记语言（extensible markup language，XML），医学数字成像和通信标准（Digital Imaging and Communications in Medicine，DICOM）等，随着区域医疗的开展，卫生信息交换标准变得越来越重要；三是信息安全与隐私标准，主要关注于保护信息系统的整体安全，包括但不限于硬件、软件、数据和网络，确保个人数据在收集、使用、存储和传输过程中不被滥用或泄露。

（二）卫生信息标准体系框架

ISO 卫生信息技术委员会（Technical Committee 215 on Health Informatics，ISO/TC 215）专门从事卫生信息方面的国际标准与规范的研发和国际协作，工作范围涵盖卫生信息标准的各个方面。ISO/TC 215 内部按照关注标准的类型划分为若干工作组（working group，WG）。工作组的划分实际上体现了卫生信息标准分类体系的框架，见表 7-1。其中领域标准是基础设施标准在某一方面的应用。标准制定组织协调指 ISO 与国际卫生信息标准制定组织（Standard Development Organization，SDO）所开展的标准化协作（cooperation）和协调（harmonization）。

（三）医疗信息技术标准分类

美国医疗健康信息技术标准协调委员会（Healthcare Information Technology Standards Panel，

表 7-1　ISO/TC 215 卫生信息标准体系框架

工作组类型	工作组及其名称	内容
基础设施工作组 （infrastructure working groups）	WG 1：数据结构 WG 2：数据交换 WG 3：语义内容 WG 4：信息安全	定义，框架，模型，模板及数据集 临床及管理方面消息（报文）的协同与配合 术语和知识表达 信息的机密性、完整性和可利用性，隐私 安全管理，信息系统安全
领域工作组 （domain working groups）	WG 5：健康卡 WG 6：药品与用药 WG 7：设备 WG 8：电子病历需求	定义患者持有的健康卡中数据的结构， 包含 8 个部分
标准制定组织协调 （SDO harmonization）	HL7 IHTSDO CEN/TC251 DICOM CDISC（临床数据交换标准协会） ……	从事卫生信息标准研发的组织如 ISO、欧 洲标准化委员会（CEN）的工作组与 HL7、 国际卫生术语标准制定组织（IHTSDO） （术语标准）、DICOM 等在标准内容、范围 上的协作和协调

HITSP）于 2006 年提出了一个医疗健康信息技术标准分类，将现有的医疗信息技术标准分类为数据标准、信息内容标准、信息交换标准、标识标准、隐私与安全标准、功能标准和其他标准，如表 7-2 所示。

表 7-2　HITSP 医疗信息技术标准类别

序号	类别	主要标准
1	数据标准	ICD、SNOMED、LOINC、UMLS
2	信息内容标准	HL7 CDA、CCD
3	信息交换标准	HL7 V2、HL7 V3、DICOM 3.0
4	标识标准	HIPAA、CMS
5	隐私与安全标准	HIPAA
6	功能标准	EHR-S FM
7	其他标准	IHE、HIE、HTML、ActiveMQ、XML

综合分析国际上解决互操作问题的方案，卫生信息标准大致可归纳为以下八类，构成卫生信息标准体系的基本内容。

1. 医学术语　即医学概念命名和标识，例如 SNOMED CT（系统化医学术语集 - 临床术语）、LOINC（Logical Observation Identifiers Names and Codes，观测指标标识符逻辑命名与编码）、UMLS（统一医学语言系统）、UCUM（统一计量单位代码）及各种词汇、值集等。

2. 分类代码标准　即较粗颗粒度的术语，例如 ICD（International Classification of Diseases，国际疾病分类）、CPT（Current Procedural Terminology，现行操作术语）、DRGs（Diagnosis Related Groups，疾病诊断相关分组）、HCPCS（Healthcare Common Procedure Coding System，医疗通用程序编码系统）。

3. 标识标准　即与医疗活动有关的各类对象的标识符，例如邮政编码、地区、机构、个人、设备、器械、药品等标识。

4. 文档和消息规范　即信息单元的交换规范，例如 CDA（Clinical Document Architectur，临床文

档架构)、CCD(Continuity of Care Document，护理连续性文档)、CCR(Continuity of Care Record，连续性护理记录)、DICOM(Digital Imaging and Communications in Medicin，医学数字成像和通信)。

5. 卫生信息集成规范　即基于单个标准的信息技术集成规范，例如 ITI-TF（ 医疗企业集成 IHE 技术架构)、PCC(Patient Care Coordination，患者护理协调)、Implementation Guide for CDA（ 临床文档架构实施指南)。

6. 通用信息技术标准　即医疗信息交换共享所需的通用技术规范，例如 HTTP（ 超文本传输协议)、ebXML（ 电子商务可扩展标记语言)、OASIS(结构化信息标准促进组织)、EDXL(应急数据交换语言)、SOAP(简单对象访问协议)等，独立于医疗卫生业务。

7. 业务应用规范　例如 EHR（ 电子健康档案)系统功能模型、CORE(医疗保险信息交换操作规范)、UB(Uniform Bill，标准化账单)、NCPDP(National Council for Prescription Drug Programs，国家处方药计划委员会)制定的电子处方标准、各种互操作规范 (IS)。

8. 安全隐私保护　HIPAA(Health Insurance Portability and Accountability Act，健康保险携带和责任法案)，ASTM(American Society for Testing and Materials，美国材料与试验协会)的访问控制、认证，与通用信息技术标准存在部分重叠。

三、卫生信息标准化发展现状与趋势

基于标准的卫生信息交换和共享是提高卫生服务质量和效率、优化医疗服务过程及促进医疗卫生业务协同和一体化的重要保证。随着医疗卫生改革的深入发展，卫生信息标准的需求也在不断增强。

（一）国内卫生信息化及信息标准化现状与趋势

2022 年 1 月，为贯彻落实《中华人民共和国标准化法》《中华人民共和国国民经济和社会发展第十四个五年规划和 2035 年远景目标纲要》《“健康中国 2030” 规划纲要》《国家标准化发展纲要》和党中央、国务院决策部署，做好 “十四五” 时期卫生健康标准化工作，根据《卫生健康标准管理办法》等规定，国家卫生健康委研究编制了《“十四五” 卫生健康标准化工作规划》，是指导今后五年卫生健康标准化工作的纲领性文件。下面以目前国家发布的标准为例分别进行阐述。

1. 基本数据集标准《城乡居民健康档案基本数据集》（ WS 365—2011)以《卫生健康信息数据元目录》（ WS/T 363.1—2023)所有部分和《卫生健康信息数据元值域代码》（ WS/T 364.4—2023)所有部分为基础，规定了城乡居民健康档案基本的数据集元数据属性和数据元目录。数据元目录包括城乡居民健康档案个人基本信息、健康体检信息、重点人群健康管理记录和其他医疗卫生服务记录的相关数据元。

除了《城乡居民健康档案基本数据集》（ WS 365—2011)，原国家卫计委还陆续颁布了包括儿童保健、妇女保健、疾病控制、疾病管理、医疗服务、健康卡等领域的约 60 多个卫生信息基本数据集标准。这些数据集分别规范了各专业领域数据采集的基本内容，规定了本领域使用的数据元的名称、定义、格式等属性。

2. 卫生信息数据元及数据元值域代码标准《卫生健康信息数据元目录》（ WS 363—2023)标准于 2023 年发布，规定了数据元的定义、表示格式、数据元值域代码及约束条件等。除了规定卫生健康信息数据元标准化原则（ 总则)，其具体内容还包含标识、卫生服务对象信息（ 人口学及社会经济学特征、健康史)、健康危险因素（ 职业危险因素、行为危险因素、环境及其他危险因素)、医学观察信息（ 主诉与症状、体格检查、临床辅助检查、实验室检查)、诊断与评估信息（ 医学诊断、医学评估)、计划与干预信息(计划与干预)、卫生经济信息(卫生健康费用)、卫生资源信息(卫生健康机构,卫生健康人员,药品与医疗器械)、卫生管理信息(卫生健康管理)等17个部分。与数据元目录对应,国家卫生计生委同时颁布了《卫生健康信息数据元值域代码》(WS/T 364.4—2023),提出了值域代码标准的制定原则(总则),规范了上述17个部分中代码型数据元的允许值。

3. 居民健康档案医学检验记录的常用观测指标标识符逻辑命名与编码(Logical Observation Identifiers Names and Codes, LOINC)为了促进我国居民健康档案中常见医学检验信息的交换和共享,国家卫生计生委于2014年颁布了《居民健康档案医学检验项目常用代码》(WS/T 446—2014)。LOINC是一个著名的国际卫生信息标准,包含庞大的医学观察项目数据库。根据中国目前医疗保健行业开展医学检验的现状和需求,参照国家卫生计生委2013年发布的《医疗机构临床检验项目目录》,同时考虑现行检验项目与LOINC体系映射的可行性,本标准确定了需要编制LOINC代码的常用检验检查项目列表,共包含医学检验项目1 462条,推荐用于卫生领域实验室检查项目信息的表示、交换、识别和处理。

4. 健康档案共享文档规范　2016年,国家卫生计生委颁布了《健康档案共享文档规范》(WS/T 483—2016)系列标准。该标准包含个人基本健康信息登记、出生医学证明、新生儿家庭访视、儿童健康体检、首次产前随访服务、产前随访服务、产后访视、预防接种等20个部分,规定了健康档案20个部分内容的文档模板、文档架构的要求以及对文档头和文档体的一系列约束,希望全国各级各类提供医疗卫生服务的医疗卫生机构、从事卫生信息化服务的信息技术厂商以及相关的行政管理部门采用该标准传输和交换卫生信息。

5. 医院信息系统和电子病历系统功能规范　2002年卫生部印发《医院信息系统基本功能规范》(卫办发〔2002〕116号),2018年国家卫生健康委员会发布《电子病历系统应用水平分级评价标准(试行)》(国卫办医函〔2018〕1079号),并对已实施以电子病历为核心医院信息化建设的各级各类医疗机构划分为9个等级。2019年,《医院智慧服务分级评估标准体系(试行)》(国卫办医函〔2019〕236号)发布,将医院智慧服务分为0~5级,以标准为导向指导医疗机构科学、规范地开展智慧医院建设。为实现医疗健康信息的互联互通和共享利用,2020年,国家卫生健康委统计信息中心印发了《国家医疗健康信息区域全民健康信息互联互通标准化成熟度测评方案(2020年版)》(国卫统信便函〔2020〕29号)。此测评方案自2021年起施行,明确了区域测评工作的原则、依据、方法、测评管理及流程,特别是结合近几年区域全民健康信息化建设新需求、新技术应用情况,测评的应用效果评价分为7个等级,由低到高依次为一级、二级、三级、四级乙等、四级甲等、五级乙等、五级甲等,补充完善了测评指标,以更好地服务于全民健康信息化建设。

6. 全国公共卫生信息化建设标准与规范　2020年12月,为提高公共卫生机构信息化建设与应用能力,促进医防融合,国家卫生健康委、国家中医药管理局联合制定并印发《全国公共卫生信息化建设标准与规范(试行)》(国卫办规划发〔2020〕21号)。文件明确了各级疾病预防控制中心、二级及以上医院等,业务范围覆盖公共卫生信息化建设和应用的主要业务服务和管理要求,共有21个一级指标与125个二级指标,鼓励各级各类医疗卫生机构根据自身情况,运用大数据、人工智能、云计算等新兴信息技术与公共卫生领域的应用融合,在疫情监测分析、病毒溯源等方面更好地发挥支撑作用。

(二)国际卫生信息化及信息标准化现状与趋势

随着信息技术的发展和普及,世界各国的卫生信息化建设步伐逐步加快。最近10余年间,卫生信息化发展尤为迅猛。到2024年,世界卫生组织在连接各种医学分类和术语方面取得了重大进展。这包括对监管活动医学词典(Medical Dictionary for Regulatory Activities, MedDRA)进行无损映射,以促进药物相关信息的准确报告,嵌入医疗器械命名法以实现国际卫生系统的一致性。此外,世界卫生组织将实验室和临床观察与干预措施联系起来,探索与其他术语系统合作的潜在方法和框架,以加强全面的卫生信息管理。

ISO/TC 215 于 1998 年创建,涵盖范围包括卫生信息学领域的标准化,以促进与卫生相关的数据、信息和知识的捕获、交换和使用,以支持和实现卫生系统的各个方面。截至 2024 年 7 月,ISO/TC 215 已发布 240 项健康信息学国际标准,其中 228 项由 ISO/TC 215 直接负责,另有 67 项标准正在研发中,其中 64 项由 ISO/TC 215 直接负责。目前,越来越多的组织和人员参与到卫生信息标准研制和应用活动中,而且在不同标准的研究和应用项目之间开展密切合作。全球卫生信息标准化正日益呈现出有组织的、开放协作的、高效的持续发展态势。

不断增强的信息共享和利用需求使信息标准化显示出前所未有的重要性。英国、美国、加拿大、澳大利亚等国家都在卫生服务信息化的进程中投入了大量的人力、物力开展信息标准化工作。国际疾病分类第十一版(International Classification of Diseases 11th Revision, ICD-11)、国际功能,残疾和健康分类(International Classification of Functioning, ICF)和国际健康干预分类(International Classification of Health Interventions, ICHI)是有效表示知识和数据传输的关键。

世界卫生组织制定的用于疾病和死因统计分类的 ICD-11 在全世界得到了广泛应用,能够确保不同记录数据的语义互操作性和可重用性,而不仅仅是健康统计,还包括决策支持、资源分配、报销、指南等。截至 2024 年 5 月,即 ICD-11 正式生效 2 年后,已有 132 个会员国和地区处于实施新分类系统的不同阶段。具体而言,72 个国家已开始实施进程,包括翻译工作。此外,50 个国家正在开展或扩大实施试点,14 个国家和地区已开始使用 ICD-11 编码收集或报告数据。

第二节　常用的卫生信息标准与规范

卫生信息标准包括信息表达标准、信息传输与交换标准和信息安全与隐私标准。卫生信息本身的标准化和规范化表达是卫生信息标准的重要组成部分,是实现信息语义互操作的基础。此类标准的研发需要以医疗卫生领域的专业人员为主要力量。本节简要介绍其中几种广泛应用的国际和国内标准。

一、信息表达标准

(一)系统医学命名法-临床术语

系统医学命名法-临床术语(Systematized Nomenclature of Medicine-Clinical Terms, SNOMED CT)是国际著名的医学术语标准。它采用多轴编码的命名方法,精确表达医学领域大量的、复杂的概念,是迄今为止最为完整的医学术语系统,可用来编码、提取和分析临床数据,支持医学数据的一致性索引、存储、调用和跨专业、跨机构集成,促进电子病历系统(EMRS)的语义互操作。

1. SNOMED CT 的基本内容

(1)概念:SNOMED CT 中的每个概念都有一个完整、清晰的描述(人读)和唯一的标识符(机读)。概念标识符(conceptID)为数字形式的字符串,6~18 位,一般为 8 或 9 位,其结构如图 7-1 所示,其中 SCTID 为 SNOMED CT 标识符(SNOMED CT Identifier)的缩写。截至 2024 年,SNOMED CT 包含的概念超过 35 万个,其中用于紊乱(疾病)、操作(手术)和临床发现的概念最多,合计约占 50%。

SNOMED CT 的所有概念按照颗粒度由“粗”到“细”形成层级结构,如图 7-2 所示。

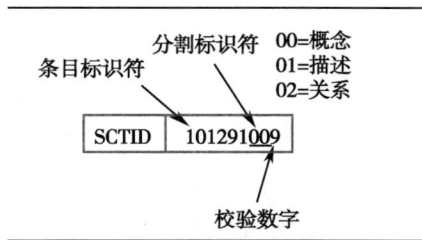

图 7-1 SNOMED CT 概念标识符的结构

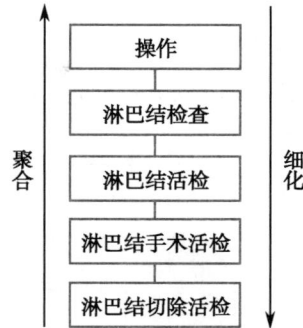

图 7-2 SNOMED CT 概念的层次示意图

SNOMED CT 所包含的 19 类顶层概念如下：

临床发现（clinical finding）

外力（physical force）

操作（procedure）

事件（event）

观察实体（observable entity）

环境或地理位置（environment or geographical location）

身体结构（body structure）

社会背景（social context）

生物体（organism）

明确背景的情境（situation with explicit context）

物质（substance）

分期和等级（staging and scales）

药物或生物制品（pharmaceutical/biologic product）

物理实体/设备（physical object/equipment）

样本（specimen）

限定值（qualifier value）

特殊概念（special concept）

人为记录件（record artifact）

关联概念（linkage concept）

（2）描述：指赋予 SNOMED CT 概念的名称或术语。SNOMED CT 包含将近 100 万个描述，包括在概念之间相互参照的同义词。

以描述心肌梗死的概念（conceptID：22298006）为例。

1）规范化全称（fully specified name，必需的，没有歧义的）：myocardial infarction（disorder），descriptionID751689013。

2）首选术语（preferred term，临床常用的词或词组）：myocardial infarction，DescriptionID 37436014。

3）同义词：cardiac infarction，descriptionID37442013。

4）同义词：heart attack，descriptionID37443015。

5）同义词：infarction of heart，descriptionID374410。

以上所有描述都有自己的唯一标识符，且都与概念标识符"22298006"相关联。

再以阑尾切除术（appendectomy）为例，其描述如图7-3所示。

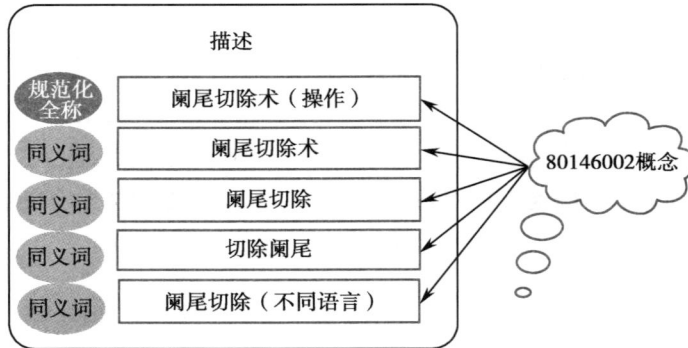

图7-3　SNOMED CT 阑尾切除术的描述

（3）关系定义概念之间的关联：关系类型包括定义、限定、历史的和附加的。每一个概念都通过规定与其他概念的关系而获得逻辑上的含义，但是每种关系都必须是一个事实，不能是错误的逻辑，并且对每个概念关系的描述必须完整。例如距骨骨折是脚部的骨折，部位是距骨，形态上表现为骨折，或糖尿病是一种糖代谢紊乱。又如阑尾切除术，与其有关的关系见图7-4。SNOMED CT 有 140 多万个概念之间的关联或语义关系。

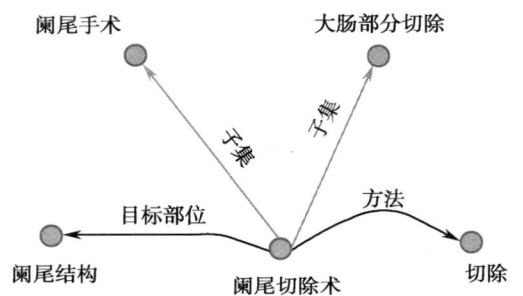

图7-4　SNOMED CT 阑尾切除术的关系

随着版本的升级，SNOMED CT 的内容也在不断更新，包括概念、描述及关系。

2. SNOMED CT 中的属性　即除了"是一个（is a）"外的另一种重要的概念关系描述。SNOMED CT 目前有 50 多个属性，其中：临床发现的属性包括发现的部位、相关的形态学、与其他（如原因）的关系、严重度、临床进程等；手术或操作的属性包括手术部位、手术目标部位、手术方法、手术路径、手术用药、优先度等。以"左手拇指剧烈疼痛"为例，其描述如图7-5所示。

3. SNOMED CT 的管理与应用　SNOMED 最初由美国病理学家学会（College of American-Pathologists，CAP）提出。1999 年，CAP 和英国国家卫生服务体系（National Health System，NHS）联合，将 SNOMED 参考术语 SNOMED RT（Reference Terminology）和临床术语（Clinical Terms，曾称 Read Codes）V3 结合，形成了 SNOMED CT。为了将 SNOMEDCT 发展成为世界性的医学术语标准，2005 年 11 月 SNOMED 国际（SNOMED International）和英国 NHS 卫生互联机构宣布将成立一个中立的国际标准开发组织，并将 SNOMED CT 的所有权从 CAP 转移到这个新的组织，以便其他国家有机会共同拥有、开发、维护和完善 SNOMED CT 及相关产品，包括 SNOMED CT 的技术设计、核心内容及相关技术文档。2006 年经过美国、英国、加拿大、丹麦、澳大利亚、立陶宛六国讨论，决定成立一个新的机构——国际卫生术语标准开发组织（International Health Terminology Standards Development Organization，IHTSDO）。IHTSDO 于 2007 年 3 月在丹麦作为非营利性组织注册，以 780 万美元获得 SNOMED CT 和其前期产品（如 SNOMED 等）的知识产权。SNOMED CT 的管理和应用如图7-6所示。

53057004:363698007=（76505004:272741003=7771000），272141005＝24484000

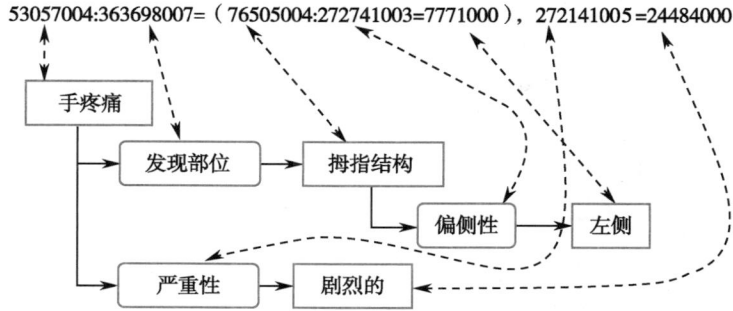

图 7-5 临床发现的属性（举例）

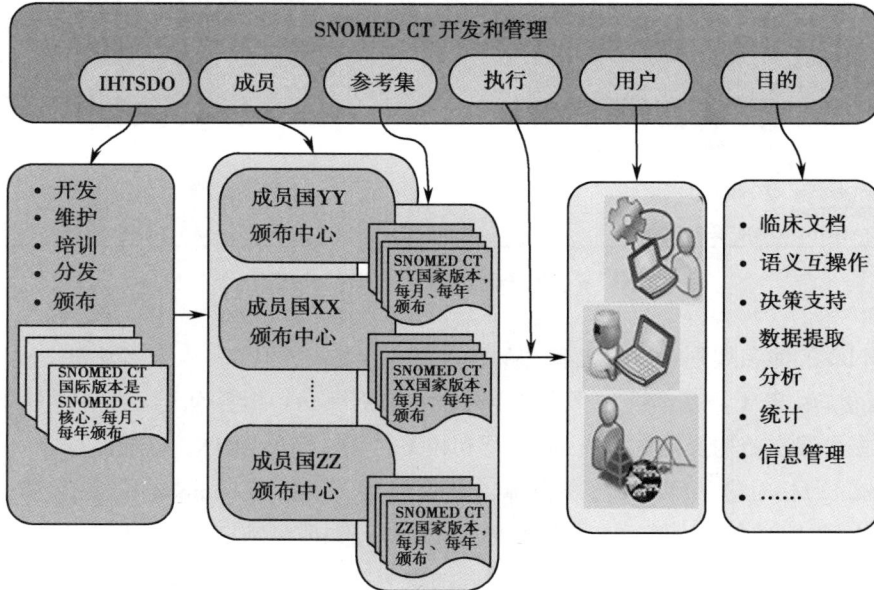

图 7-6 SNOMED CT 的管理和应用

在临床上，SNOMED CT 作为电子病历结构中最底层的概念标识定义临床相关数据的语义，使有关的术语或者临床概念具有准确的语义（图 7-7）。电子病历结构中的概念可以连接或者绑定到其他适用的术语和词汇系统，除 SNOMED CT 外，还包括 ICD、LOINC 等。

（二）观测指标标识符逻辑命名和编码

观测指标标识符逻辑命名和编码（Logical Observation Identifiers Names and Codes，LOINC）为实验室和临床检查提供了一套统一的名称和标识码，从语义和逻辑上支持医学检验、检查结果的交换。LOINC 分为四个部分：实验室 LOINC（laboratory LOINC）、临床 LOINC（clinical LOINC，负责非实验室诊断检查、重症医学、医疗护理指征、病史及体格检查方面的内容）、调查问卷和信息附件，其中实验室 LOINC 所占比例最高。

LOINC 数据库内容覆盖面广，尤其是实验室部分，专业领域齐全，包括临床实验室所报告的几乎所有观测指标，专业领域包括化学、血液学、血清学、血库、微生物学、细胞学、手术病理学及生殖医学。同时，LOINC 具有与国际上许多专业标准之间丰富的对照（映射）关系，如 SNOMED CT、国际纯粹与应用化学联合会（International Union of Pure and Applied Chemistry，IUPAC）、现行操作术语（Current Procedural Terminology，CPT）等。UMLS 知识源服务器上发布了 LOINC 与 CPT 之间的对照关系。

131

```xml
<?xml version="1.0" encoding="GB2312" standalone="yes"?>
<EHR>
  <entry name="文档标题">第 3 次入院记录</entry>
  <entry name="姓 名">杨 XX</entry>
  <entry name="性 别">男</entry>
  <entry name="年 龄">82</entry>
  <entry name="民 族">汉族</entry>
  <entry name="婚 姻">已婚</entry>
  <entry name="职 业">退休</entry>
  <entry name="入院时间" format="yyyy-mm-dd">2012-01-12</entry>
  <entry name="地 址">
    <entry name="省">陕西</entry>
    <entry name="市">西安</entry>
    <entry name="县">新城区</entry>
    <entry name="详细地址">长乐西路 169 号</entry>
  </entry>
  <section name="主诉">
    <entry name="症状">
      <症状频率 displayname="发作性" code="26593000" code-system="SNOMET-CT"></症状频率>
      <发现部位 displayname="心前区" code="279231003" code-system="SNOMET-CT"></发现部位>
      <症状名称 displayname="疼痛" code="22253000" code-system="SNOMET-CT"></症状名称>
    </entry>
    <Text>，</Text>
    <entry name="年数" unit="年">24</entry>
    <Text>，加重</Text>
    <entry name="数值">1</entry>
    <Text>周</Text>
    <Text>。</Text>
  </section>
  <section name="现病史">
```

图 7-7　电子病历结构 XML 部分截图

1. LOINC 的命名规则　LOINC 概念的核心部分包括一个代码、六个概念定义轴和简称。每个 LOINC 概念均由若干条基本概念及其组合概念（LOINC parts）组合而成。其中，每个基本概念又具有相应的概念层次结构及首选术语、同义词和相关名称。每条 LOINC 记录都与唯一一种试验结果或套组（panel）相对应。LOINC 的六个概念定义轴为：①成分（component，一般指分析物），如钾、血红蛋白、丙型肝炎抗原等；②受检属性（property），如质量浓度、酶的催化活性等；③时间特征（timing），表示检测指标是某个时刻或短时间的观测结果，还是在更长时间段内的观测结果，如 24 小时尿样本；④样本（sample）类型或系统（system），如尿、静脉血；⑤标尺（scale）类型，指观测结果属于定量型、等级型、概念型或者叙述型（如显微镜检查的诊断意见）；⑥方法（method），即获得试验结果所采用的方法。

LOINC 命名采用基于上述六个定义轴的分面分类方法，其命名原则详细而明确，包括对基本概念和组合概念的命名。基本概念的命名遵循国际上公认的专业命名方法和原则，如各种生物（细菌、真菌、病毒和动植物）和有机化合物的命名。LOINC 备有多个语种的用户手册。

LOINC 具有明确的无歧义的编码方案。代码采用没有任何含义的数字型顺序码，并备有一位校验码（如 10008-8），易于输入和校验。每个 LOINC 概念都分别具有唯一性的代码，且恒久不变。一条 LOINC 代码从其创建直至废弃，具有完整的生命周期，绝不物理删除或复用废弃代码，只是赋以废弃标志"DEL"，保证了概念标识的唯一性以及概念含义的持久性。对于组成最终 LOINC 概念定义的基本概念和组合概念及其相关术语，也作了编码，且这些概念的编码也恒定不变，有助于建立起其他相关术语系统与 LOINC 概念之间的对照关系，便于不同术语系统之间的整合与协同。

2. LOINC 编码系统的应用和管理　以血浆纤维蛋白原测量为例，LOINC 代码为 3255-7，六个概念轴的具体定义为：检查成分为纤维蛋白原；属性为质量浓度；时间特征是一次测量；样本为血浆；标尺类型为定量型；方法为凝血功能分析。因此，LOINC 代码为 3255-7 的检测项目可完整地表达为采用凝血功能测量方法、一次性随机测量血浆纤维蛋白原的质量浓度。如此标识所有医学检验和检查项目,可保证患者信息在不同机构和信息系统之间交换时被有关各方准确理解,避免歧义和误解。

LOINC 由美国雷根史崔研究院(Regenstrief Institute)发起和创建,注册用户可免费使用。因为 LOINC 数据库所收录的术语数量已经超出了手工查找的能力范围,所以 LOINC 提供了配套的软件工具——Regenstrief LOINC 映射辅助程序(Regenstrief LOINC Mapping Assistant,RELMA),用于 LOINC 数据库的浏览、查询、对照,本地术语的整理、编辑和预处理,以及新 LOINC 术语的创建、编辑与提交。

(三)国际疾病分类

国际疾病分类(International Classification of Diseases,ICD)是世界卫生组织(WHO)在欧洲早期制定的死因分类标准基础上拓展、细化、补充、修订而形成的国际标准统计分类体系,至今已有一百多年,其间经历了十一次修订,从最初仅用于死因统计发展到涉及所有疾病和死亡原因,包括损伤和中毒及其外部原因的统计分类,具有权威性、科学性以及宏观反映居民健康状况等特征。WHO 推行 ICD 的目的是对不同国家和地区在不同时间收集的死亡和疾病数据进行系统的记录、分析、解释和比较。ICD-11 于 2019 年第 72 届世界卫生大会通过,并于 2022 年 1 月 1 日生效。ICD 进一步扩展为疾病和有关健康问题的国际统计分类,应用范围除了死因、疾病、损伤等统计外,还涉及血液和造血器官疾病、免疫系统疾病、睡眠-觉醒障碍等,丰富了 ICD 的前沿医学知识,整合了新的疾病和病症,使医疗保健专业人员在实践中保持领先地位。该修订版还对分类系统进行了微调,确保了患者护理的准确性和相关性。

1. 国际疾病分类系统的主要内容　作为医学领域分类编码标准的典型代表,ICD 是多轴的统计分类体系。不同于疾病命名,ICD 具有明确的范围或域,体现了完整性、唯一性、科学性、权威性和实用性。ICD-11 收录术语量约为 3.2 万,编码数约为 5 万,编码范围从 1A00.00 至 ZZ9Z.ZZ,采用"预组配+后组式"编码方式。

ICD-11 的构成:ICD-11 共包括 26 章,每章内再分节和小节,26 章的内容见表 7-3。

表 7-3　ICD-11 的内容及划分

章号	名称	节数	具体类别	范围	归类
1	传染病或寄生虫病	25	胃肠炎或感染性结肠炎、皮肤或皮下组织的化脓性细菌感染、艾滋病、中枢神经系统的病毒感染、病毒性肝炎等	1A00～1H0Z	病因
2	肿瘤	8	脑或中枢神经系统肿瘤、造血组织或淋巴组织肿瘤、恶性肿瘤,淋巴、造血、中枢神经系统或相关组织的原发性肿瘤除外等	2A00～2C65	病种
3	血液或造血器官疾病	5	贫血或其他红细胞疾病、凝血缺陷、紫癜或其他出血性或相关疾病、脾脏疾病等	3A00～3C0Z	病因
4	免疫系统疾病	10	原发性免疫缺陷、非器官特异性全身性自身免疫病、过敏或超敏反应等	4A00～MA1A	病种
5	内分泌、营养和代谢疾病	5	内分泌疾病、营养失调、代谢紊乱、术后内分泌或代谢紊乱等	5A00～MA6Y	病因
6	精神和行为或神经发育障碍	24	神经发育障碍、精神分裂症或其他原发性精神障碍、紧张症、心境障碍、焦虑或恐惧相关障碍等	6A00～6E8Z	病因

章号	名称	节数	具体类别	范围	归类
7	睡眠-觉醒障碍	6	失眠症、嗜睡障碍、睡眠相关呼吸障碍、昼夜节律睡眠-觉醒障碍等	7A00～7B2Z	病因
8	神经系统	26	运动障碍、以神经认知障碍为主要特征的疾病、癫痫或癫痫发作、头痛疾病、脑血管疾病等	8A00～8E7Z	部位
9	视觉系统	16	眼附件或眼眶疾病、眼球疾病——前段、影响眼前节和后节的眼球疾病、青光眼或青光眼疑似等	9A00～9E1Z	部位
10	耳和乳突	8	外耳疾病、内耳疾病、听力障碍、耳部疾病等	AA00～AA6Z	部位
11	循环系统	22	高血压、低血压、缺血性心脏病、冠状动脉疾病、心包炎等	BA00～BE2Z	部位
12	呼吸系统	14	上呼吸道疾病、肺部感染、胸膜、膈肌或纵隔疾病,主要影响肺间质的呼吸系统疾病等	CA00～CB7Z	部位
13	消化系统	20	口面部复合体的疾病或病症、食管疾病、胃或十二指肠疾病、小肠疾病、胆囊或胆道疾病等	DA00～DE2Z	部位
14	皮肤病	16	某些可归因于感染或感染的皮肤病、炎症性皮肤病、代谢与营养性疾病累及皮肤等	EA00～EM0Z	部位
15	肌肉骨骼系统或结缔组织疾病	13	关节病、与脊柱相关的疾病、软组织疾病、骨或软骨病等	FA00～FC0Z	部位
16	泌尿生殖系统	9	女性生殖系统疾病、男性生殖系统疾病、乳腺疾病等	GA00～GC8Z	部位
17	性健康	10	性功能障碍、性交痛障碍、女性生殖器解剖结构的变化等	HA00～HA8Z	部位
18	妊娠分娩产褥期	11	妊娠流产结果,妊娠期、分娩期或产褥期的水肿、蛋白尿或高血压,产科出血等	JA00～QA4Z	病种
19	起源于围生期	14	受母体因素或妊娠、分娩或分娩并发症影响的胎儿或新生儿,涉及胎儿或新生儿外皮的疾病等	KA00～KA0Z	病因
20	发育异常	4	主要影响一个身体系统的结构发育异常、多种发育异常或综合征等	LA00～LD9Z	病因
21	其他地方未分类的症状、体征或临床发现	16	血液、造血器官或免疫系统的症状、言语或声音的症状、体征或临床表现等	MA00～MH2Y	其他
22	损伤中毒性质或外因	18	头部受伤,腹部、下背部、腰椎或骨盆受伤,髋部或大腿受伤等	NA00～NF2Z	临床
23	发病或死亡的外部原因	9	意外原因、故意自残、突击、未确定的意图等	PA00～PL2Z	非病
24	影响健康的因素	2	与卫生服务机构联系的原因、影响健康状况的因素	QA00～QF4Z	非病
25	特殊目的编码	2	病因不明和紧急使用的新疾病的国际临时分配、国家对病因不明的新疾病进行临时分配	RA00～RA26	特殊
26	传统医学	1	传统医学疾病	SA00～SJ1Z	病种

2. ICD 与国际分类家族　虽然 ICD 具有广泛适用性,但并不能保证满足所有需求。因此,世界卫生组织还负责组织制定、实施并维护更新了一系列反映居民健康状况的国际分类标准,形成了国际分类家族(Family of International Classification, FIC),主要用于对健康信息进行国际的交流和比较。由于涉及面很广,又称为 WHO-FIC 网。FIC 的构成见图 7-8。

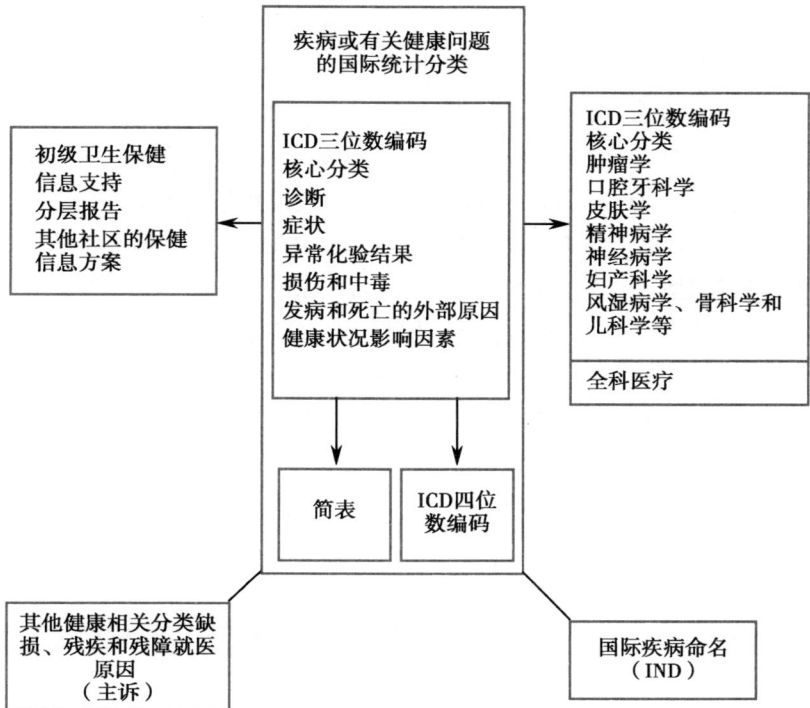

图 7-8　WHO 国际分类家族的构成

(四)《中国图书馆分类法医学专业分类表》

《中国图书馆分类法医学专业分类表》(简称《医学专业分类表》)是在《中国图书馆分类法》第4 版 R 类(医学类)基础上编制的专业分类工具,旨在为医学图书馆和医学信息单位提供文献分类标引的规范,实现医学文献分类标引和分类检索体系的规范化、标准化,提高检索效率,并为全国医学文献统一联机编目创造良好的条件。《医学专业分类表》其体系结构、标记符号与《中国图书馆分类法》一致,主要类目包括预防医学、卫生学、中国医学、基础医学、临床医学、内科学等共 19 大类,共有详细类目 5 040 个,类目的设置详尽,比《中国图书馆分类法》R 类多 1 349 个,比《杜威十进分类法》第 21 版医学类表多 3 514 个,比美国国家医学图书馆分类法(National Library of Medicine Classification, NLMC)多 1 318 个。

(五)中文医学主题词表

《中文医学主题词表》(*Chinese Medical Subject Headings*, *CMeSH*)是中文医学领域的一个权威主题分类一体化词表,由中国医学科学院医学信息研究所编制,涵盖了《医学主题词表(MeSH)》中译本《中国中医药学主题词表》及《中国图书馆分类法　医学专业分类表》,是国内医学领域的权威参考工具。它不仅为医学文献的标引提供了规范和标准,还极大地简化了医学文献的标引程序,提高了标引效率和质量。*CMeSH* 的制定旨在规范和统一医学文献的主题标引,便于医学文献的分类、检索和管理。目前 *CMeSH* 包含 20 万余个医学概念、100 万余个医学术语。

二、信息传输与交换标准

(一)卫生信息交换标准

HL7(Health Level 7)既指卫生信息交换标准,又指 HL7 国际组织。因为从事卫生信息应用层相关标准的研究,而在国际标准化组织(ISO)提出的开放系统互联(OSI)模型中,将网络通信协议的结构分为 7 层,第 7 层为应用层,而 HL7 符合设置在 OSI 模型第 7 层上的应用 - 应用接口的概念性定义。

HL7 产品是一个内容非常丰富的标准家族,包含概念标准、文档标准、应用标准和消息标准等,涉及知识表达的标准化(Arden 语法)、XML 文档结构的标准化、词汇术语系统、HL7 数据类型及其在消息和文档中的应用等。HL7 还涉足电子病历系统的互操作研究领域,发布了电子病历系统功能模型(HL7 EMR-S FM)和电子病历记录互操作模型草案(HL7 EMR IM DSTU)。

1. HL7 参考信息模型 英文全称是 HL7 Reference Information Model(简称 HL7 RIM),是医疗卫生领域内信息的结构化描述形式,比较抽象、宏观地表达了所需信息的对象类、类的属性、关系及约束等。RIM 是 HL7 第 3 版(v3)标准开发方法学的核心,是产生 HL7 其他信息模型的依据,是所有 HL7 v3 规范和标准工件汲取其信息内容的源头,提供多种信息结构(包括消息)可以复用的、一致的数据和概念。

HL7 RIM 包含 6 个主干类,如图 7-9 所示,其中:活动或动作(act)指必须记录下来的提供医疗保健时所实施和完成的活动、行为或动作;参与(participation)表示活动的语境,例如行为的实施者、实施的对象、活动发生的地点等;实体(entity)指参与卫生保健活动的物体和客观存在;角色(role)表示实体参与卫生保健活动时所扮演的角色;活动关联(act relationship)表示活动之间的相互关联,例如检查医嘱和检查事件发生之间的关系;角色关系(role link)表示个体角色之间的关系。

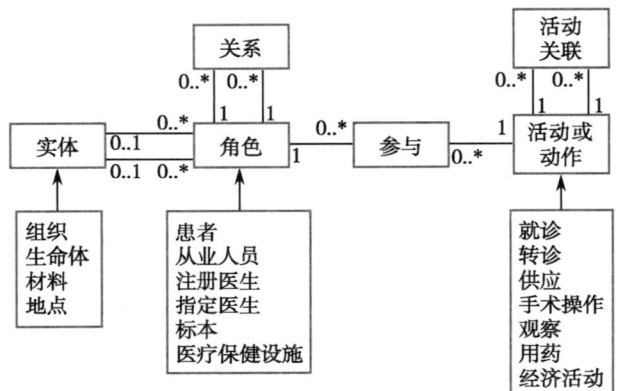

图 7-9　HL7 RIM 的主干(back bone)类图

HL7 RIM 中的活动、实体和角色三个类被进一步表示为一组更为具体的类或子类,通过以下编码属性:类代码(活动、实体和角色)表示要表达的确切的类或概念;状态码(活动)和限定码(实体)指活动或实体的属性,以区分该类是否表示活动或实体的一种或实例。如果某类是活动类的特例,状态码进一步将此实例描述为一个事件或意愿;代码(活动、实体和角色)为一个特定的类代码值提供进一步的分类,例如临床观察类中某个特定的观察类型。RIM 中的其他三个类(参与、活动关联和角色关系)不表示为泛化 - 特化的层次结构,但是,这些类表示了各种各样的概念。例如参与的不同形式或活动之间关系的不同种类。这种差别由这些类的类型代码(type code)表示。

RIM 由一组统一建模语言(UML)类组成。每个类包含一个或多个属性,属性被赋予数据类型(data type,是 v3 标准中独立的一部分)。RIM 中的一些属性由 CS 数据类型编码,意味着这些属性所使用的值集(value set)必须从 HL7 定义的编码集中获取。每个代码集都表示为一个词汇域,由一组概念组成。

RIM 中的主题域包括基础类（活动、实体、角色）和传输基础类（核心基础、消息传输控制、结构化文档）。下面以基础类中的活动为例，说明类的层级关系及属性描述。

活动是活动类及其特化的类的集合，与卫生服务中的活动和事件相关。其包含的类有：

Account	FinancialContract	Procedure
Act	FinancialTransaction	PublicHealthCase
ActRelationship	InvoiceElement	SubstanceAdministration
ControlAct	ManagedParticipation	Supply
DeviceTask	Observation	WorkingList
DiagnosticImage	Participation	
Diet	PatientEncounter	

活动的属性描述：活动指某件正在做的或者已经完成的，可能做、打算做或申请做的事情的记录。活动的属性及其数据类型有：

classCode：：CS	text：：ED	repeatNumber：：IVL＜INT＞
moodCode：：CS	statusCode：：SET＜CS＞	interruptibleInd：：BL
id：：SET＜II＞	effectiveTime：：GTS	levelCode：：CE
code：：CD	activityTime：：GTS	independentInd：：BL
negationInd：：BL	availabilityTime：：TS	uncertaintyCode：：CE
derivationExpr：：ST	priorityCode：：SET＜CE＞	reasonCode：：SET＜CE＞
title：：ST	confidentialityCode：：SET＜CE＞	languageCode：：CE

以属性"classCode"为例，该属性属于编码的属性，其描述包括以下方面。

（1）Act.classCode：：CS（1..1）：表示活动类的类代码的数据类型为 CS，每个活动都必须有，且仅有一个类代码。

（2）词汇域：actCode 的词汇域从一级目录到取值共有 8 级目录，543 条，其中一级 14 个。表 7-4 为节选的部分内容。

（3）定义：规定此活动的实例所表示的活动的主要类型的代码。

（4）约束：classCode 是严格控制的词汇域，不允许参照外部词汇或用户自定义。每个活动实例都必须有类代码 classCode。

RIM 中每个具有编码特征的属性（具有 CD、CE、CV 等数据类型）都应该仅仅与一个词汇域关联。词汇域表可以是 HL7 定义的表，也可以是 HL7 认定的外部编码体系（例如 LOINC、SNOMED CT），还可以包含本地定义的代码。HL7 RIM 词汇阈值涉及的术语、编码系统共有 200 多个。

2. 临床文档架构 HL7 临床文档架构（Clinical Document Architecture, CDA）是 HL7 制定的以文档交换为目的、指定结构和语义的文档标记标准。CDA 文档是一个完整的信息对象，可以包括文本、图像、声音和其他多媒体内容。CDA R1 和 R2 分别于 2000、2005 年成为美国国家标准局（ANSI）批准的标准，在美国及全世界得到了广泛的认可和应用。

表 7-4　HL7 RIM 的 actCode 词汇域（节选）

层次	词汇域名	概念代码	说明
1	A：ExternallyDefinedActCodes	A16493	外部定义的行为代码
2	A：DocumentSectionType	A10871	文档段类型，可能值：医疗史、家族史、显微镜下所见等
2	A：DocumentType	A10870	文档类型，可能值：出院摘要、病程记录、转诊单等
3	A：ActMedicationDocumentCode	A19723	与用药有关的文档的类型
1	A：HL7DefinedActCodes	A13954	HL7 定义的活动代码
2	A：ActEncounterAccommodationCode	A16130	食宿类型：在意向状态，表示申请的食宿类型；在事件状态，表示使用的食宿类型；在定义状态，表示可利用的食宿类型
3	L：（I）Isolation	C16134	使用接触性传染或呼吸道传播性疾病诊疗的食宿类型
3	L：（P）Private	C16131	单间
2	A：ActEncounterCode	A13955	提供限定类代码的域
3	S：ActInpatientEncounterCode（IMP）	S16847	住院患者的就医
4	L：（ACUTE）	C13956	住院患者的紧急就医
4	L：（NONAC）	C16238	住院患者的非紧急就医
3	A：ActMedicalServiceCode	A17449	就医时提供给患者的医疗服务的类别
4	L：（ALC）Alternative Level of Care	C17459	在医院为患者提供的替代治疗；患者在慢性病康复机构等待安置，不能回家
4	L：（CARD）Cardiology	C20092	提供心脏疾病的诊断、治疗
4	L：（CHR）Chronic	C17453	提供慢性病康复诊疗
4	L：（DNTL）Dental	C17456	提供口腔及牙科诊疗
4	L：（MED）Medical	C17450	提供诊断性或治疗性医学处置
4	L：（OBS）Obstetrics	C17460	提供孕产期保健
2	A：ActFinancialTransactionCode	A14804	提供有关金融交易代码
3	L：（CHRG）Standard Charge	C14805	一项服务或产品费用的一种交易，以货币形式表现
3	L：（REV）Standard Charge Reversal	C14806	一项服务或产品费用交易撤销，以货币形式表现
2	A：ActIncidentCode	A16508	表示事故类型的一套代码
3	L：（MVA）Motor vehicleaccident	C16509	机动车事故
3	L：（SCHOOL）	C17468	学校事故
……	……	……	……

注：A 指 abstract，即本层次没有编码，需要进一步分解为下级概念；S 指 specialized，指本编目不仅有自己的编码，而且有子概念和指定的值；L 表示被指定的值（leaf term）。

CDA 的结构化文档如图 7-10 所示。CDA 文档从 HL7 RIM 和 v3 数据类型获得语义,依托三级结构化模板——文档层级(document-level)(定义整体文档类型与上下文)、章节层级(section-level)(规范临床内容模块划分)及条目层级(entry-level)(约束具体数据元素格式),通过分层约束机制对通用 CDA 规范进行细粒度适配,确保临床文档在格式、内容与语义上的严格一致性。CDA 文档可打包在 HL7 消息中实现传输,与计算机应用技术和传输机制无关。

CDA 文档的主要构件:CDA 文档包含文档头和文档体,由元素<ClinicalDocument>封装。

文档头包含用来管理文档的元数据,位于元素<Clinical-Document>和<StructuredBody>之间,描述文档本身,如文档的标识、分类、作者、患者及涉及的医疗服务提供者等信息。

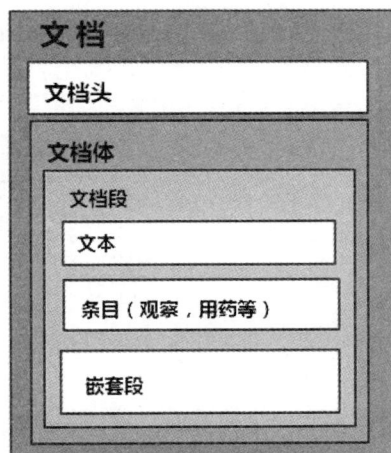

图 7-10 CDA 文档的结构示意图

文档体包含临床报告,可以是非结构化的,也可以是结构化标记。结构化文档体由元素<StructuredBody>封装,可逐步分解为嵌套的文档段(section)。CDA 文档段由元素<Section>封装,每个段可包含单个叙述性单元(block)和若干个 CDA 条目(entry)。叙述性单元由<Section>中的元素<text>封装,以文本形式提供文档中人可读的内容。计算机可读的内容通过 CDA 条目结构化表示,即将同一文档段中的叙述性单元中的内容代码化。CDA 条目也可以是嵌套的。条目中包含的临床内容,按照 HL7 RIM、数据类型及词汇表中的语义进行规范。CDA 条目有时引用外部参照,由元素<reference>封装。外部参照指存在于 CDA 文档以外的事物,如其他的影像、操作或医学检查。CDA 允许不同水平的结构化表示。第一级(level 1)只有结构化的文档头,没有内容模板;第二级(level 2)采用段水平的模板;第三级(level 3)采用条目水平的模板。

CDA 用 XML 标记语言编码,其层级结构示意如图 7-11 所示。

图 7-12 用 XML 形式表示了一个简单的医学检查"体温"的文档段。典型的检查有一个检查项

CDA 基本构件	说明
<Clinical Document>	文件开始标识
······ CDA Header ······	······ 文档头内容 ······
<structured Body>	文档体开始标识
<section>	第一个文档段开始标识
<text>"陈述"</text>	陈述内容
<observation>······</observation>	第一个描述检查(检验)结果条目
<substance Administration>	配药条目开始
<supply> ······ </supply>	提供方式条目
<substance Administration>	配药条目结束
<observation>	第二个描述检查(检验)结果条目开始
<external Observation>	外部的检查(检验)项目开始 ······
</external Observation>	外部的检查(检验)项目结束
</observation>	第二个描述检查(检验)结果条目结束
</section>	第一个文档段结束标识
<section>	第二个文档段开始标识
<section> ······ </section>	嵌套的文档段
</section>	第二个文档段结束标识
</structured Body>	文档体结束标识
</Clinical Document>	文件结束标识

图 7-11 CDA 文档的层次结构

```
<section>
  <code code="8716-3" codeSystem="2.16.840.1.113883.6.1"
   codeSystemName="LOINC"/>
  <title>Vital Signs</title>
  <text>Temperature is 36.9 C</text>
  <entry>
    <observation classCode="OBS" moodCode="EVN">
      <code code="386725007" codeSystem="2.16.840.1.113883.6.96"
       codeSystemName="SNOMED CT" displayName="Body temperature"/>
      <statusCode code="completed"/>
      <effectiveTime value="200004071430"/>
      <value xsi:type="PQ" value="36.9" unit="Cel"/>
    </observation>
  </entry>
</section>
```

图 7-12　CDA 文档段实例

目代码和一个检查值。本例的检查项目（体温）用 LOINC 代码表示，测量值的 HL7 数据类型是物理量（PQ），值是 36.9℃。语气码（moodCode）的值是 EVN（event），表示检查已经发生或完成，还描述了状态（statusCode）和时间戳（effectiveTime）。

3. HL7 数据类型　数据类型（data type）是 HL7 v3 标准的重要组成部分，也是应用 RIM 构建消息、文档等传输对象必不可少的标准工件。数据类型在不同的语境和应用软件中有不同的含义。多数情况下，数据类型指数据元值域的表示类型，如数值、代码、文本等。HL7 v3 的数据类型是纯语义的，独立于数据的表现形式。数据类型的基本内容见表 7-5。

表 7-5　HL7 V3 数据类型

分类	解释	数据类型举例
基本数据类型（basic data type）	描述了 HL7 定义的 42 个数据类型中的 31 个	字符型：文本（text）、标识符（II）、名称（ENXP）、地址（AD）；编码值：简单编码（CS）、代码（CV）、同义代码（CE）、概念描述（CD）；数量值：定量表示（QTY）、时间（TS）、整数（INT）、物理量（PQ）、货币（MO）
一般聚集型（generic collections）	包含若干个值，不是完整的数据类型，任何聚集都可以有一个关联的数据类型来自另一个数据类型组	并用（SET）；连用（BAG）；列表（LIST）
一般类型扩展（generic type Extensions）	通过一种正式的扩展语言对现存数据类型进行扩展的能力	目前 HL7 应用技术指南（HL7 ITS）中尚未提供支持
计时规范（timing Specifications）	关于时间的描述规范	时间区间（IVL）

（二）医学影像传输标准

医学数字成像和通信（Digital Imaging and Communication in Medicine, DICOM）是一个国际信息技术标准，用来生成、存储、展示、提取、查询和打印医学影像及派生的结构化文档，同时管理相关工作流。DICOM 的主要用户包括影像设备和信息系统的供应商和影像的外围设备（阅片机、打印机、计算机监视器和工作台、图像归档等），目的是满足上述各种设备的影像数据传输。

DICOM 以美国放射医学会（ACR）和国家电子制造商协会（NEMA）为牵头于 1985 年发起制定，已成为全世界医学影像存储与传输系统（PACS）普遍遵循的标准。

DICOM 在放射科工作流中使用的简单例子：实施 CT 扫描；扫描控制台通过原始数据生成一组图像（该图像集被称为一个草图）；CT 控制台将此草图发送给 PACS；工作台向 PACS 查询并提取该

草图；在工作台上完成重建和格式设定（从原始草图中提取图像），提取的图像发回到档案文件，在那里完成该草图和其他草图的合成。

DICOM 文件指按照 DICOM 标准存储的医学图像文件，一般由一个 DICOM 文件头（file metainformation）和一个 DICOM 数据集（dataset）组成。DICOM 文件头是必需的，包含了标识数据集的相关信息。数据集是 DICOM 文件的主要组成部分，不仅包括医学图像，还包括许多和医学图像有关的信息，如患者姓名、图像大小等。对于 DICOM 文件，一般采用显式传输，数据元素按标签从小到大顺序排列。

DICOM 当前版本的标准文件有 22 个部分。

第一部分：引言与概述，简要介绍 DICOM 的概念及其组成。

第二部分：符合性，定义 DICOM 要求制造商精确描述其产品的 DICOM 标准符合性声明，包括选择什么样的信息对象、服务类、数据编码方法等，每一个用户都可以从制造商处得到这样一份声明。

第三部分：信息对象定义，定义了两类信息对象类，即普通型和复合型。

第四部分：服务类规范，说明了许多服务类，详细论述了作用于信息对象上的命令及其产生的结果。

第五部分：数据结构及编码，描述了怎样构造和编码信息对象类和服务类。

第六部分：数据字典，说明所有信息对象由数据元素组成，数据元素是对属性值的编码。

第七部分：消息交换，定义了进行消息通信的医学图像所用到的服务和协议。

第八部分：消息交换的网络通信支持，说明了在网络环境下的通信服务和支持 DICOM 应用进行消息交换的必要的上层协议。

第九部分：已停用。

第十部分：媒介存储和文件格式，说明了医学图像信息在可移动存储介质上存储的通用模型。

第十一部分：介质存储应用规范，定义了特定的 DICOM 标准应用子集，用于应用系统的符合性声明。

第十二部分：数据交换的存储功能和媒介格式，通过规定媒介存储模型和特定物理介质之间关系的描述结构和介质格式，支持医学环境中不同应用之间的信息交换。

第十三部分：点对点传输支持的打印管理。已停用。

第十四部分：灰度标准显示功能，说明了灰度图像的标准化显示功能。

第十五部分：安全和系统管理规范，用于应用系统的符合性声明。

第十六部分：内容映射资源，规定了作为 DICOM 信息对象的结构文档的模板、一组编码术语以及 DICOM 维护的词汇等。

第十七部分：说明性信息，包括资料性和规范性附录。

第十八部分：Web 服务，规定了通过 Web 提取和存储 DICOM 对象的途径。

第十九部分：应用主机（application hosting），为基于 DICOM 标准的医学计算机系统定义了一个应用程序接口（API）。

第二十部分：使用 HL7 CDA 的图像报告，规定了使用 HL7 CDA 为图像报告编码的模板。

第二十一部分：DICOM 和其他表示形式之间的转换，主要涉及与结构化报告（DICOM SR）测量模板之间的美国国家癌症研究所（NCI）注释和图像标记（AIM）的兼容组件，适用于图像中感兴趣区域的定量和分类描述。

第二十二部分：实时通信，规定了基于 SMPTE ST 2110-10 的服务，依赖 RTP（实时传输协议），用于 DICOM 元数据的实时传输。

（三）医疗信息系统集成（IHE）

医疗信息系统集成（Integrating Health Enterprise，IHE）是由美国北美放射学会（Radiological Society of North America）和美国卫生信息和管理系统协会（Healthcare Information and Management System Society，HIMSS）发起的一个项目，目的是提出互操作框架或规范（profiles），通过采用适宜的卫生信息标准，将卫生领域内的信息化技术集成起来，促进卫生信息在系统间、机构间实现无缝传递。IHE 因为其成功的协作性工作过程及其互操作解决方案，在制定、测试和实施基于标准的互操作性 EHR 系统方面具有不可替代的位置。

IHE 不制定新的标准，而是针对医疗领域的特定需求，通过制定 IHE 技术框架（technical framework，TF）或规范，推动标准的联合协同应用。IHE TF 是详细的、严格组织起来的规范性文档，描绘了基于标准的各个系统之间的信息交流，为形成特定的系统集成能力提供全面指导。每一个 TF 都包含一组集成规范（integration profile），规定了如何采用标准满足特定需求，消除含糊和歧义，减少系统建设的成本，实现高水平的互操作性能。IHE 集成规范由一组发生在行为者或角色（actors）之间的事务或业务（transaction）构成。每个事务都有一个唯一的名称和编码，在行为者之间传递指定的信息。

IHE 引入了一种协作和交流过程。这个过程可以分为四个阶段：①确定问题。临床人员和 IT 专家确定信息共享的关键用例。②集成框架。技术专家为系统之间的交流创建详细的规范，描述用例、选择和优化已经建立的标准。③应用。厂商在医疗信息技术（HIT）系统中采用 IHE 规范。④测试。IHE 仔细规划和监督事件，测试供应商系统，称作 connectathon。具体过程如图 7-13 所示。

依据不同的专业领域，IHE 成立了若干技术委员会，制定相应的 TF，主要包括解剖病理、心脏病学、眼科、信息技术基础、实验室、医疗协同、医疗设备、药剂、质量、研究和公共卫生、放疗、放射学等。IHE 技术委员会遵循以上四步流程，解决以上临床领域的互操作性。

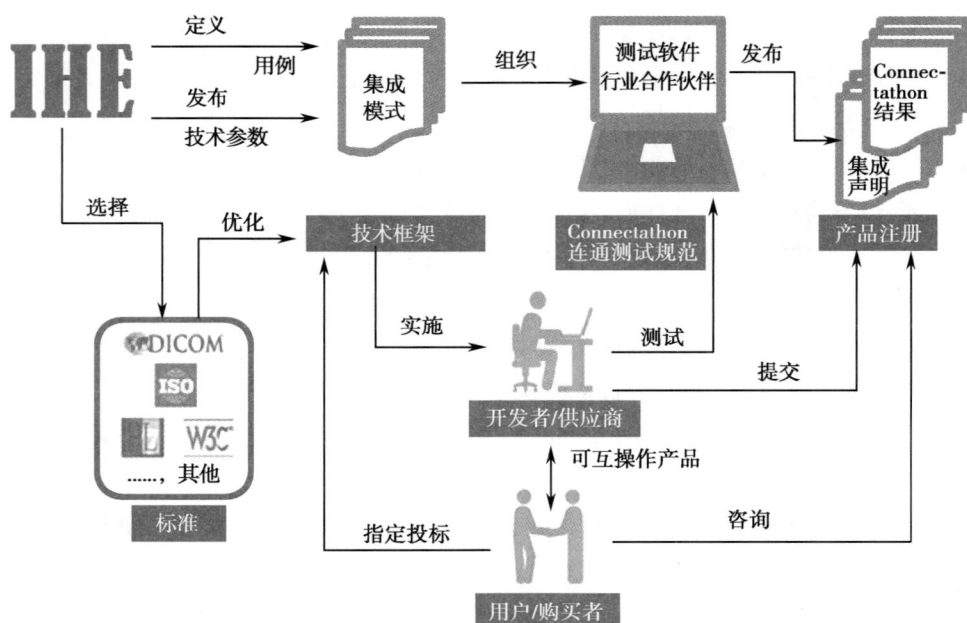

图 7-13 IHE 过程流程图

IHE 信息技术基础（information infrastructure）TF 包括提取显示信息（RID）、机构用户验证（EUA）、患者标识符交叉参照（PIX）、患者同步化应用（PSA）、跨机构文档共享（XDS）、患者人口学信息查询（PDQ）等一系列的集成规范，规定了满足特定临床需求的各类标准的应用，为医学专业人员和厂商讨论集成需求及能力提供了精确的共同语言。

IHE 患者护理协调（patient care coordination，PCC）TF 定义的集成规范包括跨机构医疗摘要共享（XDS-MS）、个人健康记录内容交换（XPHR）、急诊转诊（EDR）、患者隐私（BPPC）、产前保健摘要（APS）等，规定了每种情形下的角色、交易以及所传输的信息的内容和格式。

IHE 放射学 TF 定义了医疗活动中的各种系统（如 HIS、RIS、PACS、打印机、工作站等）如何进行协同工作，实现患者特定情形下的管理。IHE 预定放射工作流集成规范结合了 HL7 定义的 ADT（入院、出院、转院）、医嘱消息和 DICOM 定义的调度、工作表、状态通知、存储委托及其他服务。

IHE 实验室 TF 描述了为预定实验室工作流制订的集成方案，是三个国际组织［欧洲的健康领域通用医学科学与信息学（GMSIH）、医疗过程与资源信息管理（HPRIM）和日本医疗信息系统行业协会（JAHIS）］合作的工作成果。

IHE 心脏病学 TF 文本包含三个首要的心脏病学集成规范中的临床用例和技术规范，即显示心电图的提取、心动超声工作流和心脏导管工作流，由美国及欧洲的 5 个学术团体合作，主题是心脏病单元内信息的集成。

三、信息安全与隐私标准

（一）《健康保险携带与责任法》

《健康保险携带与责任法》（*Health Insurance Portability and Accountability Act-1996，HIPAA*）是美国于 1996 年颁布的，也称公法 104-191（Public Law 104-191）。受保护的健康信息包括口头信息、纸质信息、录音信息和电子信息（传真、电子邮件等）。个人受保护的电子健康信息包含姓名、住址、日期等 19 个元素。适用实体为医疗服务提供方、医疗保险公司、医疗清算公司以及业务合作伙伴。安全机制包括：管理流程建立和落实安全策略；物理防护保护计算机系统实体以及相关的环境和设备免受自然灾害或人为破坏；技术安全服务对数据访问的保护和监控；技术安全机制在网络中保护信息和限制数据访问的机制。

（二）《信息安全技术健康医疗数据安全指南》

《信息安全技术健康医疗数据安全指南》（GB/T 39725—2020）按照《标准化工作导则 第 1 部分：标准的结构和编写》（GB/T 1.1—2009）给出的规则起草，于 2020 年 12 月发布，2021 年 7 月开始实施，给出了健康医疗数据控制者在保护健康医疗数据时可采取的安全措施，将健康医疗数据分为个人属性数据、健康状况数据、医疗应用数据、医疗支付数据、卫生资源数据、公共卫生数据。根据数据的重要程度和风险级别以及对个人健康医疗数据主题可能造成的损害和影响的级别分为 5 级。

第 1 级：可完全公开使用的数据，例如医院名称、地址、电话等，可直接在互联网上面向公众公开。

第 2 级：可在较大范围内供访问使用的数据，例如不能标识个人身份的数据，各科室医生经过申请审批可以用于研究分析。

第 3 级：可在中等范围内供访问使用的数据，例如经过部分去标识化处理，但仍可能重标识的数据，仅限于在获得授权的项目组范围内使用。

第 4 级：在较小范围内供访问使用的数据，例如可以直接标识个人身份的数据，仅限相关医护人员访问使用。

第 5 级：仅在极小范围内且在严格限制条件下供访问使用的数据，例如特殊病种（例如艾滋病、性病）的详细资料，仅限主治医护人员访问且需要进行严格管控。

第三节　卫生信息标准管理与应用

卫生信息标准建设是一个综合性的过程，它涵盖了卫生信息标准的研发、管理、应用、测评与认证等多个环节。标准的研发必须遵守一定的程序，保证利益相关者经过充分协商，确保数据的一致性和可比性，包括数据的分类、编码、格式等各个方面。同时，标准以科学技术成果和经验为依据，面向现实需求，因此，标准颁布以后必须进行动态管理，建立规范的信息管理制度，密切跟踪和论证标准的适用性，及时评估、审核和更新。另外，还要采取必要的措施推动标准的落地和应用，充分发挥标准的作用。例如通过宣传、培训、提供支持工具、开展标准符合性测试和评估等，确保符合认证标准，促进适宜标准的应用。卫生信息标准的建设对于提高医疗服务质量和效率、推动医疗卫生信息化建设、保障患者信息安全、优化资源配置与利用以及支持公共卫生应急响应等方面都具有重要的意义。

一、卫生信息标准的研发与管理

卫生信息标准的研发通常经历从标准议案提出到标准废止等多个阶段。具体到每个国家及国际组织，标准的研发过程略有不同。

（一）我国卫生信息标准的研发与管理

我国的卫生信息标准研制也经历多个阶段，从项目接收阶段开始到标准报批阶段，每个阶段有不同的机构、组织和个人参与，如图 7-14 所示。首先由公民、法人或其他组织提出标准立项建议，卫生健康标准年度制修订计划经国家卫生健康委审议后，由国家卫生健康委批准下达并公布，国家

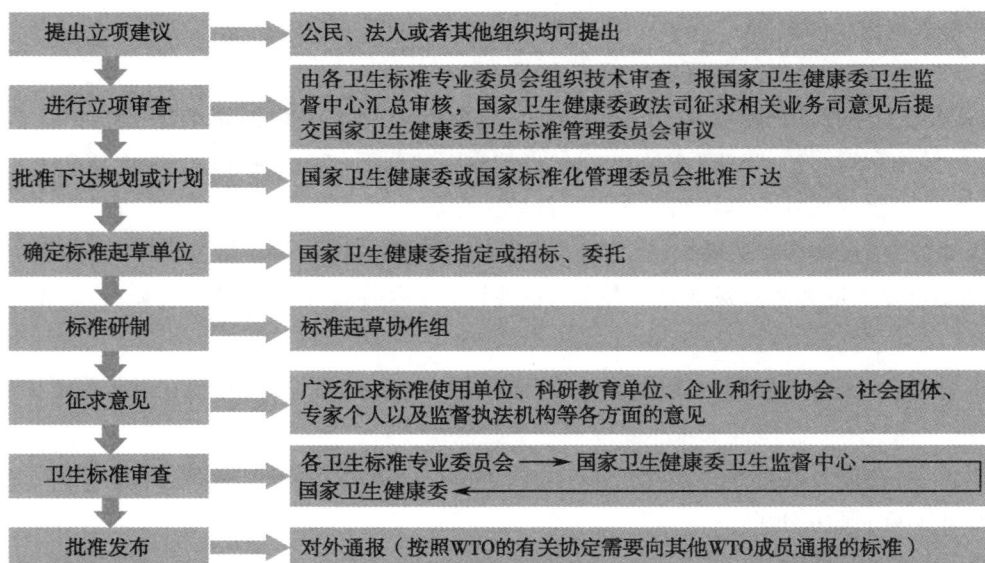

图 7-14　我国卫生信息标准研发过程

标准计划报国务院标准化行政主管部门。提倡由不同单位组成协作组承担标准起草工作,第一起草单位应当在征求意见的基础上完成标准送审材料,在标准制修订计划规定的时限内提交相应专业委员会审查。各专业委员会负责对标准材料的合法性、科学性、实用性、可行性进行审查,对涉及市场主体利益的强制性标准应当进行公平竞争审查。审查通过的标准,报标准协调管理机构。标准协调管理机构负责对标准材料的协调性、规范性、格式等进行审核,审核通过的标准报国家卫生健康委。卫生健康行业标准、国家职业卫生标准由国家卫生健康委以通告形式发布并主动公开。行业标准发布后,报国务院标准化行政主管部门备案。

国务院标准化行政主管部门统一管理全国标准化工作,国家卫生健康委管理卫生信息标准化工作,省、自治区、直辖市政府有关行政部门分工管理本行政区域内卫生信息标准化工作,履行相应的职责。

我国卫生信息标准的研制和管理为多方机构参与、互相制约、互相促进、互相监督。国家卫生健康委在国务院标准化行政主管部门指导下,负责卫生标准管理工作,组织卫生标准的宣传、贯彻与实施,在部长领导下,实行归口管理,分工负责;国家卫生健康委设立全国卫生标准委员会,作为国家卫生健康委领导下的卫生标准技术管理和咨询组织。全国卫生标准委员会由卫生标准管理委员会和各专业卫生标准委员会组成;各专业卫生标准委员会依据《国家卫生标准委员会章程》确定的职责开展本专业标准的制定、修订和管理;国家卫生健康委法规司作为全国卫生标准管理委员会秘书处归口管理卫生标准工作,负责组织起草法律法规草案、规章和标准,承担规范性文件的合法性审查工作,承担行政复议、行政应诉等工作;国家卫生健康委各相关业务司局会同各专业卫生标准委员会负责相关专业领域卫生标准的制定和修订。国家卫生标准制定和修订任务承担单位一般为卫生行业、部门、标准化技术委员会、科研院所、大专院校、社会团体和企业等。

按照国家规定,标准实施后,制定标准部门应当根据科学技术的发展和经济建设的需要适时进行复审,以确认现行标准继续有效或者予以修订、废止。

（二）国际标准化组织标准的研发与管理

ISO 由 172 个国家标准机构(成员)组成,其中正式成员(fullmember/memberbody)128 个,通讯成员(correspondent member)40 个,订阅成员(subscription member)4 个。正式成员可申请成为参与成员(participating member),参与具体的标准研发过程。ISO 通过成员汇集全世界相关专家,分享知识并研发义务的、基于共识的、与市场需求相关的国际标准。

ISO 组织的最上层机构包括政策委员会、常务委员会及一些专门咨询组。中层是会员大会、理事会和秘书处。底层包括 ISO 技术管理理事会(ISO Technical Management Board, ISO/TMB)及其下设的各种技术委员会、技术咨询和支持组织。ISO 的日常运作主要由理事会和秘书处负责,标准研发由技术委员会(Technical Committee, TC)实施。ISO 现有 271 个技术委员会(包括项目委员会)和 2 个与 IEC(国际电工委员会)联合组成的委员会。技术委员会是由行业、非政府组织、政府和其他利益相关方代表组成,相关代表由 ISO 成员提出。每个 TC 负责不同的领域。技术委员会下设分委员会(sub-committee, SC)和工作组(working group, WG),目前大约有 600 多个 SC 和 2 500 多个 WG。与卫生信息有关的委员会有 ISO/TC 215, ISO/TC 249(traditional Chinese medicine,传统中医药)和 ISO/IEC JTC 1(information technology,信息技术)。ISO 的组织架构如图 7-15 所示。

ISO 标准的生命周期经历 9 个阶段,分别形成相应的标准文本。主要步骤如图 7-16 所示。

初始阶段(preliminary stage)提议新项目。建议阶段(proposal stage)确认本领域需要某项国际

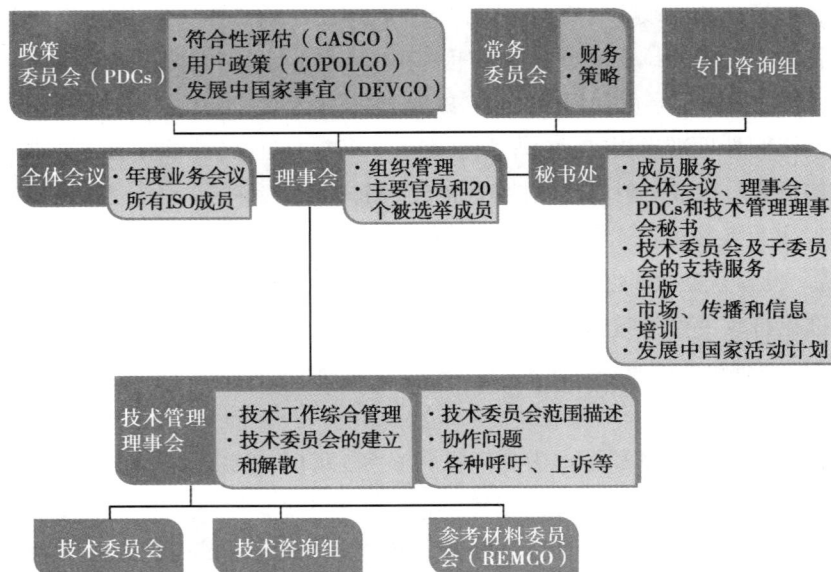

图 7-15　ISO 组织架构

标准。本阶段需要提交新的工作建议案，由相关 TC 或 SC 成员投票。如果大多数参与成员赞成且至少有 5 个参与成员愿意参加，则建议案通过，同时要指定项目负责人。在准备阶段（preparatory stage），由 TC 或 SC 建立工作组，确定成员和负责人（召集人），准备工作草案并修改，直至提出满意的针对特定问题的最佳解决方案，提交所属 TC 或 SC。审议阶段（committee stage）形成委员会草案，在 ISO 中心秘书处注册，分发给 TC/SC 中的参与成员征求意见，必要时投票，并根据反馈意见反复修改，直至就技术内容达成一致，形成国际标准草案（draft international standard, DIS）。随后进入质询阶段（enquiry stage），秘书处将 DIS 分

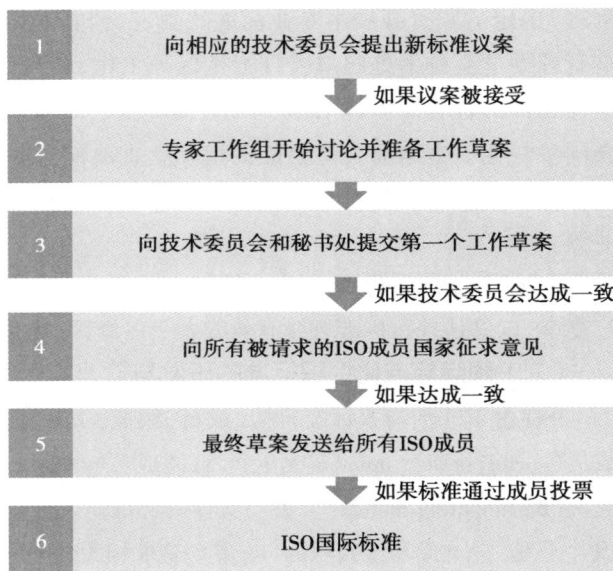

图 7-16　ISO 标准的研发过程

发给所有 ISO 成员，用 5 个月时间征求意见、投票。如果 TC/SC 中 2/3 的参与成员赞成，且反对票总数不超过 1/4，则提交国际标准草案最终稿（final draft international standard, FDIS），进入批准阶段（approval stage）。由秘书处将 FDIS 发送给所有 ISO 成员，进行为期 2 个月的最终投票。如果 TC/SC 中 2/3 的参与成员赞成，且反对票不超过总数的 1/4，则该文本成为国际标准（international standard），进入公布阶段（publication stage），即经过必要的编辑，由秘书处发布为 ISO 标准。标准制定的时间周期一般为 36（24～48）个月。标准出版后，进入实施阶段（implementation stage），各成员国和相关组织会根据自身情况，将国际标准转化为国内标准或企业标准等，并在相关领域推广和应用。在标准实施过程中，ISO 会对标准的应用情况进行监督和检查，即监督阶段（surveillance stage）。

如果标准文本一开始就具有相当的成熟度，例如由其他标准研发组织制定的标准，上述过程可

能简化,即直接进入审议或质询阶段。

所有 ISO 标准至少每 5 年由所有成员评审(review)一次。由 TC/SC 的大多数成员决定如何处理该标准,例如确认(confirmation)、更新(revision)或废止(withdrawal)。

（三）美国卫生信息标准的研发与管理

美国卫生信息标准化工作依据为 1995 年颁布的《国家技术转移和进步法》(*National Technology Transfer and Advancement Act of 1995*, NTTAA)和 2004 年颁布的《标准开发组织提升法案》(*The Standards Development Organization Advancement Act of 2004*)。卫生信息标准化采取自愿(voluntary)、共识(consensus)的标准制定及采用一致性(conformability, 符合性)评价理念。一致性评价包括抽样和测试,审查,提供者的一致性申报,认证,管理系统评价和注册等。

美国国家标准局(American National Standards Institute, ANSI)是美国标准研发管理的协调机构,其中的卫生信息标准理事会(Health Informatics Standard Board, HISB)负责关注卫生信息领域的标准。ANSI 牵头制定美国国家标准发展战略,与商务部及其附属的国家标准与技术局(研究院)国家标准与技术研究院(NIST)、国务院、世界贸易组织(WTO)、ISO、国际电工委员会(IEC)等机构或组织合作,培育和支持标准论坛(forum)或标准专门小组(panel),促进标准的研发和应用。ANSI 遵照一定原则对标准研发组织(Standard Development Organizations, SDOs)进行认证。ANSI 认证的 SDOs 必须以开放、公正、一致的程序研发标准,要使用 ANSI 的审查程序接受监督,成为中立第三方。目前大约有 220 个 ANSI 认证的 SDOs 参与全美自愿、一致性的标准制订和维护,包括 HL7。另外,ANSI 也委托一些有资质的机构,对产品是否符合指定标准进行认证。

美国国家标准研发过程包括:①包括有重大影响和利益相关方在内的一个集团或“共识机构”对提议的标准达成共识;②对标准草案进行广泛的公众审查和评议;③考虑和回应相关共识机构有表决权的成员和公共审查评论员提交的评论;④将批准的变更纳入标准草案;⑤任何参与者有权上诉认为正规程序原则在标准制定过程中没有得到充分尊重,但符合 ANSI 认证的标准制定程序。

ANSI 通过提供和促进一个能够经受审查的过程,为美国的所有标准化项目服务,确保每个参与者的权利和利益。实质上,ANSI 标准强化了产品的市场接受度,同时明确了如何提高这些产品的安全性以保护消费者。

（四）英国卫生信息标准的研发和管理

英国卫生信息标准理事会(The Information Standards Board for Health and Social Care, ISB)是负责为国家卫生服务体系(NHS)和成人社会保健提供信息标准的组织,成员包括政府、民间机构等各个阶层的专家,管理范围涉及本领域所有的信息标准。

ISB 标准研发的步骤如下:①需要(need)。发现现有的国家或国际相关记录文档中存在信息缺陷,拟通过标准研发予以解决。②需求(requirement)。确认信息标准需求,必须详细、具体地阐述。③草案(draft)。初步证明即将制定的标准能满足需求阶段提出的问题。④完整(full)。证明通过持续的维护和更新过程,所制定的标准是适用的、互操作的和安全的。⑤应用(implementation)。标准正在健康领域得到实施。⑥维护(maintenance)。信息标准已经得到实际应用。⑦退役(retirement)。标准不再被认可,即废止。ISB 一项卫生信息标准的制定需要 9～12 个月,标准的应用需要 1～3 年。

ISB 以业务用例分析为基础,确认标准的业务需求,且与标准相关者达成一致意见。同时,提出详细的需求定义,避免歧义和混淆,包括信息管理、标准如何应用、应用的成本费用及临床安全性。另外,ISB 还负责测试、持续维护和推广应用信息标准,保证标准实现其预期效果。当不再需要某项标准时,ISB 负责将该标准废止。

信息标准管理服务部（Information Standards Management Service, ISMS）代表 ISB 行使标准研制和管理维护职能，是 ISB 的秘书处，也是原英国卫生部信息司的一部分。其主要工作包括：使标准在提交给 ISB 之前符合要求；对已有标准进行常规评审；为标准的制定和应用提供支持；作为英国标准局（BSI）的秘书处，代表 BSI 参与国际组织 ISO、CEN 的标准制定活动。

二、卫生信息标准的应用测评与认证

卫生信息标准的测试、评估及认证是保证标准得到应用的重要措施。测评和认证的主要目的是保证产品的性能符合其描述，从而帮助消费者选择符合标准和规范的卫生信息技术（HIT）产品，实现 HIT 应用的目的。测试（testing）指确定卫生信息技术（HIT）产品满足特定预先设置的、可测量的要求的程度。评估（evaluation）即对照测试结果与预先定义的测量指标值。测试和评估需要一个过程，可给出定性的结论。认证（certifying）指通过分析测试产生的量化结果及其他定性因素，确定某个 HIT 产品符合适用标准或具备某功能。认证要综合分析和评价测试结果进行，还要考虑测试结果的意义以及测试的必备条件是否达到等，最终给出明确的结论。

卫生信息标准的测试、评估及认证一般以 HIT 产品为对象。鉴于不同国家标准管理应用机制的特殊性，有时也针对 HIT 产品的用户进行标准符合性测试。除了测评标准和规范的应用情况，卫生信息技术领域还有针对信息系统功能的评价，例如电子病历系统的评价。本节主要讲述标准的应用测评。

（一）我国卫生信息标准的测评与评估

我国卫生信息标准应用测试与评估工作的方针是：需要初步构建国家级卫生信息标准研究、监督指导和评估认证组织体系的基本框架以及相应的工作机制，并首先应用于试点项目评估；待标准评估机制完善成熟后，在全国范围内开展各类卫生信息系统的国家级标准化评估和各级卫生信息化工作的规范化评估，逐步强化卫生信息化工作的行业规范化管理，促进国家卫生信息资源的统一规划和共享利用，引导和帮助 IT 企业参与信息标准化工作。

"十三五"时期，我国卫生健康标准化工作快速发展，标准体系初步形成，标准管理体制逐步完善，标准质量持续提升，标准化领域不断扩展。国家卫生健康委先后印发《卫生健康标准管理办法》（国卫法规发〔2019〕44 号）、《国家卫生健康标准委员会章程》（国卫法规发〔2019〕51 号）等标准管理制度。2022 年 1 月 11 日，《"十四五"卫生健康标准化工作规划》（国卫法规发〔2022〕2 号）明确了卫生健康标准化工作的六项主要任务和六大重点领域，强调健全卫生健康信息标准体系，完善基础类、数据类、应用类、技术类、管理类、安全与隐私类等六类信息标准的制定，聚焦以居民电子健康档案为核心的区域全民健康信息化和以电子病历为核心的医院信息化等两大重点业务标准。推进互联网、大数据、人工智能、区块链、5G、物联网、互联网协议第 6 版（IPv6）等新兴信息技术与卫生健康行业融合性标准的供给。同时特别强调要以国家医疗健康信息互联互通标准化成熟度为抓手，对区域和医疗机构信息化建设整体水平进行测评。

我国目前的标准化测评包括区域卫生信息和医院信息互联互通标准化成熟度测评两个项目。自 2012 年以来，我国在部分省、市和医院陆续开展了卫生信息标准化试点建设及互联互通成熟度等级测评试点工作。国家卫生健康委员会印发的《医院信息互联互通标准化成熟度测评方案（2020年版）》（国卫统信便函〔2020〕30 号，简称"互联互通测评"），旨在以卫生信息标准为核心，"以测促用、以测促改、以测促建"为原则，实现互联互通和信息共享。

目前，标准符合性测试主要测试数据元的完整性和数据元值的准确性是否符合标准的要求等，通常采用黑盒测试（black box testing）方法。测试结果的评价主要采用定量与定性相结合的综合评价方法，即根据测试所得的结果对所有测评指标的完成情况进行定性和定量分析，再根据指标完成情况的定量汇总结果，进行标准符合程度的定性分级评价。

电子健康档案和电子病历数据标准的符合性测试首先由被测方按照指定格式分别提供与各数据子集相对应的数据标准对照表，然后将数据标准对照表导入测试平台，检查被测方数据集中数据元对相关标准的符合程度。数据标准测试以自动化测试方式为主，人工测试方法为辅。

共享文档标准测试也采用黑盒测试方法，即：首先被测方按照指定格式提供共享文档实例，将共享文档实例导入测试平台，检查测试平台是否成功接收被测方共享文档，并能够重现该共享文档信息；再由测试平台生成指定格式共享文档实例，并导入被测方信息平台中，检查被测方信息平台是否成功接收并重现该共享文档信息。共享文档测试使用自动化测试方式。

区域卫生信息平台测试分为功能测试、性能测试、安全测试和信息平台测试。功能测试采用黑盒测试方法，检查平台的功能对相关标准的符合程度；安全测试采用人员访谈、文档查阅和现场核查三种基本方法；信息平台测试使用人工测试和自动化测试相结合的测试方法；性能测试采用并发性能测试、大数据量测试和容量测试。

医院信息互联互通测评按照应用效果评价分为 5 级 7 个等级，由低到高依次为一级、二级、三级、四级乙等、四级甲等、五级乙等、五级甲等。（图 7-17）

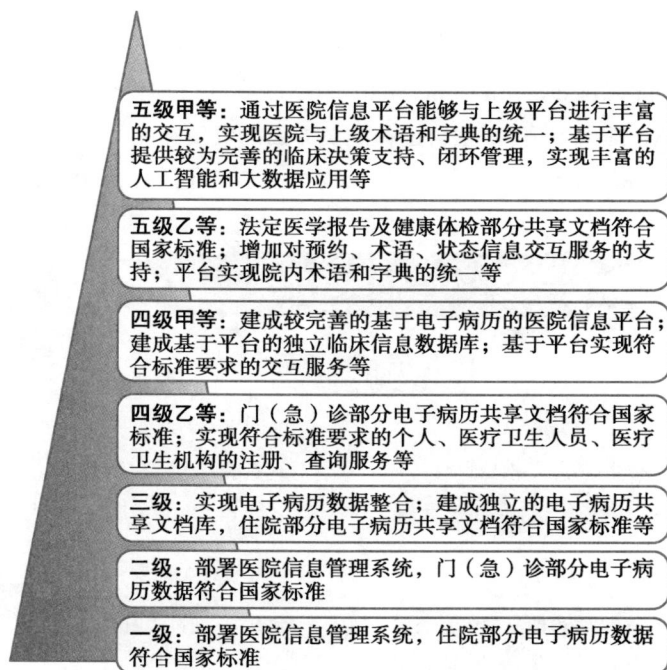

五级甲等： 通过医院信息平台能够与上级平台进行丰富的交互，实现医院与上级术语和字典的统一；基于平台提供较为完善的临床决策支持、闭环管理，实现丰富的人工智能和大数据应用等

五级乙等： 法定医学报告及健康体检部分共享文档符合国家标准；增加对预约、术语、状态信息交互服务的支持；平台实现院内术语和字典的统一等

四级甲等： 建成较完善的基于电子病历的医院信息平台；建成基于平台的独立临床信息数据库；基于平台实现符合标准要求的交互服务等

四级乙等： 门（急）诊部分电子病历共享文档符合国家标准；实现符合标准要求的个人、医疗卫生人员、医疗卫生机构的注册、查询服务等

三级： 实现电子病历数据整合；建成独立的电子病历共享文档库，住院部分电子病历共享文档符合国家标准等

二级： 部署医院信息管理系统，门（急）诊部分电子病历数据符合国家标准

一级： 部署医院信息管理系统，住院部分电子病历数据符合国家标准

图 7-17　医院信息互联互通标准化成熟度测评分级

按照《电子病历系统应用水平分级评价标准（试行）》（国卫办医函〔2018〕1079 号）要求，电子病历系统应用水平划分为 9 个等级，每一等级的标准包括电子病历各个局部系统的要求和对医疗机构整体电子病历系统的要求，如表 7-6 所示。

（二）美国卫生信息技术测试与认证

1. 卫生信息技术认证总体架构　美国国家卫生信息技术协调官办公室（Office of the National

表 7-6　电子病历系统应用水平分级

等级	内容	基本项目数 （项）	选择项目数 （项）	最低总评分 （分）
0 级	未形成电子病历系统	—	—	—
1 级	独立医疗信息系统建立	5	20/32	28
2 级	医疗信息部门内部交换	10	15/27	55
3 级	部门间数据交换	14	12/25	85
4 级	全院信息共享，初级医疗决策支持	16	10/23	110
5 级	统一数据管理，中级医疗决策支持	20	6/19	140
6 级	全流程医疗数据闭环管理，高级医疗决策支持	21	5/18	170
7 级	医疗安全质量管控，区域医疗信息共享	22	4/17	190
8 级	健康信息整合，医疗安全质量持续提升	22	4/17	220

Coordinator for Health Information Technology，ONC）通过 HIT 认证项目（HIT Certification Program），国家标准与技术研究院（National Institute of Standards and Technology，NIST），实施 HIT 产品的测试和认证。NIST 制定测试程序、测试数据和测试工具，NIST 的负责人协同 HIT 标准委员会，建立测试技术框架和设施，包括委任独立的测试实验室。经过国家义务实验室认可项目（The National Voluntary Laboratory Accreditation Program，NVLAP）认可的测试实验室（authorized testing lab，ATL）和 ONC 授权的认证机构（ONC-authorized certification bodies，ONC-ACB）分别开展卫生信息技术测试和认证。相关机构可随时向 ONC 提出申请，声明自己在测试方面的资质和能力，成为 ATL 和/或 ONC-ACB，并接受每 3 年的资格复审。HIT 认证项目总体架构如图 7-18 所示：每个组织旁边标注的标准是机

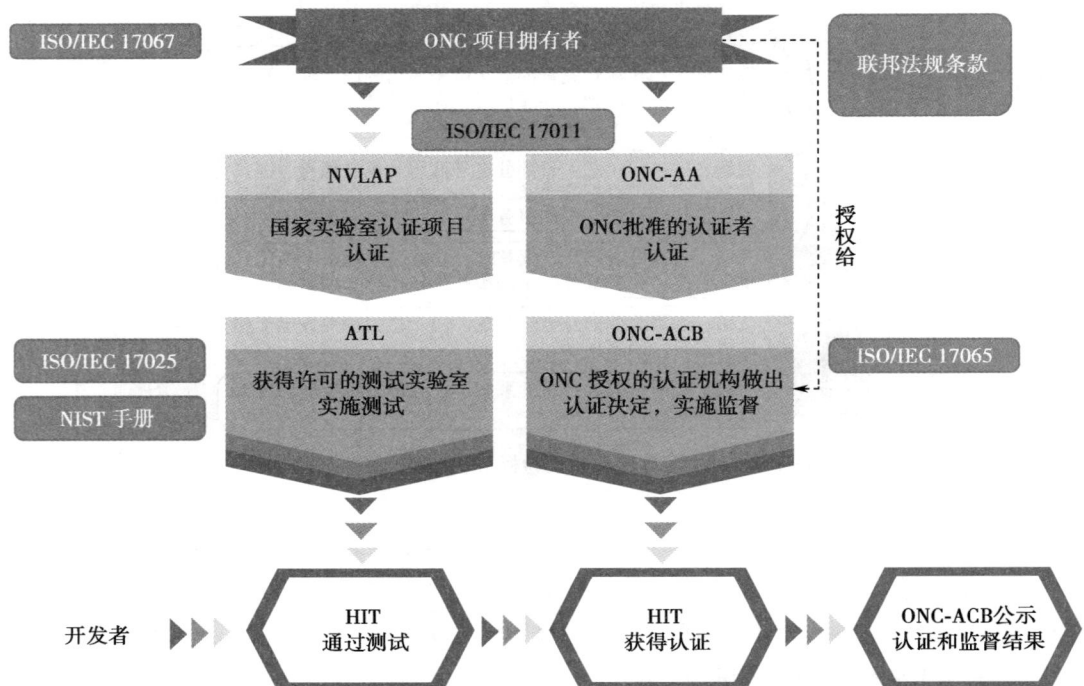

图 7-18　HIT 认证项目总体架构

构必须认可的 ISO/IEC 规范。联邦注册方案（federal register reference）是 ONC 实施项目采用的规则（regulation），项目运作（operation of the program）架构依据 ISO/IEC 17067。

2. 测试和认证过程及参与组织 美国卫生和人类服务部（HHS）发布了一组标准、应用规范和认证准则，用于 HIT 测试和认证，例如《卫生信息技术：电子健康记录技术的标准、实施规范和认证标准：最终条例》（Health Information Technology：Standards，Implementation Specifications，and Certification Criteria for Electronic Health Record Technology：Final rule）。规定必须遵守的标准包括电子健康信息内容交换标准和应用规范，例如：CDA、CCD、HITSP/C32；ASTM E2369 CCR、NCPDP、SCRIPT；HL7 2.5.1、HL7 2.3.1；电子健康信息的词汇标准（术语），例如 SNOMED CT、LOINC、HL7 Standard Code Set；电子健康信息生成、维护及传输中的保护标准，涉及数据加密、使用授权等。HIT 测试和认证申请过程依据《卫生信息技术永久认证计划的建立：最终条例》（Establishment of the Permanent Certification Program for Health Information Technology：Final Rule）中的条款。测试和认证机构对照标准和规范，评估某个完整的 EHR 产品或 EHR 模块的符合程度（conformance）和功能（functionality）。测试有固定的工作框架，包括测试规则、测试数据和测试工具。

ONC EHR 认证程序如图 7-19 所示。首先，ONC 发布规章，包括认证准则和相关标准，以满足 HIT 模块和相应认证项目的需求，系统开发者创建满足 HHS 标准和认证准则的 HIT 模块。其次，测试实验室依据标准和认证准则测试 HIT 模块，认证组织认证 HIT 模块并提交产品信息到 ONC。最后，卫生保健提供者或者医院使用经过认证的 HIT 模块共享医疗保健信息。

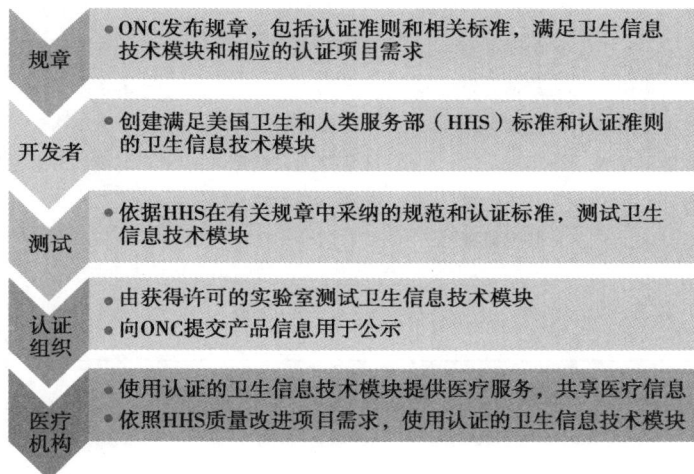

图 7-19 ONC EHR 认证程序

认证准则中规定了测试数据（test data）。测试数据提供一组给定的输入，从测验过程中定义的函数产生并验证预期结果。同时，还提供相关认证标准的测试工具。目前采用的符合性测试工具（conformance test tools）主要有：卫生信息传输标准临床文档架构癌症登记报告验证工具（HL7 CDA Cancer Registry Reporting Validation Tool），卫生信息传输标准版本 2 免疫接种测试套件（HL7v2 Immunization Test Suite），卫生信息传输标准版本 2 电子检验报告验证工具（2014 版和 2015 版）［HL7v2 Syndromic Surveillance Test Suite，HL7v2 Electronic Laboratory Reporting（ELR）Validation Tool（2014 and 2015 Edition）］，电子处方（Electronic Prescribing，eRx），卫生信息传输标准临床文档架构国家卫生保健调查验证器（HL7 CDA National Health Care Surveys Validator），传输测试工具（Transport Test Tool，TTT），美国国家卫生信息技术协调办公室边缘测试工具（ETT，包括连续护理临床文档架构、直接通信和简单对象访问协议)[ONC Edge Test Tool(ETT, including C-CDA, Direct and SOAP)]等。

(三)加拿大卫生信息技术测评与认证

1. Infoway 认证评估准则结构　加拿大卫生信息技术测评与认证由 Health Infoway 提供 HIT 方案认证服务,目的是降低 HIT 投资和购买风险,促进可信的、互操作的 HIT 技术应用,确保全国范围内标准的一致性。目前认证的种类有门诊电子病历(Ambulatory Electronic Medical Record, aEMR),客户登记处(Client Registry),消费者健康应用程序(Consumer Health Application),消费者健康平台(Consumer Health Platform),诊断成像(Diagnostic Imaging, DI),药物信息系统(Drug Information System, DIS),电子病历(Electronic Medical Record, EMR),免疫接种登记系统(Immunization Registry),医疗服务提供者登记处(Provider Registry)。评估由两部分组成:文档审查,即自我评估、认证和支持文档的专家评审;演示,必须使用脚本测试场景和测试数据,在非生产环境中展示给评估小组,典型的做法是通过网络会议。

Infoway 认证评估准则结构如图 7-20 所示。

认证评估准则结构			
方法			**管理**
隐私	安全	互操作性*	控制
·问责制	·用户身份管理	·诊断影像	·风险管理
·透明度	·访问控制	·实验室	·数据管理
·数据安全措施	·数据完整性	·药物	·系统安全
·标识与采集限制	·数据可用性	·临床报告	·方案认证
·限制使用、披露	·审计	·用户人口信息	·第三方服务
和保留	·日志记录	·供方基本信息	
·依从性	·数据机密性		
·同意			

图 7-20　Infoway 认证评估准则结构
*这些标准根据解决方案类型变化

2. 认证评估遵循标准　Infoway 认证评估遵循的标准主要有以下几个方面。

(1)隐私(privacy):Infoway 的 EHRi(电子健康记录互操作性)隐私和安全概念架构;加拿大个人信息保护和电子文件法案(PIPEDA);加拿大标准协会的个人信息保护法规(CAN-CSA-Q830-03)。

(2)安全(security):Infoway 的 EHRi 隐私和安全概念架构;ISO 17799:2005;ISO 27001-信息安全管理系统需求;ISO 27002-信息安全管理实施规章。

(3)互操作性(interoperability):HL7 v3,HL7v2,HL7 CDA　R2,加拿大卫生信息研究院的符合性框架(实验室、药物、临床报告、人口学信息的定义)。

(4)管理(management):加拿大标准协会的风险管理,决策者指南 CAN-CSA-Q850-97;信息系统审查与控制协会的信息和相关技术控制目标(COBIT);信息技术基础设施资料馆(ITIL)。

3. 认证步骤　Infoway 制定认证评估准则,HIT 开发者提出申请,Infoway 实施评估和认证。具体的认证与评估过程经历四个步骤,如图 7-21 所示。

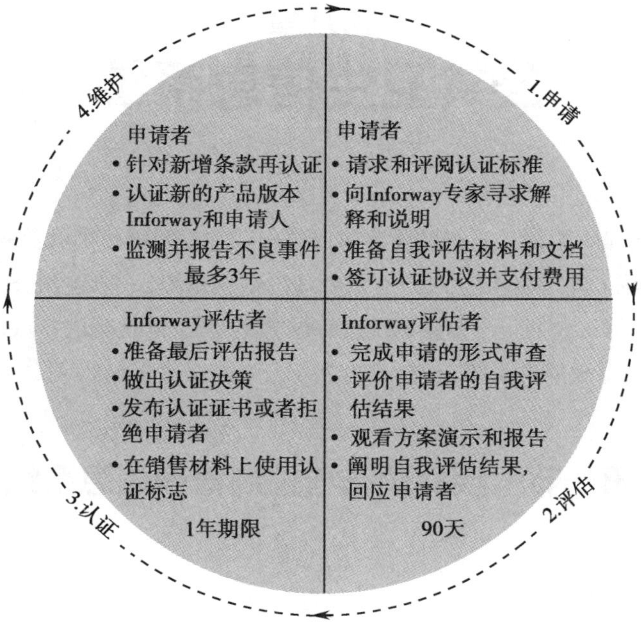

图 7-21 Infoway 制定认证评估过程

（谢文照）

思考题

1. 什么是卫生信息标准，包括哪些内容，有哪些常用的卫生信息标准？

2. 简述规范化医学术语体系在卫生信息共享中的地位和作用。

3. 简述 HL7 临床文档架构（CDA）的结构及应用。

4. 医学观察项目 LOINC 代码及医学术语 SNOMED CT 在结构化文档中如何应用？

5. 卫生信息标准化工作在国家或区域卫生信息平台建设中有何地位和作用？

第八章
公共卫生信息系统

公共卫生信息系统是卫生信息系统的重要组成部分。它是利用计算机及网络设备将公共卫生事业管理和服务信息化运行、对卫生信息进行有效管理的信息系统，一般包括公共卫生信息平台、业务应用系统和基础数据库等。公共卫生信息系统具有纵横交叉、互联运行的特点，纵向可分为国家、省、地市等不同行政级别的多级信息系统，横向又可根据公共卫生业务特性划分为若干业务信息系统。

第一节　疾病预防与控制管理信息系统

一、概述

（一）疾病预防与控制管理信息系统的概念

根据疾病预防与控制业务的功能和性质，疾病预防与控制管理信息系统（disease prevention and control management information system）主要是以卫生服务为基础的业务信息系统。因此，疾病预防与控制管理信息系统可定义为：为了给疾病预防与控制服务业务系统的各层次机构提供疾病预防与控制管理决策信息而建立的一种职能型管理信息系统，即在医疗卫生各部门内部，以社区人群为基础收集人群的疾病发生和健康状况的数据资料，在进行归纳和处理后，向疾病预防与控制部门的各管理层提供有关人群疾病和健康状况的历史记录信息，如周报、月报或年报的统计结果等，从而支持卫生管理者制订有关疾病预防与控制计划、控制、决策功能的信息系统。

（二）疾病预防与控制管理信息系统建设的目标

疾病预防与控制管理信息系统建设的目标是：综合运用计算机技术、网络技术和通信技术，构建覆盖各级卫生行政部门、疾病预防与控制中心、卫生监督中心、各级各类医疗卫生机构的高效、快速、通畅的信息网络系统，网络触角延伸到城市社区和农村卫生室；加强法制建设，规范和完善疾病预防与控制信息的收集、整理、分析，提高信息质量；建立国家、省、市三级突发公共卫生事件预警和应急指挥系统平台，方便医疗救治、公共卫生管理、科学决策以及提高突发公共卫生事件的应急指挥能力。

二、疾病预防与控制管理信息系统的结构与建设

（一）疾病预防与控制管理信息系统的结构

疾病预防与控制管理信息系统没有绝对的结构形式，每一个系统部门都是根据自身的具体情况和其系统的发展趋势，来设计符合需要的疾病预防与控制管理信息系统。

疾病预防与控制管理信息系统由疾病预防与控制资源、信息的产生过程、信息的管理和管理者等四部分组成，其结构如图8-1所示。

（二）疾病预防与控制管理信息系统的建设

有效的疾病预防与控制管理信息系统可以为各层次的疾病预防与控制服务的决策制定过程提供信息保障，其建设过程可分为6个步骤。

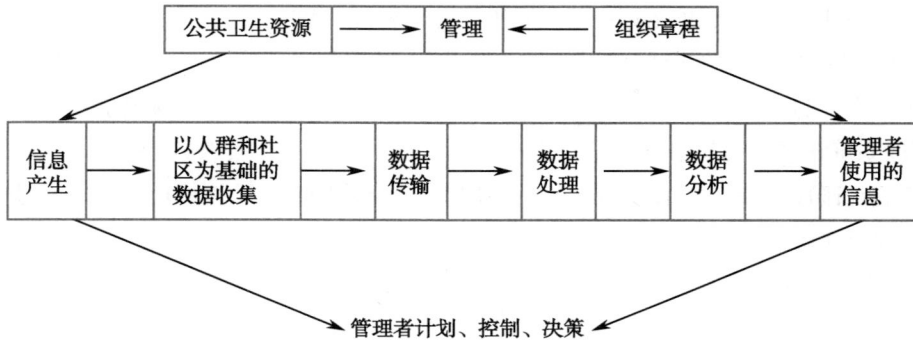

图 8-1 疾病预防与控制管理信息系统的结构

1. 确定信息需求与可行指标 在分析疾病预防与控制服务功能的基础上(重点是疾病预防与控制的对象管理、疾病预防与控制管理以及卫生行政管理),通过确定信息需求和指标,寻找途径使卫生规划人员或卫生系统人员实现这些目标。

2. 确定数据来源并建立数据收集工具 大部分的数据是通过常规卫生信息系统收集的。对于政策制定和卫生规划指标,数据常来自疾病预防与控制机构报告的数据,并通过调查或其他途径获取数据加以补充。

3. 建立数据传输与数据处理系统 数据传输系统应该注意建立疾病预防与控制机构反馈的渠道,尽可能满足不同层次的交流。数据处理方法在很大程度上取决于管理者对信息的需求程度。数据处理方法应该为每一管理功能和每一服务层次生产出高质量、准确、可靠的信息。

4. 确保生产信息的使用 信息利用是每一个信息系统的最终目标。前三个步骤的组合结果应当是产出高质量的有效结果,其最重要的环节就是在合理设计反馈机制和运用现代方法与先进技术报告数据的基础上确保信息的使用,以实现疾病预防与控制功能。

5. 规划疾病预防与控制管理信息系统资源 疾病预防与控制管理信息系统的有效性和持续性在很大程度上取决于人力、物力和资源,以及设计管理组织结构。

6. 建立一套组织章程 疾病预防与控制管理信息系统必须和疾病预防与控制管理的结构及组织相适应,包括组织程序、人员规划与培训等。

(三)疾病预防与控制管理信息系统的实施

疾病预防与控制管理信息系统的建立与应用,一般要经过基础准备、模拟运行、分步上网、全面铺开、单轨运行和正式运行等阶段。每个阶段的工作既可单项进行,也可同步进行或交替穿插进行,因此必须根据系统的具体情况灵活实施,妥善安排。

1. 基础准备阶段 一般从筹备建网开始,到系统软件准备上网运行为止,所要做的准备工作包括各管理层的思想、组织、技术、资金和物资等的准备,要完成的工作包括成立管理信息系统领导小组及相应的实施小组、制订信息系统总体实施方案和计划、人员培训、网络建设、设备选型、基础数据准备等。

2. 模拟运行阶段 在系统投入运行工作之前,必须对系统进行一系列的调试和模拟运行。即使系统在设计和编程过程中没有任何错误,也需要进行系统的调试。只有进行反复的调试和模拟运行,才能及时发现和纠正问题,将错误消除在系统正式运行之前。

3. 分步上网阶段 系统上网是一个逐步进行的过程,在管理信息系统的运行过程中,做到各子系统模拟运行成熟后再上网。

4. **全面铺开阶段**　系统试运行中的问题得以基本解决,新的工作流程和数据流程规章制度基本健全,各类人员的专业技能应用培训基本完成,网上数据基本准确、完整,就可以转入全面铺开阶段。此阶段中,将过去采取的手工作业结合计算机系统处理,对上网系统要进行全面的调试和磨合,重点检验系统在网上的多用户性能。

5. **单轨运行阶段**　是在全面铺开运行的基础上,进行新旧系统数据切换、合并,逐步进行以计算机网络管理模式运行。

6. **正式运行阶段**　当上述 5 个阶段的问题都得到基本解决后,就可进入此阶段。在这一阶段需要进一步发现问题,并予以及时纠正和完善。

三、疾病预防与控制管理信息系统的评价

（一）疾病预防与控制管理信息系统评价概述

遵循疾病预防与控制管理信息系统的信息评价原则和方法,定期评价管理信息系统的基本功能和职责,以及数据加工、处理、存储和传递的基本过程,不断改善疾病预防与控制管理信息系统工作的环境和条件,提高系统的效率和效益。

管理者作出改善疾病预防与控制管理信息系统的决定应该是建立在疾病预防与控制服务中存在问题的基础上,而不应该以单纯改善系统本身为目的。为了监控卫生服务的提供、覆盖率、质量和系统的效率,应该寻找有效的信息管理方法。根据疾病预防与控制管理信息系统的各个子系统及其组成,评价包括以下内容。

1. **数据输入**　即数据记录和收集的有效性与完整性。数据类型有检测、常规病例和活动数据,调查、行政管理中产生的数据以及登记数据。

2. **数据分析、传输和报告**　在卫生系统各层次机构中,为了产生准确、可靠的信息,要对数据分析、处理和表达的有效性、完整性进行经常性的评价,以不断提高数据的质量。

3. **信息利用**　即个体、社区、卫生保健、项目和行政管理利用信息所采取的决策和行动。

4. **信息系统辅助资源**　即重要辅助资源的可得性、充分性及其使用。辅助资源包括:疾病预防与控制管理信息系统预算;受过必要训练和具有专业技能的人员;存放记录的地点;数据交流、存储、分析和准备文件方面的必要设施(传真机、计算机、打印机、复印机等)。

5. **信息系统管理**　用于确保数据和信息的正确性、标准化而制定的生产、维护、分享和报告的组织形式与协调机制。

6. **信息系统评价**　保证信息的实用性和有效性,提高疾病预防与控制服务质量,或者利用评价结果指导或改进疾病预防与控制管理信息系统工作的运作程序或卫生服务质量,更好地促进疾病预防与控制管理信息系统的建设和发展。因此,对疾病预防与控制管理信息系统的评价须实现以下目标:①确定疾病预防与控制管理信息系统一个或多个子系统在生产、使用以及报告数据的主要指标中获得的主要绩效;②确定信息系统运行过程中存在的问题,并且提出解决问题的措施和实施方案;③信息系统管理人员要亲自参加管理信息系统的评价过程,认真理解和掌握各类、各项评价标准,努力提高系统自我评价、自我控制的能力。

（二）疾病预防与控制管理信息系统评价的基本步骤

1. **阐明评价有关事项**　包括评价的目标和限定条件。其目的是明确评价目标的前提条件,包括:涉及的问题;特别关注特殊信息子系统和管理领域;可利用的人力、资金和其他资源;评价报告的种类和报告期限;下一步构想等。特别是卫生规划者和管理者应该确定当前的主要问题与被检

查的卫生数据和信息的关系。

2. 汇集并回顾现有的相关信息　进行评价时应当具有对现有信息的认识,包括它的系统、管理、实施和使用。因此,需要搜集并回顾现有的相关信息,包括有关的卫生组织系统、公共卫生信息系统以及各子系统的信息。

3. 确定要研究的卫生服务及其问题　疾病预防与控制管理信息系统评价的目的是解决管理信息系统中存在的问题,从而改善疾病预防与控制中系统每一层次的卫生服务、规划和制定决策的环境及条件。在阐明有关事项和回顾相关信息的过程中,寻找和确定需要关注和研究的卫生服务和信息问题。所有这些问题(有关现行管理和卫生信息使用的问题)都应该与健康和卫生服务问题因果关联起来。当确定这些问题后,就可以明确知道需要研究什么,下一步怎样做。

4. 确定疾病预防与控制管理信息系统绩效指标和数据来源　评价的关键问题是信息系统是否能够为卫生保健和疾病预防与控制活动提供所需的数据和可靠信息。这一评价活动希望能确定问题是否存在、问题的严重程度、需要的测量指标。绩效指标包括人员知识、记录完整情况、报告完成情况、报告反馈、材料可靠性、材料可及性和设备管理等,再根据这些指标确定数据来源。

5. 设计评价工具和表格　在准备数据收集方法和工具时,必须揭示每一问题,清楚每一指标需要什么数据、数据必须从哪里获得和怎样收集。同时还要确定获得的数据如何分析和表达,包括表格设计,使研究的每一问题所需的数据和指标都可以同一形式进行表达,并确定每一指标是如何计算和预测分析预期结果的。

6. 准备评价　评价成功与否在很大程度上取决于所制订计划的完善程度。计划过程不但应该包括评价内容,还应包括时间和资源安排。准备工作包括:①评价活动的时间表;②确保获得有关人员的支持(按照姓名和科室排列),以便在现场顺利完成评价任务;③为收集和分析数据准备材料(表格和补给品)及设备(计算机和计算器),以及现场工作安排;④安排交通工具和膳食住宿,与卫生机构进行交流;⑤确保必要的财政支持(预算);⑥培训现场人员,帮助其理解调查表和指导使用调查表。为了确保指标测量的有效性,需要确定数据收集的目标机构和/或人员多少以及其类型,并走访、接触和评价各种卫生机构收集数据的质量及各种类型信息系统的工作运行状况的人员安排。

7. 进行评价　这一过程也可应用在现场数据收集。评价质量和结果的有效性可能被数据收集过程中的错误抵消。发生错误的原因可能是对所提问题的误解、收集数据小组缺乏积极性、监督措施不力等。因此,数据收集者应接纳并尊重有经验的人员,由这些人员来监控评价数据收集阶段及其工作过程,监督者也应该加强监督和合理管理。

8. 分析结果并准备评价报告　评价报告应该简明、可读、易于理解,报告要与评价事项一致并能够实现评价目标。评价报告应该及时进行交流而不能仅仅被看作一种简单的工作记录,或者被视为一般的日常活动。

9. 提出建议,准备随访行动计划　信息系统评价小组也要提出建议,说明如何解决公共卫生信息系统中发现的问题,包括准备一份较详细的建议行动方案,并提出具体实施步骤,还有如何监督行动执行情况,并在经过适当时间后,评价信息系统改善效果。

四、疾病预防与控制管理信息的收集与管理

(一)疾病预防与控制管理信息的收集

疾病预防与控制管理信息的收集可以说是数据的收集。数据收集的方法有很多,但归纳起来

可分为两类,即常规信息收集方法和非常规信息收集方法。由卫生机构负责的常规数据收集方法是最典型的常规数据收集形式。这种方法通过与医疗保健对象进行交流或接触收集数据,可以在卫生保健机构内进行或通过监测服务来完成。常规数据收集也可以直接由社区来负责。人口登记是常规数据收集的另一种形式。卫生数据收集的非常规方法包括以下三类:专题调查,如儿童计划免疫接种率、社区居民对卫生服务的需求和利用情况等;定量和定性快速评价方法,如影响当地居民健康状况的主要因素有哪些;其他专门研究,如社区居民心血管疾病的发生率和患病率的研究等。

1. 常规数据收集方法　可以根据其数据来源分为三类:卫生机构的数据收集、社区的数据收集和人口登记。这三类数据收集方法存在一定的重叠,许多卫生系统都把卫生机构和社区的数据收集连接起来,而且这两种方法都可以包括某些形式的生命事件登记。

(1)卫生机构的数据收集:是常规数据收集中最常用的方法。数据由医院、诊所等卫生机构工作人员在日常诊疗或公共卫生服务中记录生成,如门诊病历、住院记录等。以卫生机构为基础的数据收集,是支撑妇幼保健服务优化、疾病监测预警、卫生行政决策、卫生资源动态调配及卫生服务质量提升。然而,这种数据收集方法存在局限性,如收集的数据质量不高,卫生机构工作人员大量的时间花在数据填报上,样本代表性不足等。

为了解决数据收集的质量问题,应该在以卫生机构为基础的普通数据报告外,使用哨点来报告更为复杂的数据,即一定数量的卫生机构工作人员,在接受专门训练和培训后主要从事收集和报告指定疾病的发生和公民死亡数据。如果需要,可以把信息系统扩大到社区卫生服务中心,以形成完善的信息收集和反馈渠道。

(2)社区数据收集:为了促进社区参与,实现 WHO 提出的初级卫生保健目标,使卫生保健管理者和提供者更好地了解社区需求,社区数据收集既有常规数据收集也有非常规数据收集。社区收集的数据包括:以家庭为基础的记录;以访视者为基础的记录;以监督者和社区检测为基础的记录;以地区为基础的记录;以现场办公室和卫生部门为基础的记录;以本国机构和资助者为基础的有关健康计划结果及人群健康状况的报告。

(3)人口登记系统:也是一种常规数据收集形式。发达国家的人口登记系统与人口普查数据互相联系,成为死亡数据的主要来源。发展中国家的人口登记系统一般来说功能相对单一且基础薄弱。人口登记系统一般还需要采用回溯性抽样调查和前瞻性社区随访研究来补充数据,特别是后者的价值更高。

2. 非常规数据收集方法　是为了特殊目的进行的数据收集,用来补充和验证通过常规报告系统收集的数据。非常规数据收集方法包括专题调查、定量和定性快速评价法和其他专门研究等。

3. 数据收集工具　包括病例、卫生服务记录、资源管理记录、报告、卡片、表格、花名册、登记表、各种类型的调查表和计算机等。

(二)疾病预防与控制信息的管理

对于任何信息系统,数据的质量是非常重要的。为了提高数据的质量,以保证疾病预防与控制决策的正确性,可以采取以下措施。

1. 信息系统设计尽可能简单　数据收集工具应该设计简单并附有清晰的说明。必须制订有效、灵敏、特异的指标来提高数据质量。尽量减少信息系统的报告级别或层次的影响,使数据的收集者和使用者尽可能地保持一致。

2. 用户参与系统设计　有助于建立最适合用户的信息系统,加强用户对系统的主人翁意识。

3. 对程序和定义进行标准化 填表、汇总和处理容易缺失数据的程序应尽量简单，说明应尽量包括在表格内，对疾病的分类应与国际相符。同时，在数据收集过程中设计标准的数据收集工具。

4. 建立合适的激励机制 最好的激励就是所收集的数据对收集者有用。同时，如果反馈是为了改善业绩而不是为了责备没有达到既定目标的工作者，那么监督者定期监督与反馈对工作人员报告有质量的数据也是一个重要措施。

5. 设计有效的检查程序 检查程序是设计管理信息系统比较重要的部分。有时需要使用不同方法收集同样数据来对数据进行比较，反复核对。

6. 人员培训 要加强相关人员数据收集、数据处理、分析等基本功的培训，帮助他们掌握收集数据的基本技能，培养数据清洗、分析和可视化能力，从而提高数据收集质量和利用效率。

五、疾病预防与控制管理信息系统的应用

中国疾病预防控制信息系统是最早建设的疾病预防与控制信息管理的国家级平台，传染病监测信息系统是中国疾病预防控制信息系统的子系统之一。自 2004 年 1 月 1 日起，全国启动了法定传染病监测信息的网络直报系统，从此促进了其他子系统的启用。中国疾病预防控制信息系统通过现代通信手段，在国家、省、市、县疾病预防控制机构信息联网的基础上，实现与当地医疗机构联网，并将信息网络向乡（镇）和城镇社区延伸，形成了纵横贯通的信息报告网络，形成统一、高效、快速、准确的公共卫生信息报告系统，尤其可满足国家、省（自治区、直辖市）、市（地区）、县（区）四级疾病预防控制机构对传染病等对疫情信息进行实时动态监测和预警，实行疾病监测信息的一体化管理和共享。经过实践反馈、逐步细化升级，在该信息平台上，目前已经构建了相对成熟的基本信息系统、传染病报告信息系统、突发公共卫生事件管理信息系统、传染病自动预警信息系统、艾滋病综合防治信息系统、鼠疫防治管理信息系统、重点慢性疾病监测系统等十几个子系统。随着疾病预防与控制管理的需求不断提升，将逐步扩展相关的监测和管理系统，每个子系统的关键是明确组织结构、业务范围与信息流程。本节只介绍两个代表性的子系统。

（一）传染病报告信息系统

传染病报告信息系统是各级机构在疾病与预防管理中最常用的系统之一，包括传染病报告卡网上直报、审查、查询、预警等功能。为了加强传染病信息报告管理，确保报告系统的有效运行，充分发挥网络直报的优势，须依照国家的一些相关法律、法规、规章、规定等，明确各级各类医疗部门及机构的职责，规范传染病直报的内容和流程。

1. 组织结构与职责 遵循分级负责、属地管理的原则。

（1）卫生行政部门的职责：负责本行政区域内传染病信息报告工作的管理，建设和完善本行政区域内传染病信息网络报告系统，为系统的正常运行提供保障条件，定期监督检查。省级以上卫生行政部门根据本行政区域内疾病预防控制工作需要，可增加传染病监测报告病种和内容；县（区）级以上地方人民政府卫生行政部门应当及时向本行政区域内的疾病预防控制机构和医疗卫生机构通报传染病疫情以及监测、预警的相关信息，同时向毗邻的同级地方人民政府卫生行政部门通报。

（2）疾病预防和控制机构的职责：国家级疾病预防控制机构负责全国传染病信息报告业务管理和技术指导工作，协助国家卫生健康委员会制定相关标准和方案，负责全国传染病信息的收集、分析、报告和反馈，预测传染病发生、流行趋势，开展传染病信息报告管理质量评价；地方各级疾病预防控制机构负责本行政区域内的传染病信息报告业务管理和技术指导工作，实施传染病信息报告

管理规范和相关方案,负责本行政区域的传染病信息的收集、分析、报告和反馈,预测传染病发生、流行趋势,开展传染病信息报告管理质量评价;县(区)级疾病预防控制机构在履行以上职责的同时,负责对本行政区域内医疗机构和其他责任报告单位报告传染病信息的审核;承担本行政区域内不具备网络直报条件的责任报告单位报告的传染病信息的网络直报。

(3)医疗机构和其他责任报告单位职责:各级各类医疗机构和其他传染病责任报告单位应建立健全传染病信息报告管理组织和制度,建立传染病诊断、报告和登记制度;负责对本单位相关医务人员的传染病信息报告相关知识进行培训;协助疾病预防控制机构开展传染病疫情调查;乡镇卫生院和城镇社区卫生服务中心负责辖区内传染病责任报告单位的传染病报告管理;采供血机构及医学检验机构发现传染病疫情,应按要求进行登记和报告。

(4)责任报告单位和责任报告人:履行传染病报告职责的机构为责任报告单位,主要是医疗机构、疾病预防控制机构、采供血机构、卫生检疫机构;责任报告单位执行职务的人员为责任报告人,主要是执行职务的医护人员和检疫人员、疾病控制人员、乡村医生、个体营业医生。

2. 依法报告的传染病病种　法定报告的传染病分为甲类传染病、乙类传染病丙类传染病,以及突发原因不明的传染病等其他传染病:①甲类传染病,即鼠疫、霍乱;②乙类传染病,即猴痘、新型冠状病毒感染、传染性非典型肺炎、艾滋病、病毒性肝炎、炭疽、梅毒、淋病、肺结核、脊髓灰质炎、狂犬病、人感染新亚型流感、麻疹、血吸虫病、疟疾、流行性出血热、流行性乙型脑炎、登革热、细菌性和阿米巴性痢疾、伤寒和副伤寒、流行性脑脊髓膜炎、百日咳、白喉、新生儿破伤风、猩红热、布鲁氏菌病、钩端螺旋体病;③丙类传染病,即流行性感冒、流行性腮腺炎、风疹、急性出血性结膜炎、麻风病、流行性和地方性斑疹伤寒、黑热病、包虫病、丝虫病、手足口病,除霍乱、细菌性和阿米巴性痢疾、伤寒和副伤寒以外的感染性腹泻病。

3. 传染病报告工作流程与信息流程

(1)医疗机构、采供血机构、卫生检疫机构传染病报告工作流程:责任报告人在首次诊断或发现法定传染病患者、疑似患者、病原携带者时,应立即填写"传染病报告卡"(初次报告)并按规定时限和程序报告;诊断变更或患者因传染病死亡时,应立即填写"传染病报告卡"(订正报告),并按规定时限和程序报告。

实行网络直报的医疗机构、采供血机构、卫生检疫机构的网络直报人员应及时检查报告卡,如发现填写不完整、不准确,或有错项、漏项,应及时通知报告人核对报告卡内容;而后将传染病报告卡信息及时、准确、完整地录入网络直报系统。

暂无网络直报条件的医疗机构应在规定时限内,将传染病报告卡以最快方式报告属地有网络直报能力的乡镇卫生院、社区卫生服务中心或县(区)级疾病预防控制机构为其代报;同时,应对报出的报告卡进行登记,每个月至少与代报单位核对1次,并签字确认。

(2)各级疾病预防控制机构监测报告工作流程:县(区)级疾病预防控制机构传染病疫情信息管理专职人员应每日(包括法定节假日)对直报系统内的传染病报告卡进行错项、漏项、逻辑错误以及重卡等检查,对有疑问的卡片应及时通知报卡单位核对;对核实无误后的个案信息通过网络确认上报。

审核过程中发现暴发疫情或异常疫情报告时,应立即通知报卡单位进一步核对;若信息属实,应通过网络尽快确认报告信息,同时报告主管领导和相关业务部门负责人,按规定时限和程序向同级卫生行政部门和上级疾病预防控制机构报告,并派出专业人员开展流行病学调查。

在现场流行病学调查或其他调查中发现传染病报告卡信息有误,应在24小时内通过网络进行订正或删除,同时告知原填报单位;发现未报告传染病病例,应由当地县(区)级疾病预防控制机构调查人员及时填写传染病报告卡,按规定进行网络直报。对实行专病管理的传染病,应将流行病学调查的相关信息反馈给专病管理机构(部门)及时录入专病管理系统。

省、市级疾病预防控制机构对本行政区域内所报告的甲类及按甲类管理的乙类传染病,应会同报告县(区)疾病预防控制机构进一步核实;若信息属实,在县(区)疾病预防控制机构确认信息的基础上,对网络报告信息予以确认。同时,定期或不定期地对本行政区域内网络直报质量进行评价,对直报工作进行督导检查。

(3)信息流程:医疗机构、采供血机构、卫生检疫机构应保证疫情信息报告的及时、准确与可靠。网络直报人员在接到报告后,应及时审核传染病报告卡信息并录入直报系统;每个月应对本单位传染病监测信息进行汇总分析,呈报本单位有关领导并向有关科室通报。如发现甲类传染病、按甲类管理的乙类传染病时,网络直报人员应立即向诊断医生核实,并报告分管领导;同时以最快的方式报告属地县(区)级疾病预防控制机构,及时向本单位相关科室发出预警信息。

各级疾病预防控制机构应对网络直报传染病疫情信息进行动态监测分析,对月、年监测数据进行全面分析;发现重大疫情时,应随时进行专题分析。疫情分析结果以信息、简报或报告等形式向同级卫生行政部门和上级疾病预防控制机构报告,并及时反馈到下一级卫生行政部门、疾病预防控制机构和网络直报单位,必要时通报毗邻地区。

（二）突发公共卫生事件管理信息系统

突发公共卫生事件(public health emergencies)是指突然发生,造成或者可能造成社会公众健康严重损害的重大传染病疫情、群体性不明原因疾病、重大食物和职业中毒以及其他严重影响公众健康的事件。

2003年5月,国务院颁布《突发公共卫生事件应急条例》(中华人民共和国国务院令第376号);2011年,根据2011年1月8日《国务院关于废止和修改部分行政法规的决定》修订。该条例第五十一条引用的《中华人民共和国治安管理处罚条例》修改为《中华人民共和国治安管理处罚法》。规定县级以上地方人民政府应当建立和完善突发公共卫生事件监测与预警系统。

2024年6月28日,第十四届全国人民代表大会常务委员会第十次会议修订通过了《中华人民共和国突发事件应对法》(2007年8月30日第十届全国人民代表大会常务委员会第二十九次会议通过)。该法是为了预防和减少突发事件的发生,控制、减轻和消除突发事件引起的严重社会危害,提高突发事件预防和应对能力,规范突发事件应对活动,保护人民生命财产安全,维护国家安全、公共安全、生态环境安全和社会秩序。

我国突发公共卫生事件管理信息系统是以多类突发公共卫生事件报告为基础的国家法定的突发公共卫生事件报告管理信息系统,覆盖各级卫生行政部门、疾病预防与控制中心、卫生监督中心、各级各类医疗卫生机构。网络延伸到城市社区和农村卫生室,按照《中华人民共和国突发事件应对法》和《国家突发公共卫生事件相关信息报告管理工作规范(试行)》(卫办应急发〔2005〕288号)的要求实现对突发公共卫生事件的网上报告、确认、上报、审批、预警等功能。

1. 组织结构与职责　做好突发公共卫生事件应急工作,要贯彻"统一领导、分级负责、反应及时、措施果断、依靠科学、加强合作"的原则。"统一领导"是指在突发事件应急处理的各项工作中,坚持由各级人民政府统一领导,成立应急指挥部,对处理工作实行统一指挥。各有关部门都要在应急指挥部的领导下,依照条例的规定,开展各项应急处理工作。"分级负责"是指全国性的突发事件或跨省、自治区、直辖市的突发事件,由国务院设立全国突发事件应急处理指挥部,负责统一领导和指挥全国的应急处理工作;地方性突发事件,由省级人民政府设立突发事件应急处理指挥部,负责统一领导和指挥本行政区域内的应急处理工作。"反应及时、措施果断"是指突发事件发生后,有关人民政府要成立应急处理指挥部,决定是否启动应急处理预案等。有关部门应当及时作出反应,搜集、报告疫情及有关情况,立即组织调查,组织医疗队伍,积极开展救治,并向政府提出处理建议,采取果断措施,有效控制突发事件事态发展。"依靠科学、加强合作"是指突发事件应急工作要尊重科学、依靠科学,各有关部门、学校、科研单位等要通力合作,实现资源共享。同时遵循预防为主、常备不懈的方针,这是减少各类突发公共卫生事件的保证,是有效应对突发事件的前提。预防为主是卫生工作的基本指导方针。做好预防工作,可以有效控制传染病的发生和传播,减少食物中毒、职业中毒和其他突发公共卫生事件。

2. 突发公共卫生事件等级与分类

(1)突发公共卫生事件的分级:根据突发公共卫生事件的性质、危害程度、涉及范围,划分为四级:一般突发公共卫生事件、较重突发公共卫生事件、严重突发公共卫生事件、特别严重突发公共卫生事件。

(2)突发公共卫生事件的分类:根据事件的表现形式可将突发公共卫生事件分为以下两类:①在一定时间、一定范围、一定人群中,当病例数累计达到规定预警值时所形成的事件,例如传染病、不明原因疾病、中毒(食物中毒、职业中毒)、预防接种反应、菌种、毒株丢失等,以及县以上卫生行政部门认定的其他突发公共卫生事件。②在一定时间、一定范围,当环境危害因素达到规定预警值时形成的事件,病例为事后发生,也可能无病例。例如生物、化学、核辐射事件,包括:传染病菌种、毒株丢失;病媒、生物、宿主相关事件;化学物泄漏事件;放射源丢失、受照、核污染辐射及其他严重影响公众健康事件(尚未出现病例或病例事后发生)。

根据事件的成因和性质,突发公共卫生事件可分为:重大传染病疫情,群体性不明原因疾病,重大食物中毒和职业中毒,新发传染性疾病,群体性预防接种反应和群体性药物反应,重大环境污染事故,核事故和放射事故,生物、化学、核辐射恐怖事件,自然灾害导致的人员伤亡和疾病流行,以及其他影响公众健康的事件。

3. 突发公共卫生事件监测信息流程

(1)事件信息采集:从卫生部门已有的监测系统通过数据接口抽取相应的信息,或通过系统终端新建突发事件,如卫生部门的通报信息、传染病疫情监测、生物媒介监测、实验室检验数据、媒体监测信息或其他应急需要收集的信息。突发公共卫生事件信息包括事件名称、事件类别、事件严重等级、报告地区、报告单位、事件信息来源、发生地区及详细地点、事件波及人数、发生时间等。

(2)统计分析:根据事件信息,选择统计查询条件,汇总显示符合条件的事件信息。

(3)预警设置:根据国家有关规定和特定的预警规则,根据突发事件的严重程度设置预警标志。

(4)信息通报:随着突发事件的发生和发展,定期披露有关事件及其卫生应急管理的信息,包括突发事件的发生时间、地点,事件原因,严重程度,伤亡状况,处置情况等。

六、疾病预防与控制信息化的发展与未来

(一)疾病预防与控制信息化的发展

我国公共卫生信息化最初起步于疾病预防与控制的信息化,成为国家信息化不可缺少的重要组成部分之一。自 20 世纪 80 年代中期以来,随着信息技术的普及,国家信息化的飞速发展推动了

疾病预防与控制信息化和疾病预防与控制信息系统的建设。20世纪90年代以后,随着信息技术的不断创新及网络通信技术的广泛普及,信息化成为全球经济社会发展的大趋势。为适应我国国民经济信息化的总体要求,卫生部于1995年提出了《关于建设金卫工程的几点意见》(卫统发〔1995〕第4号),1999年7月,卫生部提交《国家卫生信息网项目建议书》,提出了"综合运用计算机技术、网络技术、通信技术,构成一个覆盖中央、省、地(市)、县(区)四级卫生系统的高效、快速、通畅的网络通信传输系统,提高卫生信息质量,加强卫生事业的宏观管理、科学决策及重大灾害的应急、应急指挥能力"的总体目标。优先建立卫生防疫信息网,分阶段逐步实施并覆盖卫生系统的各领域。

2002年10月卫生部召开了"卫生信息化工作会议",总结了我国卫生信息化的进程与经验,提出了今后10年的信息化发展总体目标。2003年暴发的严重急性呼吸综合征(SARS)疫情,暴露出了我国在重大疫情防控体制机制、公共卫生应急管理体系等方面存在的短板和不足。为加强我国疾病预防与控制体系的建设,国家政府要求用3年左右的时间,建立健全突发公共卫生事件应急机制及管理规范、疾病预防与控制体系、医疗救治体系和卫生执法监督体系。

在中共中央办公厅2006年印发的《2006—2020年国家信息化发展战略》(中办发〔2006〕11号)的我国信息化发展的战略重点中,提出要"加强医疗卫生信息化建设,建立并完善覆盖全国、快捷高效的公共卫生信息系统"。自此,我国公共卫生的信息化步入有序、快速发展阶段,国家及省市的疾病预防与控制信息系统不断建立,出现疾病预防与控制信息化的建设高潮。自2004年1月1日实行传染病网络直报以来,已有多个子系统在这个平台上运行,各子系统均经过多次升级,系统功能不断完善。

2016年,中共中央办公厅、国务院办公厅印发《国家信息化发展战略纲要》,指出要推进智慧健康医疗服务,具体包括:完善人口健康信息服务体系,推进全国电子健康档案和电子病历数据整合共享,实施健康医疗信息惠民行动,促进和规范健康医疗大数据应用发展;探索建立市场化远程医疗服务模式、运营机制和管理机制,促进优质医疗资源纵向流动;加强区域公共卫生服务资源整合,探索医疗联合体等新型服务模式;运用新一代信息技术,满足多元服务需求,推动医疗救治向健康服务转变。

2021年12月,中央网络安全和信息化委员会印发《"十四五"国家信息化规划》。该规划依据《中华人民共和国国民经济和社会发展第十四个五年规划和2035年远景目标纲要》《国家信息化发展战略纲要》等制定,是"十四五"国家规划体系的重要组成部分,是指导"十四五"期间各地区、各部门信息化工作的行动指南。

2024年5月,中央网信办等三部门印发《信息化标准建设行动计划(2024—2027年)》,强调信息化标准是国家标准体系的重要组成部分,是以信息化驱动引领高质量发展的重要支撑,要以习近平新时代中国特色社会主义思想特别是习近平总书记关于网络强国的重要思想为指导,深入贯彻党的二十大精神,认真落实党中央、国务院关于信息化发展和标准化工作的决策部署,完善信息化标准体系、提升标准化基础能力、健全工作机制、强化标准实施、增强国际影响力,以标准建设支撑引领信息化发展,为加快建设全国统一大市场,培育壮大新质生产力提供有力支撑。

（二）疾病预防与控制信息化的未来

我国的疾病预防与控制信息化取得了一系列的成绩,但与发达国家相比,还存在一定的差距。未来我国疾病预防与控制信息系统建设需要不断改进提升。

1. 加强卫生信息学理论研究和科学信息模型的指导　我国的卫生信息化建设起步较晚,早期建设从"抓应用、促发展"逐渐转变为"需求主导"，基础薄弱。整体来看，未来需要更加丰富的卫生信息学理论及数据模型支撑。

2. 消除地区间的差异　目前国内各地区间经济发展极不平衡，这种不平衡也在信息化中体现出来，需要在基础设施建设、人力资源、经费投入、信息系统的使用、管理水平等方面消除差异。

3. 加快培养各种层次卫生信息人才　目前疾病预防与控制第一线的工作人员大部分来自公共卫生专业，而疾病预防与控制信息化的发展过程中，需要大量不同层次不同方向的信息人才。

4. 优化疾病预防与控制信息的标准化建设　卫生信息标准是指导信息系统建设，实现系统间的数据交换与共享，规范卫生信息采集、存储和利用的重要准则和保证。未来需要形成统一的卫生信息规范和标准体系，促进卫生系统间横向、纵向的信息共享和网络互通，保障卫生信息资源的充分融合与利用。

第二节　突发公共卫生事件医疗救治信息系统

一、突发公共卫生事件医疗救治体系

突发公共卫生事件医疗救治体系由医疗救治机构、医疗救治信息网络和医疗救治专业技术队伍组成。在突发公共卫生事件医疗救治体系中医疗救治机构承担着疾病救治的核心功能，而医疗救治信息网络在应对突发公共卫生事件中则起着举足轻重的作用。一方面，传染类突发公共卫生事件的易变性、复杂性对相关信息的准确性与及时性提出了更高的要求。另一方面，突发公共卫生事件的公共性与后果严重性使得医疗方面的专业信息不仅仅是政府决策、医疗资源调度的重要依据，更成为了社会的稳定剂。可靠的信息意味着在一定程度上后果的可预期性，在突发公共卫生事件波及范围广泛的背景下，信息的充分、准确、及时以及高效共享不仅是高效率、高质量处理突发公共卫生事件的要求，也是维护社会及国家安全的重要保障。医疗救治专业技术人员是重要的技术人力资源，其专业技术的水平高低以及资源调度的适宜性决定了突发公共卫生事件处理的质量与效率。

（一）医疗救治机构

医疗救治机构作为提供传染病医疗救治服务的主体，其负责传染病患者和疑似传染病患者的集中收治以及危重传染病患者的重症监护和治疗，主要包括急救、传染病、职业中毒、核辐射救治及后备医院（如血站）等机构。

1. 急救机构　包括紧急救援中心和医院急诊科，构成纵横衔接的急救网络。

（1）紧急救援中心：直辖市、省会城市和地级市建立紧急救援中心（俗称120），原则上独立设置，也可依托综合实力较强的医疗机构。紧急救援中心接受本级卫生行政部门委托，指挥、调度本行政区域内医院的急救资源，开展伤病员的现场急救、转运和重症患者的途中监护。直辖市和省会城市紧急救援中心在紧急状态下经授权具有指挥、协调全省（直辖市）医疗急救资源的职能。必要时紧急救援中心可以与公安（110）、消防（119）等应急系统联合行动，实施重大突发公共卫生事件的紧急救援。

县级紧急救援机构一般依托综合力量较强的医疗机构建立，负责服务区域内伤病员的现场急救、转运和医院内医疗救治，向上级医院转诊重症患者，必要时接受所在市紧急救援中心指挥。边远中心乡（镇）卫生院负责服务区域内伤病员的转运。

（2）医院急诊科：在直辖市、省会城市和地级市，根据需要选择若干综合医院急诊科纳入急救网络，负责接收急诊患者和紧急救援中心转运的伤病员，提供急诊医疗救治，并向相应专科病房或其他医院转送；突发公共卫生事件发生时，接受所在市紧急救援中心指挥、调度，承担伤病员的现场急救和转运。

2. 传染病救治机构　包括传染病医院、医疗机构传染病病区和传染病门诊（含隔离留观室）或后备医院。在特大城市可建设集临床、科研、教学于一体的突发公共卫生事件医疗救治中心；其他直辖市、省会城市、人口较多的地级市原则上建立传染病医院或后备医院；人口较少的地级市和县（市）原则上指定具备传染病防治条件和能力的医疗机构建立传染病病区。市（地）级传染病医院（病区）承担防治任务，负责传染病疑似患者、确诊患者的集中收治和危重传染病患者的重症监护。直辖市和部分省会城市、中心城市传染病医院还要具有传染病救治领域的科研、专业技术人员培训和区域内技术指导职能；县级传染病病区，要具备收治一定数量常见传染病患者的条件，并具备对烈性传染病隔离观察的能力，对重症患者及时转诊。中心乡（镇）卫生院设立传染病门诊和隔离留观室，对传染病可疑患者实施隔离观察和转诊。

3. 职业中毒、核辐射救治基地　建立完善职业中毒医疗救治和核辐射应急救治基地，承担职业中毒、化学中毒、核辐射等突发公共卫生事件的集中定点收治任务。

4. 血站　采集、提供临床用血，包括中心血站、血液中心、中心血库等。

（二）医疗救治信息网络

医疗救治信息网络由数据交换平台、数据中心和应用系统组成。其中数据交换平台通过对信息的统一收集、管理与分析应用，实现医疗卫生机构、疾病预防与控制机构和卫生行政部门之间的信息共享，最大程度地利用公共信息资源。数据中心包括医疗资源信息、医疗救治活动信息、医疗救治专家信息、地理信息，以及4个集群数据库的接口标准等。应用系统涵盖医疗资源管理、病情统计分析、应急响应与培训、医学情报检索等。医疗救治信息网络构建在互联网基础上，采用虚拟专用网络技术，按属地原则建设及管理，以此实现纵向（中央到地方）、横向（部门、单位之间）的数据交换和资源共享，从而构成完整的突发公共卫生事件医疗救治信息系统。

（三）医疗救治专业技术队伍

省、市（地）卫生行政部门从辖区内的医疗机构抽调高水平的医疗技术人员，建立应对突发公共卫生事件的医疗救治专业技术队伍。依照平战结合的组织原则进行培训与管理，其组成人员平时在原医疗机构从事日常诊疗工作，定期进行突发公共卫生事件应急培训、演练，突发公共卫生事件发生时，接受政府卫生部门统一调度，深入现场，承担紧急医疗救援任务。

国家卫生健康委员会统一制订医疗救治专业技术培训计划和教材，并按区域指定具备条件的紧急救援中心和传染病医院作为医疗救治培训中心，负责医疗救治专业技术队伍的培训工作，并使培训工作制度化、规范化。

二、突发公共卫生事件医疗救治信息系统概述

2003年9月，国务院转发了国家发展和改革委员会、卫生部编制的《突发公共卫生事件医疗救治体系建设规划》（国办发〔2003〕82号），要求通过加强基础设施建设、提高装备水平、深化管理体制和运行机制改革、提升专业人才技术能力等措施，基本建成符合国情、覆盖城乡、功能完善、反应灵敏、运转协调、持续发展的突发公共卫生事件医疗救治体系，完善国家、省、市三级突发公共卫生事件医疗救治数据中心，建立突发公共卫生事件医疗救治信息系统，实现各级医疗救治体系之间信

息的互联互通,构建覆盖各级卫生行政部门和疾病预防与控制机构、卫生监督机构、急救医疗机构、医院、卫生院、社区卫生服务中心等医疗卫生机构的突发事件信息网络系统,及时掌握突发公共卫生事件信息,有效调度急救医疗资源,提高国家应对突发公共卫生事件的快速反应能力和资源利用效率,提高突发公共卫生事件医疗救治能力。

2023年1月,国家卫生健康委员会印发《突发事件紧急医学救援"十四五"规划》(国卫医急发〔2022〕35号),该规划的制定依据为《"健康中国2030"规划纲要》和《"十四五"国民健康规划》(国办发〔2022〕11号),目的为进一步提升我国突发事件紧急医学救援能力,切实做好"十四五"期间我国突发事件紧急医学救援工作,有效减轻自然灾害、事故灾难、社会安全等各类突发事件对人民群众身心健康和生命安全的危害,维护国家公共安全与社会和谐稳定。《突发事件紧急医学救援"十四五"规划》(国卫医急发〔2022〕35号)包括规划基础与面临形势,指导思想、基本原则和规划目标,主要任务和措施,政策和保障四部分内容,以推动高质量发展为主题,统筹发展和安全,坚持以人民为中心,坚持新发展理念,从国家安全战略高度出发,以保护人民群众生命健康安全为根本,以提高突发事件紧急医学救援能力与水平为重点,着力弥补薄弱环节,解决突出问题,加快构建科学高效、可持续发展的突发事件紧急医学救援体系。

三、突发公共卫生事件医疗救治信息系统功能

突发公共卫生事件医疗救治信息系统广义上包括应用系统、数据中心和信息网络,而日常工作中用户直接使用的是应用系统。

(一)应用系统功能

医疗救治信息系统应用系统包括应急医疗资源信息管理、应急救治专家信息管理、病情救治统计分析、应急响应与培训、信息发布和医学情报检索等模块,各模块可以单独成为子系统,各省、市根据业务需要,可以使用扩展的应用软件,但信息标准和规范要一致,便于数据对接。

1. 医疗资源信息管理　采集医疗机构、专科配置和专业技术人员构成、主要设施设备、应急卫生救治队伍等动态信息资源。这些资源数据信息是实现医疗救治活动组织与管理的工作基础,使之实现掌握辖区内医疗资源的现状与分布,为医疗资源的调配提供决策依据。

2. 应急救治专家信息管理　与各级卫生中心数据库衔接,可录入或抽取专家信息,紧急情况下,可及时与适宜的医疗救治专家取得联系,或组成专家小组,参与突发公共卫生事件的医疗救治活动。

3. 病情救治统计分析　对在医疗救治活动中各医疗单位实时上报的病情数据和救护统计数据,按行政区自动分类汇总、统计,形成各类统计表,显示各类疾病的发病特点及分布规律,对今后的医疗救治工作进行预测;辅助分析病情的发展动态和医疗救治活动规律;对医疗救治活动数据进行分析,寻找最佳救治方案;对医疗资源的现状及疾病发病情况进行评估,发现问题,找出薄弱点,为领导决策提供参考。对自动汇总的数据按事先规定好的报警条件,产生预警信息,提示有关人员及时处置。

4. 应急响应与培训　随时发布或接收上级卫生主管部门(或急救中心)发布的突发公共卫生事件预警信息,提前做好医疗救治应急准备。提供应急培训信息,如专家知识库和网络快速培训方式(包括多媒体的、人性化的、互动的培训资料,标准化的考核方法)。如有重大突发公共卫生事件发生,能够把专家形成的治疗方案和防控措施快速向相关地区和部门发布,以便开展应急培训,提高医疗机构应对突发公共卫生事件的处置能力和防控水平。

5. 信息发布 系统在本级政府授权下,发布某区域内突发公共卫生事件信息、医疗救治情况,提示各级医疗机构进行应急培训,向公众提供简便的、科学的、合理的防控措施。

6. 医学情报检索 对医学情报资料录入、修改、检索、分析和发布,可以供各级医疗机构专业人员检索、查询和下载,并提供讨论的场合和空间。采集各机构的科研成果、实践经验和教训,通过与医学情报数据库的衔接,可在日常和在医疗救治活动与医疗救治资源出现告急的情况下使用该数据库中的信息,检索、查阅和收集国内外相关资料(疫情、病情历史的和动态的信息,预防与诊治的方法),为应急指挥中心的领导决策指挥提供科学依据。

（二）数据中心与信息平台的功能

建立国家、省、市三级医疗救治数据中心。实现医疗救治信息的快速、有序地交换和汇总,并在此基础上实现信息的整理、统计和分析,辅助对突发应急事件的决策和指挥。

1. 国家医疗救治信息平台

（1）设置:国家卫生健康委员会建立国家医疗救治信息系统数据中心,为国家应对重特大突发公共卫生事件实施紧急医疗救治和紧急医疗资源调配提供决策依据,与各省(自治区、直辖市及新疆生产建设兵团)医疗救治信息系统互联,也可以为跨省市的紧急医疗救治和紧急医疗资源调配提供信息帮助。

（2）功能:实现全国医疗救治信息的采集、汇总、上报,实现对突发公共卫生事件处理的统一指挥和协调。定期对各省(市)卫生健康委员会上报的医疗资源信息数据(如指定专科开放床位数、当日空床位数、最大可扩展床位数、特殊抢救设备数量等)进行接收、汇总、排序,按上报周期自动生成报表和图表,并可按月、年等自动生成报表和图表。将汇总的医疗资源信息和实时报警提示信息按规范报送国家应急指挥中心。

2. 省(市)医疗救治信息平台

（1）设置:设在省、自治区、直辖市及新疆生产建设兵团卫生健康委员会,是省级医疗救治信息平台,与辖区内各地级市医疗救治信息系统互联。中心由服务器群、存储系统、终端、网络设备、电源和环境系统、呼叫中心或视频会议系统软件及应用软件系统等组成。

（2）功能:为各省(市)应对重特大突发公共卫生事件实施紧急医疗救治和紧急医疗资源的调配提供决策依据;也可以为跨省的紧急医疗救治和紧急医疗资源调配提供信息帮助。定期对各市卫生健康委员会上报的医疗资源信息数据(如指定专科开放床位数、当日空床位数、最大可扩展床位数、特殊抢救设备数量等)进行接收、汇总、排序,按上报周期自动生成报表和图表,并可按月、年等自动生成报表和图表。实现本省范围内医疗救治信息的采集、汇总、上报,支持省级指挥中心对突发公共卫生事件的统一指挥和协调。

3. 地市级医疗救治信息平台

（1）设置:市医疗救治数据中心设在市紧急医疗救援中心,是城市医疗救治信息平台,终端为辖区内各级各类医疗机构、急救中心(站)、采供血机构等。中心由服务器、存储系统、业务终端、网络设备、电源和环境系统、视频会议系统、呼叫中心、系统软件及应用软件系统等组成。

（2）功能:实现本市范围内的医疗救治信息采集、汇总、上报和指挥调度等任务。为本辖区应对重特大突发公共事件实施紧急医疗救治和紧急医疗资源的调配提供决策依据;也可以为跨城市的紧急医疗救治和紧急医疗资源调配提供信息帮助。定期对各医疗卫生机构上报的医疗资源信息数据进行接收、汇总、排序,按上报周期自动生成报表和图表,并可按月、年等自动生成报表和图表。将汇总的医疗资源信息和实时报警提示信息按规范上报省级医疗救治数据中心。

辖区各医疗卫生机构以自己的信息平台为基础，汇总本机构各部门的信息，作为国家各级医疗救治信息系统的基础数据。各医疗卫生机构可以在自己的信息平台上录入本机构的医疗资源静态信息，定期对本医疗卫生机构的资源信息进行更新，关键信息实时更新。数据更新后按统一格式和数据标准自动上报。按上报周期自动生成报表和图表，并可按月、年等自动生成报表和图表。将汇总的医疗资源信息和实时报警提示信息按国家统一格式和数据标准规范上报市紧急医疗救援中心。

（三）医疗救治信息标准与规范

医疗救治活动参与者包括卫生行政部门、医院、紧急救援中心、血液中心、疾病控制和卫生监督等部门。为了实现医疗救治活动信息收集和指挥调度的信息交换，需要建立如下信息标准和相应应用软件的功能规范：医院信息系统接口标准建设、血液中心系统接口标准建设、院前急救系统接口标准建设、疾病控制单位接口标准建设、卫生行政部门接口标准建设等。

四、突发公共卫生事件医疗救治信息系统的未来发展

（一）依法办事，科学决策，坚持标准，规范建设

严格遵循有关法律法规，广泛听取专家、学者及社会各方面的意见和建议，保证医疗救治体系建设决策的法制化、科学化、民主化、规范化。

（二）中央指导，地方负责，合理布局，整合资源

医疗救治体系建设实行中央宏观指导、地方具体负责。中央规划指导，制定政策、原则和标准，控制床位总量规模，审核项目建设方案，下达补助投资。地方按照中央的指导意见，承担建设的责任，根据本地区经济社会发展水平、人口数量及稠密分布、距离城市远近及交通条件、突发公共卫生事件发生的种类和特点、现有卫生资源等实际情况，研究提出建设布局、建设方式、建设项目和投资安排的实施方案，经中央有关部门审核后组织实施。通过结构调整，合理规划传染病病床总量，适度调减城市传染病病床数量，增加面向农村服务的县级救治机构传染病病床数量，实现传染病医疗资源的合理布局。充分利用现有资源，不增加医院数量和城市病床总量，坚决防止重复建设。

（三）完善突发公共卫生事件医疗救治体系

通过制度建设，完善医疗救治体系的管理体制，加速专业人才培养，加强运行机制和财政保障体制建设，做到可持续性发展，提高综合服务能力，加大医疗救治体系建设投资力度，强化重点督导。除对突发公共卫生事件医疗救治体系建设外，对危害人群健康包括传染病在内的疾病建立医疗救治体系，或针对某一人群或事件建立医疗救治体系。

（四）统筹兼顾，平战结合

统筹考虑平时和突发重大疫情时的双重需要。平时努力提高医疗服务水平，增加服务供给，保持正常运营，发挥投资效益。同时做好救治设施、专业技术队伍和物资的储备，定期组织突发公共卫生事件应急演练和技术培训。在突发公共卫生事件发生时，必须保证应急需要。

第三节　妇幼保健信息系统

建立健全妇幼保健信息系统，是为了加强对妇女儿童的健康状况的高效管理，及时、有效、系统地采取保健措施，实现妇幼保健信息的交流与共享。

一、妇幼保健信息系统概述

（一）妇幼保健信息系统的概念

妇幼保健信息系统（maternal and child healthcare information system）是指按照国家有关法律法规和政策的要求，以计算机技术、网络通信技术、大数据技术、人工智能技术等现代化手段，对妇幼保健机构及相关医疗保健机构开展的妇幼保健工作各主要阶段的业务和管理等数据进行采集、处理、存储、传输及交换、分析与利用的业务应用系统。妇幼保健信息系统以服务居民个人为中心，兼顾管理与决策需要，是妇幼保健相关机构对其服务对象进行长期、连续的系统保健服务和开展科学管理的重要技术支撑手段。

（二）妇幼保健业务的特点

妇幼保健工作作为一项具有保健与临床并重的公共卫生条线业务，主要包括妇幼保健服务和服务监管两个层面的业务内容，具有参与协作机构多和时间跨度长等特点。其中，妇幼保健服务是由辖区范围内相关医疗保健机构承担，面向特定服务对象（妇女和儿童）提供的有计划、连续的专项系统保健服务。一项系统、完整的妇幼保健服务一般可分解为多个相对独立又相互关联的业务服务活动，这些业务服务活动的具体执行可能需要多个相关医疗保健机构、在一定的时间段内联动协作完成。相关医疗保健机构包括妇幼保健机构、承担妇幼保健服务的医院和社区卫生服务机构、乡镇卫生院以及其他领域相关部门等（图 8-2）。而服务监管则是由业务主管部门负责，在妇幼保健服务过程中针对各项服务提供的质量、效率、效果等进行动态业务监管，以指导和保证妇幼保健工作按目标、按计划完成。监管工作不仅在辖区范围实施，而且需要从上（国家级）至下（县区级）进行逐级业务管理和业务指导，各项监管职能由国家、省、市、县区各级卫生行政部门及其授权的各级妇幼保健机构负责。

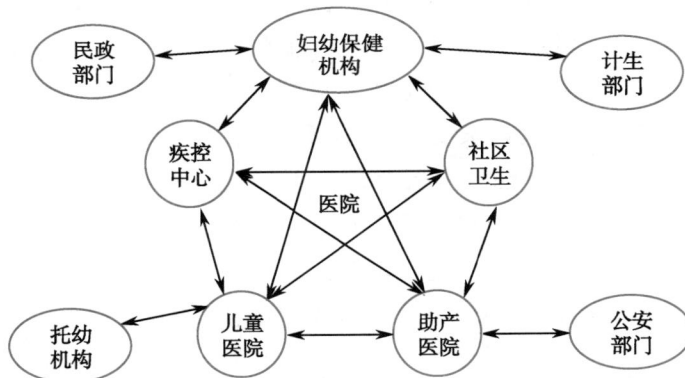

图 8-2　妇幼保健业务相关机构

（三）妇幼保健信息系统的逻辑特性

妇幼保健的业务特点决定了妇幼保健信息系统具有不同于一般业务应用系统的领域特性。一般业务应用系统如医院信息系统，系统功能完整，只被一个特定的机构用户使用，且限于在该机构内部封闭运转。而妇幼保健信息系统是一种需要跨机构甚至跨地域运行的、"逻辑完整、物理分散"的开放式信息系统，或称为"领域信息系统"，即：从逻辑结构上看，其系统功能完整，支撑整个妇幼保健业务运转；但从物理结构上看，实际是由相互独立、面向不同业务层面（服务和监管两个层面）、分散在多个不同机构中运行的若干业务子系统，按照一定的业务规则有机组合而成。传统上，所谓的妇幼保健信息系统实质上是一个逻辑概念。

（四）妇幼保健信息系统的设计

妇幼保健信息系统应在满足妇幼保健领域自身服务与管理需求基础上，体现"以人为本"的区域医疗卫生信息系统一体化设计理念。严格按照"统一规划、统一标准、集成开发、共建共用"原则，在准确理解、把握妇幼保健信息系统在健康档案和区域卫生（公共服务）信息平台中的定位、作用和相互关系基础上，做好与其他相关业务应用系统的统筹规划和资源整合，并充分利用区域卫生信息平台提供的各项公共服务功能，搭建高效、统一的业务管理平台及共享的业务数据中心，实现与其他业务应用系统的互联互通和信息共享，满足区域医疗卫生服务协同及居民健康档案建设的需要。

1. **突出以人为本，实现全生命周期健康管理**　在业务应用系统建设上，应树立以"人的健康"为中心的全程服务理念，以实现居民全生命周期健康管理为目标，站在服务全局的高度，通过开展全面、系统的区域卫生信息资源规划，优化业务流程和服务模式，提高服务质量和效率，满足"惠及居民、服务应用"的卫生信息化战略要求。

2. **整合数据资源，实现业务数据中心共建共用**　妇幼保健信息系统所管理的是特定服务对象（妇女、儿童）的专项健康数据，只是服务对象在整个生命进程中形成的完整健康信息的一部分。正确地认识和处理好妇幼保健信息系统与其他业务应用系统（如医疗服务、疾病控制和社区卫生等）在数据资源建设上的相互衔接和互为补充的协作关系，在区域层面实现跨领域、跨系统的数据资源整合，是实现相关业务应用系统共同支撑全程一体化健康管理服务的重要基础。

3. **优化系统体系架构，实现区域业务高效协作**　为加强信息资源高效整合和充分利用，避免系统功能重复建设和数据重复采集，应首先打破领域和条块限制。通过对区域范围内与人的全生命周期健康管理相关的各业务领域进行全面的业务需求、业务流程和职能边界分析与统筹规划，做好妇幼保健信息系统以及相关业务应用系统的功能域重组、数据流程再造以及功能模型的优化设计，将负责数据采集的服务应用和负责数据分析的管理应用合理地区分开来，避免底层相关应用系统之间的功能交叉重叠，使逻辑架构下的妇幼保健信息各业务子系统，在区域卫生信息平台的基础支撑下，具备"统一高效、各司其责"的协作能力，能够共同、有机地参与到妇幼保健业务活动中来。

4. **立足区域卫生信息平台，构建条线业务应用系统**　妇幼保健信息系统是一个由多个业务子系统逻辑组成的领域信息系统。经过与相关业务应用系统整合后，这些业务子系统逻辑上均隶属于妇幼保健业务范畴，但物理层面实际上分别归属于不同业务应用系统的功能域，通过区域卫生信息平台，实现妇幼保健领域信息的收集、整合和综合利用，以及与其他业务应用系统间的互联互通和业务协同。同时，基于区域卫生信息平台的妇幼保健信息系统也是健康档案中儿童保健域和妇女保健域的主要信息提供者和信息利用者，并承担着为其他业务域推送和从中获取共享信息的任务，在与其他业务应用系统有机协作过程中实现健康档案的"共建共用"，保证健康档案成为"活档"和具有更大的利用价值。

5. **遵循卫生信息标准与规范**　妇幼保健信息系统的建设要严格遵循国际、国内有关标准和技术规范，有计划，有步骤，分期实施，具备良好的实用性和可扩展性。

中国疾病预防与控制中心妇幼保健中心自2002年成立后，根据其全国妇幼保健最高业务指导机构的职能定位，一直在国家卫生健康委员会领导下开展妇幼卫生信息标准化建设。目前供妇幼保健信息系统建设参照的有关行业标准与规范有几十个。

《妇幼保健信息系统基本功能规范（试行）》（卫信办函〔2008〕2号）规定了全国妇幼保健服务和管理信息系统的基本内容、基本功能要求，数据标准化及共享与协同，适用于指导全国妇幼保健服务和管理信息系统的开发,是评价各地妇幼保健信息系统建设和运行管理的基本标准。

《基于区域卫生信息平台的妇幼保健信息系统建设技术解决方案(试行)》(卫办综发〔2010〕109号)是卫生部发布的《健康档案基本架构与数据标准(试行)》(卫办发〔2009〕46号)和《基于健康档案的区域卫生信息平台建设技术解决方案(试行)》(卫办综发〔2009〕230号)的配套文件,系统地阐述了以健康档案和区域卫生信息平台为基础的妇幼保健信息系统建设的有关基本概念、总体设计思路和业务需求,制定了妇幼保健信息系统的业务模型、功能模型和信息模型,以及系统技术实现方案与部署模型。该方案是指导各地在基于健康档案的区域卫生信息化建设中开展妇幼保健信息系统建设的技术指南和规范化依据。

二、妇幼保健信息系统的结构与功能

按照妇幼保健工作的具体管理业务,在全国妇幼保健信息系统建设规划中,妇幼保健信息系统初步划分为妇幼保健服务信息系统和妇幼卫生管理信息系统两个基本组成部分,也可以细化为妇女儿童基础档案管理系统、妇女保健信息系统、儿童保健信息系统和妇幼卫生统计报表系统四个组成部分。各地也可根据需要,在遵循统一标准和规范的基础上对系统的组成部分及功能进行必要的扩展。妇幼保健信息系统各子系统的基本功能类似,主要包括信息采集,质量审核,查询统计,数据输出、传输及交换,报表生成和打印,权限控制等。

(一)妇幼保健服务信息系统

妇幼保健服务信息系统是以妇女儿童个案为单位,以妇幼保健服务工作为核心,对妇幼保健服务过程中所产生的主要业务数据进行计算机管理与处理,实现妇幼保健服务管理的现代化、科学化而建立的业务应用信息系统。

妇幼保健服务信息系统目前包括12个子系统。

1. 出生医学证明管理信息系统 记录和管理"出生医学证明"医学登记信息及完整的流转档案。

2. 新生儿疾病筛查信息系统 记录和管理新生儿疾病筛查及追踪服务管理个案信息。

3. 儿童健康体检信息系统 记录和管理儿童体检、生长发育评价、喂养指导、眼保健、口腔保健、听力保健、心理保健等个案信息。

4. 体弱儿童管理信息系统 记录和管理体弱儿童登记、治疗及追踪服务管理等个案信息。

5. 5岁以下儿童死亡报告管理信息系统 记录和管理5岁以下儿童死亡登记及评审记录等个案信息。

6. 婚前保健服务信息系统 记录和管理婚前卫生指导、婚前卫生咨询、婚前医学检查等个案信息。

7. 孕产期保健与高危管理信息系统 记录和管理产前检查、分娩登记、新生儿访视、产后访视登记、高危孕产妇高危评分及追踪服务管理等个案信息。

8. 妇女病普查服务信息系统 记录和管理妇女病普查及追踪服务管理个案信息。

9. 计划生育技术服务信息系统 记录和管理计划生育手术个案信息。

10. 产前筛查与诊断服务信息系统 记录和管理孕产妇产前筛查、诊断及追踪服务管理等个案信息。

11. 出生缺陷监测信息系统 记录和管理出生缺陷登记及追踪服务管理等个案信息。

12. 孕产妇死亡报告管理信息系统 记录和管理孕产妇死亡登记及评审记录等个案信息。

（二）妇幼卫生管理信息系统

妇幼卫生管理信息系统是以妇幼卫生管理工作为核心，对妇幼保健服务信息系统中的主要业务数据进行处理与利用的管理业务应用信息系统，包括以下 6 个子系统。

1. 妇女儿童专项档案管理信息系统　建立妇女和儿童的个人基础信息专项档案，为妇幼保健服务信息系统提供统一、共享的基本信息管理和数据接口，为妇女儿童专项管理数据的整合利用提供统一的索引管理。

2. 出生医学登记与"出生医学证明"管理信息系统　对新生儿出生医学信息进行分析、管理与利用，支撑人口出生医学信息管理与"出生医学证明"证件管理工作，是国家人口管理基础数据，满足居民健康档案需求，为妇幼卫生决策提供基础性依据。

3. 儿童健康管理与服务评估信息系统　主要以对 0～72 个月儿童健康评估与危险因素监测等为手段，建立以国家基本公共卫生服务项目中 0～72 个月儿童健康管理为主要内容、以儿童健康危险因素监测与风险评估为重点的监管业务信息系统；逐步实现对儿童保健服务实施的监管和评价，儿童健康状况评估，儿童死亡发生率趋势变化及死因监测，儿童常见疾病发生趋势和干预效果监测，儿童伤害及伤残发生趋势和预测预警。

4. 孕产妇健康管理与服务评估信息系统　对孕产妇健康状况、危险因素筛查、孕产妇重大疾病及死亡进行连续监测、过程监督、动态管理，同时对孕产期内的服务内容、服务环节、服务要求、服务质量等进行绩效评估；逐步实现对孕产妇健康服务实施的动态监管和效果评价，住院分娩的病种与费用监管，孕产妇艾滋病、梅毒、乙型肝炎等垂直传播性疾病的预防、检测、感染控制，孕产妇高危因素动态管理与追踪服务，剖宫产率，孕产妇死亡发生率变化趋势，死因监测管理与预测预警。

5. 出生缺陷监测与干预管理信息系统　对出生缺陷监测、预防和干预工作的业务服务、业务管理等信息进行管理，逐步建立出生缺陷儿童信息数据库、出生缺陷危险因素和出生缺陷干预策略数据库，实现对出生缺陷的动态监测，以及对预警、预防措施实施和干预效果的准确评价，为行政部门组织实施出生缺陷三级预防、选用低成本高效率的预防策略提供技术支撑和数据支持。

6. 重大妇女病管理信息系统　是以提高妇女生殖健康水平、早期发现危害妇女健康的恶性肿瘤、防治妇女常见病与多发病为重点，对妇女病普查及治疗工作中产生的业务、管理数据进行综合管理的信息系统。

（三）妇幼保健信息系统的数据管理功能

1. 数据管理遵循属地化、分级管理原则　按照统一的编码规则编制个人识别代码，以区（县）级妇幼保健机构为基本数据管理单位，建立和管理本辖区的原始个案数据库，搜集本辖区内常住地或户口所在地服务对象的各项信息数据。

2. 提供妇幼保健技术服务的医疗保健机构　所搜集的服务对象信息数据，应通过网络运行将数据交换到该服务对象常住地所在的区（县）级妇幼保健机构。

3. 各级妇幼保健机构负责汇总、分类统计　收集各级妇幼保健机构辖区报表数据，并通过网络运行实现报表及相关个案数据的逐级上报和共享。

4. 妇幼保健信息系统必须具备外部接口，以支持数据交换与共享　包括具备与各级妇幼保健信息系统和社区卫生服务信息系统之间的纵向、横向接口，实现数据的分级管理、传输交换和共享。具备与医院信息系统的接口，实现系统所需要的临床医疗数据直接从医院信息系统中导入，避免数据的重复录入和误差。支持与疾病预防控制信息系统的接口，实现与包括儿童计划免疫信息系统、死亡报告系统等在内的疾病预防控制信息系统之间的数据交换和共享。支持与计划生育、公安、民政等社会相关部门信息系统的接口。

三、妇幼保健信息系统的未来发展

妇幼卫生是我国公共卫生体系的重要组成部分之一，其在促进和提高妇女儿童的健康水平、提高出生人口的素质和社会福利水平等方面起着十分重要的作用。国家卫生健康委员会《国家卫生健康委关于贯彻2021—2030年中国妇女儿童发展纲要的实施方案》（国卫妇幼函〔2022〕56号）将"提高妇女儿童信息化管理水平"作为推进妇女儿童健康事业高质量发展的保障措施之一。我国妇幼卫生服务的信息化建设起步较晚，近年来，随着国家信息化建设的蓬勃发展，妇幼保健信息系统的开发和应用逐步成熟完善，未来发展应考虑几个方面。

（一）加强妇幼保健机构信息工作的组织体系建设

为消除妇幼卫生信息在地区间发展的不平衡，缩短差距，应通过多种形式来加强妇幼保健机构信息工作的组织体系建设，重视区域卫生信息资源规划和整合利用。一方面要加强国家规范标准的宣传、培训，通过设立支撑项目来选择试点地区先行贯彻落实，鼓励先进、以点带面，同时还可根据试点执行情况对存在的不足予以总结、完善；另一方面，要强化基层网底的建设，重点促进基层妇幼保健信息工作组织机构、人才队伍的规范化和基础能力建设。

（二）加大信息工作的经费投入，推进妇幼卫生信息化建设

妇幼保健工作及信息化建设作为覆盖我国城乡的基本公共卫生服务体系建设的重要组成部分，是医药卫生体制改革方案提出的基本要求和重点建设内容。政府机构应加大经费投入，大力加强规范化和信息化建设，将信息化作为推动新时期妇幼保健信息工作快速发展的重要支撑手段，逐步建立健全区域化妇幼保健信息系统，以不断提升妇幼保健优质服务和科学管理水平，满足广大妇女儿童日益增长的健康需要。

（三）加强妇幼卫生信息人才队伍的规范化建设

规范化和标准化是做好信息工作的基础，信息化是必要手段，人员队伍是根本，要注重提高专业队伍的整体素质，加强卫生信息化学科建设，积极培养既掌握医学和卫生管理知识，又掌握计算机专业技能的新型复合型人才，以适应现代化、信息化的需要。

（四）推进妇幼保健信息工作的规范化、标准化建设

信息工作不仅是各级妇幼保健业务工作的重要组成部分，而且对妇幼保健各项业务工作起着评价、指导、监督和辅助决策的重要作用。信息化的快速发展对妇幼保健信息工作的规范化水平提出了更高要求。没有业务规范化，信息化及标准化就是"无源之本"，网络不能互通、服务不能协同，"以人为本、惠及居民"的卫生改革目标永远也不会实现。在妇幼保健信息化发展过程中，国家要及时建立常规的妇幼卫生信息标准研究与评估指导组织体系及相应的工作机制，给予必要的支持，以制定统一的业务规范和信息标准；同时加强全国妇幼卫生信息资源的科学管理、开发整合和共享利用，加强基层业务指导，统筹规划、协同并进，在统一规范标准的基本前提下，引导全国妇幼保健工作快速、健康发展。

（五）推进妇幼保健信息工作的智能化、智慧化建设

用数字驱动助力妇幼保健数字化改革。基于物联网、微服务、人工智能、区块链等核心技术，打造妇幼健康良性数据生态，提升数据质量，促进妇幼健康大数据应用。可控性更强，医院运营效率更高，医院管理更智能，患者看病更方便。

（吴旭生）

思考题

1. 评价疾病预防与控制管理信息系统应包含哪些内容及基本步骤?
2. 分析疾病预防与控制管理信息系统如何实施。
3. 分析传染病报告信息系统的信息流程。
4. 简述突发公共卫生事件医疗救治体系结构。
5. 试分析妇幼保健信息系统的结构与功能。

第九章
社区卫生信息系统

社区卫生信息系统是指以社区居民健康为核心、信息管理为纽带、分析决策为主导的社区信息化系统,其网络延伸到城乡社区卫生服务中心(站)和村卫生室,能够提高公共卫生事件的应急管理能力,有助于实现资源整合、流程优化,降低运行成本,提高服务质量、工作效率和管理水平。

第一节 社区卫生信息系统概述

一、社区卫生信息系统的定义

社区卫生信息系统(community health information system,CHIS)是以满足社区居民的基本卫生服务需求为目的,以居民电子健康档案为核心,以基于电子病历的社区医生工作站系统为枢纽,集健康教育、预防、保健、康复、生育指导以及常见病、多发病的诊疗服务等功能于一体的信息系统。社区卫生信息系统的使用对象是城乡各级社区卫生服务中心(站)、诊所、村卫生室等。它通过对社区卫生服务过程中产生的数据进行采集、存贮、处理、提取、传输、汇总和分析,从而提高社区卫生服务能力和工作质量,提升社区卫生服务管理水平。

二、社区卫生信息系统的构成

(一)社区"六位一体"

社区"六位一体"是指社区卫生机构以全科医师为骨干,健康为中心,社区为范围,家庭为单位,需求为导向,妇女、儿童、老年人、慢性疾病患者、残疾人等为重点,融预防、保健、医疗、健康教育、生育指导及常见病、多发病、诊断明确的慢性疾病的治疗和康复服务为一体,即"六位一体"的社区卫生服务。服务内容涵盖了从建立个人健康档案,分析个体健康状况和健康风险因素,到针对个体差异采取干预措施、制订保健计划、降低患病风险、改进健康行为,甚至提供细致周到的健康服务。"六位一体"社区卫生服务是一个系统工程,也是一个综合性的医疗保健体系,可以以原有的医务保健资源为基础,同时调动社会资源,构建"四横二纵"的医疗体系,即医疗急救、后续护理、健康教育、心理咨询四项功能的横向联系,与医疗机构、医保机构的纵向联系。

(二)社区卫生信息系统的功能构成

根据社区卫生信息系统的功能要求,它由社区卫生服务管理平台和社区卫生行政管理平台构成。

1. **社区卫生服务管理平台** 是社区卫生"六位一体"功能的具体体现。结合社区"六位一体"的概念,社区卫生服务管理平台可分为预防与免疫、保健、医疗、健康教育、生育服务及疾病管理等6个模块。

(1)预防与免疫:包括社区适龄儿童和常住外地儿童计划免疫接种档案,社区成人免疫接种信息记录,传染病防控记录,突发公共卫生事件防控记录,以及对常见病、多发病、诊断明确的慢性疾病的危险因素的监控记录。

（2）保健：包括儿童保健、妇女保健、老年人保健和特殊人群保健。儿童保健信息主要是对社区内 0～6 岁儿童的保健信息管理，包括出生医学登记、新生儿疾病筛查信息、儿童健康体检信息、体弱儿童管理信息等。妇女保健信息主要是指女性婚前保健信息、妇女普查信息和围生期保健信息。老年人保健信息主要是对老年人的饮食宜忌、运动锻炼、疾病防治等多方面的保健信息。特殊人群保健信息主要针对离休干部、独居老人、残疾人等人群的保健信息。

（3）医疗：社区医疗重点在于对常见病、多发病和慢性疾病的诊治和管理工作。医疗信息模块包括对预约、挂号、就诊流程的管理，对社区就诊患者的症状、体征、诊断、检查、检验、治疗和护理等信息的管理，对药品库存、处方和配药流程的药物管理，实验室结果管理和影像学检查报告管理。

（4）健康教育：针对本社区常见病、多发病及有关的危险行为因素，制订社区健康教育计划、健康促进计划，发放各类健康教育处方。

（5）生育服务：主要是生殖健康知识科普宣传、教育、咨询、指导和随访信息。

（6）疾病管理：包括精神疾病康复，残疾人群康复，慢性疾病如高血压、糖尿病、心脑血管疾病的康复，特殊群体如吸毒人群的康复。针对不同群体特征，建立健康档案，记录出诊随访、康复指导、心理健康咨询记录等。

2. 社区卫生行政管理平台　是社区卫生服务机构财务、人事、物资、设备的管理平台，也是社区卫生信息综合统计分析的平台，主要完成各级卫生行政部门的卫生情况报表。

（三）国内外社区卫生信息系统的构成比较

从国内的现状看，人们已经认识到社区卫生服务需要信息技术的支持，并且有许多社区已建设完成了适合国内实情的社区卫生信息系统，已经开发成形的社区卫生信息系统在该领域内作了许多有益的尝试和探索，为今后社区卫生服务管理信息系统的开发、应用升级和完善提供了宝贵的经验，总结起来主要有如下三个要点。

1. 从开发概念上　人们认识到社区卫生信息系统有别于传统的医院信息系统（hospital information system，HIS）。相比于医院信息系统，社区卫生信息系统注重的焦点是人，模块结构应较紧凑，代表性的设计思路可归纳为"以个人健康为中心、家庭为单位、社区为范围、需求为导向"四条信息链，协调丰富的社区内卫生服务资源，适应主动性的社区卫生服务模式。系统具有子模块紧密配合、业务功能明晰的特点。

2. 从开发模式上　社区卫生信息系统大多采用结构化方法与快速原型法相结合的方式，既重视按照系统思想、系统工程的方法，结构化、模块化、自顶向下的分析方式，又注重原型系统的快速建立，并且力图融合 HIS 中的病案管理、药物档案管理等有关子模块的功能，以插件的形式合并入系统中，减少系统开发的工作量，迅速建立应用系统。所以，在现有社区卫生信息系统的应用软件中，常能看到 HIS 的身影。

3. 在应用层次上　社区卫生服务体系的组织单元包括中心卫生局、社区医院（包括乡镇卫生院、社区妇女儿童保健所、社区防疫站）、社区卫生服务站等。社区卫生服务站既是信息系统内不可缺少的数据来源，其日常运行又要依赖于社区卫生信息系统。系统的应用不仅仅停留在输入数据项、定期输出报表这样的水平，而是要利用数据库系统内的数据进行指标计算和代价分析，指导社区卫生医务人员的工作方向和内容；中心卫生局则通过社区卫生信息系统来进行控制和评价社区卫生服务下属机构的服务绩效。

从发达国家的社区卫生服务（community health service）体系建设情况来看，基本建设思路是重视全科医学的发展，重点培养全科医务人员，通过创建管理信息系统，重组社区卫生服务的业务流程，围绕社区卫生服务的构建目的，让社区卫生服务各业务职能依附在信息系统之上，借助计算机及其网络透明地向社区人群提供信息化卫生服务。例如，国外建立的唯一社会医疗保障号（unique medical socialidentity）体系方便了计算机管理信息系统将社区人口统一编码。从社区居民一出生就赋予其唯一号码，可以动态跟踪其不同时期的健康信息，利用计算机收集的数据资料可以方便地分析遗传性疾病的潜在原因和来源。

三、社区卫生信息系统的建设

（一）硬件环境配置

社区服务中心使用局域网，网络采取星型拓扑结构，可使用 10Gbit/s 交换机，同时支持增强型以太网供电（power over ethernet plus, PoE+）技术，为诸如 IP 电话和无线接入点等设备提供电力，简化布线并降低成本。一般使用基于 x86 架构的高性能服务器，装备最新一代的处理器，辅以海量内存存储，以显著提升数据处理和存取效率。为确保数据库服务器的高可用性，可以采用基于虚拟化技术的解决方案。web 服务方面，可使用高性能服务器，确保应用快速部署和灵活扩展。此外，可以引入专业的域名服务器（domain name server, DNS）软件或服务，增强域名解析的安全性和稳定性。

在安全防护方面，可部署下一代防火墙（next generation firewall, NGFW），以有效抵御各种网络威胁。数据传输可采用传输层安全/安全套接层（transport layer security/secure sockets layer, TLS/SSL）加密协议，确保数据在任何状态下都是安全的。同时，可实施全面的监控和自动化运维策略，以提升运维效率，减少人为错误。

（二）软件环境选择

工作站操作系统采用 Windows Server 2019 及以上版本，或者可以考虑使用更加现代化和开放的 Linux 服务器操作系统，局域网通信采取 TCP/IP 协议，数据库使用 SQL Server 或 Oracle 软件系统，开发和运行环境应适用于最新的 .NET 或 Java 开发框架。

（三）建设目标和方式

1. 建设目标　社区卫生信息系统建设可采取数据中心的业务管理模式，按照"统一规划、统一标准、集中管理、联合建设"的原则，使全市各社区卫生服务机构的社区卫生服务管理信息系统通过数据中心互联，并且使数据集中到大型数据库进行统一存储和管理。在利用社区卫生信息系统现有的网络系统资源和原有的信息管理系统基础上，建设社区卫生服务数据中心数据库和相应运行平台，以网络的形式连接市卫生健康委员会、各区卫生健康委员会和妇幼保健中心、疾病控制中心、社区卫生服务中心等多个部门，以实现社区卫生服务的规范化管理，并为政府各部门和专业机构掌握社区卫生服务发展状况和居民健康状况提供第一手资料，为政府加强监督和科学决策提供完善的基础性资料和依据。

系统需要实现社区卫生服务机构管理、社区健康档案管理、家庭健康档案管理、个人健康档案管理、全科诊疗服务管理、健康体检管理、慢病管理等功能，同时整合扩展预防免疫管理、妇女儿童保健管理、死因监测管理等专业子系统；扩展相关的统计报表及决策辅助分析等功能，建立社区卫生服务专业网站和全市社区卫生服务管理、分析及辅助决策系统，方便群众查询健康资料和社区卫生服务信息，并实现多部门间有关社区卫生服务数据信息的互联互通、资源整合和信息共享。

2. 建设方式　社区卫生信息系统建设涉及市卫生健康委员会、社区卫生服务中心、妇幼保健中心、疾病控制中心等多个部门的多个业务系统数据。在社区卫生信息系统的设计中，为了理顺和简化对系统的理解，把系统分解为五个层次结构：部门业务系统、数据交换平台、数据中心平台、统一应用平台以及贯穿整个系统的管理维护平台。

为了保证系统建设的灵活性、扩展性和可持续性，以及确定部门业务系统的数据共享和交换的安全性和完整性，可引入基于企业应用集成（enterprise application integration，EAI）的数据交换平台。其核心是提供基于发布、订阅的消息代理中间件，支持消息路由与集群，轻松实现全网灵活的数据交换与信息共享。社区卫生信息系统的数据交换平台由各部门数据交换平台和中心数据交换平台组成。部门数据交换平台部署在各部门，中心数据交换平台部署在数据中心。

四、社区卫生信息系统的应用

随着近年来社区卫生服务机构业务的开展，各部门逐渐积累了大量的业务数据。这些业务数据分布在各个相对孤立的信息系统中，相互之间缺乏对应和转换关系，且与其他系统的交互性差。因此需要通过数据交换平台，实现卫健委、妇幼保健中心、疾病控制中心、社区卫生服务中心等多个部门之间的互联互通、资源整合和信息共享，将分散在不同卫生部门信息系统中的各类卫生医疗服务数据经过清理、整合、汇总后，集中到数据中心，形成卫生医疗服务数据综合库和数据仓库，加强信息共享度，便于对数据进行有效的处理、分析和利用，为领导决策提供数据基础。

在基础数据管理之上，可构建统一应用平台，实现信息综合查询分析和信息发布。基于综合数据平台，建设社区卫生服务信息管理系统，其主要功能包括社区电子健康档案、日常服务信息、社区诊断信息等的管理。同时，为不同机构提供根据各自的权限以管理各类社区卫生服务信息，主要内容有社区健康档案、家庭健康档案、个人健康档案、日常服务信息、社区诊断信息、社区卫生服务机构信息等。

未来，可通过应用集成软件实现多个部门应用系统的信息集成，构建社区卫生信息数据中心和数据仓库。在此基础上建立起综合查询分析支持平台，为领导提供决策分析界面，使领导能够直观地了解各项社区卫生服务信息，从而为决策提供依据。同时为相关卫生部门提供一个便捷、高效的统一数据平台，满足部门领导、管理人员和业务人员的监控、管理、查询等要求。

第二节　电子健康档案

一、电子健康档案的定义

电子健康档案（electronic health records，EHR）是电子化的居民健康档案，是关于居民个人健康状况的信息资源库。该信息资源库以计算机可处理的形式存在，由居民本人授权使用。

目前全国都在推进社区医疗服务模式的转变。健康档案为社区医生提供了完整的、系统的居民健康状况数据，是社区医生掌握居民健康状况的基本工具，是进行社区诊断的主要依据，也是进行社区卫生管理的重要前提，可使社区医疗、预防、保健走向系统化、程序化、制度化的科学管理轨道，从而实现监控疾病、动态管理系统的作用。

二、电子健康档案的标准化

（一）电子健康档案标准化体系

电子健康档案的标准化体系不仅在宏观上指导和控制该领域内的标准化建设，还在层次和内容上分清标准制定的轻重缓急及类型。由于人类生命周期存在着自身特有的规律，加之许多环境因素和某些疾病发生、发展的不可控性，人为的作用只能在遵循客观规律的前提下，施以相对的加速力，同时具备当不可控因素出现后的调整或补救能力。根据国际著名标准化理论与实践家拉尔·魏尔曼（Lal C. Verman）最早提出的标准体系三维结构的思想，结合标准化三维空间的概念（标准等级的提高、领域的扩大和内容的不断充实被视为一个发展的过程），南通大学数字医学研究所基于一种通用标准的体系结构，建立了以健康领域为对象、数字技术为内容和标准层次为级别的三维结构模型。该模型的三个属性维度相对独立，其相互结合而构成的立体区域即为电子健康档案标准体系的内容范围；每个属性维度的划分越精细，其确定的范围就越小，所获得子体系的有序度也就越高。同时，通过在每个维度结构中添加门类，延伸其结构的空间，可以扩展标准的存储容量，为标准体系的未来发展提供更为广阔的空间。

（二）电子健康档案数据标准

从信息来源看，建立电子健康档案是一个跨业务系统、跨生命周期、跨行政区域，持续积累、动态更新、共建共用的长期过程。制定全国统一、科学合理、满足基层、灵活适用的电子健康档案数据标准，是建立电子健康档案的关键。

卫生部于 2009 年制定并发布了《健康档案基本架构与数据标准》（卫办发〔2009〕46 号），对健康档案基本架构和健康档案数据标准进行了详细说明。其中，健康档案数据标准包括健康档案相关卫生服务基本数据集标准、健康档案公用数据元标准、健康档案数据元分类代码标准三个部分。健康档案的标准化是实现不同来源的信息整合、无障碍流动和共享利用，消除信息孤岛的必要保障。

基本数据集是指构成某个卫生事件（或活动）记录所必需的基本数据元集合。与健康档案相关的每一个卫生服务活动（或干预措施）均对应一个基本数据集。基本数据集标准规定了数据集中所有数据元的唯一标识符、名称、定义、数据类型、取值范围、值域代码表、数据集名称、发布方等元数据标准。针对健康档案的主要信息来源，目前已制定健康档案相关卫生服务基本数据集标准共 32 个。按照业务领域（主题）分为 3 个一级类目：基本信息、公共卫生、医疗服务。EHR 的 32 个相关卫生服务基本数据集中共包含 2 252 个数据元，其中两个或两个以上数据集中都包含的数据元，称为公用数据元。公用数据元是不同业务领域之间进行无歧义信息交换和数据共享的基础。健康档案公用数据元标准规定了健康档案所必须收集记录的公用数据元的最小范围及数据元标准，目的是规范和统一健康档案的信息内涵和外延，指导健康档案数据库的规划设计。健康档案公用数据元标准共包含 1 163 个公用数据元，191 个数据元值域代码表。

由于基本数据集的编制单位不同，业务内容不同，所以一些相同数据元属性描述不统一。具体表现为：一是相同含义数据元名称不一；二是相同名的数据元定义不相同；三是相同数据元表示类型不同；四是相同数据元表达格式不统一。为了促进卫生信息的一致性表达、无歧义理解、广泛交换和共享，卫生部于 2011 年发布了《卫生信息数据元目录》（WS 363—2011，第 1～17 部分）和《城乡居民健康档案基本数据集》（WS 365—2011）。后者包括 18 个部分，分别是个人基本信息、健康体检信息、新生儿家庭探视信息、儿童健康检查信息、产前随访信息、产后访视信息、产后 42 天健康检查信息、预防接种卡信息、传染病报告卡信息、职业病报告卡信息、食源性疾病报告卡信息、高血压患者随访信息、2 型糖尿病患者随访信息、重性精神疾病患者管理信息、门诊摘要信息、住院摘要信息、会诊信息、转诊（院）信息。

在此基础上，国家卫生健康委员会于 2023 年 10 月发布了《卫生健康信息数据元目录》（WS/T 363.3—2023，第 1～17 部分）。数据元来源于 2011 年发布的《城乡居民健康档案基本数据集》以及卫生监督和转诊（院）记录基本数据集中的所有数据元。它修订了数据元 481 个，新增数据元 544 个，删除数据元 16 个。根据数据元属性通用程度将数据元属性分为数据元公用属性和数据元专用属性两类。其中，公用属性有 7 项，分别是版本、注册机构、相关环境、分类模式、主管机构、注册状态和提交机构；专用属性有 6 项，分别为数据元标识符、数据元名称、数据元定义、数据元值的数据类型、表示格式、数据元允许值。并对数据元的 13 个属性进行规范化描述。

三、电子健康档案系统

（一）系统需求分析

1. 电子健康档案建设需求　自 1997 年《中共中央、国务院关于卫生改革与发展的决定》（中发〔1997〕3 号）发布以来，各大中型城市开始积极探索和发展社区卫生服务工作。健康档案工作作为社区卫生服务内容之一，近年来发展迅速。2015 年国务院办公厅印发的《全国医疗卫生服务体系规划纲要（2015—2020 年）》（国办发〔2015〕14 号）中指出，到 2020 年，实现全员人口信息、电子健康档案和电子病历三大数据库基本覆盖全国人口并信息动态更新。同年国家发布基本公共卫生服务项目绩效考核指导体系，将电子健康档案的建档率和合格率作为省级、地市级考核参考，将建立以居民健康档案为基础的信息系统，逐步实现乡镇卫生院与村卫生室信息系统互联互通作为县级考核参考。

2022 年 4 月国务院办公厅印发《"十四五"国民健康规划》（国办发〔2022〕11 号），提到"优化'互联网＋'签约服务，全面对接居民电子健康档案、电子病历，逐步接入更广泛的健康数据"。2022 年 11 月国家卫生健康委员会、国家中医药管理局、国家疾病预防控制局印发《"十四五"全民健康信息化规划》（国卫规划发〔2022〕30 号），提到建立健全全员人口信息、居民电子健康档案、电子病历和基础资源等数据库。数字健康服务成为医疗卫生服务体系的重要组成部分，每个居民拥有一份动态管理的电子健康档案和一个电子健康码。以电子健康码为核心索引，依托全民健康信息平台，推动电子健康档案与电子病历的跨省查询。加强省级区域居民电子健康档案和电子病历数据标准统筹。发挥居民电子健康档案的基础性载体作用，以家庭医生签约服务为抓手，为城乡居民提供全方位、全生命周期的数字化健康管理服务。规范居民电子健康档案首页，推进居民电子健康档案信息安全、有序向个人开放，经授权开展医疗卫生服务查询和健康咨询，探索向居民提供健康画像，推进居民电子健康档案的应用。基于县域基本医疗卫生健康数据中心，以居民电子健康档案为载体，围绕居民服务需求和家庭医生签约服务场景，搭建区域数字家庭医生服务平台。

2023 年 3 月，中共中央办公厅、国务院办公厅印发《关于进一步完善医疗卫生服务体系的意见》，指出"推进居民电子健康档案应用，完善授权调阅和开放服务渠道及交互方式"。2024 年 6 月，国务院办公厅印发《深化医药卫生体制改革 2024 年重点工作任务》的通知（国办发〔2024〕29 号），通知中提到"深入开展全国医疗卫生机构信息互通共享攻坚行动。推动健康医疗领域公共数据资源开发利用"，体现出电子健康档案在提升服务质量、增强人民健康水平中的重要作用。

2024 年 6 月，国家卫生健康委员会办公厅、国家中医药管理局综合司、国家疾病预防控制局综合司发布《居民电子健康档案首页基本内容（试行）》（国卫办基层发〔2024〕15 号），该文件按照"最小够用"原则，基于标准统一、分级管理、自动采集、跨域互联的技术要求，对居民电子健康档案首页的基本概念、基本内容和信息来源提出明确规定。

从我国卫生健康发展历程来看，电子健康档案的建设与不断完善是医疗卫生服务体系的重要组成部分。

2016年8月,发布的《电子健康档案与区域卫生信息平台标准符合性测试规范》(WS/T 502—2016)是现行的评价电子健康档案的建设情况、电子健康档案的跨区域和机构信息共享与业务协同的标准文件。

电子健康档案的总体需求如图9-1所示。

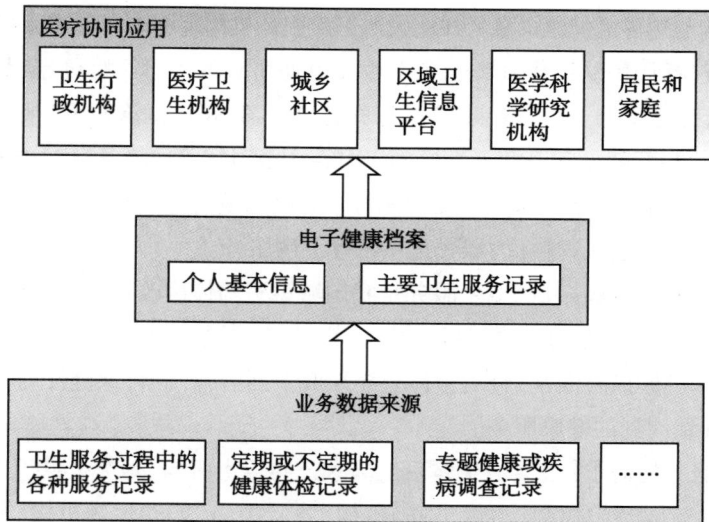

图 9-1 电子健康档案总体需求

随着世界许多国家社会经济的增长和生活水平的提高,人口老龄化、疾病谱改变、健康需求迅速增加、医疗卫生费用过快增长等现象受到重视。建立一个符合不同国情的现代化医疗卫生和健康管理体系,真正服务城乡居民,提高效益,为城乡居民的医疗、卫生、健康和教学科研服务迫在眉睫。电子健康档案(EHR)和电子病历(EMR)是从事电子健康管理和服务的必备基础,采用现代科学的理论和方法对健康资源进行管理,不仅是提高全民健康素质的最佳选择,而且对改善当前医疗卫生和健康领域面临的困境具有直接作用。电子健康档案与各医疗业务的关系如图9-2所示。

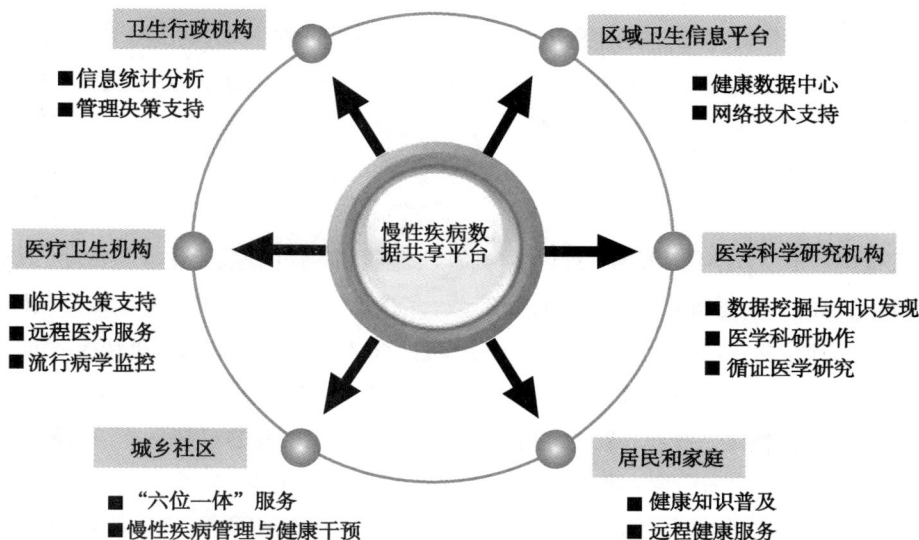

图 9-2 电子健康档案与各医疗业务的关系

2. 区域卫生信息平台建设需求　居民健康档案被定义为贯穿一生的临床数据纵向记录。虽然医疗保健行业一般认为，临床数据的价值会随着时间流逝而逐渐减少，但居民健康档案的一个重要价值因素，在于提供权威数据（被识别的或未被识别的）的二次使用，如监控、研究本地或区域的疾病预防策略，生物医学设备召回和维护，或者公众健康委托计划的执行等。

（1）医疗卫生服务的需求：在医疗保健业务工作中，不仅需要获取跨系统的健康信息，还需要获取跨区域卫生管理机构与边界的健康信息。在更大的医疗服务机构范围内实现或追踪诊疗预约与转诊。

电子健康档案包括居民从出生到死亡各个生命时期所有的关于医疗健康保健的信息和资料，包括居民基本信息、出生证明、个人健康档案、家庭健康档案、每次就诊病历、报告、处方、体检结果等。电子健康档案的共享就是各医疗卫生机构（医院、社区中心等）将各自对居民医疗卫生服务的业务数据采用统一的标准汇总到数据中心，形成每个居民完整的健康档案信息，同时各医疗卫生机构又能够方便地共享查询这些资料，为居民提供医疗卫生服务。

（2）社区卫生服务的需求：社区卫生服务是我国城镇医药体制改革的重要内容和主要环节，也是我国新型城市卫生服务体系的重要组成部分。社区卫生服务的主要内容是建立个人健康档案，分析个体健康状况和健康风险因素，针对个体差异采取干预措施，制订保健计划，降低患病风险，改进健康行为，提供细致周到的健康服务。

（3）公共卫生服务的需求：公共卫生体系由国家公共卫生机构、地方公共卫生机构和基层公共卫生组织组成，包括疾病预防控制（卫生防疫）机构、急救中心、妇幼保健机构、传染病及精神病防治机构等机构与组织，肩负起医疗救治、疾病预防、健康促进、环境卫生、传染病防治、个人卫生教育、早期疾病诊治等公共卫生职责。

公共卫生事务在各机构产生的大量数据往往只应用于机构内病历信息的采集、保存和传输，无法实现共享与利用。在此背景下，人们表现出强烈的信息共享需求，因为他们都是典型的需要在许多医疗服务提供者之间进行大量信息管理和交换的复杂案例。这种共享不仅仅是在某个区域卫生管理内的组织机构之间，还经常发生在位于不同地区的健康组织机构之间。

（4）综合卫生管理的需求：综合卫生管理部门应依托电子健康档案的动态数据整合能力，构建突发公共卫生事件应急指挥与处理平台。通过实时汇聚居民健康档案中的疾病史、疫苗接种、诊疗记录等关键信息，结合环境监测、人口流动等社会资源数据，可显著提升对传染病暴发、慢性病聚集性风险等事件的精准监测与智能预警。当突发公共卫生事件发生时，可基于电子健康档案快速定位高风险人群，优化应急资源调度路径，同时利用档案数据分析疫情传播链，辅助制定分级管控方案。通过将电子健康档案深度嵌入应急预案启动、响应和评估全流程，确保应急处理工作数据驱动、科学决策，最大限度减少对社会秩序的冲击。

（二）系统设计

1. 系统架构　是以人的健康为中心，以生命阶段、健康和疾病问题、卫生服务活动（或干预措施）作为三个维度构建的一个逻辑架构，用于全面、有效、多视角地描述健康档案的组成结构以及复杂信息间的内在联系。通过一定的时序性、层次性和逻辑性，将人一生中面临的健康和疾病问题、针对性的卫生服务活动（或干预措施）以及所记录的相关信息有机地关联起来，并对所记录的海量信息进行科学分类和抽象描述，使之系统化、条理化和结构化。电子健康档案的三维系统架构如图9-3所示。

第一维（X轴）——生命阶段：将人的整个生命进程划分为出生、婴儿期、幼儿期、学龄期、青春期、青年期、中年期、老年期和死亡。也可以根据基层实际工作的需要，将人群划分为儿童、青少年、育龄妇女、中年和老年人。

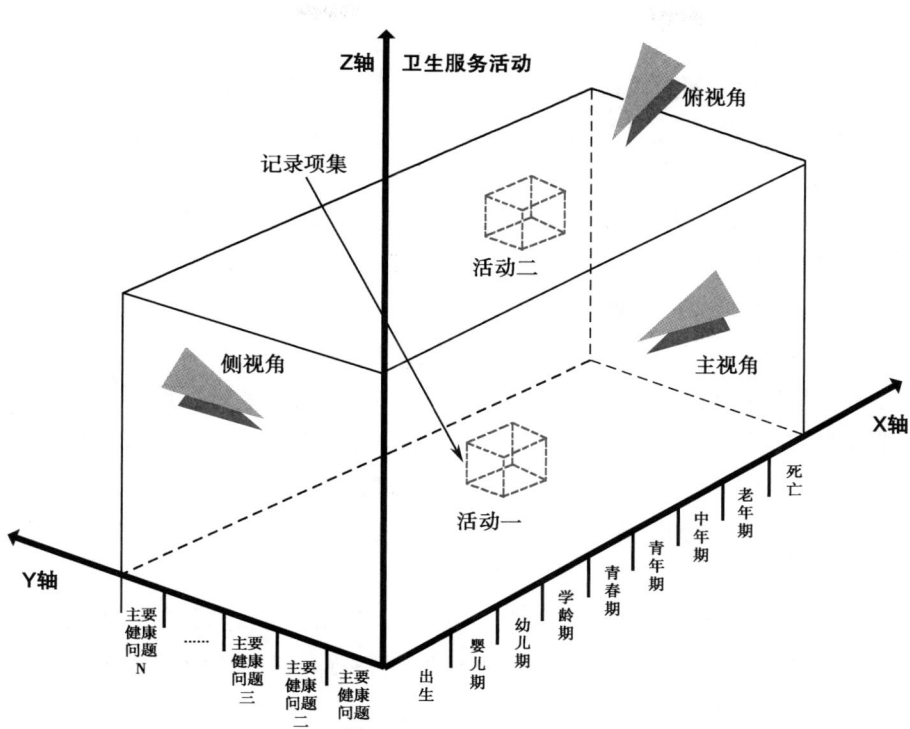

图 9-3　电子健康档案的三维系统架构

第二维（Y 轴）——健康和疾病问题：每一个人在不同生命阶段所面临的健康和疾病问题不尽相同。确定不同生命阶段的主要健康和疾病问题及其优先领域，是客观反映居民卫生服务需求、进行健康管理的重要环节。

第三维（Z 轴）——卫生服务活动（或干预措施）：针对特定的健康和疾病问题，医疗卫生机构开展一系列预防、医疗、保健、康复、健康教育等卫生服务活动（或干预措施）。这些活动反映了居民健康需求的满足程度和卫生服务的利用情况。

健康档案的三维概念模型，可以清晰地反映出不同生命阶段、主要疾病和健康问题、主要卫生服务活动三者之间的相互联系。同时，坐标轴上的三维坐标连线交叉所圈定的空间位置（域），表示了人在特定生命时期、因特定健康问题而发生的特定卫生服务活动所须记录的特定记录项集。由于三维空间中的任意一个空间位置都对应着某个特定的健康记录，所以构成了一个完整、立体的健康记录，这些健康记录全面地反映了个人健康档案内容的全貌。

2. 基本内容和来源　根据电子健康档案的基本概念和系统架构，电子健康档案的基本内容主要由个人基本健康信息和卫生健康服务活动记录两部分组成。人的主要健康和疾病问题一般是在接受相关卫生服务（如预防、保健、医疗、康复等）过程中被发现和被记录的，所以健康档案的信息内容主要来源于各类卫生服务记录。主要有三个方面：一是卫生服务过程中的各种服务记录；二是定期或不定期的健康体检记录；三是专题健康或疾病调查记录。卫生服务记录的主要载体是卫生服务记录表单。

（1）个人基本健康信息：包括人口学和社会经济学等基础信息以及基本健康信息，其中一些基本信息反映了个人固有特征，贯穿整个生命过程，内容相对稳定、客观性强。个人基本健康信息来源于个人基本情况登记表，主要有如下方面。

1）人口学信息：如姓名、性别、出生日期、出生地、国籍、民族、身份证件信息、文化程度、婚姻状况等。

2）社会经济学信息：如户籍信息、联系地址、联系方式、职业类别等。

3）紧急联系人信息：如紧急联系人姓名、与本人关系、联系电话等。

4）医疗费用支付方式：如支付方式为城镇职工基本医疗保险、城乡居民基本医疗保险、医疗救助、商业医疗保险、公费、自费等。

5）基础健康信息：如血型、过敏史、预防接种史、既往疾病史、家族遗传病史、健康危险因素、残疾情况、亲属健康情况等。

6）建档信息：如建档日期、档案管理机构等。

7）家庭医生签约信息：如是否签约、签约医生信息等。

（2）卫生健康服务活动记录：是从居民个人一生中所发生的重要卫生事件的详细记录中动态抽取的重要信息。按业务领域划分，与健康档案相关的主要卫生服务记录有如下几种。

1）儿童保健：出生医学证明信息、新生儿疾病筛查信息、儿童健康体检信息、体弱儿童管理信息等，分别来源于出生医学证明、新生儿疾病筛查记录表、0～6岁儿童健康体检记录表和体弱儿童管理记录表。

2）妇女保健：婚前保健服务信息、妇女病普查信息、计划生育技术服务信息、孕产期保健服务与高危管理信息、产前筛查与诊断信息、出生缺陷监测信息等，分别来源于婚前医学检查表、婚前医学检查证明、妇女健康检查表、计划生育技术服务记录表、产前检查记录表、分娩记录表、产后访视记录表、产后42天检查记录表、孕产妇高危管理记录表、产前筛查与诊断记录表和医疗机构出生缺陷儿登记卡。

3）疾病预防：预防接种信息、传染病报告信息、结核病防治信息、艾滋病防治信息、寄生虫病信息、职业病信息、伤害中毒信息、行为危险因素监测信息、死亡医学证明信息等，分别来源于个人预防接种记录表、传染病报告卡、结核病患者登记管理记录表、艾滋病防治记录表、寄生虫病患者管理记录表、职业病报告卡、尘肺病报告卡、职业性放射性疾病报告卡、职业健康检查表、伤害监测报告卡、农药中毒报告卡、危险因素监测记录表和居民死亡医学证明书。

4）疾病管理：高血压、糖尿病、肿瘤、重性精神疾病等病例管理信息，老年人健康管理信息等，分别来源于高血压患者随访表、糖尿病患者随访表、肿瘤报告与随访表、精神分裂症患者年检表与随访表、老年人健康管理随访表等。

5）医疗服务：门诊诊疗信息、住院诊疗信息、住院病案首页信息、成人健康体检信息等，分别来源于门诊病历、住院病历、住院病案首页和成人健康检查表。

3. 概要设计　系统按基本信息、儿童保健、妇女保健、疾病控制、疾病管理、医疗服务这六个模块进行设计。下文以基本信息、医疗服务为例进行介绍。

（1）基本信息

1）业务描述：身份登记主要指由社区工作人员完成对居民基本信息（健康档案号、姓名、性别、年龄、民族、身份证号、工作单位、所在社区、医保费用类别等）和居民基本健康信息（血型、既往史、免疫史、过敏史、用药史等）在区域卫生信息平台中的注册和维护。身份登记为居民在系统中"确定"一个唯一ID。

2）业务用例图：如图9-4所示。

业务参与者：社区工作人员。身份登记业务用例图描述了社区卫生服务机构人员参与居民身份登记业务的具体业

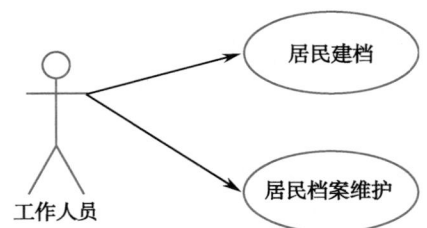

图9-4　身份登记业务用例图

务活动。身份登记业务由居民建档和居民档案维护两个业务活动组成。居民建档用例描述居民基本信息和居民健康基本信息的首次录入。居民档案维护用例描述居民档案的更新。

3）业务场景：如图9-5所示，身份登记业务活动图对身份登记用例图的主要业务活动加以描述。

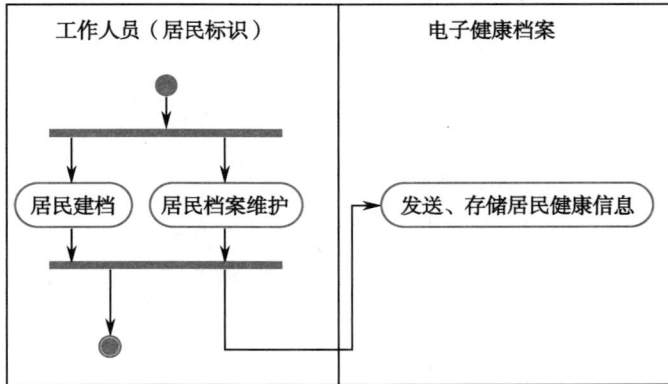

图9-5　身份登记业务活动图

业务活动图描述社区卫生服务机构、乡镇卫生院、诊所、妇幼保健机构等医疗机构对居民的基本信息和居民基本健康信息的登记、维护的业务过程。在身份登记过程中，医疗服务机构的工作人员首先查询居民档案信息，如在系统中已登记了居民档案信息，可更新居民档案或结束流程。如居民在系统无登记信息，由工作人员对居民信息进行建档，然后提交给电子健康档案信息平台（表9-1）。

表9-1　身份登记业务活动说明

二级类目	三级类目	业务活动	活动说明
居民标识	身份登记	居民建档	居民建档实现居民基本信息和居民基本健康信息首次录入
		居民档案维护	居民档案维护实现居民档案信息更新

（2）医疗服务

1）门诊诊疗记录：①业务描述。门诊诊疗记录是社区医生在门诊诊疗过程中的诊疗活动和诊疗过程的记录。社区医生在门诊过程中，根据问诊和体格检查并结合其他检查检验结果作出诊断，然后制订诊疗计划，并按照诊疗计划进行诊疗活动。②业务用例图如图9-6所示。参与者为社区责任医师。门诊诊疗记录业务用例图描述了社区医生以病历书写的角色参与门诊病历中的具体业务活动。③业务场景如图9-7所示。业务活动图中社区责任医师在门诊病历中记录患者的门/急诊问询记录、体格检查记录、门诊诊断记录、门诊诊疗计划和门诊诊疗过程记录。门诊病历完成后，被发送到居民电子健康档案信息平台中，门诊病历在电子健康档案信息平台中存储（表9-2）。

2）住院病案记录：①业务描述。住院病案记录患者在门诊、住院过程中接受诊断、治疗过程的记录。②业务用例图如图9-8所示。参与者为社区工作人员。住院病案记录业务是指社区工作人员将居民住院病案首页提交至居民电子健康档案信息平台的过程。③业务场景如图9-9所示。住院病案记录业务活动分析说明如表9-3所示。

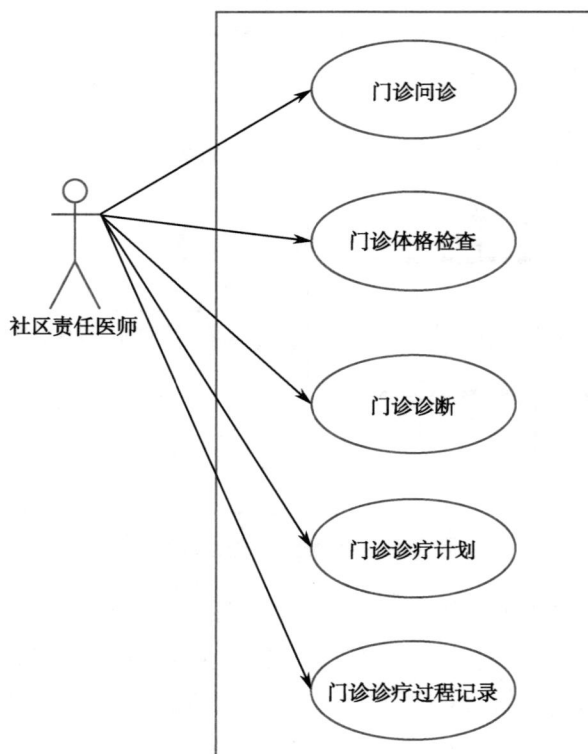

图9-6　门诊诊疗记录业务用例图

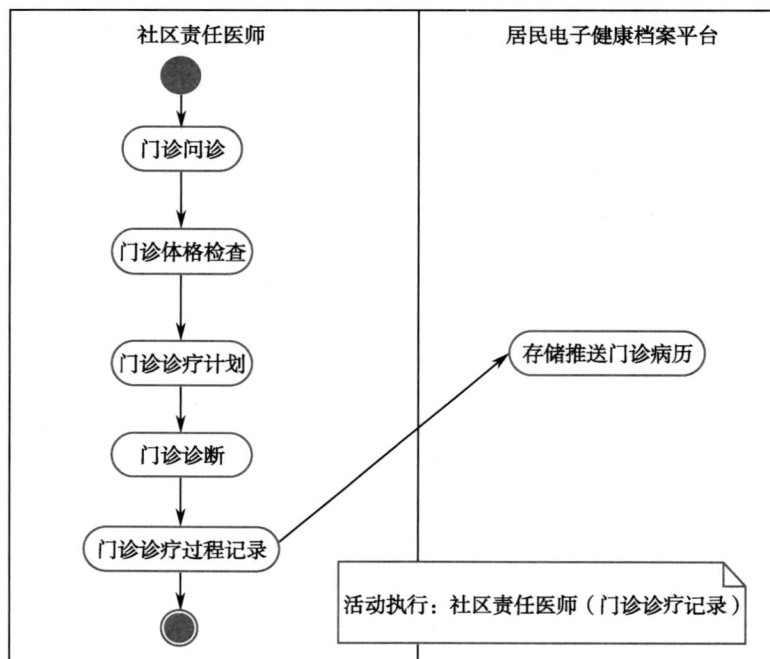

图9-7　门诊诊疗记录业务活动图

表 9-2 门诊诊疗记录业务活动说明

一级类目	二级类目	业务活动	活动说明
医疗服务	门诊诊疗记录	门诊问诊	社区责任医师在门诊诊疗过程中询问患者的疾病和健康状况
		门诊体格检查	社区责任医师在门诊诊疗过程中对患者进行体格检查,采集生命体征,通过体格检查了解患者的健康状况
		门诊诊断	社区责任医师在问诊和检查后,结合医学知识和个人经验判断患者所患疾病
		门诊诊疗计划	社区责任医师根据患者情况制订诊断和治疗计划
		门诊诊疗过程记录	社区责任医师在诊疗过程中记录诊疗过程中的主要事件和情况

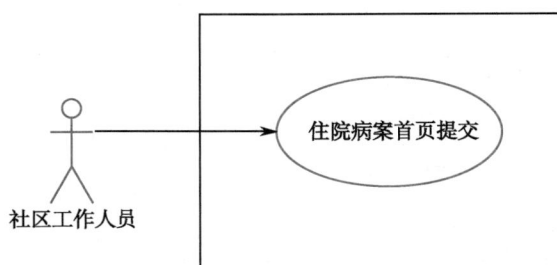

图 9-8 住院病案记录业务用例图

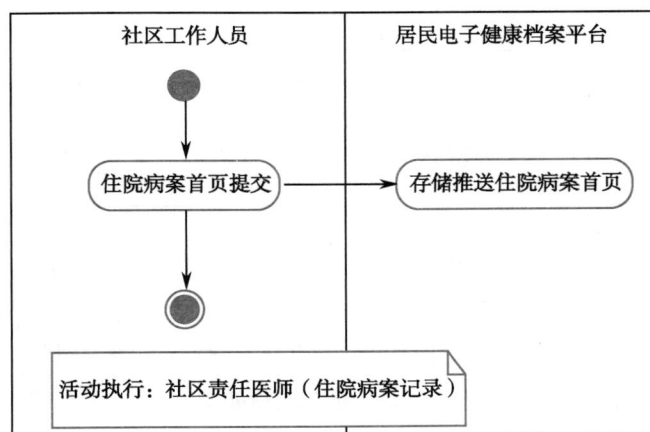

图 9-9 住院病案记录业务活动图

表 9-3 住院病案记录业务活动说明

一级类目	二级类目	业务活动	活动说明
医疗服务	住院病案记录	住院病案首页提交	社区工作人员将居民住院病案首页提交至居民电子健康档案信息平台

3)住院诊疗记录:①业务描述。住院诊疗记录是指医生在住院治疗过程中的治疗活动和治疗过程记录。②业务用例图如图 9-10 所示。参与者为社区工作人员。住院诊疗记录业务描述了社区工作人员将居民住院病历信息提交给信息平台的服务。③业务场景如图 9-11 所示。针对住院诊疗记录业务活动涉及的说明信息如表 9-4 所示。

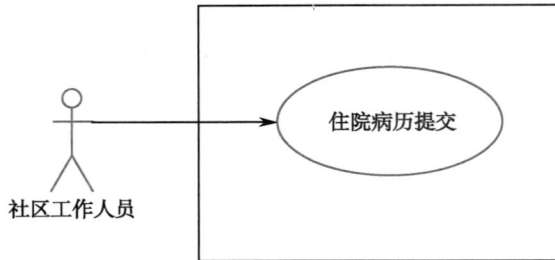

图 9-10 住院诊疗记录业务用例图

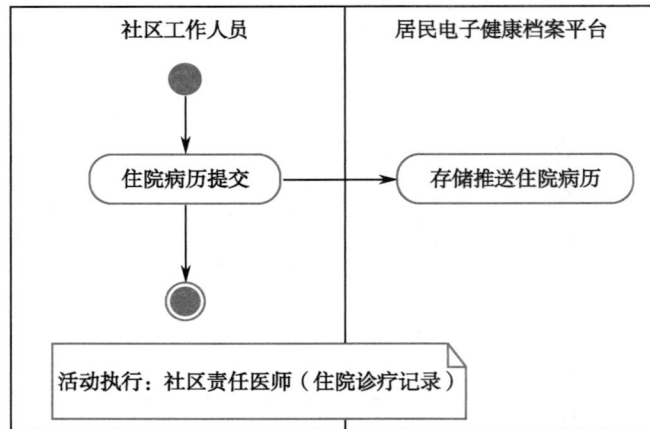

图 9-11 住院诊疗记录业务活动图

表 9-4 住院诊疗记录业务活动说明

一级类目	二级类目	业务活动	活动说明
医疗服务	住院诊疗记录	住院病历提交	社区工作人员将居民住院病历提交至居民电子健康档案信息平台

4）成人健康体检：①业务描述。健康体检是由医院体检中心提供给服务对象（个人及群体）的最基本的医疗服务。健康体检是一个对服务对象的健康危险因素进行全面监测、分析、评估以及预测和预防的全过程，涵盖健康档案、健康体检、健康与疾病评估、健康跟踪和干预、就医咨询及服务、健康咨询、健康保险等医疗服务项目。②业务用例图如图 9-12 所示。参与者为社区工作人员。成人健康体检业务用例图描述社区工作人员将成人健康检查表信息提交给信息平台的服务。③业务场景如图 9-13 所示。成人健康体检业务场景涵盖了社区工作人员、社区责任医生所负责的成人健康体检业务内容。针对成人健康体检业务活动分析如表 9-5 所示。

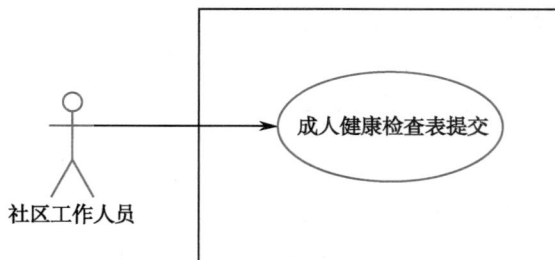

图 9-12 成人健康体检业务用例图

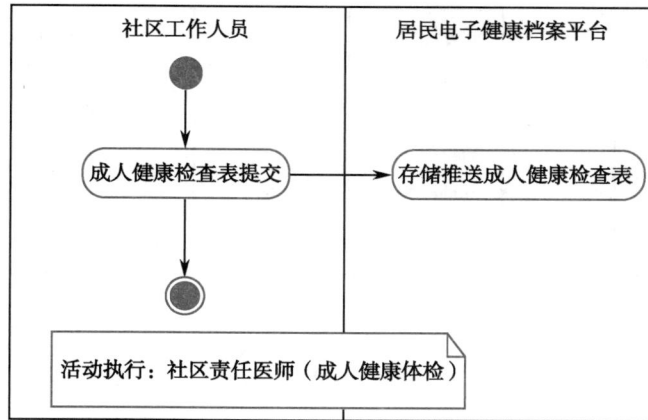

图 9-13　成人健康体检业务活动图

表 9-5　成人健康体检业务活动说明

一级类目	二级类目	业务活动	活动说明
医疗服务	成人健康体检	成人健康检查表提交	社区工作人员将成人健康检查表提交居民电子健康档案信息平台

（三）系统实现

在过去的应用系统开发过程中，客户端/服务器（client-server，C/S）体系结构得到了广泛的应用。其特点是：应用程序逻辑通常分布在客户和服务器两端，客户端发出数据资源访问请求，服务器端将结果返回客户端。但 C/S 结构存在很多体系结构上的问题，比如：当客户端数目激增时，服务器端的性能会因为负载过重而大大衰减；一旦应用的需求发生变化，客户端和服务器端的应用程序都需要进行修改，给应用维护和升级带来了极大的不便；大量的数据传输增加了网络的负载等。随着互联网和 web 技术的迅速发展，基于 web 的分层构架设计在软件中进入了快速发展、应用阶段。针对电子健康档案系统特点，在系统实现上采用基于.NET 分布式技术的四层 web 架构。

1．.NET 平台的分布式应用程序框架模型　.NET 的分布式应用软件体系结构框架模型可分为四层（图 9-14）：表示层（presentation layer）、业务逻辑层（business logic layer）、数据访问层（data access layer）和数据实体层（data entity layer）。

表示层包括客户端的软件组件、应用程序、web 浏览器等，负责与客户端相关的工作，接受来自浏览器的超文本传输协议（HTTP）请求，然后返回一个浏览器可以显示的超文本标记语言（HTML）页面。一般的表现形式是 ASP.NET 或 Window Forms 界面。

业务逻辑层是分布式应用系统的关键所在，大量的业务逻辑在该层实现，表示层通过简单对象访问协议（SOAP）与业务逻辑层进行通信。业务逻辑层被打包成组件，通过详细定义的接口进行交互。业务逻辑通常需要昂贵的资源，如数据库连接、TCP/IP 连接和消息队列等。有时候也可将业务逻辑层称为构件服务器。构件服务器属于特定领域应用范畴，它主要包括一些从某个领域抽象出来的算法构件和领域业务逻辑构件。一般来说业务逻辑层主要包括数据管理器、构件库和构架库。

第三层是数据访问层，它是分布式应用框架的数据最终提供者，但并不直接存储数据，而是与数据库层交互以获取和存储数据。数据库层通常采用现代的数据库管理系统，如 SQL Server、Oracle Database、MySQL、PostgreSQL 等，以高效地管理和存储数据。逻辑和数据库层之间的通信使用 ADO.NET 提供的 API 进行。

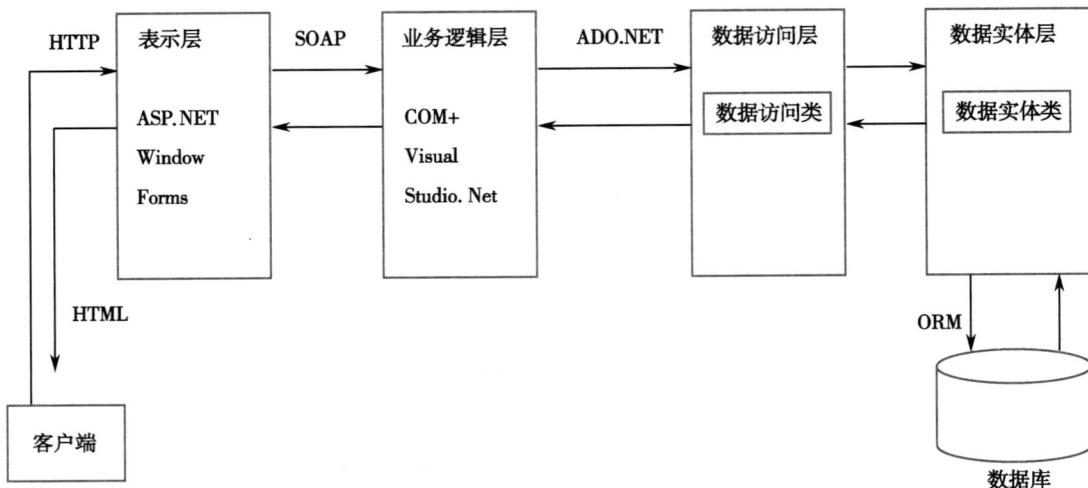

图 9-14 基于.NET 的四层分布式应用系统

数据实体层是整个分层模型的最下层,用来封装数据,通过对象关系映射(object relation mapping, ORM)框架实现与数据库的映射。

与三层结构相比,在四层结构中,将业务逻辑和数据访问完全分离,具有以下优点。

(1)可扩展性:因为业务逻辑与数据访问处于不同的层次结构中,当系统的数据对象发生变化时,只要系统的业务没有发生变化,那么只需要修改或维护数据访问层的访问逻辑即可。当系统的业务有所变化时,只需要局部增加、修改或维护业务逻辑层的部分业务逻辑即可。通过层来清晰地分隔代码,将允许扩展解决方案,而不需要修改现在的代码。

(2)可维护性:区分业务和数据逻辑单元,将它们放在不同的组件中,降低了层与层之间的耦合度,使得系统功能更易于扩充,系统的可维护性更加提高,提高了代码和资源的复用、重用能力,对提高软件开发效率和软件质量具有非常重要的作用。

2. 电子健康档案系统的四层架构设计 本系统主要划分为系统管理、健康档案管理、预防管理、保健管理、基本医疗管理、康复管理、健康教育管理、计划生育管理 8 个主要功能模块。在设计开发系统过程中,利用.NET 技术,采用面向对象的设计方法,即插即用(plug-and-play, PnP)的设计理念,采用四层开发模型实现对电子健康档案系统的开发。

表示层负责与用户进行交互,接受用户的输入并将服务器端传来的数据呈现给用户。该层通过"代码隐藏"(code-behind)方法以.aspx.cs 文件存放。通过"代码隐藏"技术,可以实现显示逻辑和处理逻辑的分离,对于代码重用、程序调试和维护都具有革命性的意义,同时,利用该技术还可以有效地保护代码,提高系统的安全性。

业务逻辑层是整个电子健康档案系统的核心,各个子系统的数据加工和信息处理都由该层组织实施。该层处于数据访问层与表示层中间,起到了数据交换中承上启下的作用。其主要任务就是根据表示层传来的参数,制订业务规则,实现业务流程等。该层的类和数据访问层中的类对应,当业务逻辑层调用数据访问层时,须验证数据的有效性,再调用数据访问层。

数据访问层负责数据库的访问和数据存取,向业务逻辑层提供一致性的数据服务,是与数据操作有关的接口,其核心技术是 ADO.NET 技术。系统数据存储和访问模式采用 DataAdapter 和 DataSet 方法。将数据源的查询结果放入 DataSet 中,采用离线方式,进行数据操纵,在适当时机连接数据源,将 DataSet 中发生变化的数据更新到数据源,以减轻服务器端连接的资源负担,提高数据库使用率。同时 DataSet 对多应用方式可用 DataSet 产生多个离线的 DataTable，对应多个查询结果提供系统使用，便于数据的成批维护。其无须在线连接内部数据，确保内部数据安全。

数据实体层用于封装实体类数据结构，一般用于映射数据库的数据表或视图，用以描述业务中客观存在的对象。在具体的实现过程中，通过.NET 提供的 System.Data.OLEDB 或 System.Data.SQLClient 命名空间中的数据访问与控制类，构造出与具体数据库相应的类，从而实现数据存储与数据访问层的通信。

3. 电子健康档案系统四层架构的实现　以用户登录模块为例，采用 C# 语言，分别阐述四层架构的实现方法和过程。

（1）数据实体层的实现：在 SQLServer2019 中建立一个名为 "EHR" 的数据库，在 "EHR" 中建立表 Comm_Worker，表结构如图 9-15 所示。

在该层中，利用 ORM 框架，将数据表转换为类，将表以对象的形式呈现在程序员面前。对该类的操作就要通过数据访问层中封装的方法进行。

（2）数据访问层的实现：数据访问层为业务逻辑层提供数据访问服务，可以把数据库访问操作归纳为以下几种类型。

1）创建记录。

2）删除记录。

3）读取记录并返回实体数据调用程序。

4）根据调用程序传过来的实体数据更新记录。

5）调用存储过程。

数据访问层的设计类图如图 9-16 所示。整个层由 DataAccess 类组成。DataAccess 接口定义了访问数据库的通用方法，包括建立数据库连接、关闭数据库连接、释放数据库连接资源、执行非查询语句、执行查询语句并返回数据实体、执行查询语句并返回数据集、获取数据库错误信息等。

图 9-15　Comm_Worker 表的结构　　　图 9-16　数据访问层类图

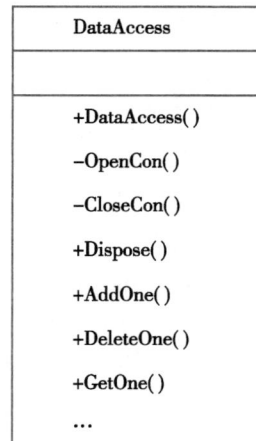

（3）业务逻辑层的实现：在系统中点击右键，选择"添加→新建项"，在弹出的对话框中选择"类"，并取名为 "WorkerBLLDB.cs"，在该文件中，添加如下代码。

namespace BLLDB

{

```
publicclassWorkerBLLDB: DBBase＜Worker＞

{

publicWorkerBLLDB( ): base("Comm_Worker","id", null){ }

publicWorkerGetWorkerByUserNameAndPassword( string user_name, string password )

{

returnGetOne("select * from Comm_Worker where user_name=@user_name and password=@
password", false, new XDbParameter("@user_name", XDbType.VarChar, user_name, SupportDatabase.
MSSQL), new XDbParameter("@password", XDbType.VarChar, password, SupportDatabase.
MSSQL)); //调用数据访问层的方法

}

}

}
```

在实际应用中，业务逻辑层是至关重要的，其承载着整个系统最为核心的部分。在登录模块中，业务逻辑层主要承担了以下职责。

1）对数据访问层进行封装，使得表示层可以不关心具体的数据访问层。

2）业务逻辑数据的填充与转换。

3）核心业务的实现。在登录模块中，一个业务方法对应一个数据访问方法。"getworker by user name and password" 方法就调用了数据访问层的 GetOne 方法。

（4）表示层的实现：首先，在"web"工程下点击右键，选择"添加新项（web 窗体）"，并取名为"Login.aspx"（图 9-17）。

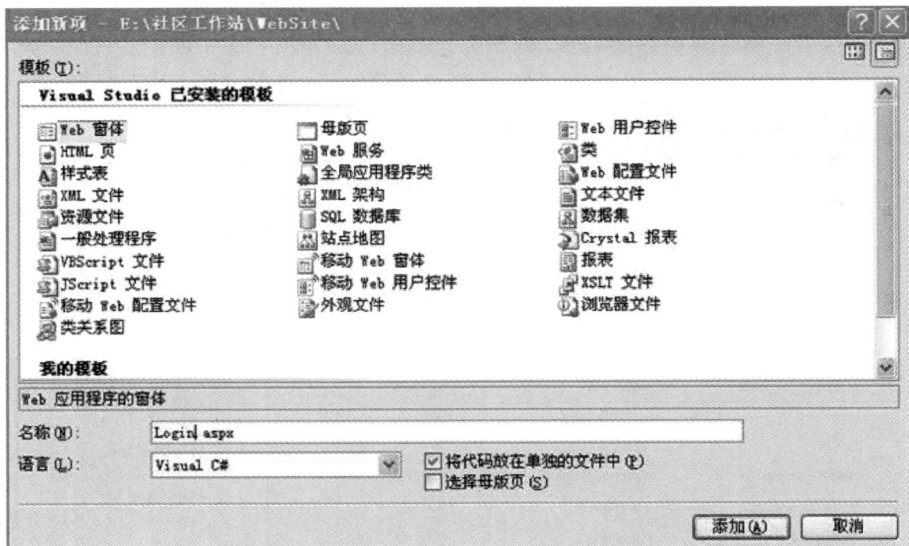

图 9-17　添加 web 窗体对话框

在 Login.aspx 文件中，通过放置文本框（textbox）、按钮（button）和控件（label）实现登录表单。

表示层只获取客户端传入的数据，调用业务逻辑层提供的方法。具体的逻辑处理完全由逻辑层的组件负责。在 Visual Studio 2022 或更高版本中，前端或用户界面层可以通过其提供的强大可视化编辑工具来制作，而后端或业务逻辑层可以部署在任何支持的环境中。两者可以独立开发和部署,互不干扰。

（四）系统测试

1. 功能测试　对系统的每个模块进行测试,测试方法如下。

需求分析→编制测试计划→编制测试用例→测试环境搭建→测试执行→测试记录→出具问题报告单→与企业交流→企业整改→出具测试报告→测试文档归档。

（1）需求分析:包括软件功能需求分析、测试环境需求分析、测试资源需求分析等,其中最基本的是软件功能需求分析。测一款软件,首先要知道软件能实现哪些功能以及是怎样实现的。

（2）编制测试计划:是对测试的一个总体计划,包括测试依据、测试项目、测试组人员及负责人、测试计划时间、系统描述、测试重点、测试软硬件环境,还要包括测试计划编制时间、编制人等信息。

（3）编制测试用例:一份好的测试用例对测试有很好的指导作用,能够发现很多软件问题。在实际工作中应当不断积累编制测试用例的经验,争取编制出好的测试用例,来指导具体的测试工作。

（4）测试环境搭建:符合要求的测试环境能够帮助我们准确地测出软件问题,并且作出正确的判断。应根据不同软件的运行环境要求,搭建符合该软件运行的环境。

（5）测试执行、测试记录:软件测试一般由两个人组成一个测试小组进行,一人进行测试操作,一人进行测试记录。

（6）出具问题报告单:把记录下来的软件存在的问题,编写成问题报告单。

2. 性能测试　模拟 500 个虚拟用户,同时登录系统,进行并发测试(表 9-6),并保持 400 个用户同时在线,进行压力测试(表 9-7)。

表9-6　并发测试

功能描述	测试场景	并发用户数/位	最小和最大响应时间/秒	平均响应时间/秒
500 位用户同时登录	观察系统的事务执行情况;web 服务器的性能计数器	500	0.32, 2.19	1.56

表9-7　压力测试

功能描述	用例目的	测试场景
400 位用户同时在线	测试系统最大能达到的同时在线人数	400 位用户同时在线 30 分钟

方案设计好后开始实施。本系统测试中,并发测试中实际在线的人数达到 100 人以上,且在线时间超过 30 分钟,测试结果软件达到要求。

3. 健壮性测试　是软件测试的一种形式,是针对软件的某个重要质量特性,使用一定的测试用例对软件可靠性进行测试的过程。其目的可归纳为三个方面。

（1）发现软件系统在需求、设计、编码、测试、实施等方面的各种缺陷。

（2）为软件的使用和维护提供可靠性数据。

（3）确认软件是否达到可靠性的定量要求。

四、电子健康档案系统应用

（一）系统应用环境

1. 设备环境

（1）服务器端:多核处理器,16GB 或以上内存,支持高速网络连接。

（2）客户端：个人计算机（PC）或笔记本电脑，8GB或以上内存，高分辨力显示器，支持高速网络连接。

2．人员环境

（1）农村乡镇和村级卫生服务机构：包括乡镇卫生院、各村卫生室、乡村诊所等。

（2）城乡疾病预防控制机构：各级各类疾病预防控制中心、药品与食品监督所、卫生防疫和免疫接种机构等。

（3）城乡妇幼保健机构：各级各类妇幼保健院、儿童医院、妇产科医院、养老康复院等机构。

（4）城市社区卫生服务机构：包括城市社区卫生服务中心、城市社区卫生服务站、城市社区的各类诊所等。

（5）城乡各级医疗卫生和健康管理行政机构：各级医疗卫生行政机构（省卫生健康委、市卫生健康委）、卫生统计信息中心、医疗保障中心等。

（6）各级各类医院：各类综合性医院、专科性医院、传染病医院、精神病医院、康复疗养院等。

（7）其他：健康教育所、医疗保险公司、健康管理公司等。

3．政策环境　居民健康档案作为基本公共卫生服务面向城乡社区居民提供的一项基本服务内容，自2009年启动实施以来，在基层医疗卫生机构普遍开展。随着各地区域全民健康信息平台建设，居民健康档案电子化进展迅速。在"十三五"和"十四五"时期，国家将人民健康放在优先发展的战略位置，电子健康档案作为提升健康服务水平、实现全方位全周期健康保障的重要工具，得到了大力推广。国家卫生健康委员会等部门多次发文，强调全面推进电子健康档案的普及应用。2022年4月国务院办公厅印发的《"十四五"国民健康规划》（国办发〔2022〕11号）中指出，促进全民健康信息联通应用，优化"互联网+"签约服务，全面对接居民电子健康档案。2022年11月国家卫生健康委员会印发《"十四五"全民健康信息化规划》（国卫规划发〔2022〕30号）中多次提到电子健康档案，指出要"规范居民电子健康档案首页……建立健全全员人口信息、居民电子健康档案、电子病历和基础资源等数据库……数字健康服务成为医疗卫生服务体系的重要组成部分，每个居民拥有一份动态管理的电子健康档案和一个功能完备的电子健康码"。2023年2月，中共中央办公厅、国务院办公厅印发《关于进一步完善医疗卫生服务体系的意见》，文件中指出"推进居民电子健康档案应用，完善授权调阅和开放服务渠道及交互方式"。为推进电子健康档案务实应用，规范居民电子健康档案首页，2024年6月，国家卫生健康委员会办公厅会同国家中医药管理局综合司、国家疾病预防控制局综合司印发《居民电子健康档案首页基本内容（试行）》（国卫办基层发〔2024〕15号），进一步规范居民电子健康档案建设。

（二）数据采集方式和方法

各地在建立电子健康档案初期过程中普遍采用纸质档案和手工二次录入的方式进行电子健康档案的基本信息数据采集，以及针对慢性疾病患者的后期随访进行记录。这种模式无法实现多渠道信息采集和基本信息采集的智能化，造成了耗时、耗工、耗人力且出错率高的局面。

随着网络、通信技术的发展和无线医疗技术的逐渐成熟，电子健康档案数据信息的采集逐渐由手工操作转向智能化的录入、更新。

（三）数据存储、管理、交换和共享

1．数据存储　目前常用的数据存储主要有三种方式：以服务器为中心的直接连接存储（direct attached storage，DAS），以数据为中心的附网存储（network attachment storage，NAS）和以网络为中心的存储区域网络（storage area network，SAN）。

2. **数据管理**　电子健康档案数据管理功能主要包括档案管理和数据字典维护两大部分功能。档案管理的功能包括档案的建立(录入)、编辑、查重与合并、迁移等。档案的建立包括导入和人工录入两种方法。目前在社区卫生服务机构中,健康档案数据主要来源于社区医生手工录入建档数据。对于其他来源的用户信息,系统通过数据交换管理提供了可配置的数据导入功能,可将已有诊疗记录的患者基本信息直接导入,填入健康档案中,减少医生的重复录入,也能够支持未来通过医院等其他来源直接导入患者信息。

3. **数据交换**　提供数据的导入及导出服务。作为一个数据资源库系统,电子健康档案中心可以从卫生业务系统、HIS以及政府其他人口相关部门的信息系统中获得数据,或将基础信息导出提供给这些系统。由于不同信息系统中的数据结构不同,所以需要通过数据交换管理定义导入导出的数据结构、导出数据的过滤条件,数据交换模块还能够根据结构映射关系进行数据格式的转换加工。

4. **数据共享**　电子健康档案系统数据共享标准应支持临床诊疗与卫生知识的获取、不同电子健康档案系统共享信息知识库。

共享电子健康档案架构标准必须能确保电子健康记录信息的一致性、完整性、准确性、无歧义性。其内容包括以下几个方面。

(1)参考模型:允许共享电子健康档案信息的类、结构及内部关系标识和指令,主要示例包括HL7 RIM、NS-EN 13606-1:2007《健康信息学　电子健康记录通信　第1部分:参考模型》等。

(2)共享电子健康档案组件的定义:允许对特定共享电子健康档案组件的临床概念、代码符号、关系、数值内容等更多细节进行定义。

(3)数据类型:是电子健康档案信息结构化和非结构化表示。

(4)功能支持:包括系统维护及共享电子健康档案内容保护,信息维护管理与个人隐私信息保护、访问控制以及审计跟踪的方法。

共享电子健康档案架构基础标准有:HL7 V3 RIM、HL7 CDA第1版(r1)和第2版(r2)、欧洲标准EN13606(第1到第3部分)以及有关的电子病历技术与相关规范。

共享电子健康档案架构参考标准有:国内各种版本电子病历系统的技术实现方法,可用于对共享电子健康档案内容的定义;已存在并正在运行的各种医疗信息系统临床诊疗数据模型和架构;国际流行的电子商务或电子政务架构,可供临床诊疗及卫生信息领域参考,如电子商务扩展标记语言(ebXML)等。

(四)国内电子健康档案应用案例

1. **上海市静安区卫生健康服务平台**　上海市静安区以提升社区卫生服务能力,落实社区卫生服务中心标准建设和高质量发展,打造居民"家门口"的高品质、整合型卫生健康服务平台为目标,制定了《静安区社区卫生服务能力提升实施方案》(静府办发〔2023〕9号)。实施方案内容包括以下几个方面。

(1)坚持中西医并重、全专结合:依托区域性医疗中心、医疗联合体,根据区域居民需求,加强以全科为基础、常见病与多发病规范诊疗为特点的基本医疗服务能力,提高基本和重大公共卫生服务质量和效率,提升医防融合的公共卫生服务能力,充分发挥中医药特色和优势,提升综合健康管理服务能级,增强对社区居民就医的吸引力。

(2)推进社区卫生服务机构数字化转型:利用信息化技术、大数据思维,扩大社区卫生服务供给,提升运行效率,促进形成机构、社区和居家相衔接的社区健康服务,实现医疗资源上下对接、信息共享互认、业务协同。

（3）区域内"慢病融合一体化"标准建设：推进慢病诊疗及质量控制方式的转型，基本实现社区医疗服务横向同质化，社区常见病诊疗服务与上级医院纵向同质化，康复、护理服务能力逐步增强，社区门诊量占区域门诊总量达到50%以上，优化双向转诊流程，夯实医联体分级诊疗格局，社区医疗服务能力再上新台阶。

（4）以全科诊疗为基础，全专结合、医防融合、中西合用等方式：提升社区常见病、多发病的诊疗服务能力，逐步增加区域内社区卫生服务中心日常诊疗覆盖的病种数量，外科小手术、儿科、口腔等特色专科服务达到全覆盖，培育特色诊疗项目，推广社区适宜技术，打造社区卫生服务品牌。

（5）建立以人为中心的全生命周期健康管理模式：提供筛查评估、健康教育、随访管理等分级、分类、连续、全程的健康服务与管理。鼓励医务人员开展健康科普教育，倡导健康生活方式，指导社区居民开展慢病、心理健康等自我健康管理。利用健康信息化平台建设与支撑，开展社区健康管理中心试点建设，在完善健康评估的基础上开展健康管理。提升基于居民电子健康档案的信息化应用能力，社区电子健康档案应用水平在原有基础上进一步提升，第二轮市级电子健康档案评审过后，力争达到5级全覆盖目标。

（6）推进以家庭为单位的签约服务：改善居民体验，形成稳定的签约服务关系。落实重点人群应签尽签，开展65岁及以上老年人分类分级管理，加强对标注红色、黄色、绿色人群的健康状况监测预警。

借助智慧化助力居民健康管理，上海市静安区走在了前列。街道社区卫生服务中心提供的"健康管理中心"，不仅能为居民做常规的基本检查，还能为签约居民提供慢病随访、老年人体检、大肠癌筛查、年度健康评估等服务。居民可在社区家庭医生的指导下获得自己的健康评估报告，从一年内血压、血糖等指标的变化曲线到已患疾病的随访指导，从在各级医疗机构就诊、参与慢病随访、接受健康服务的次数记录到生活行为、日常饮食的具体建议，报告可悉数列出。作为社区卫生信息化的领跑者，静安区彭浦新村街道社区卫生服务中心在上海市电子健康档案应用水平等级评审中获得6级A等的全市最高水平。

以扎实的卫生健康信息化为基础，在人工智能技术的支持下，彭德荣牵头的创新团队开发的签约居民健康评估工具可为居民个人和家庭绘制"健康画像"，开展更有针对性的健康管理。同时，依托健康大数据平台的评估结果，以常见慢病、肿瘤等为重点，为居民制订个性化健康管理方案。家庭医生不仅针对现患疾病提供诊疗服务，还注重针对潜在的风险，通过短信、语音、视频等方式，推送个性化的服务信息和科学知识，将疾病预防关口前移。信息化为居民铺平了就医路，从面向医疗机构的区级卫生信息平台、区双向转诊平台，到面向百姓的"健康静安"数字化便捷就医平台、区域互联网医院便民应用平台、移动家庭医生APP、统一支付平台等，信息化为静安区医疗服务互联互通构建起坚实的"骨架"。

2. 江苏省南通市全民健康信息平台　该平台消除医疗领域"信息孤岛"现象，让医疗信息都流动起来，老百姓看病更轻松，医生诊断更精准，更可以借助由此形成的健康医疗大数据，了解区域健康信息情况。

市级全民健康信息平台全面联通所辖6个县（市、区）、8家市属医院、21家社区卫生服务中心和4家公共卫生机构，实现市域内全民健康数据的互联互通和资源共享。全民健康信息平台高度集成医疗服务、公共卫生、医疗保障、基本药物制度、卫生综合监管、计划生育等六大业务，实现省、市、县三个平台互联,大型医院、公卫单位、基层机构三个层面互通。在方便患者和医院的同时,信息平台还具有大数据采集、分析和利用的功能,让医疗诊治更为精准。在南通市社区卫生服务中心,通过电子健康档案信息平台可查询辖区居民的电子健康档案,包含了辖区居民健康的基本信息、慢病的诊疗和随访信息、妇女儿童保健信息、预防接种和疾病防控信息、社区门诊和住院信息等。其中慢病随访预警系统还会在随访期到来前向社区医生发出提示。

五、个人健康信息管理系统

(一)个人健康信息管理系统的概念

个人健康档案(personal health record, PHR)是指由用户个人自己管理的、与个人自身健康状况密切相关的,连续的、动态的、数字化的健康数据和医疗数据。其与居民电子健康档案同属于社区卫生信息,两者之间的区别如表9-8所示。个人健康信息管理系统(personal health information management systems, PHIMS)是个人健康档案的应用系统。这个系统以电子化的方式安全、可靠地存储个人健康信息,让个人和被授权者在一个安全私密的环境中存取、管理、共享他们的健康信息。除了个人健康档案,理想的个人健康信息管理系统还应整合其他资源,如基于网络的临床信息系统、健康知识库,针对特定用途的新兴社交网络工具等。从某种角度而言,个人健康信息管理系统代表的是一种健康信息技术,这种技术与电子健康档案、卫生信息交换一起引领着技术提升医疗保健的时代。

表9-8 EHR和PHR的区别

名称	目的	信息归属	信息控制者	信息访问	信息来源	信息使用者	信息维护者
EHR	信息共享、公共卫生	政府管理机构	医疗管理机构和政府有关部门	医生或医务人员(医院)和政府有关管理部门(疾控中心等)	医院和其他医疗机构	医生或公共卫生医务人员	政府有关部门
PHR	健康管理	个人(信息拥有者)	个人	信息拥有者及被授权者	医院、其他医疗机构和个人	信息拥有者和授权的医生或医务人员	个人或者委托单位

(二)个人健康信息管理系统的构成

个人健康信息管理系统没有绝对的结构形式,但其应以相关医疗规范为依据,以数据的共享与访问为重点,最终实现个人健康信息资源的共享和健康应用的服务协同。系统主要由两部分构成:一是个人健康信息数据中心;二是基于这个数据中心的个人健康信息服务平台。

1. 个人健康信息数据中心 把纳入系统的用户的个人健康信息资源集中存放,以方便系统对这些健康数据进行共享与分析。为使系统的数据更加丰富、准确,构建一个稳定可靠的数据中心除了需要将用户自己录入的数据集中存储外,还需要将当前各个医疗机构不同业务系统,如医院卫生信息系统、社区卫生信息系统、体检管理信息系统的医疗数据汇集到数据中心。

(1)数据类型

1)个人基本信息:包括个人的姓名、性别、年龄、出生日期、身份证号、出生地、文化程度、婚姻状况、家庭住址等个人基本情况,以及个人联系方式、工作单位、医疗保险类别等信息。

2）个人生活习惯：主要包括用户的膳食情况、吸烟饮酒情况、睡眠情况、工作环境以及运动情况等内容。

3）个人健康史：包括个人既往疾病史、预防接种史、过敏史、传染病史、家族疾病史和遗传疾病史等信息。

4）医疗记录：包括用户的住院诊疗记录、门诊诊疗记录、医学检验记录、手术史、体检记录等。

5）用药信息：主要指用户用药情况的记录，包括药名、通用名、用药原因、用药时间、用法用量、状态以及用药评价等内容。

6）日常健康监测信息：日常健康监测模块分为基本生命体征测量和动态监测两部分。基本生命体征测量主要包括体温、呼吸、脉搏和心率的测量。动态监测则包括体重、身高、腰围、臀围、舒张压、收缩压、空腹血糖和餐后血糖等信息的测量。

7）健康日志：是用户对每日健康的描述。用户若患病，可以随时记录下明显的不适症状或体征以及持续时间，方便就诊时与医生进行交流。

（2）数据结构：个人健康信息数据中心的数据结构分为基础数据字典、个人基本信息和个人健康信息、统计中间表三大部分。基础数据字典定义各种健康指标的代码、名称、数据类型、长度、正常参考值、异常结果提示的临床意义、使用范围等指标的基本信息；个人基本信息如姓名、性别、学历、联系方式，个人健康信息则记录个人在医疗卫生机构产生的所有健康记录，如体检中的血压、血脂数据；统计中间表是根据具体的统计要求进行定义。基础数据字典、个人基本信息和个人健康信息、统计数据分别定义的方式，可以满足不同应用场合的性能，实现联机事务的高性能及大数据量统计的高效检索，并可根据医疗卫生科学技术的发展而灵活扩展。

2. 个人健康信息服务平台　包括了个人健康信息管理、个人健康评估、个人健康干预与指导、安全管理等功能模块。

（1）个人健康信息管理

1）数据记录：包括人工录入、实时采集和通过共享接口获取的各类健康数据和医疗数据。对各类数据进行维护，如基础数据字典表和基础数据的增加、删除和修改，对存储的数据进行数据校验，对不符合数据类型和数据长度要求的数据禁止写入数据表中，实现数据的完整性和一致性。

2）数据查询：提供查询界面，帮助用户查找个人基本信息，以及从医疗机构或体检机构获取的本人临床记录和体检记录等健康信息。查找并获取系统内整合的健康知识库中的相关医疗信息。

（2）个人健康评估：风险评估模块中利用预设的疾病评测模型结合相对危险因子数进行计算，得到用户可能患病的风险概率，如糖尿病风险评估等。根据用户的个人基本健康数据和日常健康追踪监测到的异常数据，进行用户的健康趋势分析，如血糖趋势分析。

（3）个人健康干预与指导

1）医疗服务：系统根据已有的健康信息提供接入信息管理平台的医疗机构的信息，包括医院的专科特长、医疗队伍的综合能力等，同时通过电子地图展示出该医疗机构的地理位置。用户在社区或医疗机构进行诊疗后，如须复诊，系统自动将复诊时间、注意事项等通过站内短信或邮件等发送给用户。咨询模块中的在线咨询功能搭建了医生和用户的医疗咨询平台，帮助用户提高就诊效率。

2）健康预警：在个人健康数据中出现异常的数据时，系统自动发送站内短信或邮件等对用户进行预警。

3）制订健康计划：根据用户健康信息制订健康计划，包括计划名称、日期、计划内容等。通过记录每天饮食、睡眠、运动、学习工作情况，以及疾病状况的描述来督促个人执行健康计划，减少疾病风险因素，改善亚健康状态。

（4）安全管理：包括用户管理、权限管理和角色管理，采取统一的用户、角色、权限及授权管理，以保证系统的安全。用户管理包括账号锁定、过期、停用和在线用户监控等功能；用户认证包括密码初始化、密码定期更新、密码连续校验失败和一次性密码等功能。权限管理和角色管理是指分配给不同角色的用户不同的操作权限如授权时间限制、操作级权限和模块级权限等，根据相应的权限实现相应的功能。

（三）个人健康信息管理系统的建设

个人健康信息管理系统建设的总体目标是构建功能完善、标准统一、资源共享、系统安全可靠、适应医疗服务体制改革的个人健康信息管理的综合平台，积极调动个人的主动性和积极性对自身的健康进行科学管理，对个人的健康状况进行记录、追踪、监控，以预防疾病的发生，加强对已患慢性疾病的控制，降低医疗费用，达到长足有效地保护和促进个人健康的目的。

1. 建设要求 个人健康信息管理系统本着安全性、可靠性、高效性、可用性和可扩展性的原则，充分利用互联网带来的便利，同时全方位遵循医学的研究成果，提供切实可行的健康管理方案。其具体要求如下。

（1）简单易用，人性化：个人健康信息管理系统的用户大部分是普通大众，简单易用，人性化的系统的操作更容易被用户掌握，被公众接受，从而扩大系统的影响力，获得用户量。

（2）安全性强，保护资源：个人健康信息是个人的隐私，一旦泄露可能造成诸多不便。系统的安全性问题可分为以下三种情况：一是防止非法用户访问；二是防止合法用户的越权访问；三是意外的数据损害。为提高系统的安全性，在系统设计时就必须对整个系统的技术框架进行严谨思考和设计，保证系统通过黑白盒测试，防止系统出现漏洞。

（3）性能稳定：一般是指系统的正确性、健壮性两个方面。正确性是指系统不管是在正常情况下还是在极端情况下运行都保持稳定。健壮性是指在发生意外和灾难性破坏的情况下，能够给出错误提示并很好地处理，并且能够得到及时恢复，减少不必要的损失。这就需要对系统软件架构和数据库进行持续优化。

（4）扩展性强，升级方便：当对系统进行功能性扩展或升级时，不会影响其他模块，无须修改大量代码，能够及时地对系统进行维护或更新。

（5）可交互性：系统的设计能够实现数据库信息共享和更好的数据互操作，消除逻辑上的信息孤岛。

2. 建设相关标准 个人健康信息管理系统的成功建设在很大程度上取决于电子健康档案与其他个人健康数据如个人健康档案的交互能力。电子健康档案互操作的标准化工作也一直在进行中。国内相关标准主要是 2008 年卫生部发布的居民电子健康档案与个人健康信息系统建设标准化指南之二《个人健康档案：参考模型》（PHRS/T K002—2008），2009 年卫生部发布的《健康档案基本架构与数据标准（试行）》（卫办发〔2009〕46 号），及国家卫生和计划生育委员会 2016 年 7 月发布的《卫生信息共享文档编制规范》（WS/T 482—2016）和《健康档案共享文档规范》（WS/T 483—2016，第 1～20 部分），国家卫生健康委员会 2021 年 10 月发布的《区域卫生信息平台交互标准》（WS/T 790—2021）。国外标准如 CEN/TC 251、EN 13606、《电子医疗记录通信》（*Electronic Healthcare Record*

Communication, EHRcom）、openEHR、HL7 CDA，意在架构并标记可互操作的临床内容。IHE 颁布的跨企业级文档共享（Cross-Enterprise Document Sharing, XDS）的技术框架，可解决电子健康档案适应不同的内容标准进行信息互换的问题。

3. 国内外建设情况

（1）国内建设情况：近十年来，我国个人健康管理信息系统得到了快速发展。随着健康意识的提高和医疗技术的进步，政府和医疗机构越来越重视个人健康管理信息系统的建设。这一阶段，我国不仅加大了对相关技术的研发投入，还推动了健康管理服务的普及和应用。我国已经建立了较为完善的电子健康档案系统，能够记录个人的基本信息、健康状况、病史、用药情况等。这一系统为医生和患者提供了便捷的信息查询和共享服务，有助于医生做出更准确的诊断和治疗方案。国内也有一些在线健康社区和健康网站为公众提供个人健康信息管理系统。最初，这些系统主要提供基础的健康咨询和问诊服务，随着技术的不断进步和用户需求的变化，逐渐拓展到健康教育、健康管理、线上购药等多个领域。随着人工智能、大数据等技术的深入应用，这些健康管理系统将更加智能化和个性化，能够为用户提供更精准的健康建议和服务。未来，这些系统有望与更多的医疗设备、可穿戴设备等进行连接，实现全方位的健康监测和管理。同时，随着国家对健康产业的持续投入和政策支持，这些健康管理系统有望在预防保健、慢性疾病管理等方面发挥更大的作用。

（2）国外建设情况：近十年来，国外个人健康管理信息系统经历了快速的发展。随着技术的进步和医疗信息化的推进，越来越多的国家开始重视并投入个人健康管理信息系统的建设中。这些系统通常集成了电子健康档案、远程医疗服务、移动健康应用等技术，为用户提供全方位的健康管理服务。多个国家已经建立了完善的电子健康档案系统，如美国的国家健康信息网络（NHIN）和英国的国家卫生服务体系（NHS）。这些系统能够记录个人的医疗信息、病史、用药情况等，为医生和患者提供便捷的信息查询和共享服务。借助互联网技术，许多国家建立了远程医疗服务系统，使患者能够通过视频、语音或在线聊天等方式与医生进行沟通，获得专业的医疗建议和治疗方案。随着智能手机的普及，移动健康应用也得到了快速发展。这些应用可以帮助用户监测健康状况、管理用药、记录运动数据等，为用户提供个性化的健康管理服务。

（四）个人健康信息管理系统的应用

1. 个人　个人健康信息管理系统的构建，能提高个人对健康数据和健康相关信息的获取，在健康相关问题上获得更有效的预防和治疗的指导，提高个人的卫生健康意识，合理调整个人的生活工作方式，改善患高风险疾病的影响因素，降低患病概率，在就医时能改善患者获取医疗服务的效率和质量，促进医患之间的交流。

2. 医疗机构　个人健康信息管理系统连通各医疗组织机构，能够实现各医疗组织间的协同交互。在提供医疗服务过程中，医生被授权登录个人健康信息管理系统的平台，可以查阅就诊患者的个人基本信息和过往的诊疗信息，在为患者制订诊治方案的过程中，系统可以通过整合的知识库为医生提供辅助决策。

3. 卫生行政部门　根据区域的个人健康档案信息自动产生相关的统计分析，包括区域内的主要健康问题、疾病问题顺位、主要死因、危险因素、高危人群等，可帮助疾病预防控制中心实时监控突发流行病、传染病、慢性疾病的情况，作出疾病预警，针对区域的情况为居民制订相应的健康教育计划。

（吴雅琴）

思考题

1. 建设社区卫生信息系统有什么意义？在设计社区卫生信息系统时，应如何平衡技术先进性和居民接受度？

2. 电子健康档案的建设对增强人民群众健康有什么意义？

3. 论述电子健康档案与各医疗业务的关系。

4. 电子健康档案的信息来源于何处？如何平衡电子健康档案数据的隐私保护与信息共享的需求？

5. 电子健康档案和个人健康档案有什么区别？随着人工智能和大数据等技术的发展，未来的电子健康档案和个人健康档案将如何发展，未来的健康管理会有哪些新的趋势？

第十章

医院信息系统

随着第四次产业革命的不断演进,计算机技术、网络通信技术以及以云计算、大数据、物联网、人工智能为代表的新一代信息技术,对社会经济生活的各个领域带来的影响越来越凸显,医院也不例外。加强医院信息系统建设,提高医院信息化水平,有助于实现医药资源共享,提高管理水平、工作效率以及医疗服务质量,推进医院管理现代化,增加医院的经济和社会效益等。目前,医院信息系统已经成为医院管理现代化的重要标志。

第一节 医院信息系统概述

一、医院信息系统概念

(一)医院信息系统的定义

美国著名教授 Morris Collen 于 1988 年将医院信息系统定义为:利用电子计算机和通信设备,为医院所属各部门提供患者诊疗和行政管理信息的收集、存储、处理、提取和数据交换服务,并满足所有授权用户功能需求的信息系统。根据我国卫生部在《医院信息系统基本功能规范》(卫办发〔2002〕116 号)中的定义可以认为,医院信息系统(hospital information system,HIS)是利用计算机和通信备对医疗活动各阶段产生的数据进行采集、存储、处理、提取、传输、汇总、加工生成各种信息,从而为医院的整体运行提供全面的、自动化的管理及各种服务的信息系统。

广义上,医院信息系统不仅包括计算机及网络等基础设施,也包括与信息利用、管理相关的各种介质和手段,如记录患者信息的磁卡或者病案、贴在病案上或检验样本上的条形码、用于指引或告知患者相关信息的大显示屏,甚至包括采集患者生命体征信息的可穿戴设备等,都是医院信息系统的组成部分。特别是与信息采集和利用密切相关的人员,保障信息准确、及时采集的各项工作制度,都是医院信息系统的组成部分。以上共同构成了完整的医院信息系统。

(二)建设医院信息系统的意义

医院信息系统作为现代医院的基本设施,是医院管理的重要工具及手段,是医院深化改革、强化管理的重要保障。

1. 提高工作效率　医院信息系统的应用能够对医院原有的管理模式和工作流程进行重组、改革。一方面,医院原有的手工作业方式得到改进甚至废弃,加快了医院内部的信息流动,提高了信息资源的利用效率,减轻了医护人员的劳动强度。另一方面,医院各部门的联系和反馈更加便捷,各环节的工作效率普遍提高,有利于缩短平均住院日,加快病床周转速度。

2. 减少资源浪费　医院信息系统能够对医疗经费和卫生物资进行有效管理,可以大大减少药品、物资的积压、冗余和浪费,减少库存及其对流动资金的占用,从而降低医院运营成本。

3. 实现卫生资源互联互通　从信息资源开发角度,网络采集数据可提高采集效率,增强数据的客观性、可比性;从信息资源利用角度,互联互通可以提高信息综合分析水平,提升咨询和服务能力。

4. **强化医院精细化管理**　一方面,由单纯的医疗系统管理深入到医疗全过程、环节控制,通过实时信息抓取,加大对工作过程的实时管理,使事前管控成为可能,克服了管理的盲目性和滞后性。另一方面,在促进医疗、护理、卫生经费、药品物资等业务的标准化管理的同时,密切了医院各部门间的协作,充分发挥信息管理的作用,保证信息通畅。

(三)医院信息系统的发展历史

20 世纪 50 年代中期,随着计算机技术、信息技术的发展,美国首次将计算机技术应用于医院信息管理,最初主要服务于医院财务会计和患者护理方面。之后,计算机技术在医院的各个方面得到了广泛的应用,并逐渐整合形成了医院信息系统。进入 21 世纪后,以计算机技术、网络通信技术为标志的信息化浪潮席卷全球。下面简要介绍我国和美国、日本、欧洲医院信息系统的发展状况。

1. **中国**　我国医院信息系统从 20 世纪 70 年代末开始萌芽。从其发展历程的角度看,大体可以分成四个阶段。

(1)萌芽阶段(20 世纪 70 年代末至 80 年代初):1976 年,上海肿瘤医院利用计算机进行 X 线放疗剂量的计算,2 年后与复旦大学合作建立计算机病史储存、检索和分析系统。1978 年,南京军区南京总医院引进国产 DJS-130 计算机进行医院信息管理研究;1980 年,北京积水潭医院在小型机上实现药房账务管理,还在药品库房管理、情报检索等方面开展研究。

(2)起步阶段(20 世纪 80 年代中期):1984 年,卫生部发布"计算机在我国医院管理中应用的预测研究"课题,成立了课题协作组。1986 年 7 月,卫生部向 10 个单位下达研制统计、病案、人事、器械、药品、财务 6 个医院管理软件的任务委托书;同年 12 月,中华医学会医院管理学会成立医院管理计算机应用学组。这一时期大批应用系统仅限于单机作业,功能有限,而且存在系统兼容性差、数据冗余量大、数据流通性差等问题。

(3)发展阶段(20 世纪 80 年代末至 90 年代中后期):1988 年 11 月召开首次全国医院管理计算机应用学术会议;卫生部将医院信息管理开发计划列入"八五"攻关课题。这一阶段的硬件主要以微机(384、486、586)和微机服务器(486、586)为主,数据库多采用 Foxpro、Sybase、Oracle、Informix,网络服务器多采用 Netware 和 Unix 操作系统,编程语言多采用 C、Fox、Foxpro 等过程化语言。这一阶段存在的主要问题是应用软件的低水平重复开发,医疗信息不够规范和标准,软件不通用且较难移植,系统基本上是单机和局域网络系统。1995 年一些发展较快的医院推出基于磁盘操作系统(disk operating system, DOS)的综合医院信息系统。1996 年 5 月,卫生部正式启动"金卫工程",开发医院信息系统是其主要内容之一。这一阶段系统硬件的主流是 486、586 微机,网络基本全部采用 TCP/IP 协议,数据库采用 Oracle、SQL Server、Sybase、Informix 等大型关系型数据库,服务器基本运行 Windows NT 和 Unix 系统。系统开发工具多采用 PowerBuilder、Delphi、VB 等非过程的事件驱动软件。一体化、完整的大型医院信息系统的出现,缩短了我国与发达国家在医院信息系统方面的差距。

(4)提高阶段(21 世纪初至今):2002 年 5 月,卫生部印发了《医院信息系统基本功能规范》(卫办发〔2002〕116 号),为医院信息系统建设提供了政策指导。医院信息系统不再仅仅是杂乱的几个业务系统,而是逐渐形成相对成熟的医疗信息化体系平台,由电子化阶段进阶到决策支持阶段。通过数据集成,业务流程基本可以实现闭环管理,用户也可以基于数据作度量分析和科学研究。同时,作为信息系统集成和数据共享的基础,业务流程交互标准、信息交换标准、数据层标准体系等三个标准体系进一步完善。近几年国家大力倡导医疗信息互联互通,推进居民健康卡的发行,制定出台了一系列标准。

从实践的角度看,医院信息系统的发展可以分为四个阶段:第一阶段是仅以满足准确计费和发药需要的单一任务阶段,医院信息系统实现了从"无"到"有",主要建设了计费系统、药房系统、挂号收费和门诊结算系统,一般是医生开具处方的界面;第二阶段是专科系统和专门的功能系统建设阶段,如影像系统、检验检查系统,血液透析、康复、电生理、院感等逐步纳入电子化管理,尽管覆盖的业务范围较广,但国内普及程度有限;第三阶段是顶层设计阶段,其雏形建立在北京协和医院,但面临数据互联互通问题,医院信息系统与人工智能的结合处于摸索和尝试阶段,与真正的"人工智能"仍有差异;第四阶段是数据充分共享的阶段,在互联互通的基础上进一步整合信息,实现信息利用的便捷和智能化。

2. **美国**　在医院的信息化建设方面美国一直走在世界前列。20世纪60年代初,美国马萨诸塞州总医院开发了患者护理系统,成为使用计算机技术进行医院信息化管理的先例。第一个完整意义上的一体化医院信息系统是面向问题的医疗信息系统(problem oriented medical information system, PROMIS)。该系统于1968年开始开发,1971年首先用于妇科病区。

20世纪70年代医院信息系统进入大发展时期。自1975年开始,美国护理领域在实践中逐渐开发出著名的整体集成型医院临床信息系统Omaha。1987年,为了提高医院的医疗质量和护理质量,医院信息系统开发的重点放在了与诊疗有关的系统上,如医嘱系统、医学影像系统、患者监护系统等。20世纪90年代末,在医院信息系统应用于管理和临床后,系统开发的重点转向电子病历(EMR)、计算机辅助决策(CAD)、统一的医学语言系统等方面,并开始对医院信息系统的应用效果进行评价。

进入21世纪,美国医院信息系统从电子病历、计算机辅助决策、统一的医学语言系统向临床信息共享和智慧医院应用等方面动态完善,经历了小型化、智能化和集成化过程。临床决策支持系统取得长足发展,系统互操作性和可用性提高,逐渐减轻了医护人员的工作负担。

3. **日本**　医院信息系统发展较早,始于20世纪70年代初,其发展主要经历了三个阶段。

第一阶段,从20世纪70年代初到80年代中期,医院信息系统主要以挂号、批假、收费等事务管理为主,与医院服务无直接关联,被称为管理体系阶段。

第二阶段,从20世纪80年代末到90年代中期,逐步发展以医疗服务为中心的医疗信息系统,诊疗过程使用计算机进行管理,应用范围扩大到门诊、急诊、住院等医疗作业及采购、库存、财会等行政作业,并积极推进了各系统的整合,被称为整体医院阶段。

第三阶段,从20世纪90年代末至今,被称为电子病历阶段。日本将电子病历的研究、推广和应用作为一项国家政策,在经费上给予重点支持,并组织了强大的管理团队。相关软件基本由医院和计算机公司合作开发。目前,日本的医院信息系统正借助数字技术,实现了医院主要工作的电子化,包括门诊患者的预约、就诊、缴费、实验室检查、取药以及住院患者的电子病历、医嘱处理等全过程,把IT系统与智能设备连接起来,实现了静配中心、自动包药的系统联动,也实现了自助挂号、自助缴费等一站式服务,向提高业务工作效率,方便用户使用、实现信息共享、加强信息的开发利用方面发展。

4. **欧洲**　欧洲各国的医院信息系统发展晚于美日两国,始于20世纪70年代末,但发展迅猛。到20世纪80年代初,大多数欧洲国家建立了区域医疗信息系统。20世纪90年代以来,各大医疗器械制造商参与医疗信息系统研发,PACS等进入市场并不断更新升级,推进医疗信息技术进步。自21世纪以来,欧盟通过战略卫生网络项目,旨在实现医院间信息共享,在分布式数据库系统和开放网络项目方面做了大量工作。随着医疗信息向公众开放,互联网引发了一场新的信息革命,远程信息处理、远程医疗、远程教育和网络医学成为新领域。目前欧洲正在推广公民个人健康记录,催生新一代电子病历系统。新型电子病历不仅可供患者直接访问,而且可以容纳和参考来自患者对自身慢性疾病进行监控获得的信息、观点及看法。

（四）医院信息系统的发展趋势

1. 信息系统平台集成　根据医院的实际需要,整合不同供应商的专科系统或由供应商提供集成统一的集成平台是医院信息系统的发展趋势。一旦医院能够通过集成平台实现各信息系统有效集成,医院就掌握了信息系统发展的主动权。

2. 支持临床诊疗决策　标准化电子病历和人工智能技术为临床诊疗决策提供了数据和技术支持。未来的医院信息系统将基于建立临床指南、临床路径等知识库,嵌入临床决策支持系统,提供在线的临床决策支持。

3. 医联体/医共体云医院　为深化医药卫生体制改革,国家倡导推行区域医疗联合体(简称"医联体")/医疗共同体(简称"医共体")建设,推进"中心医院＋社区"的服务模式,建立医疗、康复、护理有序衔接的服务体系,更好地发挥三级医院的专业技术优势及带头作用,加强社区卫生机构的能力建设,支持康复和护理机构的建设与发展,加速形成分级诊疗、急慢分治、双向转诊的诊疗模式。医院信息系统逐步向云医院延伸。

4. 智慧医院　伴随云计算、大数据、物联网、人工智能等新技术的发展应用,医院各部门对信息系统智慧化的需求日益突出,包括病历质控、医保控费、财务规范、合同管理,甚至医院党建均拟借助信息系统智慧化实现工作效率提升。智慧化还延伸到患者端,为诊疗决策提供数据支持。以电子病历为核心的智慧工作与智慧管理、智慧服务、智慧运维共同呈现的智慧医院,代表了医院信息系统发展的必然趋势。

二、医院信息系统的构成

医院工作的各个环节均依赖或产生各类信息,包括患者诊疗信息、医务人员的管理信息、药品物资信息、经济管理信息等。首先业务信息是基础信息,产生于各个医疗环节和日常业务过程,如病情记录、检查治疗信息、费用信息、药品入出库信息等,是业务环节必不可少的部分;其次是面向各职能部门的管理信息,如患者、医务人员、药品等的统计信息,由基础信息的统计加工得到,是业务信息的派生信息;第三是面向医院宏观和深层次管理的信息,如患者收治统计、医疗收入发展趋势、医疗质量等的分析决策信息,在业务信息和管理信息的基础上经过深层次统计分析得到,为医院的管理决策服务。这三类信息分别面向不同的用户,构成了医院信息系统的信息主体。

与上述三类信息相对应,医院信息系统从系统功能上可划分为三个层次,分别为业务信息层、管理信息层、分析决策信息层。每个层次又可以划分为多个业务领域(图10-1),该结构与一般信息系统的层次结构一致。

（一）系统组成

医院的目标、任务和性质决定了医院信息系统是各类信息系统中最复杂的系统之一。随着信息技术的不断成熟以及业务需求层面的提高,根据侧重点不同,医院信息系统的分类情况也各异。2018年国家卫生健康委员会办公厅出台《全国医院信息化建设标准与规范(试行)》(国卫办规划发〔2018〕4号),其按照功能划分为业务应用(含医疗服务、医疗管理、医疗协同、便民服务、运营管理、后勤管理、科研管理、教学管理、人力资源管理九部分)、信息平台(含信息平台基础、平台服务集成

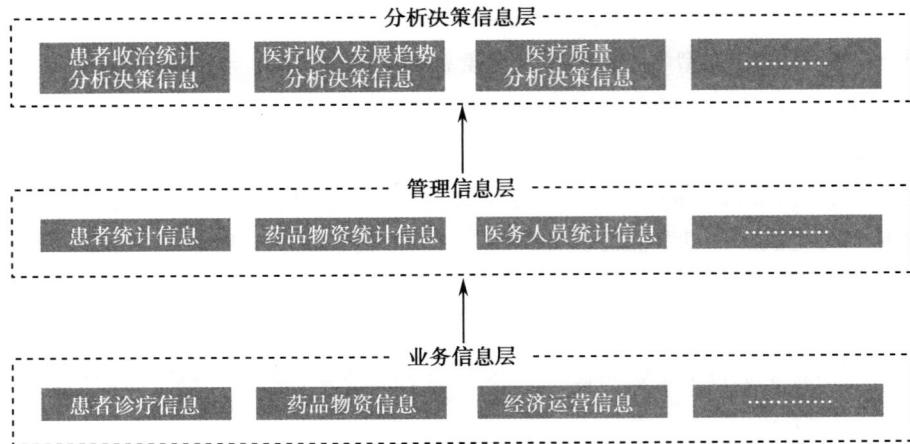

图 10-1　医院信息系统的层次结构图

两部分)、基础设施(含机房基础、硬件设备、基础软件三部分)、安全防护(含数据中心安全、终端安全、网络安全、容灾备份四部分)以及新兴技术(含大数据技术、云计算技术、人工智能技术、物联网技术四部分)。一般地,医院信息系统主要包含九项业务应用和两项信息平台服务,具体内容如下。

1. 医疗服务　主要涵盖临床基础业务,包括医疗业务系统、护理业务系统、医技业务系统、移动业务系统,其中医疗业务系统包括门/急诊系统、住院系统、院外系统。

2. 医疗管理　包括医务管理系统、护理管理系统、药事管理系统、院感管理系统、卫生应急管理系统、数据上报管理系统。

3. 医疗协同　包括院内协同系统、区域协同系统。

4. 便民服务　包括预约服务系统、互联网服务系统、就诊服务系统、信用服务系统、陪护服务系统、满意度评价系统、信息推送与公开系统。

5. 运营管理　包括财务管理系统、预算成本管理系统、医院资产管理系统、物资管理系统。

6. 后勤管理　包括楼宇智能管理系统、医疗辅助管理系统、会议管理系统。一些先进医院甚至开发或引进了全程物联化智慧管理系统,一改手术室和更衣室管理紊乱的局面。

7. 科研管理　包括科研项目管理系统、科研辅助管理系统、应用转化管理系统。

8. 教学管理　涉及学分、培训、考试管理系统。

9. 人力资源管理　包括战略规划系统、执行管理系统。

10. 信息平台基础　包括业务及数据服务系统、数据访问与存储系统、业务协同基础系统。

11. 平台服务集成　包括服务接入与管控系统、医院门户系统、电子证照管理系统。

总之,医院信息系统各个子系统之间、功能模块之间实时进行数据传输和处理,共同支持医院信息系统实现相关功能。

（二）体系结构

医院信息系统一般包括面向诊疗业务的临床信息系统(CIS)和支撑运营管理的医院管理信息系统(HMIS)。它采用成熟的宽带局域网技术和集成技术、客户机/服务器(C/S)和浏览器/服务器(B/S)网络服务方式,是完全基于计算机网络的信息系统,可以针对性地实现以患者为中心的临床信息管理和应用、医院管理信息的分析和应用。随着新一代信息技术的发展与应用,医院信息系统业务应用更趋智慧化,系统架构中除了出现大数据中心外,还增加了灵活、快速应对变化的架构——中台服务,以快速实现数字化、模块化和平台化,满足前端各种需求,提升应对不确定性的自适应能力和水平,包括数据中台、技术中台、业务中台等。医院临床、运营等工作所产生的大量数据汇集到大数据中心,通过数据治理为中台提供信息支撑(图10-2)。

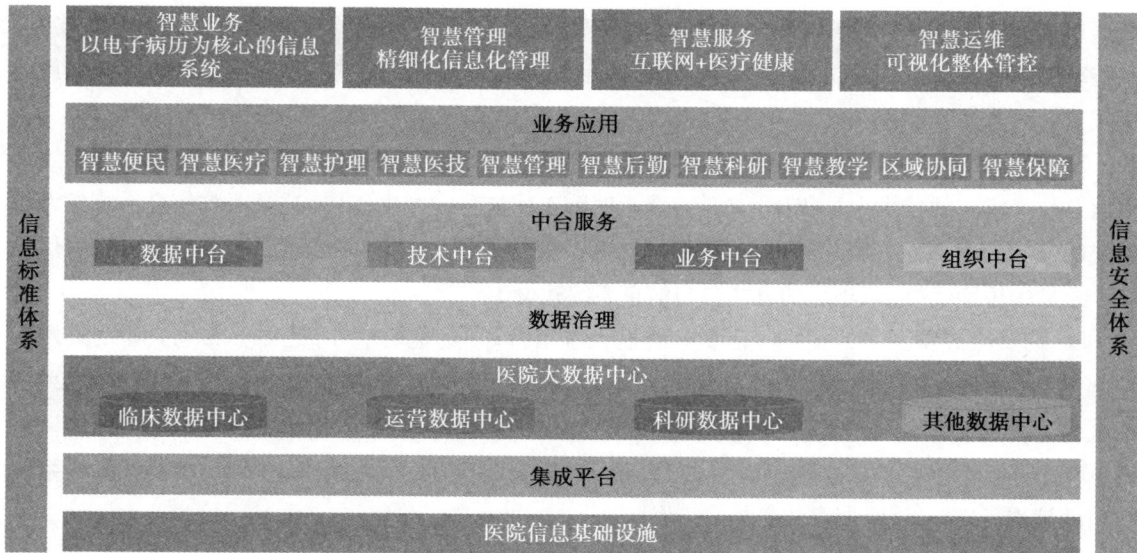

图 10-2　医院信息系统的系统架构图

三、医院信息系统的建设

(一)总体规划

医院信息系统建设是医院利用计算机技术、网络通信技术工具实施高效的医院管理和优质的医疗服务的一项重大举措,也是一项建设周期长、投资大、涉及面广的系统工程。总体规划旨在指导医院分阶段建设信息系统,其主要内容包括4个方面:系统建设的目标、实现目标所需投入、可行性分析、实施计划的制订。

1. **系统建设的目标**　总体规划最主要工作之一是确定医院信息系统的建设目标。恰当的医院信息系统建设目标不仅有利于医院的管理者和员工明确认识医院信息系统能够实现的功能、带来的效益,并达成共识,而且可以避免一些对医院信息系统的误解。需要注意的是,系统建设目标应该考虑到系统今后的升级换代或功能拓展。

2. **实现目标所需投入**　总体规划中必须列出所需各类资源及其使用过程,不仅要考虑资金和设备投入,还要考虑人员素质、管理协调、专业技术队伍建设和医院工作流程的改变等。这往往是系统能否建设成功的关键。

3. **可行性分析**　医院信息系统建设的可行性取决于经济、管理、长远发展、风险等多个方面。可行性分析旨在让决策者明确医院信息系统建设涉及的基础与条件、风险及应对策略等,提高医院信息系统建设的成功率。可行性分析主要包括:①医院信息系统建设的直接资金投入、人员培训投入;②医院管理制度、流程调整,标准化等管理与协调工作;③信息技术的投入;④工作流程改变以及系统切换过程中的不稳定状态对医疗工作的影响和风险等。

4. **实施计划**　即总体目标能够逐步变成现实的具体实施步骤,主要包括阶段目标、达到阶段目标所需要的资金投入、软件与设备购置、组织协调、人员培训、配套制度或流程修改等。

（二）组织实施

医院信息系统建设的组织实施的主要任务是如何把各部门、科室、专业整合成最优的综合体，助力医院信息系统建设工作。

1. **人力资源的组织**　由于医院信息系统建设涉及医院几乎所有的部门和人员，全员参与以及医院各组织机构（如部门、科室体系）的组织协调至关重要。主要抓好明确责任、培训技能、宣传教育、监督管理四个方面的工作，在医院信息系统建设的总体规划和年度实施计划中具体呈现。

2. **技术资源的组织**　医院编内的信息技术人员少，素质与经验相对不足，但与第三方专门从事信息技术机构的技术人员相比，又具有熟悉医院工作流程的突出优势，这是医院信息系统建设最需要的能力。目前医疗机构普遍的做法是将信息系统的开发运维工作交给第三方，发挥编内信息技术人员的桥梁优势，以项目的方式参与信息系统建设工作。

3. **物资与经费资源的组织**　信息系统投入应用，除了场地要求外，还需要布局大量的终端设备（包括计算机、打印机、移动设备等）、网络设备，应以《医院信息化建设应用技术指引（2017年版）》（试行）（国卫办规划函〔2017〕1232号）为遵循，根据医院应用需求进行安排。许多消耗品，如病历纸张、检查检验报告单、打印色带、硒鼓与墨盒等，应注意防止因组织不当影响系统应用的情况。

4. **管理与制度资源的组织**　系统应用前，医院管理人员、技术人员和具体使用人员对系统缺乏切身体会，相应规章制度和操作规程的制定往往容易不切实际。一旦系统开始使用，没有规章制度和规程的管理容易出现纰漏。因此必须在信息系统试运行及调试期间抓紧组织制定管理规章制度、修订完善操作规程，使其与应用推进同步。

四、医院信息系统的评价

医院信息系统的评价以《全国医院信息化建设标准与规范（试行）》（国卫办规划发〔2018〕4号），特别是《医院信息互联互通标准化成熟度测评方案（2020年版）》（国卫统信便函〔2020〕30号）为依据。前者针对二级及以上医院的临床业务、医院管理等工作，覆盖医院信息化建设的主要业务和建设要求，从软硬件建设、安全保障、新兴技术应用等方面评价医院信息化建设情况；后者评价各医疗机构以医院信息平台为核心的医院信息系统的标准符合性以及互联互通实际应用效果，其中标准符合性评价包括数据集、共享文档、交互服务等方面，应用效果评价包括技术架构、基础设施建设、互联互通应用效果等方面。主要采取专家评审的定性评价方法。

第二节　临床信息系统

一、临床信息系统的定义

临床信息系统（clinical information system，CIS）是利用计算机、网络通信技术及新一代信息技术等建立的用以支持医护人员临床活动的信息系统，其作用是帮助医护人员收集和处理患者的临床医疗信息，丰富和积累临床医学知识，并提供临床咨询、辅助诊疗、辅助临床决策。临床信息系统以患者为中心，以诊疗为目的，其核心是电子病历系统，同时整合实验室信息系统（laboratory information system，LIS）、医学影像存储与传输系统（picture archiving and communication system，

PACS)、手术麻醉系统等其他子系统。简而言之,临床信息系统是向医护人员提供各种临床信息的计算机系统。临床信息系统基于综合各种临床信息,快速、有效地实施诊疗,分析和总结治疗效果,综合改善临床方案,使庞杂的日常医护工作实现全面信息化、自动化、智能化。

临床信息系统始于以电子病历等医院临床业务为核心的医院临床信息网络管理系统,其升级换代依赖技术进步。临床信息系统发展的最高阶段是实现具有完整临床信息的电子病历。

二、临床信息系统功能模块

医院除了医疗收费和药品物资管理外,所有与患者相关的信息系统都属于临床信息系统的范畴。具体而言,临床信息系统主要由以下分系统或子系统组成。

（一）医嘱处理系统

医嘱处理系统提供医生医嘱录入和传递、辅助护士处理等功能。医嘱是医疗活动的源头,医嘱信息是其他辅诊科室的信息源头。

（二）护理（监护）信息系统

护理（监护）信息系统提供患者生命体征记录和各类护理文档记录的功能。

（三）门诊医生工作站

门诊医生工作站主要处理门诊记录、诊断、处方、检查、治疗、手术和卫生材料等信息。

（四）住院医生工作站

住院医生工作站主要处理诊断、处方、检查、检验、治疗、手术、护理、卫生材料以及会诊、转科、出院等信息。

（五）病区护士工作站

病区护士工作站采用护理知识库的方式,可减少护士抄写和录入医疗文档的工作量。

（六）移动医护工作站

移动医护工作站通过无线网络将患者信息从医生办公室和护士站带到患者床旁,医生可以在床旁查阅病历、下达医嘱,护士可以在床旁提取医嘱执行信息。患者的体温、脉搏等数据通过可穿戴设备终端可直接导入系统。

（七）医学影像存储与传输系统

医学影像存储与传输系统旨在全面解决医学图像的获取、显示、存储、传输和管理功能的综合系统。利用计算机及其外围设备对胶片进行数字化处理,利用先进的存储介质保存,并且借助计算机图像处理技术,对图像进行增强变换、局部放缩、旋转平移以及各种滤波分析,得到更为清晰的图像和有关的量化数据。进一步发展出云胶片系统,手机等移动终端获得特定权限后,可通过识别二维码调取动态图像,患者无须打印实体胶片,即可实现长期存储。

（八）电子病历系统

电子病历系统是临床信息系统最核心、最重要的组成部分,通过整合其他系统,实现信息资源共享。

（九）实验室信息系统

实验室信息系统利用计算机及网络通信技术,实现临床实验室业务和管理信息的采集、存储、处理、查询,并提供分析及诊断支持,满足用户功能需求。

（十）心电图信息系统

心电图信息系统是实现对各种心电图设备的信息采集、存储、管理和诊断的软件系统,为构建具有完整患者诊疗信息的电子病历奠定了良好的基础。

（十一）麻醉临床信息系统

我国临床信息系统最早从麻醉管理系统发端。麻醉临床信息系统针对麻醉医生对手术患者信息管理的需求提供支持。术前，麻醉医生通过系统了解患者病情及相关的检查、检验报告，制订麻醉方案；术中，麻醉医生将患者的麻醉过程信息记录到系统中，同时系统与监护设备相连接，自动获取患者的生命体征信息；术后，麻醉医生可下达医嘱，记录患者的恢复过程，并通过系统自动生成患者的麻醉记录单。

（十二）临床用药系统

临床用药系统可在医生工作站中嵌入合理用药知识库系统，可以提供过敏药物、药物剂量、重复用药、药物相互作用、药物适应证等合理用药审查，有效防止不合理用药现象发生。

三、临床信息系统的特点及发展趋势

（一）国内外临床信息系统的特点

在我国各类临床信息系统中，医嘱处理系统是医院应用较早、普及程度较高的临床信息系统。应用比例最高的是实验室信息系统，其次是医技科室信息系统、病房医生工作站、门诊医生工作站、医学影像存储和传输系统，应用比例最低的是临床决策支持系统。医嘱处理系统应用程度高的一个重要原因是医嘱和收费系统密切相关，甚至就是从收费系统发展而来。许多系统集成了合理用药知识库，具有合理用药审查功能。

发达国家的临床信息系统把防止医疗差错、提高医疗质量的目标放在首位。从 2003 年开始，把去纸质化的医生医嘱录入系统（computerized physician order entry, CPOE，也称电子处方系统）应用放在首位。受医疗保险按病种付费、按人头付费等医疗保障制度影响，更加注重合理用药、临床路径、临床指南的开发与应用。

（二）临床信息系统的发展趋势

1. 移动化　随着计算机技术、网络通信技术的发展，利用移动互联、云计算和大数据技术，双云（医院内部数据云和医院外部数据云）驱动的，面向移动互联网的智慧医疗系统将成为发展方向之一。针对患者，只需要在手机等移动端操作，就能够实现诊前导诊、预约挂号、就诊引导、诊后咨询以及医保实时结算，改善患者就医体验；针对医务人员，移动医生工作站、移动护士工作站等使医务人员摆脱网线束缚，携带相关设备在病区移动，随时获取患者各种信息，从而简化工作流程，提高工作效率。

2. 智能化　智能化临床决策支持系统是临床决策系统的发展方向，是基于医学知识库、患者信息库，以电子病历系统为核心，以知识图谱为关键技术，利用人工智能技术开发智能化的临床决策支持系统，甚至被称为临床医学大脑，包括智能辅助诊疗服务和智能健康管理服务。

3. 集成化　根据医院的实际需要，集成整合不同厂商有特色的专业系统形成统一的平台系统是临床信息系统的发展趋势，这也是实现医院信息互联互通的基础。

第三节　电子病历系统

随着医疗信息化的深入和发展，医院信息系统建设逐步趋于标准化、互联互通的共享集成平台。临床信息系统建设以电子病历系统为基础和核心开展。

一、电子病历系统概述

（一）电子病历系统与电子病历

1. 电子病历系统（electronic medical record system，EMRS） 也称计算机化的病案系统。根据《关于印发电子病历应用管理规范（试行）的通知》（国卫办医发〔2017〕8号）第四条，电子病历系统是指医疗机构内部支持电子病历信息的采集、存储、访问和在线帮助，并围绕提高医疗质量、保障医疗安全、提高医疗效率等方面提供信息处理和智能化服务功能的计算机信息系统。

2. 电子病历（electronic medical record，EMR） 也称基于计算机的患者记录（computer-based patient record，CPR），指医务人员在医疗活动过程中，使用信息系统生成的文字、符号、图表、图形、数字、影像等数字化信息，并能实现存储、管理、传输和重现的医疗记录，是病历的一种记录形式，包括门/急诊病历和住院病历，是患者在医疗机构历次就诊过程中产生和被记录的完整、详细的临床信息资源。它具有规范病历书写、实现病历标准化、传输速度快、共享性好、储存容量大、使用方便、成本低等特点。需要注意的是：电子病历不是单纯的电子文档，而是纵向的标准化的医疗记录，是服务医疗质量管理的重要依据、开展临床科学研究的重要支撑和推动区域卫生信息化的关键，需要注意隐私保护，因其颗粒度大小而详略程度各异，与电子健康档案相比只是内容范围不同。

3. 电子病历与电子病历系统的区别和联系 电子病历系统的本质是计算机信息系统，电子病历则是病历的一种记录形式，本质上是数字化的临床信息资源，是电子病历系统的产物，但需要明确的是，电子病历能够不依赖于电子病历系统而独自存在。电子病历拥有特定的结构，遵从开放的电子病历信息模型，能够被不同的电子病历系统使用。

（二）建设电子病历系统的意义

随着医学信息应用日趋深化，人类对疾病与健康的认知、诊疗与保障以及医疗安全管控能力不断提升，但传统医疗的诊疗不连续、操作不规范、服务不主动、信息不通畅等系列问题日益突出，构建以患者为中心的新型医疗服务体系，为患者提供安全、有效、便捷、经济和公平的医疗服务成为全球共同关注的焦点问题。以电子病历为重要表现形式的电子病历系统能够承载以患者个体为单位，面向疾病自然史，获取、组织、存储和应用患者的相关健康信息，打破机构间、专业间的信息壁垒，实现患者信息的可控交换、共享与一体化集成的重要使命，代表现代医学的重要发展方向，达到以患者为中心、无缝衔接、个体化诊疗、循证决策、主动服务、信息共享、协同服务、控制浪费等诸多目标。

（三）电子病历系统的发展历史

从20世纪60年代末至今，电子病历已有超过50年的发展历史。

1. 中国 伴随我国医院卫生信息化建设，在经历了以收费管理为中心和以医嘱管理为中心的侧重财和物管理的两个阶段之后，电子病历系统的建设和运行逐渐成为医院信息化建设的中心工作。步入以临床电子病历为中心的高质量临床电子病历系统的第三个阶段，更加强调对医院临床主体业务运行和管理的全线覆盖，重心转移到以患者为中心的临床数据收集、传输、交换、共享、存储和科学应用方面，以此全面支撑医院临床业务工作、医疗质量管理、临床安全控制等。

2009年新一轮医药卫生体制改革，标志着电子病历及其系统的研究应用进入新发展阶段，政府、医疗机构取代企业成为引导者和推动者，卫生主管部门相继出台标准规范文件，为电子病历及其系统发展提供了技术指导框架。尤其是《关于印发电子病历应用管理规范（试行）的通知》（国卫办医发〔2017〕8号）、《关于印发电子病历系统应用水平分级评价管理办法（试行）及评价标准（试行）的通知》（国卫办医函〔2018〕1079号）与《关于印发医院信息互联互通标准化成熟度测评方案（2020

年版）的通知》（国卫统信便函〔2020〕30 号）等系列文件，进一步为电子病历及其系统的发展提出目标要求。为规范电子病历系统应用水平分级评价与电子病历系统应用水平评价专家管理工作，国家卫生健康委医院管理研究所组织制定《电子病历系统应用水平分级评价工作规程》和《电子病历系统应用水平评价专家管理办法》（国卫医研函〔2021〕7 号），国家卫生健康委医政司定期部署电子病历系统应用水平分级评价工作，组织分片区分批次按要求填报相关数据。截至 2018 年底，全国三级医院已基本完成电子病历系统建设，部分医疗业务部门建立了跨部门共享的信息系统，一些区域甚至实现了跨机构信息共享，医疗健康信息互联互通标准化成熟度达到三级以上水平。

从电子病历系统功能完善程度视角，电子病历系统的发展历程可以由低到高分为 4 个阶段，分别是纸质病历电子化阶段、标准化和结构化电子病历阶段、支持临床决策的电子病历阶段以及电子病历的高度共享阶段。

2. 美国和英国　美国 Larry Weed 博士于 1968 年首次阐述以问题为导向的医学记录模式（problem oriented medical record，POMR），试从结构上改进和优化传统医学记录，将医学记录分为患者基本信息（含社会信息、家庭信息与既往医疗信息）、病情记录［按健康问题组织按主观资料-客观资料-评估-计划（Subjective，Objective，Assessment，Plan，SOAP）结构记录］两部分。之后 Larry Weed 博士得到美国政府的大力资助，开发了以问题为导向的医疗信息系统（problem oriented medical information system，POMIS），并在佛蒙特州立大学内科和产科病房开展了近二十年的应用研究。POMR 奠定了现代病历的基础形式，对 EMR 的发展产生了深远影响。1971 年美国加州 El Camino 医院成为世界上首家全面实施 EMR 的医院。在临床决策支持系统（clinical decision support system，CDSS）的功能深度和临床文档数据结构方面的开发应用是美国电子病历系统发展的主要方向。

英国政府在电子病历建设方面占据主导地位，国家卫生服务体系（National Health Service，NHS）设立了专门机构负责开发和实施英国国家卫生信息框架及电子病历，已在社区全科医疗服务体系中全面推广 EMR/EHR 应用，并进一步斥巨资推进电子病历在医疗服务领域的广泛应用。

（四）电子病历系统的发展趋势

随着新一代信息技术的发展与应用，电子病历系统朝着智能化、集成化、共享化的方向发展。

1. 电子病历录入及智能质量控制　利用医疗大数据和机器学习方法，应用自然语言处理、知识图谱技术，实现电子病历的智能辅助录入；融合语音识别、自然语言理解、语音合成技术，基于多模态辅助录入，实现智能语音电子病历；从数据产生、保存及管理等多个角度把控数据质量，在系统层面进行特殊设计（如各类知识库的专业信息辅助录入引导等），利用人工智能技术进行逻辑推理等，实现对电子病历的智能质量控制。

2. 电子病历数据集成　为满足数据共享和交换需求，应建设电子病历数据中心，也称临床数据存储库（clinical data repository，CDR），实现数据提取、转换、加载及应用服务，进一步服务于真实世界研究、药品上市后研究及传染病预警等任务。

3. 电子病历信息共享　以系统接口模式、一体化系统模式或集成平台模式等途径与技术架构，实现电子病历各个系统的信息共享及数据互操作；针对国家要求和标准，基于医共体、医联体，通过共享文档中间件设计或电子病历安全系统整合系统等方法，开展面向区域医疗的电子病历改造；利用互联网促进不同区域、不同医疗机构间的信息互通，将电子病历与区块链相结合，开展面向互联网医疗的电子病历改造工作。

二、电子病历系统的基本功能

根据《电子病历系统功能规范（试行）》（卫医政发〔2010〕114 号）的规定，电子病历系统功能含基础功能、主要功能和扩展功能,均分为必需、推荐和可选三个等级。

电子病历系统的基础功能包括用户授权与认证、使用审计、数据存储与管理、患者隐私保护和字典数据管理功能。电子病历系统的主要功能包括电子病历创建、患者既往诊疗信息管理、住院病历管理、医嘱管理、检查检验报告管理、电子病历展现、临床知识库、医疗质量管理与控制功能。电子病历系统的扩展功能通过标准化接口和多模态对接,实现跨系统、跨机构的数据互通与生态协同,支撑智慧医疗发展。

电子病历系统的主要功能构成其核心模块,并可根据实际需求进一步细化分解。具体而言:电子病历创建功能包括电子病历主索引创建、电子病历查重合并功能;患者既往诊疗信息管理功能包括既往病史管理、药物过敏史和不良反应史管理功能;住院病历管理功能包括住院病历创建、住院病历录入与编辑、住院病历记录修改、病历模板管理、护理记录管理功能;医嘱管理功能包括适用于所有类型医嘱(含门/急诊各类处方和医嘱)的录入、药物治疗医嘱的录入、检查检验类医嘱录入和处理、医嘱处理与执行、医嘱模板管理功能;检查检验报告管理功能包括检查检验报告修改、检查检验报告内容展现、外院检查检验报告管理功能;电子病历展现功能包括病历资料的整理、病历资料的查询、电子病历的浏览、电子病历的展现、电子病历的打印/输出功能;临床知识库功能包括临床路径管理知识库、临床诊疗指南知识库、临床资料库、合理用药知识库、医疗保险政策知识库功能;医疗质量管理与控制功能包括病历质量管理与控制、合理用药监控、医院感染监测、医疗费用监控功能。

电子病历系统的扩展功能可以进一步细化为:电子病历系统接口功能包括药事管理系统接口、检查检验系统接口、医疗设备管理接口、收费管理系统接口、特定疾病病例(如传染病病例)信息上报功能;电子病历系统对接功能包括与区域医疗信息系统对接、与居民电子健康档案信息系统对接、与新农合信息系统对接功能。

三、电子病历系统的组成

电子病历系统狭义上指医生书写病历的新平台。广义上涵盖病历所有信息的来源系统,包含各类临床业务信息系统、患者信息集成平台、医疗文档存储管理系统、病历信息的展现与服务系统、各类医学知识库以及临床决策支持系统,具体包括住院管理子系统、住院医生工作站、护士工作站、药房管理子系统、手术麻醉管理子系统、临床用药子系统、用血管理子系统、检验或检查联机子系统、医学影像病区接入系统、病案管理子系统等(图10-3)。各子系统是电子病历系统的基础和信息来源。本质上,电子病历系统以患者为中心,紧紧围绕临床文档和临床医嘱两大核心内容进行临床业务的辅助与处理,通过录入、获取数据完成数据综合汇总和展示,并根据数据的展现和综合分析对临床处置决策提供建议信息与数据,再通过临床业务工作的干预行为影响临床事务。

四、电子病历系统的建设

(一)电子病历系统的标准

《电子病历基本规范(试行)》(卫医政发〔2010〕24号)、《电子病历基本架构与数据标准(试行)》(卫办发〔2009〕130号)、《电子病历系统功能规范(试行)》(卫医政发〔2010〕114号)等电子病历设计规范性要求,《电子病历基本数据集》(WS 445—2014)以及《卫生健康信息数据元目录》(WS/T 363—2023)、《卫生健康信息数据元值域代码》(WS/T 364—2023)等电子病历数据语义层标准,《电子病历共享文档规范》(WS/T 500—2016)等电子病历信息传输和交换层标准等的出台与完善,标志

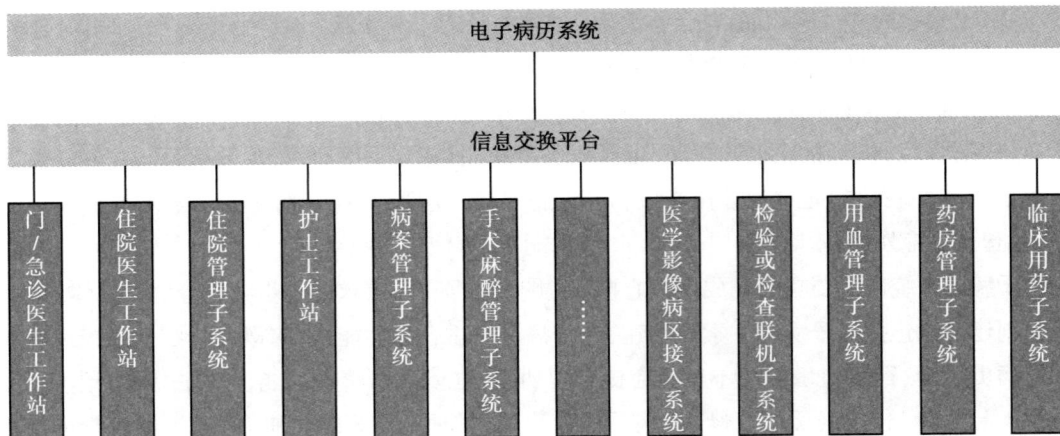

图 10-3　电子病历系统结构图

着我国电子病历经过数十年的发展,由相对独立发展、缺乏统一标准、难以实现网络传输和共享到拥有统一的国家标准。详细内容可参见第七章"卫生信息标准与规范"。

（二）电子病历系统设计开发的原则

除了国家有关的软件工程标准、规范,包括卫生部印发的《病历书写基本规范》（卫医政发〔2010〕11号）或今后发布的涉及电子病历系统的国家法律法规,是电子病历系统设计的根本遵循外,电子病历系统设计还应符合医院自身发展规划。电子病历系统设计开发的主要原则如下。

1. 前瞻性、先进性　系统的设计和采用的技术应充分考虑医院业务发展带来的海量数据处理及30~50年内病历在线查询要求,至少保证满足未来5年医院业务运行对整个系统的需求。

2. 安全性、可靠性　应实现对信息的使用者适当授权;所有重要操作留有痕迹,能够追踪记录;建立健全各种保证措施,采用多种手段（如文件加密等）防止各种形式与途径的非法破坏,强调使用相对成熟的技术以及软件热备份和容错技术,满足用户水平参差不齐的复杂情况,确保意外情况下系统运行的连续性。还应不断研究整理对电子病历系统构成安全威胁的因素,并提出对策。

3. 规范性、开放性、可扩充性　除了遵从所涉及业务的国际标准、国家标准、相关法律法规和各项技术规定外,还应支持业界通用的标准平台和协议,支持HL7标准,提供标准接口,同时还应考虑与相关国际标准或工业标准结合;具有随着技术进步与各方需求变化,在产品的系列、容量与处理能力等方面的扩充与换代的可能;具备与其他系统集成的能力。

4. 实用性、灵活性、易操作性、可维护性　电子病历系统的核心是病历书写,应完全考虑到医院的实际要求,提供具有模板制作、病历书写和修改功能的编辑器。模板维护不需要改动数据库和程序,可灵活配置用户授权、规则制订等,系统人机界面友好、直观、清楚与统一,同时满足病历书写、保存和统计分析对数据库读写速度的要求,且提供人性化管理功能,日常维护操作简便,易于排除故障。

5. 数据的延续性、可交换性、可利用性　系统升级时保证与历史数据对接,各个系统数据可共享,满足科研数据需要,支持对数据的统计分析以及可按需要导出到专业统计分析软件。

（三）电子病历系统的组织实施

1. 组织实施的原则

（1）成立实施领导小组:由医院主要领导与各层管理者组成,其中医院主要领导亲自挂帅是电子病历系统成功实施的基本条件。

（2）选择成熟软件：成熟软件可以避免开发失败的风险，其软件公司经验丰富的实施人员也为实施效率提供技术与人员保障，起到事半功倍的效果。

（3）充分沟通以明确需求：医务人员、医院信息中心人员、信息工程人员、公司项目管理人员间充分沟通，特别是发挥医院信息部门人员的沟通桥梁作用，保证系统设计开发与医院各部门的需求真正匹配。

（4）以点带面、分步实施、培训先行：鉴于系统实施可能出现"水土不服"的情况，强调以点带面、分步实施、培训先行，稳中求进，确保最终与医院实际情况平滑链接。

（5）建章立制，保证数据安全：鉴于电子病历的特殊性，应制订严格的管理制度，如分级保密管理、权限控制、留痕追溯、病历质量监控等，确保数据安全。

2. 组织实施的步骤 电子病历系统实施步骤一般包括前期准备、具体实施、巩固调整和功能深化阶段。

（1）前期准备：一般由信息中心、医务部、护理部等职能科室人员参与，分工负责系统的安装、调试、维护与医疗护理文书格式的审定、规范。

（2）具体实施：实施原则包括总体规划、分步实施，以点带面、以小带大，先易后难、逐步扩大。实施流程：系统安装、数据集成、流程优化、功能与模板的个性化定制、培训、试点、现场指导等。其中数据准备工作由公司和医院字典维护人员共同完成。若是替代已有电子病历系统，则应做好数据迁移工作，保证新、旧系统数据的共享与利用。试点工作应保留足够时间，保证电子病历系统推广前经过试点充分验证并调整完善。后台维护工作由公司和医院信息中心人员共同完成。

（3）巩固调整和功能深化：包括功能调整与深化、个性化与深度培训、用户走访、系统评估与验收、软件更新与升级等。当确认系统已经基本实现预先设计的全部需求后，可组织有关部门对系统进行评估和验收。每次系统更新升级应按照规范的项目管理流程进行。系统更新不能影响原有业务，更新时间和方式应经过周密计划，选择对业务影响最小的时间进行。

五、电子病历系统的评价

电子病历系统的评价主要从电子病历系统的应用水平开展。国家卫生健康委办公厅于2018年12月发布《电子病历系统应用水平分级评价管理办法（试行）》及《电子病历系统应用水平分级评价标准（试行）》（国卫办医函〔2018〕1079号），明确将电子病历系统应用水平划分为0～8级共9个等级，每个等级包括局部系统要求和对医疗机构整体电子病历系统的要求。采用定量评分、整体分级的方法，综合评价医疗机构电子病历系统局部功能情况与整体应用水平。评估标准主要包括：电子病历系统所具备的功能；系统有效应用的范围；电子病历应用的技术基础环境；电子病历系统的数据质量。

第四节 医学影像系统

一、医学影像系统概述

医学影像系统通常称为医学影像存储与传输系统（PACS），是与各种医学影像成像设备相连接，以数字化方式获取、压缩、存储、归档、管理、传输、查询检索、显示、浏览、处理以及发布医学影像信息和相关病历资料的信息系统，是医院信息系统中的一个重要组成部分。

（一）PACS的产生与发展

1895年12月，德国物理学家伦琴在实验室拍摄了世界上第一张X线片（一只戴着戒指的手）。这是医学史上的里程碑，首次让医生得以观察人体内部结构。此后，科学家基于X线成像技术，发展出多种医学影像技术。1972年发明了计算机断层扫描（computed tomography，CT），1973年开发了磁共振成像（magnetic resonance imaging，MRI），1974年推出正电子发射计算机断层成像（positron emission computed tomography，PET）。这些新型影像设备为临床医生提供了更多诊断和治疗信息，极大地提升了影像学及临床诊疗水平。

与此同时，临床诊疗过程所产生的大量影像资料对科室和医院的管理提出了更高的要求。传统的"胶片备份、人工管理"方法不仅耗费资金、场地和人力，还存在效率低、资料易丢失、查找困难、图像传递慢、存储时间短、胶片易变质等问题。随着各级医疗机构之间的交流增多，影像在疾病诊断中的重要性日益突出，特别是专家会诊时须共享影像资料。传统胶片模式已无法满足医院日益增长的需求，亟须发展自动化影像管理系统。

PACS的概念是在20世纪70年代末提出来的。其原型包括用于图像处理和评价的工作站、用于图像通信的网络和用于图像存储的文件系统。1981年6月，第19届国际放射学术会议首次提出了数字化X线成像技术的物理概念。1982年，在国际光学工程年会（The International Society for Optical Engineering，SPIE）医学图像处理年会上，"PACS"这个概念被明确为经通信网络获取、存储、管理和显示放射医学图像的集成信息系统。1998年，在北美放射学会（Radiological Society of North America，RSNA）的学术报告和展览中体现了医学影像数字化的迅速发展。

PACS的发展历程大致经历了三个阶段。

第一阶段：早期发展阶段（20世纪80年代到90年代初）。受限于计算机和存储技术，早期PACS系统的处理速度较慢、存储容量有限、成本较高，主要应用于大型医院和学术机构，且系统功能相对简单，主要用于存储和查看影像。医学影像数据的标准化是早期PACS发展的关键问题。1985年，美国放射医学会（ACR）和国家电子制造商协会（NEMA）组织制定了医学数字成像和通信（DICOM）标准，推动了X线胶片向数字化的转型，促进了PACS的推广应用。

第二阶段：快速发展阶段（20世纪90年代中期到21世纪初）。20世纪90年代，欧美多国政府和医学影像相关企业投入巨资对PACS的关键核心技术进行研发和改进。得益于计算机硬件性能的提升和网络技术的发展，PACS的功能逐渐增强，存储能力大幅增加，检索和传输速度也有显著提高。PACS与其他医院信息系统（如HIS、RIS）进行集成，使得影像管理与患者信息管理更加紧密结合，提升了临床诊疗的工作效率。

第三阶段：现代发展阶段（21世纪初至今）。随着云计算、大数据和人工智能等技术的引入，现代PACS系统已经能够支持更大规模的数据存储、更快的处理速度以及智能化的影像分析。PACS的应用范围也在不断扩大，从放射科扩展到心脏科、超声科、眼科、口腔科、病理科等多个科室。此外，移动设备的普及使得PACS系统也在向移动化方向发展，医生可以通过手机或平板电脑随时随地访问患者的影像资料，高效地开展临床诊疗工作。医学影像AI技术的高速发展，为PACS的发展提供了更多可能性。例如，AI辅助阅片可以大幅缩短阅片时间，同时显著降低漏诊率和误诊率。

（二）PACS的分类

按规模和功能的不同，PACS系统可分为以下3类。

1. **全规模PACS（full-service PACS）**　涵盖全放射科或医学影像学科范围，包括所有医学成像设备，有独立的影像存储及管理子系统、足够量的图像显示和硬拷贝输出设备，为临床影像浏览、会诊系统和远程放射学服务。

2. **数字化 PACS（digital PACS）**　包括常规 X 线影像以外的所有数字影像设备，如 CT、MRI、数字减影血管造影（DSA）等；常规 X 线影像可经胶片数字化仪（film digitizer）进入 PACS；具备独立的影像存储及管理子系统和必要的软、硬拷贝输出设备。

3. **小型 PACS（mini-PACS）**　局限于单一医学影像部门或影像子专业单元范围内，在医学影像学科内部分地实现影像的数字化传输、存储和图像显示功能。完全符合 DICOM 标准，是现代 PACS 不可或缺的基本特征。

近年来有学者提出了"第二代 PACS"（hospital integrated PACS，Hi-PACS，医院集成 PACS）的概念，属于模块化结构、开放性架构、DICOM 标准、HIS/RIS 等特征的集成 PACS。未来的 PACS 系统将以本地区、跨地区的广域网为基础，形成区域 PACS 网络，实现全社会医学影像的资源共享。

（三）PACS 的组成

一个 PACS 系统主要包括图像采集、传输、存储、处理、显示以及打印的功能。基本组成部分包括成像设备、图像采集工作站、PACS 控制器、显示工作站和通信网络（图 10-4）。

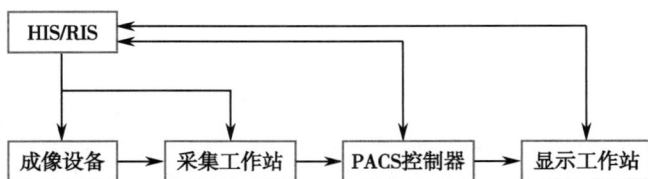

图 10-4　PACS 的结构框架

二、PACS 技术标准

早期的数字化医学影像设备所产生的数字图像格式由各设备生产厂商确定，不能共享和利用，影响了 PACS 的深入开发和使用。为解决医学影像数字化信息的存储、处理标准化问题，能够利用统一的通信标准保证不同厂家的影像设备能够互联、信息共享，1982 年美国放射医学会（ACR）和国家电子制造商协会（NEMA）联合成立了 ACR-NEMA 数字成像和通信标准委员会。PACS 开发商同意在所生产的医学放射设备中采用通用接口标准，以便不同厂商的影像设备相互之间可以进行图像数据交流。1985 年制定了一套数字化医学影像的格式标准，即 ACR/NEMA 1.0 标准，随后在 1988 年完成了 ACR/NEMA 2.0。1992 年，ACR/NEMA 第 3 版本更名为 DICOM 3.0，即"医学数字成像和通信标准"，增加了通信方面的规范，同时按照影像学检查信息流特点的"实体-联系"模型（Entity-Relationship Model，E-R Model）重新修改了图像格式中部分信息的定义。目前，DICOM 3.0 已经被世界上主要的医学影像设备生产厂商接受，成为事实上的工业标准，各国医疗影像设备厂商所生产的影像设备均提供 DICOM 3.0 标准通信协议。只有在 DICOM 3.0 下建立的医学影像设备才能为用户提供最好的系统连接和扩展功能。随着应用的不断发展，DICOM 也在不断地更新，它所支持的医学影像种类也不断地增加，已经从原来只支持放射影像的 ACR/NEMA 标准扩展到支持内镜、病理等其他影像信息处理。

三、PACS 的功能

PACS 的主要作用是使医学影像数字化并能够在网络上存储、检索、调取和使用。因此 PACS 能够从各种影像设备上获取和存储图像并能够在计算机网络中传送和调度图像，涉及图像的收集、存档和显示以及传输网络等所使用的软件系统、硬件设备等。软件系统包括图像采集、存档处理（压缩/解压）、检索（数据库检索）、编辑和数据管理等需要的通信、数据库管理、存储管理、任务调度、错误处理和网络监控等模块。硬件主要有接口设备、存储设备、主机、网络设备和显示系统等，如DICOM图像服务器、医生诊断工作站、DICOM网关（将非DICOM图像通过数字或视频方式转换成DICOM图像）等。

（一）图像采集

图像采集是PACS系统的根本，是系统能够正常运行的基本点。只有采集到图像后，才能进行后续的显示、处理等工作。采集的图像质量决定了系统是否可用以及是否具有实际意义。

采集工作站的任务是：从成像设备采集图像数据，将图像数据转换成PACS的标准格式——DICOM 3.0，将图像数据压缩和传送到PACS控制器。

医学影像的图像格式很多，有彩色的[比如彩超和发射计算机断层成像（ECT）等]和黑白的（比如CT/MRI）。彩色影像可以是24bit的，也可以是32bit的。黑白图像可以是8bit、10bit、12bit的，还有14bit和16bit的。不同的影像格式中还存在着多重压缩算法。因此影像的采集方式也有多种，纯数字采集、视频采集和胶片扫描。如果将纯数字采集分成DICOM和非标的，则有四种采集方式：DICOM采集、非标的数字采集、视频采集、胶片扫描。

目前主要采用的采集方法有两种。一种是通过成像设备的数字接口，按照DICOM进行数字图像采集。这种方式主要针对提供有数字接口的成像设备，如B超、彩超、CT、MRI等。另一种是通过医学专用胶片扫描仪，遵循无注名工具包协议（technology without an interesting name，TWAIN）标准进行胶片的数字化。由于目前国内的X线机大多没有图像的数字接口，所以对于X线片的数字化主要采用扫描的方式。

（二）图像存储

图像存储是PACS的基本任务及功能，存储管理模式和应用设备的选择对PACS有着重要的影响。PACS按存储模式和管理流程可分为在线（online）、近线（nearline）和离线（offline）存储及管理三种类型。在线存储用磁盘阵列；近线存储多采用光盘库（CD/DVD jukebox）或磁带库（DLT jukebox）；离线存储指图像数据存储在光盘、磁带等媒介中。一般PACS系统存储架构为"磁盘阵列+光盘库（或磁带库）"模式。特别是磁盘阵列成本价格的显著降低，尤其是性价比较好的"小型计算机系统接口-集成驱动电子设备"（Small Computer System Interface to Integrated Drive Electronics，SCSI to IDE）模式磁盘阵列在技术上的成熟，可以实现所有影像全部处于在线状态，仅须配置简单的光盘刻录设备（CD/DVD-R）作为影像数据"备份"，省去传统PACS存储方案中昂贵的光盘库或磁带库投资，使系统整体投资水平和执行效率都可同时获得优化。

（三）图像传输

传输网络是PACS系统中数字化图像及相关信息的输入、检索、显示的通道。PACS的数字通信网络可由低速（10Mbit/s）的以太网、中速（100Mbit/s）的光纤分布式数据接口网（FDDL）和高速（1Gbit/s）的异步传输模式网（ATM）构成。网络结构的设计取决于数据吞吐量要求和价格之间的权衡。目前医院内部由于距离较短，一般采用局域网（以太网）。在医院内部范围内，局域网具有传输速率高、误码率低、实时传输等优点。实现PACS和HIS的集成，可充分利用HIS原有的网络资源。此外，为了在计算机系统中两个实体间实现通信、互相交换信息，必须遵循网络协议。传输网络协议大多选用标准协议，如TCP/IP，即传输控制协议（transmission control protocol，TCP）和网际协议（internet protocol，IP）。

（四）图像输出

医疗图像输出包括显示和打印（硬输出）。图像显示技术除了完成胶片模拟图像和各种模式的数字图像等软拷贝显示任务之外，还要承担图像后处理的任务，例如压缩与解压、窗口、层位的选择和控制、变焦、全景，直至三维图像的重构等，并且要求使用简便、快速。

（五）图像显示和处理

图像显示和处理需要相应的专业图像处理软件，具有对医学图像进行各种后处理和统计分析的各种功能，如电影回放、三维重建、多切面重建等。图像显示根据原始图像的不同，需要不同分辨力的显示器，如数字 X 线摄影（DR）需要 2.5K 像素以上的分辨率，对 CT 和 MRI 的要求相对较低。

PACS 系统应用于医院的各种数字医疗设备所产生的数字化医学图像信息的采集、存储、诊断、输出、管理、查询、信息处理。通过对医学图像和信息进行计算机智能化处理，可使图像诊断摒弃传统的肉眼观察和主观判断。借助计算机技术，可以对图像的像素点进行分析、计算、处理，得出相关的完整数据，为医学诊断提供更客观的信息。最新的计算机技术不但可以提供形态图像，还可以提供功能图像，使医学图像诊断技术走向更深层次。

第五节 医院信息集成平台

一、医院信息集成平台概述

当前，医疗信息化经历了单机版、部门级到全院级的医院管理信息系统阶段，一个完善的医院信息系统（HIS）通常由许多子系统组成，涉及众多的专业领域。然而这些系统通常是随着医院的发展需求逐步建设的，且来源于不同的厂家，基于不同的技术，缺乏统一的信息交换标准，这已经逐渐成为制约医院数字化发展的主要障碍。传统互联是在各系统之间做接口，这众多接口会给 HIS 的稳定性、安全性、可靠性及效率等带来巨大的隐患，同时使医院的运行维护成本成倍增长。

在此背景下，通过医院信息集成平台代替数量众多的点到点数据接口，能保障医院各信息系统的稳定运行；同时对外提供一个统一的信息出口，逐步建立统一、高效、资源整合、互联互通的信息平台，来实现数字化医院建设的战略目标。

（一）医院信息集成面临的问题

1. 统一标准困难 虽然国外已经过大量的工作和实践，但由于医学行业本身对一些问题存在不同的见解，加上各个国家医院信息化的发展程度不一，在相当长的一段时间内，仍要解决标准不同的系统的交互问题。标准化是阻碍医院信息系统进一步发展的障碍，也是医院信息集成面临的最大困难之一。

2. 缺乏安全保障 医院信息系统的集成主要依靠数据的直接共享，以及接口的相互调用，这也给信息安全问题留下了一定的隐患；另外，在系统间进行信息交换的过程中，被交换的信息安全性低，缺乏保障。

3. 系统扩展难度大 系统之间进行了紧密集成，增加了医院信息系统扩展的难度，某一部分程序的调整或维护会影响各个系统的整体性正常工作。

4. 系统接口数量众多，难以维护 随着系统数量的增加，将异构系统进行信息共享的接口数量也呈几何级数上升，加大了维护工作的难度。

（二）医院信息集成

医院信息系统集成研究的重点，是为了充分引入标准化的概念，研究一种可扩展的统一集成方法，从而保证医院信息系统中复杂的、分散的、异构信息系统之间进行安全的交换、共享与集成。

1. **可扩展性**　要使医院信息系统可以快速集成、持续稳定运行、新技术适应能力强，各模块之间应采用松散耦合的设计，让医院信息系统形成一种可持续发展的状态。

2. **安全性**　充分考虑医院信息集成过程面临的安全问题，采用适当的技术方案进行数据集成交换，保证其安全性。

3. **面向服务**　一个完整的系统集成除了提供消息标准的模板、映射服务、格式转换和监控之外，还应该提供 web 服务和更先进的信息结构，同时增加系统安全和引擎监控功能等。一般称之为医疗服务总线，其所具备的特性已经远远超出常规集成引擎。

二、医院信息集成模式与方案

（一）医院信息集成模式

目前，就信息集成技术而言，系统集成的主要模式有以下四种：点到点、中心集成、服务总线集成及混合模式。

1. **点到点模式**　医疗信息系统初期投入使用时，并未考虑其信息数据的共享。随着业务需求的增长及技术的不断更新，医院信息系统的规模也在扩大，数据共享成为迫切需要解决的问题。不同系统间的交互依靠建立接口来进行交换，但由于没有通用的方案，只能编写代码来获取数据，下一步再传输给其他系统，没有集中的地方进行监管和管理数据流，即点到点集成（图 10-5）。

这种模式只适用于应用系统数量少且系统功能相对固定的情况。但是在应用系统数量增多时，接口数量成倍增长，维护工作变得十分困难。

2. **中心集成模式**　点到点模式的问题就是接口数量太多，若在中间增加一个中心系统，来获取外围系统数据并转发其他系统，这样就可以形成一个中心来执行转换、监管和管理功能（图 10-6）。

中心集成各系统不用考虑其他系统的接口协议，由一个外部的协调者控制互操性，要求参与集成的信息系统必须通过集成代理进行互操作，命令和数据的传送与转发都在集成代理上进行。与点对点模式相比，中心

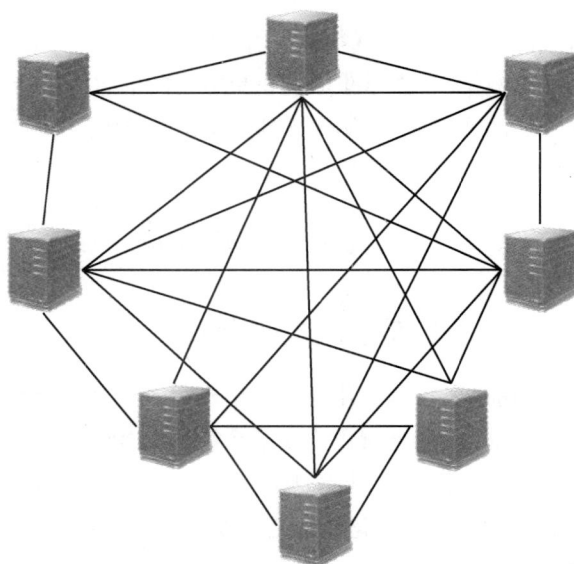

图 10-5　点到点集成

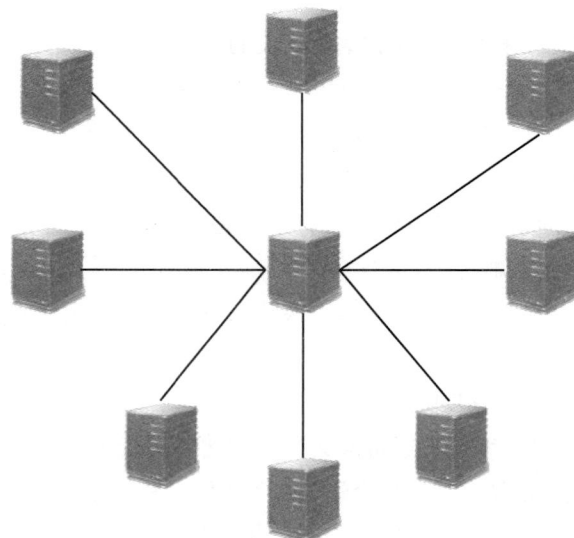

图 10-6　中心集成

集成模式的维护成本减少,通过集成代理可以全面监控和跟踪所有集成交互的运转情况。中心集成也存在弊端,体系中只有一个集成代理,当传送信息数据量迅速增长时,处理的信息会急增,影响整个体系的性能,使系统扩展性存在问题。

3. **服务总线集成模式** 使用一个中心总线,信息系统利用自身或者通过适配器将数据以消息或服务等方式发送给总线,总线负责数据的处理和转送,接收方的信息系统接收数据或者通过适配器来转换接收到的数据(图 10-7)。

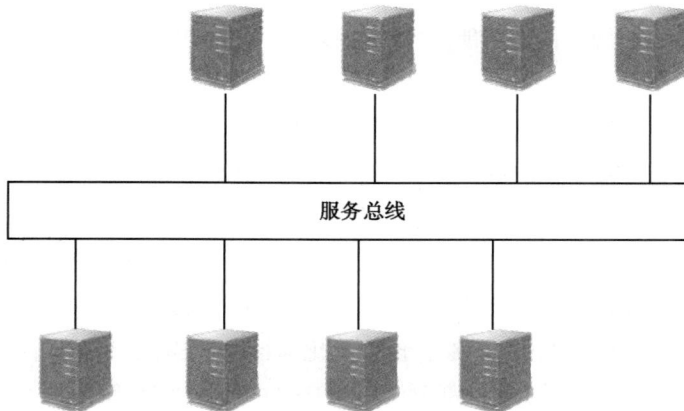

图 10-7 服务总线集成

4. **混合模式** 是综合上述多种模式形成的一种模式组合,以得到特定环境下的最优解决方案。由于每种集成交互模式都有其优缺点,所以根据特定环境设计的混合模式往往能比任何一种单一模式获得更好的性价比。当前大多数系统的集成都是基于混合模式。

(二)医院信息集成方案

1. **完全集成** 指将医院各信息系统统一设计实施,统筹考虑各信息系统的功能及相互的信息交互,将各信息系统的各项功能和信息融合为一体。由于该集成方法统筹考虑医院各信息系统的功能及信息交互,所以不存在接口问题,信息的融合度最高,信息交换的效率也最高。但考虑到开发和实施数字化医院的复杂性,通常很难由一个厂家来全面开发实施。即使部分厂家能够全面提供,也不能保证是用户最满意的。因此,理论上完全集成融合度最高,信息交换的效率也最高,但在实际开发和实施中较难实行。对于具体某个信息系统(如医院信息管理系统),特别是一些耦合度高的系统(如医生工作站与护士工作站、护士工作站与医嘱摆药系统),完全集成还是有很多优点。

2. **基于 HL7 标准集成** HL7 是医疗领域不同应用之间的电子数据传输协议,是由 HL7 组织制定并由 ANSI 批准实施的一个行业标准。它的主要目的是要发展各型医疗信息系统之间,如临床、保险、管理、行政及检验等各项电子资料的标准。HL7 从 HIS 接口结构层面上定义了接口标准格式,并支持使用现行的各种编码标准,如 ICD-9/10、SNOMED 等。HL7 采用消息传递方式实现不同模块之间的互联,类似于网络的信息包传递方式。每个消息可以细分为多个段、字段、元素和子元素。

HL7 标准的使用主要涉及三个方面:HL7 标准消息的构建、解析,消息的传递和总体通信的方式(图 10-8)。系统大致的工

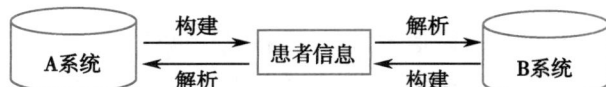

图 10-8 基于 HL7 标准的数据交换原理

作原理为：HL7 标准消息的构建、解析器从 A 系统数据库中提取出相对应的字段，根据 HL7 标准进行处理，使之符合 HL7 的数据结构，再将相应的数据连接成 HL7 消息，然后发送给对方的 B 系统；B 系统将接收到的 HL7 消息进行解析，转换为本系统对应的数据，更新本系统的数据库，通过界面显示出发送过来的数据内容。

3. 基于标准中间件集成　中间件是一种独立的系统软件或服务程序，分布式应用软件借助这种软件在不同的技术之间共享资源。中间件位于客户机/服务器的操作系统之上，管理计算资源和网络通信。它向各种应用软件提供服务，使不同的应用进程能在异构平台之间通过网络互相通信，为应用程序提供连接和协同工作的功能。中间件技术在集成中越来越重要，成为医院信息系统集成中最常用的方法之一。

要实现异构信息系统的数据交换，需要通信双方都遵守一定的数据交换协议，而 HL7 标准是目前国际上应用比较广泛的医疗信息交换标准。因此，基于 HL7 标准的中间件集成技术，优势在于既能够方便地实现医院内部各个信息系统之间的信息共享和信息交换，又可以减少各系统之间的耦合，提高各层的独立性。

每个子系统都是一个功能相对独立的模块，其内部有自己的结构和组织，甚至通信规则。因此，子系统之间使用 HL7 标准规则，能够实现模块化运行，又具有了分布式结构特有的可靠性好、资源利用率高等特点。每个子系统对外都要设一个 HL7 中间件平台（图 10-9）。

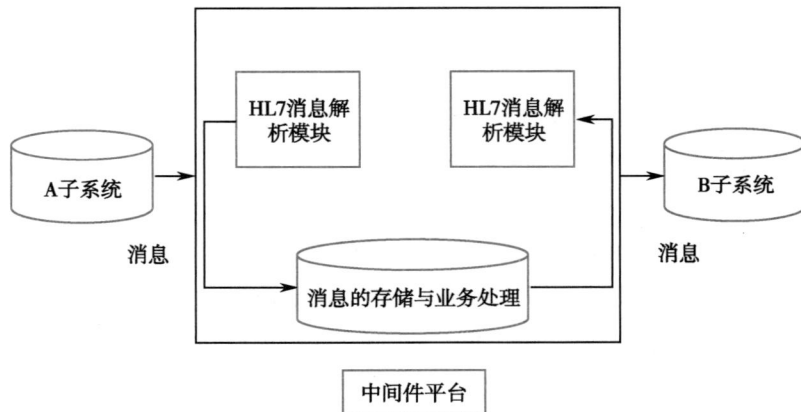

图 10-9　子系统之间的中间件平台

三、医院信息集成平台的建设

医院信息集成平台是包括门户整合、流程整合、数据整合及资源整合等方面的集成整合，支持对外交互。平台建设有助于解决以下问题：①异构数据共享；②无侵入式集成，既做好数据集成，又不影响现有系统的运行；③保证系统间数据的一致性；④如何将临床数据集中以方便临床诊疗和科研；⑤实现系统与区域及外部系统的信息交换兼容性。

（一）医院信息集成平台建设的体系结构

一个完整的系统集成平台建设必须由数据级集成、应用接口级集成、业务方法级集成和界面级集成（图 10-10）。

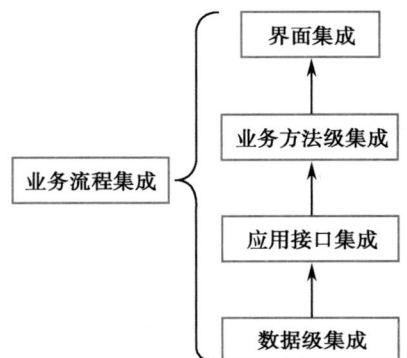

图 10-10　系统集成平台体系结构

1. **数据级集成**　是集成的起点,目的是使不同应用程序之间共享的数据相同,实现数据与数据库的集成,各种数据格式的转换和交换。虽然数据集成是最直接的集成途径,但由于它直接访问数据,可能导致数据被破坏,产生程序异常,形成安全漏洞,所以仅仅数据层面的集成不够。

2. **应用接口级集成**　是业务流程集成的两部分之一,是应用程序之间低级的、技术方面的集成,主要实现现有应用程序功能复用,修饰技术差异。可以通过使用现有应用程序提供的 API 访问现有系统的程序。对于没有提供 API 的,可以利用特定的中间件技术。

3. **业务方法级集成**　注重通过共享业务逻辑来集成信息系统,目标是开发虚拟组件,为现有应用程序的顶部提供面向业务的高级接口。

4. **界面集成**　是集成的最后一个步骤,是一个面向用户的整合,使用一个标准界面来替换遗留系统的终端窗口和 PC 图形界面,使所有的用户通过这个界面进入该集成系统。

由于整个医院信息系统的整合是面向医院内部和外部的异构信息系统,同时为了实现新系统与医院现有系统的无缝连接,集成平台建设的框架作为搭建的桥梁,扮演了重要的角色。医院信息系统集成平台建设框架是软硬件的结合体,是医院信息系统的核心。它通过各种集成方式,将各种应用系统连接起来,实现医院流程协同合作。

(二)医院信息集成平台建设的内容

1. **临床数据中心**　医院信息集成平台通过多种集成途径将不同业务信息进行转换、传送、共享,其建设的立足点在于临床数据中心(CDR)。

临床数据中心是指以患者为中心,按照标准数据格式整合医疗业务和医院管理的数据,建立全院级的信息资源中心,并在此基础上开放各种标准的、符合法律规范和安全要求的数据访问服务,实现区域范围内跨机构的医疗信息共享和业务协同,最终实现辅助改善医疗服务质量,减少医疗差错,提高临床科研水平,为决策提供支持信息和降低医疗成本。

临床数据中心由 3 层构成:应用层、服务层以及存储层。应用层主要包括各临床信息系统、电子病历以及自助打印终端等;服务层主要包括各业务数据库服务器、HIS 数据库服务器、Ensemble 集成平台以及应用服务器,用于从业务数据库、HIS 数据库中获取数据以及生成 PDF 格式的报告单和包含报告单基本信息的 XML 文件并上传至文件服务器;存储层主要包括文件服务器,用于存储应用服务器上传的 PDF 格式的各种报告以及 XML 文件,并负责报告单的重命名以及丢失重发。

2. **临床决策支持系统(CDSS)**　它的建设将零散分布于各个系统的数据进行整合,并按照不同专业关注点进行区分,实现数据的抽取、加工和转换;同时,根据实际业务实现数据获取的自助配置,实现与各种应用程序或应用系统的对接,对历史数据进行面向主题的分析。

临床决策支持系统为了集成 HIS、LIS、RIS、人力资源系统等多个数据源系统的数据,建立不同类型的临床数据中心,通过组织、检索、导航、接口及安全技术,为不同平台提供多种服务,同时通过接口技术嵌入电子病历系统,根据用户的需求提供有针对性的系统内容。

CDSS 设计主要包括数据库建设、功能设计、接口设计及平台应用 4 个部分。

(1)数据库建设:CDSS 数据库共分为疾病库、检查库、药品库、指南库、病例报告库、循证医学库、文献题录数据库及全文数据库,能够实现不同类型的应用需求。

(2)功能设计:CDSS 系统功能有知识内容检索、资源导航、排序方式及相关推荐等,为不同的应用环境提供支持。

(3)接口技术:支持 B/S(浏览器/服务器架构)与 C/S(客户端/服务器架构)等主要系统类型,根据不同的输入参数提供返回值,包括知识内容信息、知识条目信息、文献信息、聚类结果信息。

（4）平台应用：CDSS 根据不同的应用环境提供不同的版本支持。

1）网络版：医生日常接触最多的是互联网。只要有访问权限，用户可随时随地通过网络版获取所需知识。

2）镜像版：大部分医生在工作当中无法访问外网，镜像版可满足医生在无法访问外网的情况下对知识的获取需求。

3）客户端：为了更好地支持医生工作流及 HIS 系统的数据调用，通过客户端提供更多网络版无法实现的功能。

4）移动版：当前很多大型医院已经采用个人数字助理（PDA）或手机。

3. 患者主索引　医院各个应用系统均有患者基本信息，但是数据的标准并不统一，维护的方式也不统一。因此，必须建立全院级统一的患者主索引（MPI），从各种不同的子系统中取得患者的信息并组织和串联起患者的所有信息，包括基本信息、过敏信息、家族病史、历次诊疗信息、检查检验信息、患者的主管医生、历次电子病历、收费情况（门诊、住院）等。患者主索引也是客户服务、成本核算、病种分析、决策支持等管理的重要主线。以此为基础实现医院数据层面的整合，包括电子病历的数据整合以及医院业务和管理数据的整合。

4. 运维管理平台　主要用于保障整个数据中心的安全可靠和高效运行。其功能主要包括：用户管理、权限管理和密码管理；面向可用性的节点管理和状态监控；面向可靠性的数据备份和恢复；面向性能优化的性能监控及运行管理机制的信息管理等。提供信息集成平台的支持与维护服务功能，包含监控管理、日志管理、统一认证配置管理、数据维护等功能。

第六节　智慧医院

一、智慧医院概述

21 世纪初，数字化医院的概念逐渐形成。当时数字化医院的目标是将所有医疗服务信息转换为计算机数据，并使用信息系统来存储和检索。关于医院数字化转型的讨论越来越深入。2009 年左右，智慧医院的概念被提出。早期的智慧医院被认为是数字化医院概念的延伸。数字化医院所创建的医疗数据和通过智能技术（如物联网和传感器等）收集到的数据，都将用于在智能健康环境中改进医疗流程、医疗决策和医疗服务自动化。从这个角度来说，智慧医院可以说是利用智能技术创造新能力和改进流程的数字医院。自智慧医院概念被提出以来，全球许多国家的医院都开展了不同程度的探索，关于智慧医院的认识也不断深入。这些探索大多聚焦于位置识别和跟踪技术、基于网络的高速通信技术、物联网技术、人工智能和其他新型信息通信技术等在医疗场景中的应用，旨在改进医疗管理与服务模式，提升诊疗安全，降低医疗成本，提升患者的就医体验。

（一）智慧医院的定义

目前，智慧医院的定义尚未形成共识。欧盟网络与信息安全局认为，智慧医院是一种通过物联网改善患者的治疗过程，建立与医院内部资产相连的信息和通信技术环境以优化资产管理，并利用业务自动化流程的医疗机构。韩国嵌入式软件与系统产业协会认为，智慧医院是通过使用信息和通信技术对医院拥有的各种资源（如医务人员、设施、信息和设备）进行综合管理，从而建立起一个用于安全患者护理和高效医院管理的综合管理系统的医疗机构。我国学者金新政认为，智慧医院是指由先进的互联网技术与人工智能设备等要素构建而成的以智能处理医院信息流为目的的人机一体化系统。奥米德·拉贾伊（Omid Rajaei）等学者认为，智慧医院是由相互联结的信息系统所构成的医疗服务环境。

综合国内外学者各具特色的定义和观点，智慧医院（smart hospital）就是指运用云计算、大数据、物联网、移动互联网和人工智能等技术，通过建立互联、物联、感知、智能的医疗服务环境，整合医疗资源，实现医疗服务、医院管理精细化的医院。

（二）智慧医院的范围

目前，我国将智慧医院的范围界定为以下三大领域。第一个领域是面向医务人员的"智慧医疗"。自2010年开始，我国主要致力于以电子病历为核心的信息化建设，电子病历和影像、检验等其他系统的互联互通。第二个领域是面向患者的"智慧服务"，主要指医院利用互联网、物联网等信息化手段，为患者提供预约诊疗、候诊提醒、院内导航等服务，提升患者就医体验。第三个领域是面向医院管理的"智慧管理"，主要指医院充分运用智慧管理工具进行内部管理，相当于配备"智慧管家"，提升医院管理的精细化、智能化水平。智慧医疗、智慧服务与智慧管理共同构成"三位一体"的智慧医院（图10-11）。

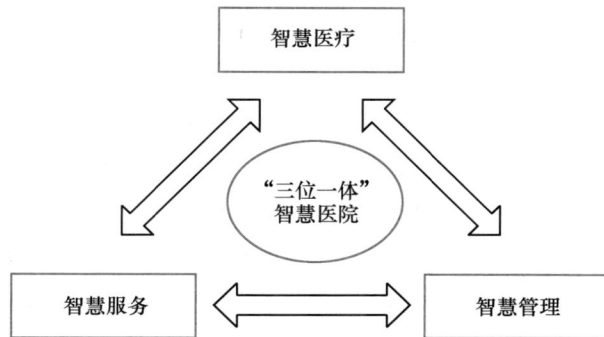

图 10-11 "三位一体"智慧医院示意图

二、智慧医院信息系统

当前，国家健康政策的理念从以疾病为中心向以健康为中心转变，推出了"大健康、'互联网+医疗'"等新政策，医院信息系统需要重点围绕高质量发展、"三位一体"标准、资源下沉、服务便民等方面建设。同时，大数据和人工智能等技术的快速发展，改变了患者、健康管理者、医院及其工作人员、医保等各方的需求。这些都对智慧医院信息系统提出了更高的要求。

2021年9月，国家卫生健康委员会和国家中医药管理局联合印发的《公立医院高质量发展促进行动（2021—2025年）》（国卫医发〔2021〕27号）指出，"将信息化作为医院基本建设的优先领域，建设电子病历、智慧服务、智慧管理'三位一体'的智慧医院信息系统"。因此，智慧医院信息系统的总体框架应充分发挥信息技术在现代医院建设管理中的重要作用，建设以电子病历为核心的医院信息平台，实现互联互通和数据共享，形成便捷、高效、一体化的医疗服务信息系统，建立医疗、服务、管理"三位一体"的智慧医院系统，为患者提供更高质量、更高效率、更加安全、更加体贴的医疗服务（图10-12）。不同信息系统间既相对独立，又是有机整体。

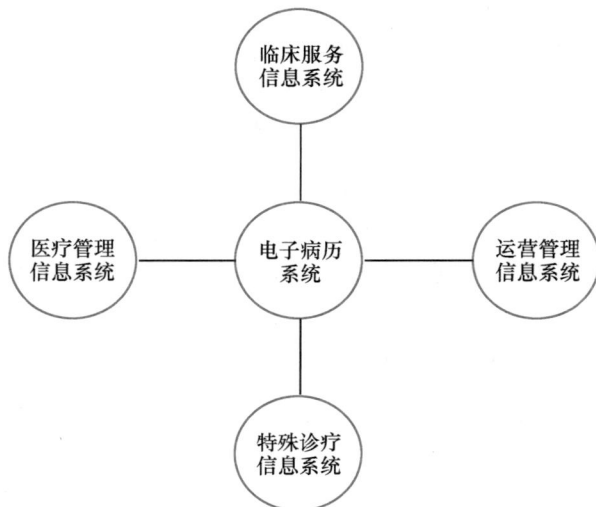

图 10-12 智慧医院信息系统总体框架

三、智慧医院的评价

为了指导各地、各医院加强建设电子病历、智慧服务、智慧管理"三位一体"的智慧医院,国家卫生健康委员办公厅先后印发了《电子病历系统应用水平分级评价管理办法(试行)》《电子病历系统应用水平分级评价标准(试行)》(国卫办医函〔2018〕1079号),《医院智慧服务分级评估标准体系(试行)》(国卫办医函〔2019〕236号)和《医院智慧管理分级评估标准体系(试行)》(国卫办医函〔2021〕86号)等政策文件。三个分级评估标准相互呼应,初步形成了我国智慧医院评价体系。

(一)电子病历系统应用水平分级评价

1. 电子病历系统应用水平分级评价标准　以电子病历为核心的智慧医疗信息化建设,是"三位一体"智慧医院建设的核心,也是医院高质量发展的要求。2018年12月,国家卫生健康委员会正式印发《电子病历系统应用水平分级评价管理办法(试行)及评价标准(试行)》(国卫办医函〔2018〕1079号),充分考虑了我国电子病历系统发展的实际情况,建立了一套适用于我国医疗机构电子病历系统的分级评价体系。

建立电子病历系统应用水平分级评价标准主要目的是全面评估各医疗机构现阶段电子病历系统应用所达到的水平,建立适合我国国情的电子病历系统应用水平评估和持续改进体系,使医疗机构明确电子病历系统各发展阶段应当实现的功能,为各医疗机构提供电子病历系统建设的发展指南,指导医疗机构科学、合理、有序地发展电子病历系统。同时,引导电子病历系统开发厂商的系统开发朝着功能实用、信息共享、更趋智能化方向发展,使之成为提升医院医疗质量与安全的得力工具。

2. 电子病历系统应用水平分级评价标准主要内容　《电子病历系统应用水平分级评价标准(试行)》(国卫办医函〔2018〕1079号)的评价对象是已实施以电子病历为核心医院信息化建设的各级各类医疗机构。该标准将电子病历系统应用水平划分为9个等级(见表7-6)。电子病历系统应用水平可以分为三个层次:0~3级是初级水平,主要目标是实现医疗数据的电子化采集和科室部门内部的数据共享;4、5级是中级水平,主要目标是实现全院系统集成和统一数据管理;6~8级是高级水平,主要目标是体现医院信息系统对医疗质量促进和健康医疗数据融合应用的大方向和大趋势。

(二)医院智慧服务分级评估

1. 医院智慧服务分级评估标准体系　医院智慧服务是智慧医院建设的重要内容,指医院针对患者的医疗服务需要,应用信息技术改善患者的就医体验,加强患者信息的互联共享,提升医疗服务智慧化水平的新时代服务模式。2019年3月,国家卫生健康委员会正式印发《医院智慧服务分级评估标准体系(试行)》(国卫办医函〔2019〕236号),旨在指导医院以问题和需求为导向持续加强信息化建设、提高智慧服务,为进一步建立智慧医院奠定基础。

制定智慧服务分级评估标准体系的主要目的是建立完善的医院智慧服务现状评估和持续改进体系,评估医院开展的智慧服务水平。明确医院各级别智慧服务应当实现的功能,为医院建设智慧服务信息系统提供指南,指导医院科学、合理、有序地开发、应用智慧服务信息系统,引导医院沿着功能实用、信息共享、服务智能的方向,建设完善智慧服务信息系统,使之成为改善患者就医体验、开展全生命周期健康管理的有效工具。

2. 医院智慧服务分级评估标准体系的主要内容　医院智慧服务分级评估标准体系的评估对

象是应用信息系统提供智慧服务的二级及以上医院。该评估体系主要对医院应用信息化为患者提供智慧服务的功能和患者感受的效果两个方面进行评估,共包括 5 个类别 17 个评估项目,涵盖患者诊前、诊中、诊后、全程、基础与安全各环节的基本服务内容。智慧服务水平分为 6 个等级(0～5级),每一级的基本要求如表 10-1 所示。

表 10-1　医院智慧服务水平分级

等级	内容
0级	医院没有或极少应用信息化手段为患者提供服务
1级	医院应用信息化手段为门(急诊)或住院患者提供部分服务
2级	医院内部的智慧服务初步建立
3级	联通医院内外的智慧服务初步建立
4级	医院智慧服务基本建立
5级	基于医院的智慧医疗健康服务基本建立

（三）医院智慧管理分级评估

1. 医院智慧管理分级评估标准体系　医院智慧管理是"三位一体"智慧医院建设的重要组成部分,是医院实现高质量发展的重要支撑。医院智慧管理是指医院根据医疗质量控制、运营管理需要,应用信息技术加强信息互联共享与流程管控,提升医院管理智慧化水平的管理模式。2021 年 3月,国家卫生健康委员会正式印发《医院智慧管理分级评估标准体系(试行)》(国卫办医函〔2021〕86 号),旨在指导各地、各医院加强智慧医院建设的顶层设计,充分利用智慧管理工具,提升医院管理精细化、智能化水平,为进一步建立智慧医院奠定基础。

建立医院智慧管理分级评估标准体系的目的是明确医院智慧管理各级别实现的功能,为医院加强智慧管理相关工作提供参照,指导各地、各医院评估医院智慧管理建设发展现状,建立医院智慧管理持续改进体系。完善"三位一体"智慧医院建设的顶层设计,使之成为提升医院现代化管理水平的有效工具。

2. 医院智慧管理分级评估标准体系主要内容　医院智慧管理分级评估标准体系的评估对象是应用信息化、智能化手段开展管理的医院。由于医院管理涉及面广、内容较多,该标准仅针对医院管理的核心内容,从智慧管理的功能和效果两个方面进行评估。评估项目共有 33 项,涵盖医疗护理管理、人力资源管理、财务资产管理、设备设施管理、药品耗材管理、运营管理、运行保障管理、教学科研管理、办公室管理、基础与安全管理等。评估结果分为 6 个等级(0～5 级),每一级别的总体要求如表 10-2 所示。

表 10-2　医院智慧管理水平分级

等级	内容
0级	无医院管理信息系统
1级	开始运用信息化手段开展医院管理
2级	初步建立具备数据共享功能的医院管理信息系统
3级	依托医院管理信息系统实现初级业务联动
4级	依托医院管理信息系统实现中级业务联动
5级	初步建立医院智慧管理信息系统,实现高级业务联动与管理决策支持功能

四、智慧医院建设实践

（一）中国医学科学院阜外医院智慧医院建设实践

中国医学科学院阜外医院（以下简称"阜外医院"）是我国首家达到电子病历系统功能应用水平分级评价 8 级的医院，也是全国第一家智慧服务分级评估 4 级的医院。阜外医院的智慧医院建设实践坚持"自主可控"的信息化建设模式。自 2002 年起，阜外医院以自研为核心，基于临床需求开发现代化管理信息系统，创新医疗服务与质量管控，重构医疗管理制度及流程。阜外医院率先在国内建立了以全结构化电子病历为核心、具有自主知识产权的心血管智慧诊疗平台。

在智慧医疗方面，阜外医院以医疗质量为核心，通过信息化与人工智能整合近 1 000 个质量监控点，构建三级医疗质量监控体系，实时对比国内外顶尖医疗机构的相应指标。通过"互联网＋智能化"技术，数据范围延展至院外，患者授权后可获取多源数据，包括其他医疗机构的诊疗记录、社区健康档案、居家监测数据及可穿戴设备采集的数据。依托这些高质量数据，阜外医院开发了智能辅助工具，帮助医生提前发现潜在医疗风险，提升医疗质量。

在智慧服务方面，阜外医院打通了院前、院中、院后全流程服务，实现在线问诊、脱卡结算、复诊续方等功能。"掌上阜外"APP 提供 65 项服务，覆盖患者的一般临床需求。阜外医院还开发了智能机器人系统，实现智能分诊，并通过智能助手支持患者家属管理，帮助老年患者适应智慧医疗。

在智慧管理方面，阜外医院建立了安全保卫智慧管理系统，整合安全业务流程，构建了全流程、全要素、全追溯的立体安全体系。通过智能算法和图像分析，系统可自动识别重点目标，采集安全隐患信息，快速响应应急事件，全面管理医院的消防、治安、环境及设备安全。

（二）美国梅奥诊所智慧医院建设实践

梅奥诊所（Mayo Clinic）是一家位于美国明尼苏达州罗切斯特的医疗机构，以卓越的医疗服务和创新技术著称。在美国《新闻周刊》发布的"全球最佳智慧医院（2023）"排行榜中，梅奥诊所位列第一。作为智慧医院的典范，梅奥诊所通过大规模投资和技术创新，提高患者护理质量和医院运营效率。

1. 物联网的应用　梅奥诊所广泛应用物联网技术，通过远程监控设备实时获取患者的生命体征数据。例如，梅奥诊所的远程患者监控项目允许医生通过远程设备监测患者的心率、血压等重要指标，以便提供及时的医疗干预。

2. 云计算和大数据　梅奥诊所使用云计算和大数据技术来存储和分析大量医疗数据，帮助医生更好地理解和管理患者的健康状况。例如，梅奥诊所的平台整合了数十年的临床数据，通过云计算和大数据分析工具，提供精准的诊断和治疗建议。

3. 业务自动化与虚拟护理　梅奥诊所的智慧医院项目还包括业务流程的自动化和虚拟护理服务。患者的入院、检查、治疗和出院等流程都通过自动化系统进行管理，大大提高了工作效率和患者满意度。此外，梅奥诊所推出的"居家高级护理计划"允许部分患者从医院提前出院，在家中接受高质量的医疗护理。这不仅提高了患者的舒适度和满意度，还有效释放了医院的床位资源。

4. 人工智能在医疗中的应用　人工智能在梅奥诊所的应用非常广泛，包括智能诊断、个性化治疗建议和患者管理等。例如，梅奥诊所与 AI 公司合作，开发了用于心电图分析的先进算法，能够及早检测心脏病风险，提供个性化的治疗方案。

（李　军　林小军）

思考题

1. 如何认识医院信息系统建设的重要性？
2. 试述医院信息系统与临床信息系统、电子病历系统的关系。
3. 人工智能技术在PACS系统中的应用有哪些潜力？
4. 请描述对"三位一体"的智慧医院建设的理解。
5. 未来智慧医院的发展趋势如何？

我国已建成全世界最大、覆盖全民的基本医疗保障网,为进一步推进医疗保障高质量发展,保障人民健康,应紧密结合医疗保障应用需求和新一代信息技术发展,把握问题导向、需求导向和应用导向,以数据资源为关键要素,以新一代信息技术为有力支撑,以数字化、网络化、智能化促进医疗保险管理信息系统建设,重塑管理服务模式,实现医保决策科学化、治理精准化、公共服务高效化。

第一节 概 述

一、医疗保险管理的概述

(一)医疗保险概述

1. 医疗保险的定义 医疗保险(medical insurance)是指将多种渠道筹集的经费集中起来形成基金,用于补偿被保险人因病或其他损失造成的经济损失的一种制度。保险在本质上是一种经济补偿制度,它是以合同的方式集合众多受同样风险威胁的人,按损失分摊原则预先收取保险费,建立保险基金,以补偿风险发生后给被保险人所带来的经济损失。保险具有四个基本特征和两个主要职能,其中四个基本特征:一是向被保险人提供经济补偿,这是保险最重要的基本特征;二是经济补偿的基础是数理预测和合同关系;三是经济补偿的费用来自被保险人缴纳的保险费所建立的保险基金;四是经济补偿的结果是风险的转移和损失的共同分担。两个主要职能:一是风险共担,即将集中在个体身上的风险所致的经济损失分摊给所有的参保成员,这是保险发挥作用的前提;二是卫生筹资,即医保基金是医疗服务和医药产品的重要筹资来源。

作为医疗保险的支持要素,医疗保险管理信息系统除了必须适应保险制度本身的基本特征、体系结构和发展需要外,还必须符合医疗保险体系本身的结构特征。医疗保险具有如下四个基本特征。

(1)体系结构复杂:虽然医疗保险的结构体系遵循保险的基本结构要素,即保险人和被保险人,但还涉及与医疗机构、药品机构、参保人、用人单位(企/事业单位等)以及政府等多方之间的复杂的权利和义务关系。比如医疗机构既是医疗服务的提供方,也是医疗保险的提供方,而医疗服务和医疗保险的需求方均为被保险者。

(2)覆盖对象广泛:与养老、失业、工伤等保险不同,医疗保险不仅涉及每个人,而且涉及每个人的人生各个阶段。因此,医疗保险覆盖对象的发展趋势是全民医疗保险。随着经济发展和社会进步,医疗保险将成为保险体系中覆盖面最广、影响力最大的保险制度。

(3)赔付行为随机:由于遗传因素的差异和环境因素的差异,群体中个体疾病的发生是随机性事件,所以医疗保险的赔付不同于养老保险的法定退休年龄、生育保险的人口生育年龄等,其发生是不能确定时间且相对独立的,即赔付行为是随机的。

(4)基金测算困难:医疗保险基金测算不仅与社会经济发展和人口特征变化相关,而且与疾病发生、发展及其预后的不确定性密切相关,同时还与医疗机构、药品机构及少数个人等的诱导需求密切相关。因此,相比其他保险基金的测算而言,其难度更大。同时,由于攸关性命和民生,其精确度的要求也更高。

2. 医疗保险系统的基本结构 医疗保险系统(medical insurance system)是指在医疗服务需求与供给以及医疗费用的筹集管理与支付过程中,各种要素相互作用、相互依赖而形成的一个有机整体。构成医疗保险系统的基本要素包括医疗保险机构、被保险人、医疗服务提供者等三个方面(图11-1)。

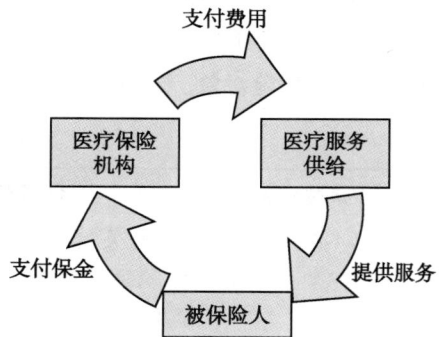

图 11-1 医疗保险系统的基本结构

随着经济发展和社会进步,人民对健康的需求日益提高。同时,医疗保险资源配置过程中的市场失灵,使得医疗保险的决策者意识到,政府有必要对医疗保险市场进行干预,即通过经济、法律、政策及其他相关管制措施,减少或消除医疗保险的市场失灵现象,使社会成员能够公平地获得医疗服务,减少个人因疾病所带来的风险。因此,在医疗保险系统中,形成了一种由保险人、被保险人、医疗服务提供方和政府组成的三角四方关系(图11-2)。

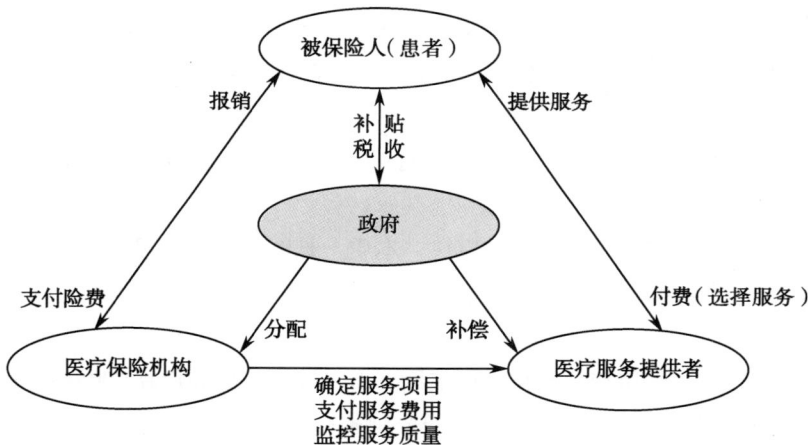

图 11-2 现代医疗保险的体系结构

3. 我国的医疗保障制度体系 根据 2020 年 2 月 25 日中共中央、国务院发布的《中共中央国务院关于深化医疗保障制度改革的意见》的要求,到 2030 年,我国将全面建成以基本医疗保险为主体,医疗救助为托底,补充医疗保险、商业健康保险、慈善捐赠、医疗互助共同发展的医疗保障制度体系。基本医疗保险包括以下两种。

(1)职工基本医疗保险(basic medical insurance for urban employees):国家机关、企业、事业单位、社会组织、有雇工的个体工商户等用人单位及其职工应当参加职工基本医疗保险,鼓励无雇工的个体工商户、未在用人单位参加职工基本医疗保险的非全日制从业人员以及其他灵活就业人员参加职工基本医疗保险。职工基本医疗保险费应当由用人单位和职工共同缴纳,并实行用人单位统一代扣代缴制。以个人身份参加职工基本医疗保险的灵活就业人员,基本医疗保险费由个人缴纳。

(2)城乡居民基本医疗保险(basic medical insurance for urban and rural residents):未参加职工基本医疗保险或者未按照规定享有其他医疗保障的人员依法参加城乡居民基本医疗保险。城乡居民基本医疗保险费由财政和个人共同承担。享受最低生活保障的人、纳入特困人员救助供养范围的人、丧失劳动能力的残疾人、低收入家庭六十周岁以上的老年人和未成年人等参加城乡居民基本医疗保险所需个人缴费的部分,由政府给予补贴。具备多种身份的人员,按照可享受的最高待遇给予补贴,不得重复补贴。参保人员不得重复参加基本医疗保险。职工基本医疗保险和城乡居民基本医疗保险在保险对象、参加原则、基金筹集等方面存在较大差异(表 11-1)。

表 11-1 我国基本医疗保险的差异

医疗保险类型	保险对象	参加原则	基金筹集	管理机构
职工基本医疗保险	国家机关、企业、事业单位、社会组织、有雇工的个体工商户等用人单位及其职工、灵活就业人员	强制	用人单位和职工共同缴纳	医疗保障行政部门
城乡居民基本医疗保险	未参加职工基本医疗保险或者未按照规定享有其他医疗保障的人员	自愿	财政和个人共同承担	医疗保障行政部门

(二)医疗保险管理概述

医疗保险管理是指为了促进医疗保险的发展,规范医疗保险的经营行为,保护医疗保险当事人的合法权益,提升人民群众健康保障水平,相关机构对医疗保险各项活动进行计划、组织、领导和控制的过程。医疗保险管理信息是开展医疗保险管理的基础。医疗保险管理信息是指反映医疗保险活动所涉及的各要素和环节之间相互作用的关系,并可能对其相关组织和个人的思想观念和行为方式产生影响的数据、图表、声像等。与一般信息的特征相同,医疗保险管理信息同样具备普遍性、客观性、共享性、时效性等特征,但更重要的是,对医疗保险管理信息而言,其每一个基本特征均提示其作用和价值,特别体现在如下方面。

1. 医疗保险管理信息的可传输性和共享性 本质上是医疗保险管理信息必须在医疗保险的各要素和环节之间进行传输和共享,特别是在医护人员与患者之间,并致力于改变其诊疗护理行为和疾病相关行为。

2. 医疗保险管理信息的可存储性和可加工性 由于受到疾病的病程变化和人群变异等因素的影响,医疗保险管理信息必须考虑与之相应的时间因素和个体差异因素,所以必须对历史数据进行存储,并对人群之间的数据变异进行加工,以有效地服务和满足信息接收者(医护人员和患者及其家属)获取、利用信息的特定需求。因此,医疗保险管理信息的可存储性和可加工性,本质上要求必须对其进行有效的存储和加工。

3. 医疗保险管理信息的增值性 对一般信息而言,其增值性主要是创造经济价值或者节约经济资源,但对医疗保险管理信息而言,其增值性首要的是居民健康的保障和提升,其次是节约卫生资源,而且两者之间存在时间关联和因果关系,不能倒置。因此,医疗保险管理信息的增值性,本质上是必须充分利用并服务于居民健康,同时节约卫生资源。

二、医疗保险管理信息系统概述

医疗保险管理信息系统(medical insurance management information system)是指医疗保险管理信息系统的各个要素(除计算机硬、软件要素外,还包括保险人、被保险人、第三方管理机构以及基金、医疗服务等)及各要素之间相互关系的总和。由于系统要素的结构关系是随观察角度的变化而变化的,所以可以从信息的流动过程、属性特征以及作用对象三个角度对医疗保险管理信息系统进行分类。

（一）按信息的流动过程来划分

根据信息的流动过程，医疗保险管理信息系统的基本结构可分为信息源、信息处理器、信息接收者和信息管理者及其内部组织方式（图 11-3），其中：内部信息源是指医疗保险机构内部管理活动中所产生的数据；外部信息源是指来自医疗保险机构外部环境的数据及信息。

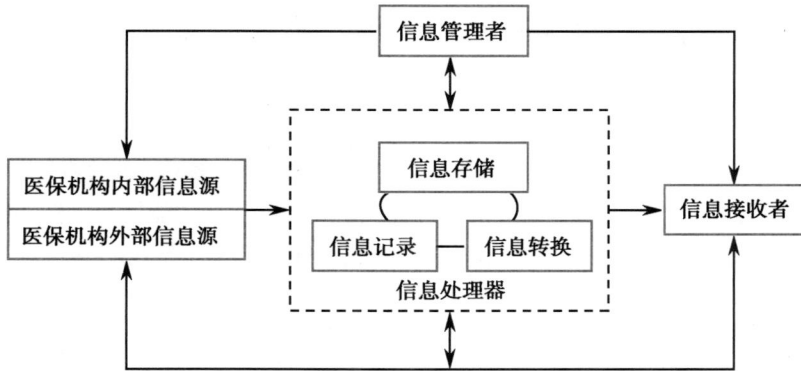

图 11-3　医疗保险管理信息系统的基本结构示意图

信息处理器由数据收集、数据变换、数据传递、数据存储等装置所组成。它的功能是获取数据并将其转变成信息，提供给信息接收者。信息管理者负责系统开发和运行管理工作，并协调系统中各组成部分间的关系，使之成为有机整体。

（二）按信息的属性特征来划分

根据信息的属性特征，医疗保险管理信息系统的基本结构包括：①基本信息，包括医疗保险经办机构、定点医疗机构、定点零售药店和参保单位、在职人员、离休人员、退休人员等基本情况；②业务信息，包括参保单位登记和申报、缴费核定、费用征集、个人账户管理、费用审核、费用支付，以及与审核相关的必要医疗服务信息；③基金管理信息，包括基金收入、支出、结余等信息；④政策参数信息，包括规划、决策、评价等信息。

在系统所管理的全部信息中，参保人员的医疗费用信息等必要的医疗服务信息来源于医院管理信息系统。信息结构的设计应体现"以个人信息为核心"和"以资金流动为主数据流"的设计思想。

（三）按信息的作用对象来划分

根据信息的作用对象，医疗保险管理信息系统的基本结构包括宏观决策系统和业务管理系统两个部分。其中宏观决策系统包括：①对统计性数据进行采集、整理、分析和发布的统计信息管理系统；②对基金管理状况进行监控的基金监测系统；③利用已有的统计数据、监测数据和政策参数，对政策进行敏感性分析，对基金支撑能力进行中长期预测的决策支持系统。业务管理系统包括征缴事务处理层、内部事务处理层和医疗费用处理层。征缴事务处理层以基金征缴为主线，包括医疗保险业务的登记、申报、缴费核定、费用征集等基本环节。内部事务处理层主要包括医疗保险的个人医疗账户管理、基金会计核算与财务管理等基本环节。医疗费用处理层以医疗保险费用支付为主要内容，包括与定点医疗机构、定点零售药店之间的信息交换、费用审核和费用结算等基本业务环节。

宏观决策系统与业务管理系统之间通过资源数据库进行信息交换，资源数据库同时还是系统提供社会化查询服务的基础。

第二节 医疗保险管理信息系统的基本结构与功能

一、医疗保险管理信息系统的基本结构

作为医疗保险制度的支持体系,医疗保险管理信息系统是为了提高医疗保险制度的管理效率而建立和发展的。因此,医疗保险管理信息系统的基本结构,必须与其保险制度的基本结构要素相符合,而根据现代医疗保险的体系结构,即通过医疗保险机构、医疗服务提供者和被保险者来分析其管理信息系统的结构,可分为医疗保险机构宏观决策管理信息子系统、医药服务管理信息子系统和参保人服务管理信息子系统。每一个子系统内可根据其构成进行功能划分(图 11-4)。图中 DDN和 ISDN 分别为数字数据网(Digital Data Network)和综合业务数字网络(Integrated Services Digital Network)的缩写。

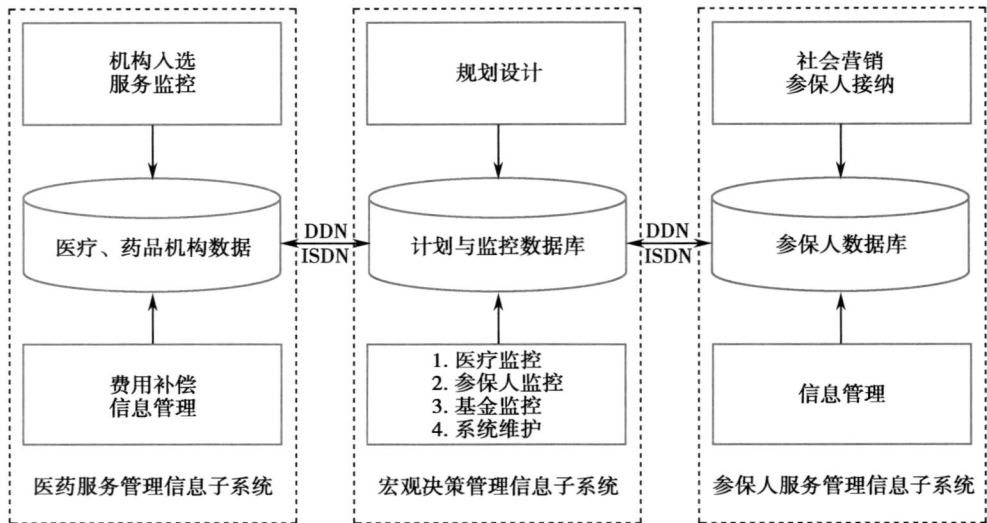

图 11-4 医疗保险管理信息系统的基本结构

二、宏观决策管理信息子系统的基本功能

宏观决策管理信息子系统是整个医疗保险管理信息系统的核心部分,主要是对医疗保险的计划和监控,其中:计划指确定一个国家或地区的医疗保险发展目标并制订实施既定目标的一整套策略方案;监控是指有关管理人员及时掌握医疗保险的运营与发展状况和纠正发现的问题,以保证医疗保险目标与计划的实现,具体功能包括规划设计、医疗监控、客户监控以及基金监控等。

(一)规划设计功能

规划设计功能的宗旨是充分利用现代信息资源与技术,为规划管理人员更快更好地制订医疗保险发展规划与计划提供各种可能的帮助,主要包括医疗保险规划目标的确定、实现既定规划目标的策略与行动方案、保障行动方案实施的组织与结构设计。

1. 规划目标确定 包括扫描环境、评价资源、发现问题、确定目标等步骤。在环境扫描方面,可从多个方面帮助相关管理人员尽早发现并利用环境变化所带来的机会和挑战,包括:提供需要关注的关键环境变量清单以及重要环境事件带来的机遇与挑战分析框架;提供基于互联网的关键环

境主题定期自动查询与报告功能；跟踪与医疗保险有关的关键环境定量指标（如人均收入、药品价格指数等）的变化趋势等；跟踪相关行业及竞争对手的运营行为等。在资源与问题分析方面：可建立并维护一个包括人、财、物、时间、信息及技术等的资源数据库；提供针对具体目标的资源分析思维框架与操作工具；规范医疗保险的运营以及针对这些规范的评价工具、数据分析和运营输出管理等。在目标确立方面：可提供方便的、自动化的从环境要求与现有问题清单向初步目标清单的转换手段；初步目标与目标分析标准（包括政策可行性、资源可行性、文化可行性及效益最大化等方面）的交叉分析；初步目标的综合评价模型及优势指数的自动化运算工具；依据给定指数筛选并输出最终目标等。

2. 策略方案制订　包括发掘备选方案、评价备选方案、选择备选方案以及拟定行动计划等活动。功能在于可提供：计算机医疗保险策略方案创新设计模型；医疗保险策略方案设计分析评价与优选模型；常见的目标与规划实施策略与方案开发方法查询；策略方案开发的一般规则清单以供相关人员参考；医疗保险目标实施策略方案设计指南或实施规程以及医疗保险目标策略方案设计报告等。

3. 组织结构设计　包括组织结构需求分析、组织结构方案发掘、组织结构方案评价和组织结构方案确定等步骤。功能在于：可提供常见的医疗保险组织结构方案设计方法查询；提供医疗保险组织与结构设计所需要的基础信息；建设并维护医疗保险组织结构数据库以及医疗保险组织结构的分析评价参考标准，如组织效能评价标准体系、人员绩效评价标准体系等。

（二）医疗监控功能

在宏观决策管理信息子系统中，医疗监控功能主要是收集医疗服务机构的规模、服务水平及质量管理等方面的信息并对其进行分析评价，为资格审查及定点机构的确定提供依据，并对服务质量进行评价，对服务机构各项服务项目及经费进行审计等，具体包括以下方面。

1. 服务机构资格审查　对申请提供医疗保险服务的医疗、医药服务机构进行资格审查，确定新的医疗保险服务的特约机构；对原有的服务机构进行定期检查和评价，并对其特约资格进行认定。

2. 服务质量监控　收集医疗服务质量的信息资料，并根据医疗保险服务质量的要求，对各项服务质量进行分析评价，寻找服务质量问题产生的原因，提出控制质量的方法及措施，按照各项规定及法律要求处理好各方面问题。

3. 服务项目及经费监控　对普通服务项目及经费数额进行检查。如发现不符合规定的服务及费用，将不合格费用转记到责任各方。对特殊检查、特殊治疗（如肾移植）、特殊药品进行登记审批，对服务机构经费收支情况进行审计，控制不合理的开支。

（三）被保险人监控功能

被保险人监控功能是采录及提供被保险人的基本特征信息，对个人的健康状况作详细记载，通过对人口特征、人群健康、环境卫生及社会经济状况的分析，预测人群健康发展趋势，为保险金筹集与支付提供决策依据，同时该系统还对就医行为进行监控，全面掌握被保方的就医行为，具体包括以下方面。

1. 注册管理　是指对被保险人的资格进行审核，对合格的被保险人给予注册，并将个人基础信息进行登记，最后发放参加医疗保险证明性文件，对注册工作进行监控。

2. 健康档案管理　是指：收集被保险人健康状况资料，特别是疾病发生及治疗情况；收集人群健康与疾病信息和人口学资料，分析疾病发生规律及人群健康变化趋势；收集环境卫生状态信息，分析环境变化对人群健康的影响；对现有卫生服务需求及利用情况进行分析，结合个人及群众健康状况及环境卫生情况，分析预测卫生服务需求，为保险费精算提供科学的信息依据。

3. **就医行为管理**　是指对被保险人就医行为及就医过程中与医疗保险相关的各种活动进行控制和管理，如对就医标准的审核、是否符合诊疗规定、是否符合转诊标准等。

（四）基金监控功能

基金监控功能是指为医疗保险管理决策者及基金管理人员提供有关医疗保险基金测算、筹集、分配、支付及投资等过程中产生的信息，以便管理医疗保险基金的缴纳、筹集和使用等，具体包括以下方面。

1. **基金筹集管理模块**　是指根据实际情况和有关要求测算出医疗保险金的总额，并精确计算出每个人、每个单位应缴的保险金额，及时反映不同渠道保险金筹集情况和收缴方式、方法及步骤中存在的问题，将保险费按一定分配原则，划分到个人及统筹基金账户中，并对整个保险费筹集和分配工作进行监控评价。

2. **基金支付管理模块**　是指按医疗保险有关规定和要求，对每项服务经费进行采集核查，按一定类别将经费进行汇总，向提供服务的单位支付费用，并对整个支付过程进行监控管理。

3. **基金投资管理模块**　是指根据国家对医疗保险基金管理的有关规定，对沉淀的保险金的投资取向进行预测及提出方案，对所投资项目进行监管，并对投资效益进行综合评价。

三、医药服务管理信息子系统的基本功能

医药服务管理信息子系统是指对定点医药机构，包括定点医疗机构和定点零售药店的管理信息系统，它是医疗保险基本信息的重要采集点之一，如服务质量监控和基金支付审核等重要信息。医药服务管理信息子系统的运行条件是必须满足医药服务管理者对系统的需求、用户在业务上对系统的需求和系统的支持者对系统的要求。医药服务管理信息子系统的基本功能主要包括机构入选、服务监控、费用补偿和信息管理等方面。

（一）服务机构入选功能

机构入选就是在综合考虑多方面因素，例如医药机构的人员素质、规模、技术装备、收费水平、诚信度、地理位置、交通条件以及参保客户的数量与分布等因素后，最终选择并商定合适的医药机构（医疗机构、零售药店）为参保人提供医疗、药品服务。定点医药机构入选的过程先后顺序如下。

1. **机构入选标准的制定**　是指医药服务管理信息子系统为定点医药服务机构入选标准的制定提供参考标准清单、标准文件的模块以及标准文件的编辑与输出等。

2. **邀请与接受申报**　是指医疗保险经办人邀请并接受医药服务机构提交定点医药机构资格申请及相关材料。在此过程中，提供邀请函模板、申报表格、编辑手段以及电子邮件、网页、传真等邀请函发布方式，能以多种方式接收并汇总医药服务机构递送的申报材料。

3. **医药机构资格的评审**　是指医疗保险经办人对申请医药机构进行实地考察、评估。在评审过程中，提供待审的医药服务机构相关材料查询，评审专家库及联系方式，评审表格模板及编辑与输入手段，评审打分的计算工具，评审报告模板及编辑与输出方法等。

4. **医药机构资格的认定**　是指定点医药机构审核合格之后，为正式的医药机构资格的认定提供协议书及相应的编辑与输出手段。

（二）服务监控功能

服务监控是指对定点医药服务的监控，主要包括医药服务的质量和成本两个方面。实施监控

的主要环节包括监控方案的制订、监控数据的采集、监控数据分析和监控结果报告等。

1. 监控方案的制订　是指为定点医药服务机构的服务质量与成本控制提供调查指标的参考清单、调查方法查询、调查样本的计算以及纸质及电子调查问卷的设计等。

2. 监控数据的采集　是指完成各种数据信息的采集，包括数字化现场问卷的录入、数字化病史及医嘱输入、参保住院患者医药费用实时联网查询、参保患者医疗保险药品费用实时联网查询、各种形式的患者投诉及管理手段、各种数据质量的检查与控制工具等。

3. 监控数据的分析　是指通过自身带有的统计分析软件包或利用其他统计分析软件对医疗、药品质量与成本监控数据进行统计分析。

4. 监控结果的报告　提供适用的关键医疗、药品质量和成本控制图表；提供医疗和药品质量、成本及患者满意度方面的预警手段；提供适应不同对象的分析报告模板等。

（三）服务费用补偿功能

服务费用补偿功能是指根据既定的协议和规定给予定点医疗、药品服务提供者以费用补偿，是医疗和药品服务在医疗保险经济范畴上的价值及保证其日常业务持续运转的重要保证，主要涉及两个基本环节。

1. 日常收费与登记　是指承担医疗服务、药品服务提供等费用的日常收取与登记，包括挂号收费、药品收费与划账、门诊收费与划账、住院收费与划账、辅助检查与划账、现金报销与划账、打印收款或划账单据等。

2. 费用汇总与偿付　是指负责定点医药机构参保患者费用的定期汇总上报及费用划拨或偿付等功能，具体包括：各医疗单位收费点和定点医药收费点的费用采集；费用按月按单位进行分类统计；医疗及药品费用通过银行进行托付；医疗及药品费用财务管理；相关报表与单据制作等。在对医药机构服务的费用补偿过程中，把握好医疗保险费用及医疗保险药品费用的审核和医疗及零售药店服务的管理，合理确定审核依据，合理利用费用控制手段以保证参保人得到优质的医疗、药品服务。

（四）服务信息管理

服务信息管理是指对定点医药服务机构的相关数据的管理。参保人在接受定点医药机构的服务时，会产生一系列相关的数据，包括个人信息、诊疗方案、费用支出、疾病转归、药品名称、规格批次、费用支出等。这些数据记录了医疗、药品服务提供者付出的劳动，是核算成本和补偿费用额度的依据，也是卫生相关部门统计医疗保险药品使用量等指标的数据来源。具体包括如下五个方面。

1. 机构数据　即定点医疗机构数据库和定点零售药店数据库。具体包括医疗机构和零售药店的人员素质、技术装备、规模、诚信度、收费水平、地理位置、交通条件以及参保客户的数量与分布等。

2. 服务质量数据　包括保障范围内的病种名称及各定点医疗机构所接诊的参保患者构成、各定点医疗机构的医疗数量、质量指标（如患者平均住院时间、治愈率、好转率、死亡率、诊断符合情况等）。

3. 成本数据　包括不同病种（如肺结核、乙型肝炎等）的费用、不同治疗活动（手术、护理、会诊等）的费用等。

4. 参保人的相关数据　包括就诊的参保人总数与地区、年龄、性别构成，参保人的满意度调查、投诉与反馈数据等。

5. **药品数据**　主要包括医疗保险药品的商品名称、化学名称、药品类别、批次、规格、批量进价、零售价、医疗保险支付比例、患者自付比例、生产日期、保质期、药品库存数量以及供应商等,还包括供应商的名称、数量、营业执照编号、条件资源、诚信级别、联系方式、不良记录等。

随着医疗保险制度及其管理信息系统的不断发展,作为其重要组成部分的医药服务管理信息子系统在功能上也需要不断更新。除上述功能外,以下功能也需要得到进一步完善。

1. **核查功能**　就目前的医药服务管理系统而言,各部门之间的核查和必要的沟通方面还很薄弱,特别是检验计价后在执行部门的核查、病区常备药品的消费与医嘱的核查、药品收入与投入资金的核查等。

2. **成本核算功能**　成本核算不仅要有涉及机构内部的核算,还应有各部门、各环节、各重要设备、各类就医患者和某些重要诊疗项目的成本核算。由于目前还缺少全面而客观的成本核算标准,这就要求医药服务管理信息子系统能同时提供很多标准与方法,以便验证和控制成本。

3. **系统安全与系统管理提升**　网络技术的发展对信息系统的安全具有正反两重效益。对医药服务管理信息子系统而言,由于允许不同单位和工作人员接触与经济及个人隐私密切相关的数据,稍有疏忽就可能造成重大的名誉损害或经济损失,所以完善系统的安全机制显得尤为重要。因此,必须有完善的数据存储策略、数据存取机制、数据安全机制、使用授权机制及安全防范机制,同时也必须有一套完善的工作流程、数据流程,明确岗位职责,落实到人,使系统管理者能比较容易地把握得住、管理得好。

四、参保人服务管理信息子系统的基本功能

尽管医疗保险的参保人管理工作涉及诸多方面,但基本活动内容主要包括参保人的社会人口特征及其健康需求、医疗保险的接纳与投保管理以及参保人本身信息的管理,可概括为社会(市场)营销管理、参保人接纳管理和参保人数据管理等三大方面的内容,具体功能如下。

(一)社会营销功能

医疗保险的社会营销是指医疗保险制度社会推广活动的计划、组织、实施与监督评价过程,目的是促进医疗保险各要素,特别是保险对象、不同层次服务机构以及管理机构之间的宣传与推广工作,以最大限度地保障参保水平和风险保障能力,具体包括以下四个方面。

1. **医疗保险社会需求的分析**　主要包括:①调研方案的设计。参保人服务管理系统为相关人员提供调查方法查询、调查指标的参考清单、调查样本的计算,以及纸质和计算机化调查问卷的设计等。②调查数据的收集。参保人服务管理系统辅助完成患者和居民各种信息的采集(包括计算机化问卷输入、数字识别、自动监控等),并帮助实施数据质量的检查与控制、数据的分析与报告。参保人服务管理系统可以通过自身的统计分析软件包或利用其他统计分析软件对数据进行统计分析,同时提供适应不同对象的分析报告模板。

2. **参保人健康需求分类与定位**　包括参保人分类方案设计、分类运算和分析定位。关于参保人分类方案设计,参保人管理信息系统应能为相关人员提供分类指标清单、分类思维框架和分类统计模型;关于分类运算,参保人管理信息系统应能对已经收集的参保人信息通过统计运算进行分类并描述各类群体的特征等,以确定重点人群;关于参保人的分析定位,参保人管理信息系统应能提供目标人群评价指标建议清单或评价模型,也应能对评价数据进行处理和运算并产出不同类别参保人的分析结果。

3. **社会营销策略的制订与实施**　社会营销策略的制订一般包括营销策略选择与设计和营销

策略分析评价两个方面。其中,营销策略选择与设计:参保人服务管理系统可以提供常见推广策略清单及这些策略的具体情况查询,也应能提供策略开发辅助;营销策略分析评价:参保人服务管理系统为相关人员提供策略分析的参考指标,提供营销策略评价模型并运用模型分析评价具体的营销策略。社会营销策略的实施就是指医疗保险系统的工作人员运用上述过程中制订的社会推广策略争取居民加入医疗保险制度的行为过程。医疗保险参保人服务管理系统所起的作用包括:提供日程或事务安排、约定与提醒等;提供政策与信息查询服务;提供重要步骤提示或核查清单等。

4. **营销效果的评价**　参保人服务管理系统可以提供自动化或半自动化营销活动记录或评价问卷;计算分析主要营销效果指标并生成和输出相应的分析图表或报告等,并遵循信息的基本原则,即服务于参保人及相关机构,改变健康以及医疗保险的相关行为,切实发挥管理信息系统服务于人民健康的价值。

（二）参保人接纳功能

参保人接纳是指参保人与医疗保险系统之间发生的全部接触与交往的过程,其目的是以最经济、最便利和最满意的方式完成参保人投保、理赔、续保与退保等一系列工作。参保人服务管理系统的参保人接纳应包括以下功能。

1. **投保与退保决策咨询**　包括决策方案设计和决策咨询两大内容。其中,投保与退保决策方案的设计是指参保人服务管理系统辅助相关人员根据参保人的特点有针对地设计不同的投保与退保决策方案和比较不同咨询方案的特点;投保与退保决策咨询是指参保人服务管理系统可以帮助相关工作人员根据参保人要求选择咨询方案与方法,提供快速的投保与退保决策咨询,显示规范化的咨询规程供工作人员参考等,还可以提供便捷的结构化工作表以帮助相关工作人员完成咨询活动。

2. **投保与补偿条件审核**　包括审核标准的设定和审核的实施。其中,审核标准的设定是指参保人服务管理系统可以提供审核指标的参考清单、审核工作表模板以及帮助相关人员设计审核方案的模型框架,提供过去不符合审核标准的常见变量与指标等;审核的实施是指参保人服务管理系统提供简单明了的审核条目及标准清单以便对照参保人的投保和补偿条件进行审核,也可提供便捷的结构化和数字化的工作表供工作人员在审核时使用,能按预设规则对投保与补偿材料进行自动化逻辑审核等。

3. **费用结算与协议签订**　主要包括投保与补偿费用的计算和投保与退保协议的签订。其中,投保与补偿费用的计算是指参保人服务管理系统提供各类费用的报销、补偿范围和标准以供工作人员查阅,能提供各种数字化费用计算工具,能生成和传输相关费用单据和表格供工作人员或客户审核与签署;投保与退保协议的签订是指参保人服务管理系统可以生成针对具体投保与退保对象的协议文件模块供工作人员或参保人填写,能帮助工作人员审核填写的协议文本,能打印最终协议文本以供签署。

（三）参保人信息管理功能

参保人信息管理就是以最经济、最有效的方式收集、保存和利用所有与医疗保险参保人有关的信息。在医疗保险系统运行过程中,它会经常不断地、有目的地开展一些调查研究收集相关数据,在日常交往中也会产生大量的相关数据(如就诊费、报销凭证等)。医疗保险参保人信息管理就要对上述信息进行收集、保存、维护、分析和利用。具体包括:参保人数据的收集,即参保人服务管理系统可以根据需要提供不同类型的数据采集方法与手段,如计算机化问卷调查与工作记录表格、参保人电话投诉录音、参保人决策咨询的摄像等；参保人数据的保存与维护，即参保人服务管理系统可以提供适宜的数据库管理系统的通信接口、方便的设置和分配数据管理权限以及方便的数据更新手段，监控数据更新过程；数据的分析和利用，即参保人服务管理系统通过自身分析工具或利用其他分析软件对参保人数据进行必要的分析，如参保与退保人员的特征分析、参保人申报费用的构成分析、参保人投诉的主要原因分析、参保人满意度及其变化趋势分析等。

第三节　医疗保险管理信息系统的建设

国家医疗保障局成立之前，我国的城镇职工基本医疗保险、新型农村合作医疗、城镇居民基本医疗保险、城乡居民基本医疗保险、医疗救助、价格管理、药品招采等分别由不同部门管理，信息系统建设缺乏顶层设计，由各地、各部门自行建设，业务编码不统一，系统分割且碎片化，信息不互通，数据不互认，直接影响医保运行效率。面对医保高质量服务需求、医保精细化管理需要，以及三医联动改革需要，推动医疗保险管理信息系统的建设、建设全国统一的医保信息平台成为必然。通过系统整合，实现医保全流程、全领域数据的聚合与应用，为医疗保险管理与治理、政策制定与优化、科学决策与控制、智慧医保建设等提供基础支撑。医疗保险管理信息系统建设的目标是建设智慧医保，医疗保障信息化水平显著提升，全国统一的医疗保障信息平台全面建成，"互联网＋医疗健康"医保服务不断完善，医保大数据和智能监控全面应用，医保电子凭证普遍推广，就医结算更加便捷。

一、医疗保险管理信息系统建设的原则

根据医疗保险的基本特征及其结构与功能的基本要求，医疗保险管理信息系统的建设需要遵循如下三个基本原则。

1. 统筹规划与循序渐进相结合的原则　统筹规划主要体现在三个方面：一是不同保险种类的信息系统建设要统一规划；二是参保人员和参保单位的基本变量必须一致，并采用相同的信息标准；三是统一信息交换平台。对于已建养老保险信息系统的地方，在建设医疗保险信息系统时，要最大程度地利用现有人员、数据、设备资源，以避免系统重复建设带来的浪费。对于新建的医疗保险管理信息系统，要充分考虑到社会保险业务发展的方向，为扩展其他险种留有余地，要防止各险种单独建系统所增加的成本。另外，还需要做好医疗保险管理信息系统同银行管理信息系统、医院管理信息系统等系统的接口处理，并保持自身的独立性。

当前，医保业务管理尚不规范，政策、组织机构、业务流程的调整不可避免，要求信息系统一步到位是不现实的。因此，需要循序渐进、实事求是，各地根据本地的具体情况，因地制宜确定合理的技术方案、投资规模和阶段性目标，并充分考虑未来业务发展对信息系统的影响，切忌追求"高、大、全"。

2. 统一管理与分级管理相结合的原则　统一管理是指国家医疗保险行政管理机构作为全国医疗保险管理信息系统的建设机构，负责国家级信息系统建设的组织实施、运行管理和网络管理，指导各地信息系统的建设和规划，制定医疗保险管理信息系统指标体系和相关指导性文件，统一应用软件及其组织推广、专业技术服务准入和资格认证等工作。分级管理是指地方各级政府的医疗保险行政管理机构在国家医疗保险行政管理机构的指导下，负责本地区医疗保险信息系统技术规划、

组织实施与运行管理等。

3. **系统安全与系统开放相结合的原则** 无论从信息本身的安全角度来看,还是从医学的伦理角度出发,医疗保险管理信息系统都必须坚持系统安全的原则,需要采用稳定可靠的成熟技术,确保系统长期安全运行;系统中的软硬件及信息资源要满足可靠性设计要求,建设方案以实际可接受能力为尺度,避免盲目追求新技术,提示需要切实可行的安全保护和保密措施,以及对计算机犯罪和病毒的防范能力,确保数据永久安全。

同时,考虑到医疗保险管理信息系统必须服务于医疗保险制度和国家卫生体制改革与管理,在系统安全的前提下:尽可能跟踪国内外先进的计算机软硬件技术、信息技术及网络通信技术,使系统具有较高的性能价格比;技术上立足于长远发展,坚持选用开放性系统;采用先进的体系结构和技术发展的主流产品,保证整个系统高效运行。

二、医疗保险管理信息系统建设的过程

根据全面质量管理 PDCA(plan, do, check, action)循环流程,医疗保险管理信息系统建设遵循如下四个步骤(表 11-2)。

表 11-2　医疗保险信息系统建设的步骤

步骤	任务		结果
计划(plan)	调查与资料收集	明确工作范围和客户需求	需求调查报告
	数据分析	描述系统分布特征及其影响因素	需求分析报告
	目标确认	明确系统总体目标和分目标	总体方案
	计划设计	建立系统逻辑模型与物理模型	设计说明书
执行(do)	执行计划	硬件、软件购置与安装	运行指南
检查(check)	结果检查	对系统进行全面评价	评估报告
运转(action)	实现激励机制	激励对象与影响因素	激励方案
	总结与目标修订	总结经验与后续发展规划	总结报告与发展规划

1. **计划** 主要任务是通过调查,将所收集的资料和信息整理、分类,然后用规范化的形式描述系统要求,即系统需求分析说明书。该说明书既是系统的逻辑模型,又是用户验收系统的标准,主要包括:信息描述,涉及整个系统的数据流程图、数据结构、数据类型、系统接口和内部接口方式;功能描述,描述系统的每个主要功能、处理过程以及约束条件等;有效性标准,指明系统的性能界限、测试类型、预期的系统响应时间和一些特殊考虑等,之后在系统分析的基础上对系统的结构、组成部分、功能、处理流程及数据库等进行设计,即建立系统的逻辑模型和物理模型,明确系统的功能,完成每个模块的内部设计;根据用户要求对子系统或子系统的外部规格进行设计。内容包括代码设计、输入输出形式设计、数据库的物理设计、处理流程设计、整个计算机系统配置设计等。

2. **执行** 是将系统的设计方案具体在计算机系统上加以实现,包括设备购置、程序编码和测试、系统转换。其中,设备购置是指根据详细设计阶段提供的设备清单购置设备,进行安装和调试,并熟悉新设备的使用和维护等。程序编码和测试是指根据系统要求,编制生成能在计算机上运行

的执行程序,并测试运行。测试分单元测试(或模块测试)、整体测试(或联调)、有效性测试和系统测试四个步骤进行,最终检验程序是否符合要求。系统转换是指根据需要进行系统转换,用新系统代替旧系统。主要应完成以下几个方面的工作:人员培训,管理方法及组织机构的调整,历史数据转换,资料移交,系统试运行等。

3. **检查**　主要作用是进行系统稳定性测试、数据维护和各项功能评估等。在系统开发的每一个阶段,都对本阶段的工作情况、工作质量和结果进行评价。系统评价是为了检查系统的目标、功能、性能、质量、效率和可维护性等内容而进行的全面评估、测试、检查、分析和评价。它主要包括:经济性评价,即系统建设、运行及维护所需的费用计算,产生的经济效益和社会效益估算;适应性评价,即评价系统对运行环境的适应能力;维护性评价,即评价系统出错时的维护能力和对系统进行专用性维护的能力;系统建设质量的评价,即评价系统运行的可靠性、运行效率、可操作性以及可恢复性等方面。

4. **运转**　是一个系统建设一个周期性的节点,即上一个周期的结束,下一个周期的开始。对医疗保险管理信息系统而言,由于医疗保险本身的体系结构复杂、覆盖对象广泛、赔付行为随机、基金测算困难等特点,这一阶段的作用就是持续积累经验,并反复调试系统,确保系统的有效运转。

三、医疗保障标准化体系的建设

全国统一的医疗保障标准化体系,是医疗保险信息系统整合、全国统一的医保信息平台建设的基础。2019年6月20日,国家医疗保障局发布的《医疗保障标准化工作指导意见》(医保发〔2019〕39号)提出,加强基础共性标准、管理工作规范、公共服务标准、评价监督标准四个重点领域的标准化工作。其中,全国统一的医疗保障基础共性标准包括医疗保障信息业务编码标准、统一标识、档案管理规范等,以及医疗保障信息化建设涉及的网络安全、数据交换、运行维护等技术标准。

为适应医疗保障改革发展需要,国家医疗保障局按照"统一分类、统一编码、统一维护、统一发布、统一管理"的总体要求,已统一医保疾病诊断、手术操作分类与代码、医疗服务项目分类与代码、医保药品分类与代码、医保医用耗材分类与代码、医保体外诊断试剂分类与代码、医保系统单位分类与代码、医保系统工作人员代码、定点医疗机构代码、医保医师代码、医保护士代码、医保药学人员代码、医保医技人员代码、定点零售药店代码、医保药师代码、医保门诊慢特病病种(慢特病,一般指病程较长、病情复杂、治疗周期长且需长期管理的疾病)、医保按病种结算病种、医保日间手术病种、医保结算清单共18项医保信息业务编码,并实施国家医保信息业务编码标准数据库动态维护,提升了医保业务运行质量和决策管理水平,发挥了信息标准化在医保管理中的支撑作用。

四、全国统一的医保信息平台建设

2019年4月,国家医保信息平台建设正式启动;2020年10月,国家医保信息平台主体建设完成;2022年3月底,全国统一的医保信息平台基本建成。医保信息平台共包括经办管理、公共服务、智能监管、宏观决策共4大类14个业务子系统,具体包括内部统一门户子系统、内部控制子系统、跨省异地就医管理子系统、支付方式管理子系统、医疗服务价格管理子系统、药品和医用耗材招采管理子系统、公共服务子系统、信用评价管理子系统、基金运行及审计监管子系统、医疗保障智能监管子系统、宏观决策大数据应用子系统、运行监测子系统、基础信息管理子系统、医保业务基础子系统。

全国统一的医保信息平台，最大特点是统一，包括业务编码标准统一、通用介质统一、核心业务统一。全国统一的医保信息平台，统一了全国医保、医疗、医药相关编码，形成全国多层面的医保大数据，提高了医保信息的准确性、系统性、全面性，为医保跨区域、跨层级、跨部门、跨业务、跨系统的信息共享与业务协同以及医保管理治理、决策控制、智能应用等提供了基础支撑。

（康　正）

思考题

1. 未来医疗保险管理信息系统建设可能呈现哪些特点？

2. 医疗保险管理信息系统是如何助力我国多层次医疗保障体系建设的？

3. 医疗保险管理信息系统对医保治理体系和治理能力现代化建设有何作用？

4. 医疗保险管理信息系统将如何赋能医保基金监管？

5. 建设全国统一的医保信息平台的基础条件有哪些？

远程医疗是优化医疗卫生资源配置，提高医疗卫生服务质量的重要技术手段，也是信息技术在医疗卫生行业的一类典型应用。我国地域幅员辽阔，东西部地区之间和城乡之间的医疗卫生服务资源分布不够均衡。远程医疗系统在解决欠发达地区和基层医疗卫生服务机构的双向转诊、疑难病诊疗、远程监护和开展公民健康教育与健康促进等工作中发挥着重要的支撑作用。

第一节　远程医疗概述

一、远程医疗的含义

远程医疗（telemedicine）是指利用现代信息技术，通过远程会诊系统，在不同区域的医疗机构之间实现医疗信息的远程采集、传输、处理、存储和查询，对异地患者实施咨询、会诊、监护、查房、协助诊断，以及指导检查、治疗、手术及其他医疗活动。利用远程医疗，可以不受空间距离的限制，充分发挥医疗服务机构的优势，为异地患者提供远程的医学服务或者为异地医生提供疾病诊断、手术指导及治疗咨询。远程医疗的主要目标是为医疗条件差的地方提供更加专业化的疾病诊疗、健康护理或紧急情况下的危重患者救护。因此，远程医疗的主要特征可以概括为医疗资源利用的高效性、紧急情况处理的时效性和医疗服务供给的经济性。

从远程医疗的组织上看，远程医疗可以分为三个部分，分别为远程医疗服务的提供方、远程医疗服务的需求方和联系两者的通信网络及诊疗装置。

1. 远程医疗服务的提供方　即医疗服务源所在地。远程医疗服务的提供方一般是城市的大型三甲医院或区域医疗中心。这类机构一般具有丰富的医疗软件和硬件资源，医护人员也具有丰富的诊疗经验，可以为远程医疗服务的需求方提供本地难以获得的医疗卫生服务资源。

2. 远程医疗服务的需求方　可以是当地不具备足够医疗能力或条件的医疗机构，也可以是家庭患者，他们对高水平医疗卫生服务的需求往往具有紧迫性。

3. 联系两者的通信网络及诊疗装置　通信网络的形式多种多样，从日常生活使用的普通电话网、无线通信网到卫星通信，从同轴电缆到光纤网，所用到的诊疗装置包括计算机软硬件以及各类临床诊疗仪器等。

远程医疗的基本操作模式可分为两种：一种是实时处理，医生应根据患者的症状或要求，及时给出结论或解释，多用于疾病诊断和处理；另一种是"存储后用"，它是在得到患者的生理或病理信息后，在几小时甚至几天后给出反馈意见，主要用于慢性疾病的观察和出院后的家庭护理。

二、远程医疗的类型

根据远程医疗的临床应用情况，可以将远程医疗分为四种类型：远程医疗教育与咨询、远程医疗会诊与转诊、远程医疗监护与诊疗和移动医疗与移动健康。

（一）远程医疗教育与咨询

远程医疗教育一般是指医疗机构发起的，为了向公众传播健康知识而开展的健康教育、健康知识传播等系列活动。目的是通过教育培训的方式，使公众及时地获取健康相关的知识和针对某一种或某一类健康问题的诊疗意见和建议，为患者获得高质量和有针对性的医疗服务提供帮助和支持。

与远程医疗教育不同，远程医疗咨询的目的性和针对性更强。远程医疗咨询是为了缓解由医疗资源分布不均以及满足公众对医疗信息资源的广泛性和个性化的需求而产生的一类应用场景。通过互联网，建立用户与医生或者医疗机构的远程链接，允许医生在无需患者亲临的情况下，对患者的病情进行全面、详细的分析，进而为用户提供较为科学和合理的健康建议，供用户作为改善自我健康状况的参考。

（二）远程医疗会诊与转诊

远程医疗会诊是指面向各医院同行专家之间开展的关于疾病诊疗的交流咨询。远程医疗会诊一般是基于市内或城市间的广域网上运行的，其终端用户设备包括扫描仪、摄像机以及话筒、扬声器等。服务对象是针对某一病例临时组织的特定人群。远程医疗会诊的目的是通过信息技术手段，使医疗专家与患者或其他医疗机构的医务人员在不同地点进行实时或非实时的交互式医疗咨询和诊断活动。它涵盖了多种通信方式，如视频会议、电子邮件、远程监测设备等，旨在实现医疗资源的共享和优化配置。远程医疗会诊可以突破时间和空间的限制，为患者提供更加便捷、高效的医疗服务。

远程医疗转诊与传统意义上的双向转诊不同。除了能够均衡不同级别医院的医疗资源以外，远程医疗转诊的主要目的是通过远程通信技术，为患者从基层医疗机构转至上级医疗机构，或在不同医疗机构之间进行医疗信息和患者的转移提供帮助和支持，在提高医疗资源利用效率的同时，实现更精准、高效的医疗服务，并缩短诊断和治疗的时间，减少患者的奔波之苦和经济负担。远程医疗转诊作为一种新的医疗服务模式正逐渐受到广泛关注。

（三）远程医疗监护与诊疗

远程医疗监护是指面向慢性疾病患者、孕妇、老年人、重大疾病患者和有保健需要的亚健康人群，借助现代通信技术、智能传感技术和计算机技术，对患者进行远程监测和管理的医疗模式。它通过有线或无线网络，将患者的生命体征、病情变化情况等信息实时传输给医护人员，以便他们能够及时做出诊断和诊疗方案。远程医疗监护的核心是患者数据的实时监测和传输。通过可穿戴设备、智能家居设备、移动应用程序等，实现对患者生命体征（如心率、血压、血糖、血氧饱和度等）的持续监测，并将这些数据实时传输给医护人员。医护人员可以根据这些数据，对患者进行远程诊断和评估，制订个性化的治疗方案，并通过远程监护系统对患者进行随访和管理。

远程医疗诊疗是指通过计算机通信技术，如视频会议、电子邮件、移动应用程序等，为患者提供诊断、治疗建议和医疗咨询服务。在这种模式下，医生可以与患者进行远程交流，了解患者的症状和病史，查看患者的电子病历和医疗影像资料，从而进行初步诊断或提供治疗建议。

（四）移动医疗与移动健康

移动医疗是指由移动设备提供的医疗和公共卫生实践，包括运行在智能手机、智能手表、平板电脑、笔记本电脑等设备上的与医疗和健康相关的各类软件。移动医疗正变得越来越流行，将对医疗保健产生深远影响。基于应用软件或者应用程序（application，APP）的协作系统可以在快速收集健康信息，提高疾病预防与治疗的覆盖率和医疗服务的可及性等方面发挥重要作用。移动医疗具有便捷性、安全性、高效性、节省成本以及个性化服务等特点，在疾病预防、健康教育、慢性疾病管理、提高治疗和用药的依从性等方面起到重要的作用。

移动健康（mHealth）是指利用手机、可穿戴设备等移动终端，为用户提供医疗服务，即应用各种移动设备进行个性化的健康管理，实现主动式、交互式的健康服务。移动健康作为一种新型的健康管理方式，能够为患者提供个体化的健康评价、即时的健康教育和连续的远程监控。

三、远程医疗的发展阶段

远程医疗是伴随计算机在医疗健康领域的应用而产生的一种新型的技术手段。它从诞生至今大致可以分为探索性应用、初步发展和普及应用三个阶段。

第一阶段：探索性应用阶段（20世纪60年代到70年代末）。最早的远程医疗可以追溯至基于网络的医疗研究与应用。1959年，美国的放射科专家采用电视摄像技术，实现了X线片的传输和共享，并尝试使用远距离心电监护，远程医疗开始崭露头角。在这一阶段，远程医疗服务的主要内容是通过电话网和有线电视网传送包括文字及视频图像在内的各类信息，供医生间交流信息或向专家进行病案咨询，以辅助疾病的诊断。

第二阶段：初步发展阶段（20世纪80年代到20世纪末）。随着个人计算机的普及应用和互联网技术的快速发展，传真、电话、网络和多媒体技术逐渐走进人们的工作和生活，远程医疗的应用场景从实验室走向临床，远程医疗的服务内容也从最初的疾病讨论，发展到远程会诊、远程咨询、临床检查和数据共享等更深、更广的应用领域。这个阶段的远程医疗主要是围绕临床数据的采集、存储、管理和共享开展的。

我国从20世纪80年代开始远程医疗的探索，1982年首次通过电子邮件（Email）进行病历会诊，这是最早的远程医疗实践活动。20世纪90年代后期，卫生部、医学基金会和解放军总后卫生部先后启动了金卫网络工程、中国医学基金会医学互联网和"军卫二号工程（全军远程医学信息网）"等项目。1998年，我国启动了第一批远程医疗试点工作，在中日友好医院设立了远程医学中心，致力于信息技术在远程医疗领域的应用探索。

第三阶段：普及应用阶段（21世纪初至今）。进入21世纪，随着云计算、大数据、虚拟现实和人工智能等新技术的普及和落地应用，远程医疗技术迅速地由围绕数据处理的应用转向全面应用，远程医疗进入了新的发展阶段，其特色主要体现在自动化和智能化。国内外一些著名的医学院校和医院都成立了远程会诊中心，相继开展了各种形式的远程医疗服务，为疑难急重症患者提供实时的专家会诊、诊疗数据的传输共享、病理形态学诊断以及远程手术等现代医疗服务。健康管理类APP如雨后春笋般地普及开来。

近年来，国务院和国家卫生健康委（以下简称国家卫健委）先后印发了关于推动"互联网＋医疗"健康发展的系列指导意见及相关管理办法。卫生部于2012年批准设立"卫生部远程医疗管理与培训中心"。2018年在国家卫健委的指导下，我国又相继成立了"国家远程医疗与互联网医学中心"和"国家卫健委基层远程医疗发展指导中心"。三个中心的建设宗旨是开展"互联网＋医疗"健康领域的行业政策研究，建立"互联网＋医疗"新模式的示范体系，推行管理制度和行业规范，探索新技术创新和转化，推动学科建设和分级诊疗制度，提升基层医疗机构能力建设和信息便民惠民能力，推动健康中国战略落地实施。

第二节　远程医疗的应用场景

远程医疗的普及使用，在完善医疗卫生服务可及性和提高医疗卫生服务水平方面发挥了强大作用。地处偏远地区的患者在家中，通过视频连线，向医生描述症状，医生据此开出药方或给出进一步的检查指导，从而打破地域限制，获得专家的诊断和治疗建议。慢性疾病患者的健康管理也是远程医疗的另一个重要应用场景。医生可以利用智能设备实时监测患者的健康数据，如血压、血糖等，并根据这些数据调整治疗方案。在突发公共卫生事件中，远程医疗还可以通过提供线上咨询，避免医院的交叉感染，减轻医疗系统的压力。此外，远程医疗还适用于术后康复患者的随访，医生能及时了解患者的康复进展，提供针对性的康复建议。典型的远程医疗应用场景框架见图 12-1。

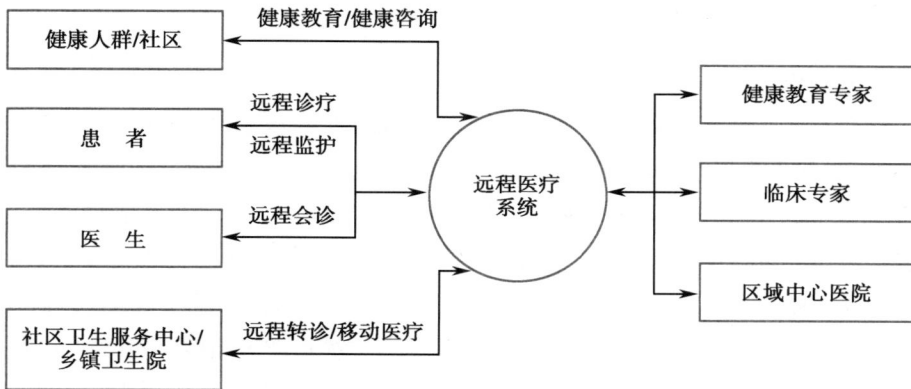

图 12-1　远程医疗应用场景框架

一、远程医疗教育与咨询

（一）远程医疗教育

无论是在发达国家还是在发展中国家，社区医疗服务的水平往往受到医疗资源短缺，特别是高质量社区卫生服务人员短缺的影响。因此，远程医疗教育的应用场景主要在社区，教育对象是居民，包括远程社区医疗教育和远程社区居民健康教育两部分。远程社区医疗教育主要是针对一些特殊人群的健康需求应运而生的。例如老年人、孕产妇、婴幼儿和慢性疾病患者，他们迫切需要通过在线沟通的方式来获取健康信息资源，以改善自身的健康状况。远程社区居民健康教育是指以社区为单位，以社区人群为教育对象，以促进社区居民健康为目标，有组织、有计划、有评价地开展健康教育活动。其目的是引导社区居民树立正确的健康观念，关注自身、家庭、社区和社会的健康问题，积极参加社区健康教育与健康促进规划的制订和实施，养成良好的卫生行为习惯和健康生活方式，以提高个体的自我保健能力和群体的整体健康水平，并持续改善社区健康环境。

除了上述两类面向居民的远程医疗教育应用外，面向医护人员的远程医疗教育应用也得到广泛普及。这类应用主要是针对偏远地区和欠发达地区的医疗卫生服务人员开展的。教育的内容主要是向基层医疗卫生服务机构和人员分享丰富的临床经验和高水平的诊疗技术，从而有效提高基层医疗卫生服务机构和人员的服务能力和业务水平。

（二）远程医疗咨询

鉴于针对性和专业性的要求，远程医疗咨询往往需要更加专业化的服务平台和网络系统提供支持。随着信息技术的发展，远程医疗咨询服务正在沿着专业化、便民化和平台化三个方向发展。在专业化服务领域，主要是一些大型的区域医疗卫生服务机构在开展相关业务。这类应用场景目前有很多，一些大型三甲医院，依托信息技术企业，建设专业的医疗在线信息服务平台，由各科室或专门机构面向公众提供专业化的远程医疗咨询服务。在便民化服务领域，各类健康管理公司或者大型互联网企业,基于自身雄厚的技术实力,开发面向移动终端用户的各类健康管理 APP。这类远程医疗咨询服务的内容和对象往往具有较强的针对性,例如针对糖尿病、高血压等慢性疾病患者提供远程医疗咨询 APP,针对有健身塑形需求的人群提供体育锻炼 APP 等。在平台化服务领域,更多的应用场景是由政府主导,行业、企业广泛参与的跨区域远程医疗平台。例如一些地方政府建设的区域医联体医疗信息服务平台、各类智慧医疗服务平台、区域医疗远程协作平台和健康城市解决方案等。这类大型远程医疗服务平台也会面向企业提供远程医疗咨询服务。

二、远程医疗会诊与转诊

(一)远程医疗会诊

远程医疗会诊具有以下三方面的核心要素:第一,借助信息技术,依赖先进的通信技术和网络平台,确保医疗信息的准确、快速传输;第二,跨地域交互,突破地理限制,实现不同地区之间的医疗协作;第三,专业医疗服务,由具备资质的医疗专家提供诊断、治疗建议等专业服务。

远程医疗会诊的特点突出在会诊,即凝结多方面的力量共同解决疑难杂症的治疗。远程医疗会诊的应用场景包括以下几个方面:①农村和偏远地区医疗。农村和偏远地区往往面临医疗资源匮乏的问题。远程医疗会诊使这些地区的患者能够获得大城市专家的诊断和治疗建议,提高了医疗服务的可及性。②紧急救援。在突发事件和灾难现场,远程医疗会诊可以为现场救援人员提供及时的专业指导,提高救治成功率。③慢性疾病管理。对于慢性疾病患者,远程医疗会诊可以实现定期随访、病情监测和治疗方案调整,减少患者往返医院的次数,提高患者的依从性和生活质量。④专科会诊。对于疑难杂症,通过远程医疗会诊,患者可以得到多个专科专家的共同会诊,制订更加精准的治疗方案。⑤医联体内部协作。在医联体内部,不同层级医疗机构之间可以通过远程医疗会诊进行病例讨论、业务培训和技术指导,促进医疗服务的同质化。

(二)远程医疗转诊

远程医疗转诊的应用场景主要体现在对于医疗资源分配的优化和改善医疗服务的可及性和质量方面。具体包括以下五个方面:①农村医疗。远程医疗转诊使农村患者能够在获得上级医疗机构的专家诊断和治疗之后,更好地转到基层医院完成康复治疗。当农村基层医疗机构遇到无力处理的疑难杂症时,又可以通过远程医疗转诊系统,将患者的病历、检查结果等信息快速传递给上级医院,实现快速的信息传输和转诊决策。②城市社区医疗。在城市社区,远程医疗转诊为居民提供了便捷的医疗服务通道。社区医疗机构可以通过远程会诊与上级医院进行沟通,对于需要进一步治疗的患者,实现无缝转诊。③紧急医疗救援。在突发事件和紧急情况下,如重大事故、自然灾害等,现场医疗条件有限。远程医疗转诊可以让现场医务人员迅速与后方医院专家取得联系,进行远程诊断和指导。对于重伤患者,能够提前安排好接收医院和治疗方案,实现紧急转诊。④特殊疾病诊疗。对于某些罕见病、疑难杂症或需要特殊治疗手段的疾病,基层医疗机构可能缺乏诊断和治疗能力。通过远程医疗转诊,患者可以快速转至具有专业诊疗能力的医疗机构。⑤跨区域医疗合作。不同地区之间的医疗水平存在差异。远程医疗转诊促进了跨区域的医疗合作,实现医疗资源的优势互补。

三、远程医疗监护与诊疗

(一)远程医疗监护

远程医疗监护的优势在于其便捷性和实时性。它打破了传统医疗模式在时间和空间上的限制,使患者能够在家中或其他地方得到及时的医疗监护和指导。对于慢性疾病患者来说,远程医疗监护可以帮助他们更好地管理自己的病情,减少由病情恶化导致的急诊和住院。对于医护人员来说,远程医疗监护可以减轻他们的工作负担,提高工作效率,同时也可以提高医疗资源的利用效率。

远程医疗监护主要应用在生命体征监测、慢性疾病管理、心理健康支持、生活方式优化、药物依从性提升与康复跟踪等五个方面。

1. **生命体征监测** 远程医疗监护在生命体征监测方面的应用,主要是通过物联网技术和智能设备,实现对患者生命体征的实时监测和数据传输。例如,可穿戴设备能够持续监测患者的心率、血压、血氧饱和度等关键指标,并将这些数据实时传输给医护人员。医护人员就能及时发现患者生命体征的异常变化,并作出相应的诊断和治疗决策。此外,远程生命体征监测还可以用于院外患者,特别是慢性疾病患者,帮助他们更好地管理自己的健康,减少由病情恶化导致的急诊和住院。

2. **慢性疾病管理** 对于慢性疾病如心血管疾病、糖尿病、慢性阻塞性肺疾病等患者,远程监护可以帮助他们更好地管理自己的病情,提高生活质量。通过远程监护,患者可以实时监测自己的病情,如血糖、血压等指标,及时发现病情变化,调整治疗方案。同时,远程医疗监护还可以提高患者的治疗依从性,减少忘记服药或治疗导致的病情恶化。此外,远程医疗监护还可以帮助医生及时了解患者的病情变化,提供更准确的治疗建议。

3. **心理健康支持** 远程医疗监护在心理健康支持方面的应用,主要是通过互联网平台,为患者提供在线的心理咨询和治疗服务。这种服务模式解决了地域和时间的限制,让更多的患者能够得到及时、有效的心理健康支持。例如抑郁症、焦虑症等心理疾病患者可以通过远程医疗平台,与专业的心理治疗师进行沟通,得到心理支持和治疗建议。此外,远程医疗监护还可以用于心理疾病的预防,通过在线平台提供心理健康教育,提高人们的心理素质,预防心理疾病的发生。

4. **生活方式优化** 远程医疗监护在生活方式优化方面的应用,主要是通过监测患者的生活习惯和环境因素,提供个性化的健康建议。例如,通过监测患者的饮食、运动、睡眠等生活习惯,远程医疗监护可以评估患者的生活方式是否健康,是否存在健康风险,并据此提供相应的健康建议。此外,远程医疗监护还可以监测患者所处的环境因素,如空气质量、温度等,帮助患者改善生活环境,提高生活质量。

5. **药物依从性提升与康复跟踪** 远程医疗监护在药物依从性和康复跟踪方面的应用,主要是通过智能设备和互联网平台,监测患者的药物依从性和康复进度,提供实时的反馈和指导。例如,对于需要长期服药的患者,远程医疗监护可以通过智能药盒等设备,监测患者的服药情况,确保患者按时、按量服药。对于需要康复的患者,远程医疗监护可以通过监测患者的康复训练进度和效果,提供个性化的康复建议,帮助患者更好地康复。

(二)远程医疗诊疗

远程医疗诊疗与远程医疗会诊具有相似之处,但也存在本质区别。会诊强调的是团队就某个临床问题开展深入交流,而诊疗更多地倾向于某位医生对适用于远程医疗服务的疾病开展诊断和治疗。远程医疗诊疗主要应用在远程疾病咨询与诊断、远程健康监测与管理、远程手术与操作指导、紧急医疗与远程急救、远程心理健康服务等五个方面。

1. **远程疾病咨询与诊断** 在线问诊是疾病咨询与诊断的一种形式。它利用现代通信技术,如视频会议和即时通信工具,使患者能够在家中或任何有网络连接的地方与医生进行实时交流。这种服务模式不仅节省患者前往医院的时间和交通成本,还减少医院等待的时间,特别是在偏远地区或行动不便的患者中尤为受欢迎。通过在线问诊,医生可以收集患者的症状描述、查看病历资料,并根据这些信息提供初步的医疗建议和诊断。此外,对于一些非紧急情况,如慢性疾病管理、药物调整或轻度症状的评估,在线问诊提供一个便捷且高效的解决方案,有助于缓解传统医疗系统的压力,并提高医疗服务的可及性和效率。

2. **远程健康监测与管理**　在远程医疗领域中占据重要地位。它通过集成可穿戴设备和移动应用程序,为医生和患者提供了实时、连续的健康监测平台。这些智能设备能够自动收集和传输患者的生命体征数据,如血糖水平、血压、心率等关键指标,使医生能够远程监控患者的健康状况,及时发现异常变化。此外,移动应用程序还允许患者记录日常活动、饮食习惯和药物依从性,这些数据有助于医生制订个性化的治疗计划和干预措施。通过这种远程管理方式,医生可以更有效地调整治疗方案,预防病情恶化,提高患者的生活质量,并减少不必要的医院就诊次数,从而优化医疗资源的分配。

3. **远程手术与操作指导**　是远程医疗技术的一项前沿应用。它通过高清视频和实时数据传输,使远在异地的专家能够对手术过程进行实时监控和指导。这种技术不仅提高了手术的安全性和成功率,还能够在紧急情况下迅速调动专家资源,为患者提供及时的高水平医疗服务。此外,结合虚拟现实和增强现实技术,远程手术指导还可以用于远程操作培训,通过模拟真实的手术环境,让医生在虚拟空间中进行操作练习,从而提高他们的技能水平和应对复杂手术的能力。这种培训方式不仅节省了时间和成本,还能够跨越地理限制,让更多的医生接受高质量的培训,推动医疗技术的普及和进步。

4. **紧急医疗与远程急救**　是现代医疗体系中不可或缺的重要组成部分,旨在通过快速响应和高效资源调配,最大限度地挽救生命并减少伤残。紧急医疗系统通常包括现场急救、转运途中救治以及与医院急诊科的高效衔接,强调"黄金时间"内的及时干预。而远程急救则依托现代通信技术,如5G网络、物联网和人工智能,实现远程诊断、指导和支持。通过视频通话、实时数据传输和远程监控设备,急救人员可以在现场获得专家的实时指导,例如:通过远程心电图传输帮助医生快速诊断心肌梗死,通过远程超声技术辅助评估创伤患者的内出血情况,从而提升救治效率。此外,无人机和自动驾驶救护车等新兴技术也在逐步应用于急救物资投送和患者转运中。紧急医疗和远程急救不仅弥补了偏远地区医疗资源不足的问题,还为灾难救援、战场急救等特殊场景提供了技术支持。随着技术的不断进步和医疗体系的完善,紧急医疗与远程急救将进一步融合,构建更加智能化、高效化的急救网络,为全球公共卫生安全提供坚实保障。

5. **远程心理健康服务**　是现代心理治疗的一种创新形式。它通过互联网平台和移动应用程序,为患者提供便捷的心理咨询和治疗服务。在这种服务模式下,心理健康专家可以通过视频通话、即时消息或电子邮件与患者进行沟通,评估他们的心理状况,并提供相应的心理支持和治疗建议。远程心理健康服务特别适合那些因地理位置、身体状况或社交障碍而难以亲自前往诊所的患者。此外,这种服务还能够保护患者的隐私,减少面对面交流可能带来的尴尬和不适,从而提高治疗的接受度和效果。通过远程心理健康服务,可以扩大心理健康服务的覆盖范围,提高服务的可及性和灵活性,有助于缓解心理健康资源紧张的问题,促进公众心理健康水平的提升。

四、移动医疗及移动健康

（一）移动医疗

1. **移动医疗的应用形式多样**　大致包括以下几类。

（1）电话、手机短信:这种医疗方式比较简单,具有针对性,技术成熟,比较容易实施,适用于对智能设备应用障碍的人群。

（2）智能设备应用程序：目前移动医疗的主要形式是通过智能设备下载健康和医疗相关的APP，可以在APP内查找健康相关知识，获得疾病预防知识和饮食知识等。

（3）可穿戴设备：一种可以直接穿在身上或整合到用户的衣服或配件上的一种便携式设备。可穿戴设备不仅是一种硬件设备，还可以通过软件支持以及数据交互、云端交互等方式来实现强大的功能。可穿戴设备将对人们感知健康的方式带来巨大转变。

（4）在线问诊平台：包括自查问诊模式、医疗健康平台等。用户可以通过商业化的各类在线诊疗平台直接与医生建立联系，向医生咨询健康问题。

2. 移动医疗提供的服务多种多样　一些典型的应用场景如下。

（1）基于个人数字助理（personal digital assistant，PDA，又称掌上电脑）设备的临床应用：医护人员通过PDA设备扫描患者的手腕带和药品信息可立即知道药物分配是否正确，可以有效降低发生医疗事故的可能性。

（2）线上预约挂号：通过智能手机搜索医院的公众号可以快速找到需要的医生，选择预约的时间并完成线上预约挂号。患者到院就诊时只要根据手机上提供的诊室位置和二维码即可完成就诊。

（3）在线查询健康报告：患者可通过医院的公众号或者通过短信发送的健康报告链接查看到健康报告。查询方式更便捷。

（4）电子病历系统：可以方便医生随时查看患者的病历信息，为诊疗提供有力的数据支持。

（5）移动护理系统：能帮助护士有效地记录患者生命体征的变化、药物使用情况等，提高护理效率和质量。

（二）移动健康

1. 移动健康的结构　包括终端/装置（智能终端）、接入/网络（安全传输）、应用/服务（智慧服务）三个层次。

（1）终端/装置层：通过与手机网络相连，收集患者的医疗信息，实现对患者的直接服务。终端/装置层包括：血压、心率、体重等健康数据的采集终端；实现在线挂号、药物查询、健康管理等功能的健康应用终端；通过手机、蓝牙等方式，将健康信息采集设备和医疗设备连接在一起，并在健康系统中进行存储、处理的综合医疗终端。

（2）接入/网络层：包括无线体域网（wireless body area network，WBAN）、无线局域网（wireless local area network，WLAN）和无线广域网等多种无线接入模式。

（3）应用/服务层：通过采集患者的身体特征数据，并对健康状态进行评价，将在线健康报告与线下健康决策相融合，能够对所采集到的人体生理参数和变化特征进行处理、分析与决策，从而为公众提供更加精准的医疗服务。

2. 移动健康的应用领域比较广泛　可以概述为以下六个方面。

（1）健康教育和行为改变：移动健康应用可以提高用户的健康知识水平、健康素养，使用户改变不良生活习惯和行为。通过发送短信、播放视频、实时监测用户的健康数据等多种渠道，可有目的、适时地对用户进行健康教育。如在慢性疾病患者健康管理中，通过移动健康管理应用可以改善慢性疾病患者的生活方式和健康状况。通过智能设备APP进行自动化的药物提醒和生活方式管理，可以提高慢性疾病患者的服药依从性和满意度，同时能改变患者的饮食、运动状况以及不良行为和习惯，达到智能化健康教育和改变行为的目的。

（2）信息提醒和重要事件记录：此类移动健康技术主要采用手机短信、语音互动、数码形式等实时跟踪和记录重要事件，包括提供预防接种信息、提醒定期体检、提高疾病预防意识。提供的预防接种信息包括接种时间、地点及接种疫苗的种类等。提醒定期体检，包括提醒定期体检的时间、体检项目等，有助于早期发现疾病和及时治疗。

（3）数据收集和报告：利用数据的集中化，分析健康系统或疾病数据，减少数据周转时间。通过健康管理 APP 可以云储存，实现用移动手机收集资料，达到可视化信息收集的目的。慢性疾病患者应用健康管理 APP 记录每天测量的血压或血糖值。APP 根据 1 周的记录结果，分析数据并生成健康报告。根据数据分析结果反馈的血压值或血糖值存在不稳定的情况，APP 会提供具体的运动、饮食建议和及时就医的方案。饮食建议包括膳食结构、食物选择等。运动建议包括运动的类型、时间、距离等。移动健康监测还能通过数据分析和预测模型，提前预测用户可能出现的健康问题，为用户提供针对性的健康建议和干预措施。

（4）电子健康记录：开放的电子健康记录系统是目前使用较广泛的电子健康记录系统，可以在移动设备上记录患者的全部信息，包括诊断计费、实验室测试结果、临床报告、生命体征记录和医生病历记录等。电子健康记录可以提高护理质量和减少医疗错误，主要通过数码形式和移动网络完成，例如使用通用无线分组业务、无线应用协议等采集健康信息。

（5）健康决策支持：是基于移动手机或其他移动设备的决策支持系统，可用于发现高风险人群，以便健康促进者及早给予针对性的干预措施。这一过程主要通过移动网络、存储信息的手机应用 APP 和互动式语音通话实现。

（6）其他应用：除了上述 5 个应用领域外，移动健康还可以应用到以下领域：①交互沟通，是指持有相应的移动医疗设备的个人之间，通过文字、短信、语音、图像、动画等方式进行互动交流；②工作规划，即利用移动工作日程技术，为社区居民提供便捷、有效的医疗服务；③开展健康教育，即通过视频、短信、互动等方式，对用户进行连续性的健康教育，并通过基于问题 - 个案研究的方式，对患者进行连续的临床教育并对其教育效果进行监测；④健康监管，即利用互联网建立的移动医疗服务平台，实现对个体、区域健康情况的实时跟踪；⑤药品的分级管理，即实现对药品的使用与存储过程的追踪与管理；⑥财务管理与奖励机制，可降低医疗服务的经济壁垒，提高患者对卫生服务的配合程度。

需要注意的是，移动健康和移动医疗是一个不断发展的重要应用领域。随着信息技术的发展和人们对健康的追求，移动健康和移动医疗将不断衍生出新的应用场景。

五、互联网医院

除了上述四个应用场景外，远程医疗还有一个重要的应用场景就是互联网医院。互联网医院的定义目前没有统一的标准。《国务院办公厅关于促进"互联网 + 医疗健康"发展的意见》提出，医疗机构可以使用互联网医院作为第二名称，在实体医院基础上，运用互联网技术提供安全适宜的医疗服务，允许在线开展部分常见病、慢性病复诊。医师掌握患者病历资料后，允许在线开具部分常见病、慢性病处方。由此可见，互联网医院的基本要求是依托实体医疗机构开设，其核心工作是通过互联网为客户提供在线复诊、处方开具等医疗服务，主要特色是打破传统医疗的时空限制，实现线上线下医疗服务的深度融合。

（一）互联网医院的主要类型

根据运营主体、服务模式及功能定位的不同，可以将互联网医院分为以下几类：

1. **实体医院主导的互联网医院**　互联网医院以线下三级甲等医院或区域医疗中心为依托，将线下医疗资源拓展至线上，形成"线上 + 线下"联动的服务模式。这类互联网医院的特色鲜明，依托实体医院的医生团队、专科资源和品牌公信力,提供复诊问诊、电子处方、检查预约等服务。实现线上复诊开方、在线续药、远程会诊等诊疗服务。其优势主要体现在能够保障所提供医疗服务的专业性和规范性,并有利于整合医院内部的电子病历、检验报告等数据,形成连续的诊疗记录。

2.区域型互联网医院　在上述基于大型医疗卫生服务机构为依托建设互联网医院之外,还可以基于医联体/医共体的模式建设互联网医院。这类互联网医院一般由政府或区域卫生部门牵头,整合区域内各级医疗机构,如综合医院、社区卫生服务中心、乡镇卫生院等,构建覆盖特定区域的互联网医疗网络。区域型互联网医院的核心特点是以分级诊疗为目标,推动优质医疗资源下沉。通过建设"互联网+医疗健康"示范区,实现县级医院与乡镇卫生院的远程会诊、影像诊断共享,患者在基层即可享受上级医院的诊疗服务。此外,基于区域型互联网医院还可以通过在线平台连接县、乡、村三级医疗机构,优化双向转诊流程,助力解决医疗资源分布不均等问题,提升区域医疗服务效率。

3.专科类互联网医院　这类互联网医院一般由专科领域的权威医院或机构主导,聚焦特定疾病或疾病专科,提供专业化的线上诊疗服务。专科类互联网医院的特点之一是聚焦某类疾病进行针对性诊疗。例如某医院建设的"糖尿病互联网专科联盟",可以为糖尿病患者提供在线血糖管理、用药指导及并发症筛查等专业诊疗服务;而另外一些医院则专门针对某类疾病,例如精神心理问题,开展线上问诊与康复干预。专科类互联网医院的优势主要体现在集中优质专科资源,为慢性病、罕见病等患者提供长期、精准的诊疗和健康管理服务。

4.其他类型的互联网医院　除了上述三类互联网医院外,近年来随着技术的进步和国家对医疗服务领域的开放,由互联网企业主导的互联网医院也呈现出欣欣向荣的趋势。这类互联网医院以互联网企业为主体搭建平台,通过签约线下医生或与医疗机构合作,提供在线问诊、健康咨询、药品购买等服务,其核心特点表现在以技术和流量为驱动,服务场景更贴近用户日常健康需求。这类互联网医院的优势主要体现在用户触达率高,服务流程数字化程度高,有利于通过大数据分析用户健康需求,优化客户服务体验。

除了互联网企业外,跨境互联网医院也在蓬勃发展。这类互联网医院通常面向跨境患者提供远程问诊、国际会诊、海外就医咨询等服务,通常由国内外医疗机构合作搭建,其最大特点是打破地域限制,满足患者个性化医疗和跨境就医等方面的需求。

（二）互联网医院的服务模式

互联网医院通过数字化技术重构医疗服务流程,其服务模式呈现多元化、场景化的特点,有效提升了医疗资源的可及性与服务效率。根据服务场景与功能的不同,互联网医院的医疗服务模式可分为以下几类:

1.在线问诊模式　在线问诊是互联网医院最基础的服务模式。患者可通过图文、语音或视频等形式,直接与医生沟通病情,包括异步问诊和实时问诊两种。在线问诊模式打破了医疗咨询的时空限制,适用于常见疾病咨询、复诊随访及健康指导等场景。

2.复诊续方模式　一般针对慢性病复诊患者,互联网医院支持线上复诊开方,实现"问诊-处方-购药"全流程服务。复诊续方模式重点实现电子处方流转和慢性病管理两个主要功能。电子处方流转是指医生在线开具处方后,处方信息可直接传输至合作药房或第三方药品配送平台,在患者通过医保或自费支付后,药品即可开始配送。而慢性病管理则是通过定期线上复诊、用药提醒和健康监测数据上传等方式,帮助患者长期管理疾病。

3.健康管理模式　互联网医院可通过整合健康数据、人工智能算法和专家资源,提供从预防、筛查到康复的全流程健康管理服务,重点包括三个方面:第一,健康监测与预警服务,用户通过智能穿戴设备上传心率、呼吸频率等数据到互联网医院平台,平台分析后推送健康建议或风险预警;第二,制订个性化健康方案服务,包括定制饮食、运动、心理干预计划,并由营养师、运动教练等提供跟踪指导;第三,疫苗预约与体检服务,如在线预约疫苗接种、疫苗接种次数提醒或购买体检套餐等。

4. 医养结合模式　针对不便出行的人群,互联网医院将医疗服务延伸至家庭和养老机构,提供上门护理、远程监护等医疗服务,主要包括居家医疗服务和医养机构协作服务两个方面。居家医疗服务是指提供居家环境下的护理、康复等医疗服务,例如为不同失能程度的老人提供上门抽血、换药、康复训练等服务,并通过智能设备监测生命体征。而医养机构协作服务,则主要是指通过养老机构接入互联网医院平台,实现老人健康数据实时共享,让医生可远程指导医养工作,遇紧急情况可快速转诊至合作医院等。

第三节　远程医疗系统

一、远程医疗系统的组成

根据远程医疗系统所提供的服务不同,其组成也是不同的。一般来说,远程医疗系统可以分为医疗卫生服务的需求方和供给方两个相对独立的部分。图 12-2 是一个以患者为服务对象,以提供临床诊疗为服务内容的远程医疗系统框架。在该远程医疗系统中,患者是医疗卫生服务的需求方,远程传输的各类临床数据需要进行编码并通过通信网络传输至医院,即医疗卫生服务的供给方。在医院端,医生可以通过对接收的数据进行解码获取临床数据,并依据自己的专业判断,为患者提供合理的疾病诊疗决策。整个系统除了完成数据的传输外,还为医患双方建立有效的沟通提供支持,这是远程医疗系统的重要工作目标。

二、远程医疗系统的技术实现

远程医疗系统的技术实现体现了涉及多学科理论、技术、方法和应用的交叉与融合。一般来

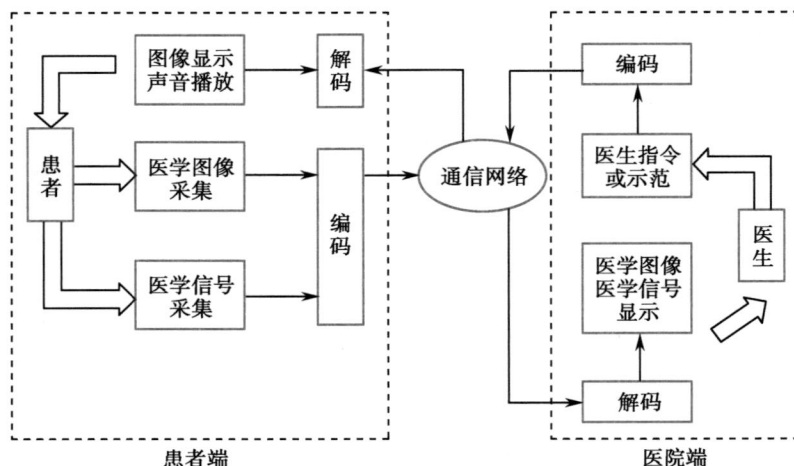

图 12-2　以患者为服务对象的远程医疗系统组成框架

说,远程医疗系统包括多媒体计算机系统、现代网络通信技术、虚拟现实技术、网络安全技术以及基于上述技术的多系统整合技术五个方面。

（一）多媒体计算机系统

无论哪一种远程医疗系统,计算机和多媒体设备都是必不可少的。在质量高、功能强的多媒体远程医疗会诊或教育系统中,一般会采用高性能计算机工作站或服务器处理远程医疗中的多媒体医学信息。另外,在多媒体远程医疗系统中,多媒体输入输出设备也是必需的,例如摄像机或摄像头、立体声耳机、扬声器、激光扫描仪、电子白板等。

随着宽带及编码技术突飞猛进发展,以新型编码与流处理技术和以高清晰度图像、高宽带为特征的现代多媒体通信系统,日益显示出其在现代通信领域中的重要地位。通俗地讲,流媒体（steaming media）是指将一连串的多媒体数据压缩后,经过互联网分段发送数据,即时传输影音以供观赏的一种技术与过程。流媒体技术使数据包得以像流水一样发送,而不需要等待整个文件下载后才可以观看。远程医疗系统所采用的网络及媒体处理技术,直接关系到远程医疗的效果和质量。流媒体技术的出现,使得网络实时观看和传输医学影像信息更加便捷。

（二）现代网络通信技术

远程医疗信息传输的基础是远程多媒体通信技术。在远程医疗系统所应用的多种网络通信技术中,组播（multicast）技术的广泛应用最具代表性。相比较以语音、文字、数据为媒介的传统通信而言,组播技术是一种更有效的远程通信方式。组播技术是指单个发送者对应多个接收者的一种网络通信。作为下一代互联网应用,特别是流媒体应用中的一个关键性支撑技术,组播技术是一种适合组通信的高效数据传输机制:通过一个 D 类 IP 地址标识逻辑上属于一组的主机集,借助"加入"或"离开"操作实现组关系的动态变化。任何主机都可以通过该地址实现与组内所有成员的通信。组播只需数据源发送一个数据拷贝,报文在网络传输过程中,根据需要自动复制,避免了多单播流为每个接收者建立通信链接并单独发送数据信息的缺点。组播技术的独特优势,为实时或非实时的远程健康教育、移动医疗与移动健康的实现提供了更多技术解决方案。

（三）虚拟现实技术

虚拟现实技术（virtual reality technology）是一种通过计算机模拟创建出三维虚拟环境,让使用者能够沉浸其中,并与虚拟环境进行交互的先进技术。在远程医疗系统中,虚拟现实技术发挥着重要作用。它能为患者创建逼真的医疗场景,让患者在家中也能仿佛置身于医院,接受专业的治疗指导。医生则可以借助虚拟现实设备,对患者的病情进行更直观、全面的评估。例如在手术规划方面,通过构建患者的身体器官模型,医生能够提前模拟手术过程,降低手术风险。对于康复治疗,虚拟现实技术也可以为患者提供丰富多样且充满趣味性的康复训练场景,提高患者的参与度和积极性,从而加速康复进程。虚拟现实技术在医学领域的应用前景非常广泛,极大地拓展了远程医疗的可能性,为实现远程医疗服务带来了创新性的变革。

（四）网络安全技术

在远程医疗系统设计时,作为关系到患者身体健康的远程医疗网的安全是非常重要的。其目的是确保经过网络传输和交换的数据不会被增删、修改、丢失和泄露等。一个安全的计算机网络,不仅要满足数据保密性和完整性的要求,还要保证通信双方的真实性。可选择安全性、稳定性高的网络操作系统,配合恰当的策略、安全访问控制与口令加密技术、防火墙技术、安全虚拟专用网技术、数据库安全保护方法,安装杀毒软件和网络监控系统等网络安全工具,避免黑客的非法入侵和病毒的攻击,确保远程医疗服务系统能够安全和可靠地运行。

（五）多系统整合技术

远程医疗系统作为一个功能完备的系统平台,在系统设计时还应考虑与 PACS、LIS 等诸多临床信息系统的紧密结合。这样就可构成一个完整的数字医疗体系,实现多种信息数据的共享调用。在构建远程医疗系统时,对系统的主要要求是:该远程医疗系统能与其他数字医疗系统有机地整合在一起并协同工作,同时具备整体性和分散性,既可以在一个省或市的大部分医院统一采购,组建大规模的远程医疗网,也可以几个医院或学术机构自发采购,实现互联,开展远程会诊或培训等工作。

除了上述五项关键技术外,远程医疗系统在不断完善的过程中,还会出现更多的新理念、新技术和新方法,这些理念、技术和方法又会进一步促进远程医疗系统的发展。

三、远程医疗系统面临的挑战

随着信息技术的进步、宽带网络的普及以及政策的支持,远程医疗服务在现代医疗领域中扮演着至关重要的角色。特别是在计算机、网络通信、遥感遥控等技术的迅猛发展背景下,基于先进技术的医疗服务模式有效整合了优质医疗机构的资源,为患者提供了跨越时空的医疗诊断、治疗及咨询服务,打破了地域限制和医疗资源分布不均的困境。此外,远程医疗服务在降低就医成本和减少医疗接触风险方面具有显著优势。远程医疗服务的范围涵盖了远程诊断与咨询、在线处方与药品配送服务、远程治疗与护理服务、远程影像及检查报告解读、慢性疾病管理与健康档案建立、远程手术等领域。这种全方位、多领域的服务模式,满足了不同患者的需求,带来了更便捷的医疗体验,也为医疗行业注入了新的活力。远程医疗系统作为医疗领域的一项重要创新,其发展前景广阔,但这个领域也面临不少问题和挑战。

（一）远程医疗业务面临的挑战

行业监管的不足、标准规范的不统一,使得互联网医疗在发展过程中时常遇到阻碍。线上医保结算、线上医疗事故认定等问题,也是这一领域中亟待解决的难题。如何确保线上医疗服务的质量,保障患者的权益,成为了目前必须面对的问题。《医疗机构检查检验结果互认管理办法》（国卫医发〔2022〕6 号）、《互联网诊疗监管细则（试行）》（国卫办医发〔2022〕2 号）、《"十四五"扩大内需战略实施方案》等政策的陆续出台,体现了国家对互联网医疗领域的重视和扶持。这些政策的实施,将进一步完善互联网医疗的监管体系,推动行业向规范化、标准化发展。

同时,医疗业务上云已成为推动医疗机构转型升级的重要趋势。通过将医疗业务迁移到云端,医疗机构能够更便捷地运用大数据、人工智能等先进技术,深度挖掘医疗数据的潜在价值,进而提升诊疗效率和服务质量。医疗业务上云在实际推进中,医疗机构须充分考虑自身的战略发展需求,确保上云方案与长期规划相契合。然而业务信息化水平是制约上云进度的重要因素。若医疗机构原有的信息化基础薄弱,则需要在上云前进行大量的系统升级和数据整合工作。此外,医疗机构自身的资金情况、医疗业务上云标准体系的构建、医疗数据在传输过程中以及后期使用数据的安全保护能力等因素也会对医疗业务上云产生深远影响。医疗机构在制订上云策略时,须综合考虑这些因素,确保资金的充足投入,构建完善的上云标准体系,并提升数据传输和安全保护能力,确保患者信息的绝对安全。因此,医疗业务上云需要医疗机构进行全面深入的统筹规划,明确上云的目标、路径和步骤。通过科学、合理地制订上云策略和实施路径,医疗机构可以确保上云价值的真正实现,为患者提供更加优质、高效的医疗服务。

（二）远程医疗全栈安全面临的挑战

全栈安全（full stack security）是指应用程序从前端到后端的一种全面的安全策略，包括：数据加密、身份验证和授权控制、数据完整性、安全审计和日志记录、前端安全性以及后端安全性。在医疗卫生领域，全栈安全的重要性不言而喻，它直接关系到患者的生命安全和隐私保护。这样的体系旨在确保整个系统的安全性、稳定性和可持续性，从而适应不断变化的业务需求和技术环境。

在远程医疗系统中，基础软件适配是首要的难题。由于医疗系统涉及的软件种类繁多，且各种软件之间的兼容性存在差异，所以在整合不同软件时面临巨大的技术挑战。网络安全核心技术缺乏也是一大痛点。医疗系统的网络安全防护能力直接影响患者的生命安全和医疗机构的正常运行，但目前许多医疗机构在网络安全核心技术方面还存在明显不足。此外，高端设备兼容性不足也是制约医疗领域全栈安全可控发展的重要因素。然而，这些挑战并非无法克服。在我国科技自立自强的大背景下，国家正加大在医疗科技领域的研发投入，加快实现关键技术的自主可控，为远程医疗全栈安全的可控发展带来新的机遇。

（三）医疗健康数据共享面临的挑战

在当前医疗领域中数据孤岛现象普遍存在。这一状况极大地阻碍了医疗数据的流动和共享，限制了其在科研、诊断和治疗等方面的应用潜力。造成这一现象的主要原因有多方面。首先，行业政策不健全是一个关键因素。医疗数据的收集、存储、传输和使用等各个环节缺乏统一的指导和规范，使得各医疗机构和平台在数据管理上各自为政，难以形成统一的数据标准和管理规范。其次，数据安全和隐私保护不到位也是导致数据孤岛现象的重要原因。医疗数据涉及患者隐私和医疗机密，一旦泄露将造成严重后果。因此，在数据共享的过程中，如何确保数据的安全性和隐私性成为了各医疗机构和平台必须面对的问题。再者，利益分配及权责机制不完善也是导致数据孤岛现象的一个重要原因。在数据共享的过程中，各参与方在利益分配和权责划分上存在差异，难以达成共识，导致数据共享的进程受阻。

（四）推广远程医疗面临的挑战

推广远程医疗应用面临诸多挑战。首先，各主体利润分配机制是远程医疗可持续发展的关键。由于远程医疗涉及多个主体，包括医疗机构、医疗技术人员、平台运营商等，如何公平合理地分配利润，确保各方利益得到保障，是推广远程医疗过程中不可回避的问题。其次，商业推广模式的选择也是决定远程医疗成败的重要因素。传统的医疗推广模式可能并不适用于远程医疗，因此需要探索新的商业推广模式，如利用互联网和社交媒体进行营销，提高远程医疗的知名度和接受度。再次，成本及定价管理也是远程医疗必须面对的挑战。远程医疗的运营成本相对较高，包括技术设备的投入、网络带宽的租用、医护人员的培训等。如何有效地控制成本，同时制订合理的定价策略，以确保远程医疗的经济性和可持续性，是推广远程医疗过程中必须考虑的问题。

远程医疗服务作为一种新兴的医疗服务模式，在现代医疗领域中发挥着越来越重要的作用，将会为人类健康事业带来革命性的变革。未来在推动远程医疗服务发展的过程中，需要注重技术创新与规范管理的结合，同时要加强国际合作与交流，共同推动远程医疗服务在全球范围内的普及和应用。

（五）移动医疗应用面临的挑战

随着网络用户移动终端应用的快速发展，移动医疗应用也面临着一些问题和挑战。数据安全和隐私保护是移动医疗应用需要关注的问题。用户对于自身的健康数据具有高度敏感性，必须采取严格的安全措施来保护用户健康数据的完整性和隐私性。移动医疗的准确性和可靠性是另外一个需要关注的关键问题。由于移动设备的多样性和网络环境的复杂性,如何确保移动医疗应用程序的稳定和准确运行,是移动医疗应用开发者需要重点关注的问题。此外,移动医疗和移动健康可能并不适用于所有人群,例如老年群体在移动健康和移动医疗的使用中就存在应用障碍。随着年龄的增长,老年人视听功能和认知能力逐渐下降,加上部分老年人健康信息素养较低,随着移动医疗技术和应用在老年人群中的推广,会出现一系列新的挑战。

（王辅之）

思考题

1. 什么是远程医疗?
2. 远程医疗涉及的主体、客体和服务内容有哪些?
3. 远程医疗系统的组成主要包括哪些部分?
4. 列举 1~2 个你熟悉的远程医疗系统应用场景。

第十三章
辅助卫生信息系统

随着政府职能转变的不断深化和信息化发展的不断深入，网上政务服务已经成为政府为社会和公众提供服务的重要方式，"互联网＋政务服务"正逐步成为创新政府管理和服务的新方式、新渠道、新载体。除上述公共卫生信息系统、社区卫生信息系统、医院信息系统、医疗保险管理信息系统、远程医疗系统等主要业务信息系统外，卫生行业还有很多辅助卫生行政组织及卫生文献部门开展各项业务工作的信息管理系统，逐步形成完善的医药卫生领域信息管理体系。

第一节　卫生电子政务系统

一、电子政务

电子政务是行政管理学与信息技术之间的一门交叉学科。自 20 世纪 90 年代电子政务产生于美国以来，关于电子政务的定义有很多，并且随着实践的发展而不断更新。由于电子政务多学科交叉的特点及其本质和内涵随着各国政府的改革和创新不断发展，目前电子政务尚无统一概念。联合国经济社会理事会将电子政务定义为：政府通过信息通信技术手段组织公共管理的方式，旨在提高效率，增强政府的透明度，改善财政约束，改进公共政策的质量和决策的科学性，建立良好的政府之间、政府与社会、社区以及政府与公民之间的关系，提高公共服务的质量，赢得广泛的社会参与度。从电子政务实践发展来看，电子政务是指国家机关在政务活动中，全面应用现代信息技术、网络技术以及智能技术等进行事务管理和公共服务的一种全新的管理模式。广义电子政务的范畴，应包括所有国家机构在内；狭义的电子政务主要包括直接承担管理国家公共事务、社会事务的各级行政机关。综上所述，电子政务（electronic government，E-government）是涵盖内容更加广泛的政府转变创新行动，政府通过在其管理和服务职能中运用现代信息和通信技术，实现政府组织结构和工作流程的重组优化，突破时空和部门分割的制约，全方位向社会提供优质、规范、透明的服务。

电子政务涉及的内容很多，包括政府办公自动化、政府部门间的信息共建共享、政府实时信息的发布与政务公开、各级政府间的远程视频会议、公民网上查询政府信息、在线服务、电子化民意调查和社会经济统计等。电子政务的实现使政务工作更有效、更精简、更公开、更透明，为服务对象提供更好的服务。

随着现代信息技术、数字技术和智能技术在公共管理中的广泛应用，电子政府和数字政府建设得到高度重视。"电子政府"是完善政府管理手段，开发政府管理资源，提升政府管理能力，带动国家信息化建设，进而增强国家综合实力的必由之路。"数字政府"是政府运用区块链、大数据、云计算等数字化技术，创新思维模式、组织架构、业务流程、工具手段，逐步提高政府效能，实现治理能力现代化的过程。总之，通过电子政务系统，各级主管部门利用网络系统及时了解、指导和监督管辖范围内各部门的工作，并向各部门作出相应指示。同时，在政府内部及各部门之间可以通过网络实现信息资源的共建共享，提质增效。

二、卫生电子政务

（一）卫生电子政务的含义

卫生电子政务是国家机关和政府机构利用信息技术治理医药卫生事业的全新服务模式，是我国电子政务的重要组成部分。卫生电子政务不仅是政务活动的辅助工具，更是催发政府改革的动力机制，它对建成一个高效、廉洁、公平、便民的政府运行模式，深化医药卫生体制改革具有重要意义。2003 年制定的《全国卫生信息化发展规划纲要 2003—2010 年》（卫办发〔2003〕74 号）中就已明确将卫生电子政务作为卫生信息化建设的重点建设项目，并要求各级卫生行政部门按规划纲要的要求，切实加强领导，提高认识，扎扎实实推进卫生电子政务建设。经过二十多年的卫生信息化建设与发展，卫生系统"互联网＋政务服务"不断优化，发挥着卫生健康政务服务的枢纽作用。

目前学术界对于卫生电子政务并没有一个统一的规定，但基本达成以下共识：卫生电子政务即卫生系统的电子政务，除了具有卫生系统的共性之外，还具有卫生系统自己的特性，主要体现在行为主体和政务（业务流）上。因此，卫生电子政务（health E-government）是卫生行政组织在其公共管理和对外服务过程中通过运用现代信息技术手段，实现组织机构和行政流程的优化重组，建立高效、廉洁、公平、便民的卫生行政运行模式，提升卫生行政部门的效率和效能。卫生电子政务是卫生信息化深入发展的先导，运用信息技术推进卫生行政部门办公自动化和治理体系现代化，在卫生行政部门之间、卫生行政部门与其他卫生机构之间、卫生行政部门与社会之间建立网络化信息沟通渠道，实现健康信息共建共享。

卫生电子政务属于电子政务与卫生信息化的一个交集。因此，卫生电子政务的建设既要服从电子政务建设的大局，又要符合卫生信息化建设的特点，必须与其他行业的电子政务及信息化建设同向同行。依照国家电子政务建设标准，发展卫生政务应用系统，完善各级卫生健康委员会政府网站建设，全面、准、及时地向社会公开卫生政务信息；开展各种交互式办公活动，完善卫生行政审批、行政监管和对公众服务等政务的网络应用；加快内部办公网络应用，制定相应的政策和管理制度，在各级卫生管理部门实现公文网络交换，提高效率，节约资源。

（二）卫生电子政务的功能

卫生信息化建设初期，《全国卫生信息化发展规划纲要 2003—2010 年》（卫办发〔2003〕74 号）中已明确要求，"各级卫生行政部门要根据国家电子政务建设的标准，适应政府机构改革和发展要求，以职能转变、政务公开、提高效率和服务质量为目的，加强卫生行政部门网站和数据库建设，集成和优化卫生信息网站资源，全面、准、及时地向社会公开卫生政务信息"，对卫生电子政务功能进行了基础性界定。根据《国务院关于加快推进全国一体化在线政务服务平台建设的指导意见》（国发〔2018〕27 号），作为电子政务的重要组成部分，卫生电子政务首先要具备电子政务通用性质的功能及内容，同时还要具备卫生行业特点的功能，包括向社会及其他卫生组织提供卫生信息服务、卫生行政组织内部的办公自动化、卫生行政组织与其他政府部门之间的网络互连和电子数据交换、建立卫生行政组织与人民群众的在线交流平台和交流渠道等功能。因此卫生电子政务的功能主要体现在：提升政府卫生管理和服务的效率；优化卫生资源配置；提高卫生信息透明度和公众满意度；优化医药卫生事业治理体系和治理方式。

三、卫生电子政务系统

（一）卫生电子政务系统的含义

卫生电子政务系统指利用现代信息技术进行卫生行政事务处理，主要包括卫生行政组织在开展各项业务过程中使用的各类应用软件系统及门户网站等。各类应用软件系统包括统一检索系统、决策支持系统、政务办公自动化系统、协同办公系统等内容；门户网站则是电子政务系统面向最终用户的入口，是各类用户获取所需服务的交互界面，它能迅速集成各种应用界面和分布在应用界面的分散用户，并提供个性化服务等功能。

（二）卫生电子政务系统的构成

根据我国卫生行政管理部门的组织结构和职能、卫生行政管理部门与卫生服务机构的相互关系等方面，卫生电子政务系统主要包括以下内容。

1. 健康信息管理系统　包括健康信息采集加工系统、数据仓库、信息组织系统、决策支持系统、信息服务系统等。

2. 部门内部办公平台　利用卫生行政部门内部办公业务局域网，整合各应用系统和工作流程，实现在线办公、统一审批、信息沟通和信息管理，包括公文流转管理系统、内网会议管理系统、值班管理系统、邮件系统、公共信息处理系统等。

3. 部门间业务协同平台　通过计算机网络与现代信息技术，实现与横向、纵向政府部门和卫健委直属单位的信息共享，实现通信和协同办公，包括行政审批系统、公文传输系统、视频会议系统等。

4. 门户系统　是面向社会公众的集信息发布与查询、互动交流、政务在线服务的统一政府监管与服务平台。门户系统内容相对比较庞杂，包括统一身份认证系统、内部管理系统（站点管理、子站内容采集、内容编辑、内容发布、模板管理、工作流支持、信息订阅、信息评论等）、内容分发系统、全文检索系统、通用交互系统［实现公告板系统（BBS）、网上调查等功能］、网上办事系统（包括交互信息服务系统、表单生成系统、工作流程管理系统、民意征集系统、网上申办系统、科技成果申报系统等）、信息交换系统、网站统计等内容。

（三）卫生电子政务系统的建设目标

卫生电子政务系统建设要实现以下主要目标：①采集整合各类文献信息、基础数据信息和卫生政务信息，构建知识仓库，搭建知识服务中心，为卫生行政工作人员和公众提供有价值的信息和知识；②利用自然语言处理、数据挖掘等现代信息技术，打造基于知识仓库的决策支持系统，辅助各级管理人员作出顺应其决策逻辑思维的分析和判别，加速其正确决策的过程；③建立卫生行政内部办公平台，利用内部办公业务局域网，整合各类应用系统和工作流程，实现在线办公、统一审批、信息沟通和知识管理；④建立协同办公业务平台，通过网络互联，实现与横向、纵向政府部门和直属隶属单位的信息共享、实时通信和协同办公；⑤建立门户网站，面向社会公众提供政务信息发布与查询、互动交流、政务在线服务；⑥利用统一身份认证、公共密钥基础设施、数字签名等安全机制和安全技术，构建网络安全保障体系，确保卫生系统内部网络和外部网络在安全前提下实现信息交换。

（四）卫生电子政务系统的安全

在卫生电子政务系统建设进程中，因技术等原因会出现一些新问题，尤其是系统安全问题。卫生电子政务系统的安全管理与运行不仅关系到系统内存储与传播的信息的安全，还关系到卫生电子政务系统的正常运行及日常行政管理的正常运转。因此，卫生电子政务系统的安全保障尤为重要。

影响卫生电子政务系统安全的因素来自多个方面，其中主要包括黑客入侵和犯罪、病毒泛滥和蔓延、信息间谍的潜入和窃密、网络恐怖组织的攻击和破坏、内部人员的违规和违法操作、网络系统的脆弱和瘫痪、信息产品的失控等。在卫生电子政务系统的规划和建设中必须采取安全防范措施，以防出现漏洞而系统被入侵，留下隐患。

实际上，没有绝对的安全，只有相对的安全，也没有统一的标准。对于不同地区、不同部门而言，安全发展也是不平衡的，处于不同层级的卫生电子政务系统，对安全的要求也不相同。因此对安全风险进行评估时，要在投资、收益方面做好权衡，在进行卫生电子政务安全方案设计的时候，必须根据实际应用情况，协调好安全、成本、效率三者之间的关系。

做好卫生电子政务系统的安全工作，需要着重解决好以下五个方面的问题。

1. 系统设计安全　在做好卫生电子政务系统规划的同时，必须同步做好安全系统规划，做到超前思考、长期规划、不留隐患。安全系统建设与网络建设必须同步进行。

2. 安全制度建设　安全制度的建设与执行比安全设备和技术更重要。在信息安全技术相对落后的情况下，更要充分发挥管理和制度等非技术手段的作用，加强对卫生电子政务系统的安全管理，规范卫生电子政务系统的安全使用规程，电子政务系统的安全性才能有保障。同时，在广大卫生系统员工中加强网络安全知识和相关法律知识的普及，用制度化和法治化手段保障电子政务系统的安全性。

3. 加强安全技术的自主研发　除了通过管理制度对工作人员的行为进行约束外，信息安全技术的使用是提高卫生电子政务系统安全性的另一个必要手段。拥有网络安全方面的自主知识产权和关键技术，广泛采用自有技术构建卫生电子政务系统的安全屏障，摆脱对国外技术的依赖，才有可能从根本上解决来自外部的潜在安全威胁。

4. 应急预案的制订　信息安全防不胜防，事故随时都有可能发生，必须健全卫生电子政务系统的安全管理体系和数据备份策略，在信息安全事故发生时，及时启动相应的应急响应机制，并尽快进行事故处理和灾难恢复，将损失和影响减少到最低程度，确保信息网络的数据安全和运行安全。

5. 人才队伍建设　卫生电子政务系统的应用开发、系统运行、日常维护等都与安全密不可分，组建思想素质高、业务技术精湛、作风优良可靠的内部技术人员队伍，是卫生电子政务系统安全的重要保障。

第二节　药品管理信息系统

一、国家基本药物制度与目录

（一）国家基本药物制度

基本药物制度是全球化的概念，是政府为满足人民群众的重点卫生保健需要，合理利用有限的医药卫生资源，保障人民群众用药安全、有效、合理而推行的国家药物政策。1977年，世界卫生组织首次提出了基本药物的理念，把基本药物定义为最重要的、基本的、不可缺少的、满足人民所必需的药品。目前全球已有160多个国家制定了本国的《基本药物目录》，其中105个国家制定和颁布了国家基本药物政策。我国从1979年开始引入"基本药物"的概念。我国基本药物（essential drug）是指适应基本医疗卫生需求，剂型适宜，价格合理，能够保障供应，公众可公平获得的药品。

政府举办的基层医疗卫生机构全部配备和使用基本药物，其他各类医疗机构也必须按规定使用基本药物。国家基本药物制度（national essential drug system）是为维护人民群众健康、保障公众基本用药权益而确立的一项重大国家医药卫生政策，是国家药品政策的核心和药品供应保障体系的基础，是对基本药物目录制定、生产供应、采购配送、合理使用、价格管理、支付报销、质量监管、监测评价等多个环节实施有效管理的制度，其与公共卫生、医疗服务、医疗保障体系相衔接。国家基本药物制度可以改善目前的药品供应保障体系,保障人民群众的安全用药。

国家基本药物制度是药品供应保障体系的基础,是医疗卫生领域基本公共服务的重要内容。2009 年 8 月 18 日,为保障群众基本用药、减轻医药费用负担,根据《中共中央国务院关于深化医药卫生体制改革的意见》和《国务院关于印发医药卫生体制改革近期重点实施方案(2009—2011 年)的通知》(国发〔2009〕12 号)的精神,卫生部、国家发展和改革委员会(以下简称国家发改委)等 9 部门联合发布了《关于建立国家基本药物制度的实施意见》(卫药政发〔2009〕78 号),正式启动国家基本药物制度建设工作。同时发布了《国家基本药物目录管理办法(暂行)》(卫药政发〔2009〕79 号)和《国家基本药物目录(基层医疗卫生机构配备使用部分)》(2009 版)(中华人民共和国卫生部令第 69 号),这标志着我国建立国家基本药物制度工作正式实施。《关于建立国家基本药物制度的实施意见》(卫药政发〔2009〕78 号)中明确了国家基本药物制度推进的时间表:2009 年,每个省(区、市)在 30% 的政府办城市社区卫生服务机构和县(基层医疗卫生机构)实施基本药物制度,包括实行省级集中网上公开招标采购、统一配送,全部配备使用基本药物并实现零差率销售;到 2011 年,初步建立国家基本药物制度。2013 年 3 月 13 日,卫生部发布了《国家基本药物目录(2012 年版)》(卫生部令第 93 号),自 2013 年 5 月 1 日起施行。同时废止 2009 年 8 月 18 日发布的中华人民共和国卫生部令第 69 号。2018 年 9 月 13 日,国务院办公厅《关于完善国家基本药物制度的意见》(国办发〔2018〕88 号)。为保证人民群众就医用药公平公正,医保药品目录不断调整更新。从 2018 年起,国家医保局、人力资源社会保障部每年都印发了《国家基本医疗保险、工伤保险和生育保险药品目录》。2024 年 11 月 27 日,国家医保局、人力资源社会保障部印发《国家基本医疗保险、工伤保险和生育保险药品目录(2024 年)》(医保发〔2024〕33 号),自 2025 年 1 月 1 日起正式执行,同时废止《国家基本医疗保险、工伤保险和生育保险药品目录(2023 年)》。

国家基本药物制度涉及药品的生产、供应和使用的每一个环节,是国家药物政策的核心内容,它能够促进药品获得的公平性,帮助医疗保健体系建立药品使用的优先权,通过国家基本药物目录、国家处方集、标准治疗指南等形式得到了很好的推广。基本药物制度的核心是根据确定的临床指南,使用有限数量的经仔细挑选的药品,从而得到更好的药品供应、更加合理的处方以及更低的成本。

建立国家基本药物制度,应在药品生产、流通、使用、价格管理、报销等方面完善相关制度和机制,保证群众能够获得基本用药,主要包括以下内容。

1. **完善国家基本药物目录管理**　围绕公共卫生和人民群众常见病、多发病和重点疾病,以及基本医疗卫生保健需求,积极组织开展以循证医学证据为基础的药品成本效果和药物经济学等分析评估,遴选国家基本药物,保证人民群众基本用药。

2. **建立基本药物生产供应保障机制**　加强政府宏观调控和指导,积极运用国家产业政策,引导科研机构及制药企业开发并生产疗效好、不良反应小、质量稳定、价格合理的基本药物,避免低水平重复生产和盲目生产。完善基本药物生产供应保障措施,采取各种措施,保证基本药物正常生产供应。

3. **建立基本药物集中生产配送机制**　鼓励药品生产企业按照规定采用简易包装和大包装,降低基本药物的生产成本;引导基本药物生产供应的公平有序竞争,不断提高医药产业的集中度;建立基本药物集中配送系统,减少基本药物流通环节。

4. **建立医疗机构基本药物配备和使用制度**　根据诊疗范围优先配备和使用基本药物,制订治疗指南和处方集,建立基本药物使用和合理用药监测评估制度,加强临床用药行为的监督管理,促进药品的合理使用。

5. **强化基本药物质量保障体系**　加强基本药物质量监管,强化医药企业质量安全意识,明确企业是药品质量第一责任人,督促企业完善质量管理体系,建立基本药物质量考核评估制度,严格生产经营管理,保证公众用药安全。

6. 完善基本药物支付报销机制　政府卫生投入优先用于基本药物的支付,不断扩大医疗保障覆盖范围,逐步提高基本药物的支付报销比例,提高公众对基本药物的可及性。

7. 完善基本药物的价格管理机制　完善基本药物价格形成机制,健全基本药物价格监测管理体系,降低群众负担。

（二）国家基本药物目录

《国家基本药物目录》是全民合理用药的基础,是医改的重要内容之一。基本药物制度启动实施以来,国家基本药物目录发挥了基础和龙头的作用。国家基本药物目录的制定应当与基本公共卫生服务体系、基本医疗服务体系、基本医疗保障体系相衔接。2011 年,基本药物制度初步建立,实现了政府办基层医疗卫生机构的全覆盖,形成了"有目录有制度"的格局,并带动了基层管理体制、补偿机制、人事分配、药品供应、价格机制等方面的综合改革,初步建立了维护公益性、调动积极性、保障可持续的基层医疗卫生机构运行新机制。

《国家基本药物目录》与广大民众的切身利益密切相关。国家将基本药物全部纳入基本医疗保障药品目录,报销比例明显高于非基本药物,降低个人自付比例,用经济手段引导广大群众首先使用基本药物。目录药品的配备使用结合零差率销售政策的实施,对于促进合理用药、减轻群众用药负担、建立基层运行新机制发挥了重要作用。

2018 年 9 月 30 日国家卫生健康委员会根据《国家基本药物目录管理办法》（国卫药政发〔2015〕52 号）等相关规定,有关部门对《国家基本药物目录（2012 年版）》进行了调整完善,形成并发布了《国家基本药物目录（2018 年版）》（国卫药政发〔2018〕31 号）,自 2018 年 11 月 1 日起施行。2018 年版目录是对 2012 年版目录的调整和完善,例如增加了品种数量,优化了目录结构,增加了特殊人群适宜品种和剂型等。这是全面贯彻党的十九大精神的具体实践,有利于进一步深化医改,巩固基本药物制度;有利于落实取消以药养医,健全药品供应保障制度;有利于保基本、强基层、建机制;有利于常见病、多发病、慢性疾病特别是重大疾病防治;有利于减轻群众用药负担,满足基本用药;有利于树立正确的导向,促进药品企业优化升级;有利于推动医药科技创新。

《国家基本药物目录》中的药品包括化学药品、生物制品、中成药和中药饮片等。《国家基本药物目录》中的化学药品、生物制品、中成药应当是《中华人民共和国药典》收载的,国家食品药品监管部门、原卫生部公布药品标准的品种。除急救、抢救用药外,独家生产品种纳入《国家基本药物目录》应当经过单独论证。化学药品和生物制品名称采用中文通用名称和英文国际非专利药名中表述的化学成分的部分,剂型单列;中成药采用药品通用名称。

国家基本药物工作委员会负责协调解决制定和实施国家基本药物制度过程中各个环节的相关政策问题,确定国家基本药物制度框架,确定国家基本药物目录遴选和调整的原则、范围、程序和工作方案,审核国家基本药物目录,各有关部门在职责范围内做好国家基本药物遴选调整工作。委员会由国家卫生健康委、国家发展改革委、工业和信息化部、财政部、人力资源社会保障部、商务部、国家市场监督管理总局、国家中医药管理局、总后勤部卫生部组成。办公室设在国家卫生健康委,承担国家基本药物工作委员会的日常工作。

国家基本药物遴选应当建立健全循证医学、药物经济学评价标准和工作机制,按照"防治必需、安全有效、价格合理、使用方便、中西药并重、基本保障、临床首选和基层能够配备"的原则,结合我国用药特点,参照国际经验,合理确定品种（剂型）和数量,科学合理地制定目录,接受社会监督。

国家基本药物目录在保持数量相对稳定的基础上,实行动态管理,原则上 3 年调整一次。必要时,经国家基本药物工作委员会审核同意,可适时组织调整。2015 年国家卫健委药政司组织研究修订《国家基本药物目录管理办法》(国卫药政发〔2015〕52 号)(发布),并形成《国家基本药物目录管理办法(修订草案)》。2021 年 11 月 15 日,国家卫健委发布关于就《国家基本药物目录管理办法(修订草案)》公开征求意见的公告,旨在进一步巩固国家基本药物制度,建立健全国家基本药物目录遴选调整机制。

二、药品管理信息系统

经过近年来的试点和建设,国家食品药品监督管理信息化建设已经取得一定进展。各地内外网络环境、独立的政府门户网站已经建成;特殊药品监控系统实现了相关部门信息共享,多数药品完成电子监管;搭建了综合办公平台、行政审批系统、稽查办案系统、药品流通监控系统等,相关硬件设备逐步到位;信息化建设工作稳步推进。药品管理信息系统主要包括一个数据中心、一个综合办公平台及办公自动化(OA)系统、行政审批系统、药品流通监控系统等应用系统。

（一）药品监管数据中心

药品监管数据中心为各应用系统的开发和应用奠定基础。数据中心具有先进的数据交换平台,连接到各个部门、单位,实现跨部门、跨区域信息传递和交换,形成保存、更新、分发、存证、容灾、备份等全局性政务信息服务的基础环境。将所有监管医药企业的信息分门别类、按统一规范录入数据库,实现互联互通、信息共享。

（二）综合办公平台

综合办公平台是应用系统的基础和集成框架,实现各应用系统之间数据的共享和综合利用。借助 OA 办公平台实现文电、信息、督查、会务等主要办公业务流程的电子化、网络化与无纸化。

（三）行政审批系统

行政审批系统是实现医药企业通过政府公众网站办理业务申请、查询审批进度、进行业务答疑的"一站式"服务平台。通过行政许可电子监察,健全内外监督制约机制。系统应用初期实行电子、纸质双轨制运行,逐步实现全部行政许可事项的网上受理、审批。通过行政审批后相关信息可以自动更新到数据中心,并为稽查办案系统、企业诚信管理系统提供数据支撑。

（四）药品流通监控系统

药品流通监控系统实现对药品和医疗器械流通环节进货、销售、库存数量及流向等的电子监控,为药品和医疗器械的打假、追溯、召回和应急处置提供有力的技术支撑。

（五）稽查办案系统

稽查办案系统实现药品稽查办案流程网络化,案卷制作电子化,执法监督全程透明化,数据统计分析、突发事件应急处理指挥与协调等监管业务的信息化。

（六）药品生产质量实时监控系统

药品生产质量实时监控系统监督医药企业严格按照药品生产质量管理规范(good manufacture practice, GMP)要求组织生产,重点对人员、原辅料、处方、工艺、检验、生产环境等要素实施全程网络管理,关键环节配备视频监控,确保药品生产质量安全。该系统同时为各级食品药品监督管理部门提供药品生产环节监管数据。

（七）企业诚信管理系统

企业诚信管理系统根据《药品安全信用分类管理暂行规定》(国食药监市〔2004〕454 号),从基本信息、行为记录、信用评价等方面对各类医药企业进行信用等级评定,建立企业信用档案,按信用等级实行分类管理,推动行业诚信体系建设。

(八)药品监督抽验管理系统

药品监督抽验管理系统实现从药品抽验计划发布,到实施抽样、确认后寄送药检所、药检所收样并检验等环节的信息化管理。

(九)药品生产质量管理规范/药品经营质量管理规范(GMP/GSP)认证管理系统

GMP/GSP 认证管理系统实现对医药企业 GMP/GSP 认证申请资料的网上审查、审批。系统可自动生成现场检查安排表,并按照操作规程随机抽取 GMP/GSP 认证检查员。医药企业可通过系统即时查询审批进程,通过认证审批后相关信息可以自动更新到数据库。

(十)广告查询系统

广告查询系统是药品、医疗器械、保健食品合法广告的查询平台和违法广告的曝光平台,旨在营建一个诚信的广告发布环境,探索和建立互动的广告监督机制。其长期目标是建立广告查询资料库,并实现与广告审批系统相连接。

三、药品电子监管平台

中国药品电子监管平台作为我国药品电子监管的工作平台,对药品流通各环节信息进行现代化监管。它是对药品生产、流通企业实行电子监管的信息网,是政府监管部门实施电子监管的手段和工具,是搭建在公共信息服务平台上的无缝覆盖的网络系统。

国家市场监督管理总局(以下简称"国家局")负责药品电子监管平台药品品种信息的维护与更新,检查督促省级药品监督管理部门(以下简称"省局")对辖区内药品电子监管网的日常监督管理和预警信息处理工作,并对重大预警事件提出处理指导意见。省局负责辖区内药品生产、经营企业基础信息的维护与更新,检查督促下级药品监督管理部门对辖区内预警信息的处理,发生重大预警事件时书面报告国家局。对药品生产、经营企业未按照相关规范和流程使用电子监管网报送相关信息,造成相关业务数据异常的,省局应责令企业整改,必要时进行现场检查,督促整改。

根据总体设计、分步实施的原则,国家局将分类、分批对药品实施电子监管。原国家食品药品监督管理局发布了《关于实施药品电子监管工作有关问题的通知》(国食药监办〔2008〕165 号),通知附件中公布了《入网药品目录》,并将已批准注册的药品纳入药品电子监管。凡生产、经营《入网药品目录》中产品的企业,必须在规定的时间内加入药品电子监管网。《入网药品目录》中的品种在上市前必须在产品最小销售包装上加贴统一标识的药品监管码。

(一)建设历程

药品电子监管系统是针对药品在生产及流通过程中的状态监管,实现监管部门及生产企业产品的追溯和管理,维护药品生产商及消费者的合法权益。目的是依靠覆盖全国的国家药监网平台完成产品状态查询、追溯和管理功能。从生产出厂、流通、运输、存储直至配送给医疗机构的全过程都在药品监管部门的监控之下。实时查询每一盒、每一箱、每一批药品的生产、经营、库存以及流向情况,遇到问题时可以迅速追溯和召回,实现信息预警以及终端移动执法。药品监管和稽查人员可以通过移动执法系统,通过上网或通过手机便利地在现场进行稽查。2006 年,为加强药品电子监管工作,提高公众用药安全水平,实现药品全品种、全过程监管,国家食品药品监督管理局开始实施药品电子监管工作。2007 年 11 月 1 日起,麻醉药品、第一类精神药品制剂、小包装原料药被全部纳入电子监管。2008 年 11 月 1 日起,第二类精神药品、中药注射剂、血液制品、疫苗被全部纳入电子监管。2010 年 6 月 17 日，国家食品药品监督管理局发布了《关于基本药物进行全品种电子监管工作的通知》（国食药监办〔2010〕194 号），要求凡生产基本药物品种的中标企业，要在 2011 年 3 月 31 日前加入药品电子监管网，按规定做好赋码、核注核销和企业自身预警处理的准备工作。2010 年 11 月 19 日，《建立和规范政府办基层医疗卫生机构基本药物采购机制的指导意见》（国办发〔2010〕56 号）发布后，各省不得采购未入药品电子监管网及未使用基本药物信息条形码统一标识的企业供应的基本药物。2012 年 2 月底前，国家基本药品全品种全部被纳入电子监管。2015 年 1 月 4 日，国家食品药品监督管理总局发布公告，要求在 2015 年 12 月 31 日前将境内药品制剂生产企业、进口药品制药厂商全部纳入中国药品电子监管网。同时，所有药品批发、零售企业必须全部入网。至此，中国所有药品全部被纳入电子监管范围。2016 年 2 月 20 日，国家食品药品监督管理总局宣布暂停药品电子监管，并就《药品经营质量管理规范》修改版征求意见。2016 年 2 月 29 日，企业开始承担起建设产品追溯体系的主体责任，任何政策措施的制定都要充分考虑其经济性、有效性、公平性和合法性，要充分听取社会各界的意见，取得监管对象的理解、配合和支持。

2018 年 9 月，《关于药品信息化追溯体系建设的指导意见》（国药监药管〔2018〕35 号）明确药品上市许可持有人、药品生产企业、药品经营企业和医疗机构应承担相应的药品信息化追溯主体责任。2021 年 3 月，国药监综药管〔2021〕25 号文件要求，药品电子监管码全面赋码，药品上市许可持有人、药品生产企业、药品经营企业和医疗机构要加快药品追溯体系建设。自 2022 年 6 月 30 日前实现全品种全过程药品电子追溯。2022 年 10 月 31 日，国家药监局发布了《国家药监局综合司关于国家药监局批准药品电子注册证统一使用"国家药品监督管理局药品注册专用章"电子印章有关事宜的通知》（药监综药注函〔2022〕609 号）。根据国家药监局发布的《国家药监局关于发放药品电子注册证的公告》（2022 年第 83 号），自 2022 年 11 月 1 日起，国家药监局批准的药品电子注册证统一使用"国家药品监督管理局药品注册专用章"电子印章。

2023 年 11 月 10 日，为贯彻落实《国务院办公厅关于加快推进电子证照扩大应用领域和全国互通互认的意见》（国办发〔2022〕3 号），推动电子证照全国互通互认，全国一体化政务服务平台药品监管电子证照工程标准已发布 35 项，实现药品监管证照发证清单标准"全覆盖"。

（二）监管原理

1. **监管码**　中国药品电子监管网每件药品最小销售包装上赋唯一的监管码。监管码是 20 位数字码，并与国家 14 位药品本位码关联，具有唯一性，支持变码印刷，并提供监管码标签，或者药品外包装上直接印刷监管码的解决方案。

2. **关联关系**　中国药品电子监管网监管原理的关联关系中包括为药品不同包装之间监管码的关联数据以及药品的生产数据（药品名称、剂型、规格、批准文号、产品批号、生产日期、生产线等其他信息）。

3. **监管码激活**　生产企业下载的监管码处于未激活状态，此时监管码没有存储相应的药品生产信息。如果查询未激活监管码，系统提示不存在。企业可以通过上传监管码与药品的关联关系文件来激活监管码。激活监管码后，监管码就记录了药品的生产以及包装信息，即可被查询或者核注核销。

4. **全程核注核销**　药品入库时，需要扫描药品包装上的监管码，并将入库药品监管码上传至监管网平台，为核注。反之，出库同样操作为核销。药品流通过程中的生产企业、经营企业、使用单位都需要进行药品的核注核销，并上传到中国药品电子监管平台，形成药品生产、流通、使用的闭环监管。监管网在此基础上为政府部门提供监管功能。图 13-1 是药品电子监管系统的运行模式。

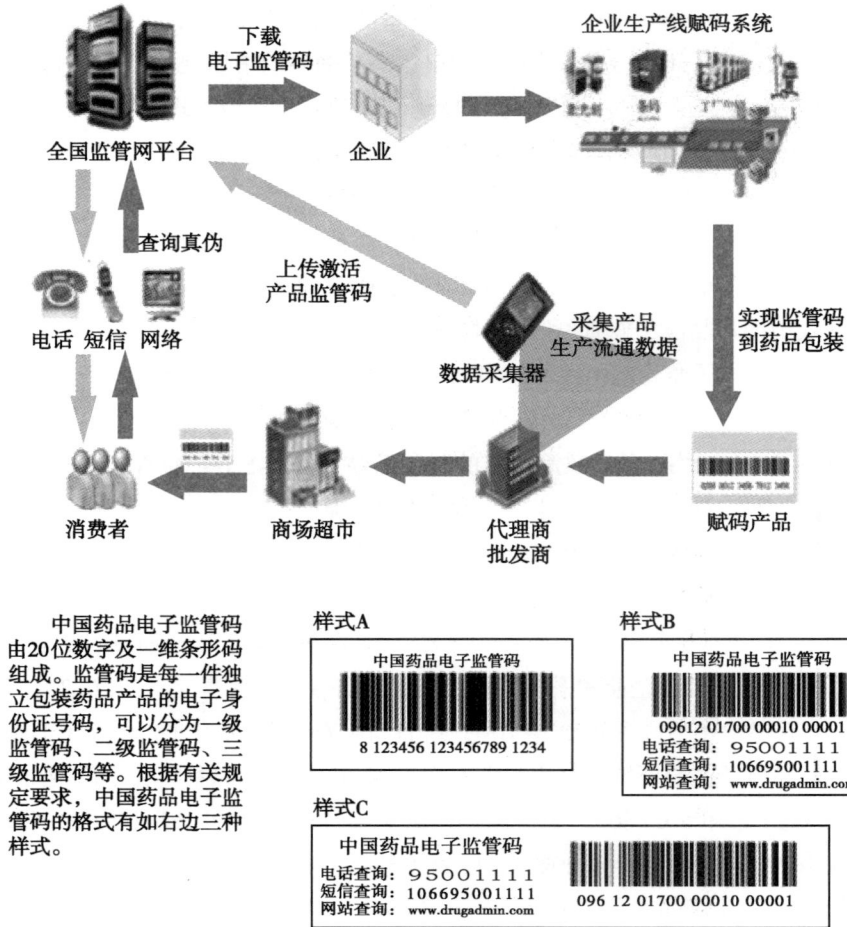

图13-1　药品电子监管系统运行模式

中国药品电子监管码由20位数字及一维条形码组成。监管码是每一件独立包装药品产品的电子身份证号码，可以分为一级监管码、二级监管码、三级监管码等。根据有关规定要求，中国药品电子监管码的格式有如右边三种样式。

（三）药品电子监管平台功能

药品电子监管平台的功能包括入网管理、药品信息管理、药品流向与追溯、药品召回、统计报表、库存报表、预警管理、账户管理，页面展现（图13-2）。

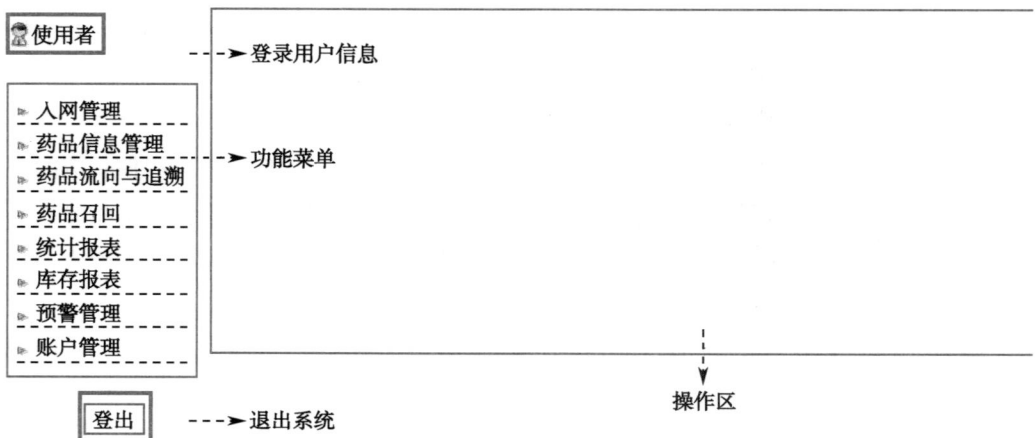

图13-2　药品电子监管平台功能

第三节 卫生监督信息系统

一、卫生监督概述

（一）卫生监督的含义

卫生监督（health supervision）是政府有关行政部门依据卫生法律法规对个人、法人或者其他组织从事与卫生有关事项的许可，对执行卫生法律规范的情况进行监督检查，并对其行为作出处理的行政执法活动。卫生监督的目的是行使国家卫生健康职能，实现国家对社会卫生健康事务的行政管理，保护人民健康。卫生监督的重点是保障各种社会活动中正常的卫生秩序，预防和控制疾病的发生和流行，保护公民的健康权益。卫生监督的主要职责是：依法监督管理食品、化妆品、消毒产品、生活饮用水及涉及饮用水卫生安全的产品；依法监督管理公共场所、职业、放射、学校卫生等工作；依法监督传染病防治工作；依法监督医疗机构和采供血机构及其执业人员的执业活动，整顿和规范医疗服务市场，打击非法行医和非法采供血行为；承担法律法规规定的其他职责。

（二）卫生监督基本内容

1. 医疗机构卫生监督　主要包括医疗机构执业监督、医疗执业人员监督、医疗专项技术服务临床应用的卫生监督、医疗废物卫生监督等内容。

2. 医疗安全监督　主要包括医疗机构用药监督、医疗文书书写监督、临床用血监督、医疗器械和器材使用监督等内容。

3. 传染病防治监督　主要包括传染病预防与控制的卫生监督、传染病疫情报告的卫生监督、消毒隔离及实验室生物安全的卫生监督等内容。

4. 国境卫生检疫监督　主要包括出入境检疫、国境口岸卫生监督、传染病监测等内容。

5. 职业卫生监督　主要包括前期预防的职业卫生监督、劳动过程中的职业卫生监督、职业健康监护监督、职业病诊断与职业病患者保障监督、职业病危害事故监督等内容。

6. 放射卫生监督　主要包括放射诊疗机构建设项目的预防性卫生监督、医疗机构放射诊疗许可、放射诊疗机构的经常性卫生监督、医疗机构放射工作人员职业健康监护监督、放射性核素的卫生监督、放射装置的卫生监督、含有（伴生）放射性产品与防护器材的卫生监督、放射事故的卫生监督等内容。

7. 学校与托幼机构卫生监督　主要包括学校预防性卫生监督、学校经常性卫生监督、托幼机构卫生监督等内容。

8. 公共卫生监督　主要包括公共场所卫生监督、特定场所卫生监督等内容。

9. 食品安全监督　主要包括食品生产经营的监督、餐饮业的食品安全监督、特殊食品的监督、食品安全风险监测与评估等内容。

10. 药事管理监督　主要包括药品生产监督、药品经营监督、药品流通监督、药品进出口监督、特殊药品监督、医疗机构药品监督等内容。

11. 化妆品卫生监督　主要包括化妆品生产企业卫生监督、化妆品经营的卫生监督、特殊用途化妆品及进口化妆品的卫生监督等内容。

12. 健康相关产品卫生监督　主要包括生活饮用水卫生监督、涉及饮用水卫生安全产品卫生监督、血液及血液制品卫生监督、消毒产品及消毒的卫生监督等内容。

二、卫生监督主体

（一）卫生监督主体的定义

卫生监督主体（health supervision subject）指享有国家卫生监督权力，能以自己的名义从事卫生监督活动，并对行为后果独立承担法律责任的组织，包括各类卫生监督机关以及法律、法规授权组织。卫生监督主体是国家行使卫生监督管理职能、实现卫生立法目的的组织基础。卫生法律法规能否得到切实的实施，主要取决于卫生监督主体的有效活动。

（二）卫生监督主体的组成

根据我国卫生法律、法规的规定，我国卫生监督主体由两大类组成，即卫生监督行政机关和法律、法规授权组织。

1. 卫生监督行政机关（health supervision administrative organization）　是指依据国家法律的规定而设置的行使国家卫生监督管理职能的国家机关，主要包括各级人民政府的卫生健康、市场监督管理、海关、中医药管理、医疗保障等行政部门。根据我国卫生法律及卫生行政法规的规定，卫生监督行政机关主要有卫生行政机关、药品监督管理机关、中医药管理机关、质量监督检验检疫机关、安全生产监督管理机关、工商行政机关等。

（1）卫生行政机关：是各级人民政府的组成部分，是代表国家行使卫生行政权，管理社会公共卫生事务的机关。

（2）药品监督管理机关：国家药品监督管理局及地方药品监督管理机构是我国专门的药品监督管理机关，负责对药品，包括医疗器械、卫生材料和医药包装材料的研究、生产、流通、使用等进行行政监督和技术监督管理。

（3）中医药管理机关：国家中医药管理局及各级地方人民政府中医药管理部门是各级政府管理中医药行业的行政机关，其中国家中医药管理局隶属于国家卫生健康委员会，地方各级中医药管理部门或独立设置，或隶属于地方各级卫生健康行政部门。

（4）质量监督检验检疫机关：包括国家市场监督管理总局、省（自治区、直辖市）出入境检验检疫局及分支局和办事处、省（自治区、直辖市）质量技术监督局及下设的行政管理部门。

（5）安全生产监督管理机关：包括中华人民共和国应急管理部及省（自治区、直辖市）、地市、县（县级市、区、旗）各级安全生产监督管理部门。

（6）工商行政管理机关：包括国家市场监督管理总局及省（自治区、直辖市）、地（市）、县（县级市、区、旗）市场监督管理局。

2. 法律、法规授权组织（organization authorized by laws and regulations）　是指依法律、法规授权而能够以自己的名义行使特定行政职能的行政机关以外的社会组织。一般来说，卫生监督职能是国家行政管理职能的一种，属于国家行政管理的一部分，国家卫生立法一般将相应的卫生监督职权授予国家行政机关。在我国的立法中，因考虑到各种因素，有的卫生法律、法规也将特定的卫生监督权授权于国家卫生监督行政机关以外的社会组织。这些组织基于卫生法律、法规的授权，拥有特定的卫生监督管理权，成为卫生监督主体，构成我国卫生监督体系的组成部分之一。大致包括以下两类。

（1）社会组织、团体：如工会、共青团、妇联、医学会、医师协会、残疾人联合会等，它们依照卫生法律、法规的授权管理本行业广泛的行政事务。如《医疗事故处理条例》（中华人民共和国国务院令第 351 号）将医疗事故的鉴定权授予医学会。在国外，医师协会不仅行使确认医师资格、颁发证照的职权,而且可对组织成员的执业违法行为实施处罚、制裁等措施。

(2)企事业单位:主要是行政管理相对人,但在特定情况下,卫生法律、法规也可以授权其行使一定的卫生行政管理职能,使其成为卫生监督主体。如 1987 年国务院制定的《公共场所卫生管理条例》(国发〔 1987〕24 号)将公共场所卫生监督管理权授予了各级卫生防疫站。一些部门、企业(铁路、民航等交通部门)在卫生法律、法规的授权下设立卫生机构,依法从事本系统的卫生监督工作。

三、卫生监督信息系统概述

(一)卫生监督信息系统的含义

卫生监督信息系统(health supervision information system)是指利用计算机技术和网络通信技术,对在履行卫生监督职责各阶段中产生的数据进行采集、存储、处理、提取、传输、汇总、加工,生成各种信息,从而为卫生监督管理的整体运行提供全面的、信息化的、规范化管理的信息系统。建设卫生监督信息系统是各地卫生监督信息化建设最为重要的内容之一,它将按属地范围的应用要求,实现本地的卫生监督行政和业务管理工作的全部自动化处理,由许多个应用软件系统组成,是多个本地信息软件系统功能的集成。通过卫生监督管理信息系统使各地区、各单位之间形成规范、完善的信息数据的采集、交换、发布、分散,卫生执法监督相关信息实现整合、交换和共享,充分利用各单位网络硬、软件系统建设资金和信息资源,使卫生执法监督相关人员和社会公众更加方便、快捷地获取及时、全面、可靠的信息数据,有效提高卫生执法监督的工作效率和监管力度。

(二)卫生监督信息系统的架构

卫生监督信息系统的架构主要包括卫生监督信息网络平台、卫生监督业务应用系统、食品安全综合协调信息发布平台等。

1. 卫生监督信息网络平台 是卫生监督信息的数据传输和数据交换的基础平台,是保证各级卫生监督信息准确、及时地采集、存储和传输(上报、反馈、发布)的基础。

2. 卫生监督业务应用系统 主要包括卫生监督信息报告系统、卫生行政许可审批系统、卫生监督检查和行政处罚系统三个应用系统。

(1)卫生监督信息报告系统:建立国家与各级卫生监督机构之间的信息传递渠道,形成全国的卫生监督信息报告网络,实现卫生监督信息报告方式的信息化管理,建立全国的卫生监督信息数据库。系统采用混合式部署(部分集中、部分分布),实现数据的同步更新和交换,区县、地市将个案信息卡数据填报到上级信息平台,经上级机构审核后信息生效。通过权限管理,实现对各级机构及业务人员的操作控制,各级用户只拥有对本地区数据操作的权限。系统使用范围为全国各级卫生监督机构。同时,系统能够实现与各地业务系统的集成,信息卡中的管理相对人信息可以直接从相应的业务系统提取。

1)主要功能:图 13-3 是卫生监督信息报告系统主要功能。

功能说明:①信息卡上报功能,通过 web 方式直接将信息卡填报到本级或上级数据中心,还包括数据的导入、导出、备份及恢复;②信息卡管理功能,使各级监督机构实现信息卡的有效管理;③汇总表上报功能,通过 web 方式直接将汇总表填报到本级或上级数据中心,还包括数据的导入、导出、备份及恢复;④汇总表管理功能,可从各级监督机构汇总信息卡,得到汇总表信息;⑤自定义报表系统,可以自主添加专项检查、专项整治和专项调查等报表;⑥机构管理功能,包括添加机构、修改机构信息、删除机构;⑦用户管理功能,包括用户登录、用户注销、新增用户、修改用户信息及删除用户;⑧权限管理功能,国家—省—市—县逐级管理,实现权限分级控制;⑨系统管理功能,包

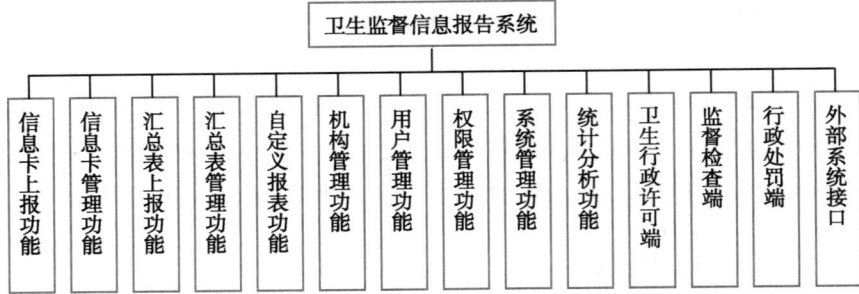

图 13-3　卫生监督信息报告系统主要功能示意图

括系统初始化、系统退出、参数配置和权限管理；⑩统计分析功能，对各地上报的数据按决策要求进行统计分析，并生成图表（饼图、柱形图、折线图等），以提供决策依据；⑪卫生行政许可端，提供卫生行政许可的相关信息内容录入及许可证打印的卫生行政许可系统程序；⑫监督检查端，提供日常监督检查相关信息内容录入程序；⑬行政处罚端，提供行政处罚的相关信息内容录入及执法文书打印的系统程序；⑭外部系统接口，提供与外部其他系统的接口，随着其他系统（如卫生行政许可审批系统、卫生监督检查和行政处罚系统等）的建立而取消手工录入，自动完成填报功能。

2）业务流程：通过卫生监督信息网络，将被监督单位的基本情况、卫生监督执法行政处罚情况、卫生监督机构及队伍建设情况等信息，逐级记录和审定，个案信息卡网上直报，各级卫生监督机构都可进行汇总（图 13-4），为各级卫生行政部门和领导提供卫生监督决策参考和依据。

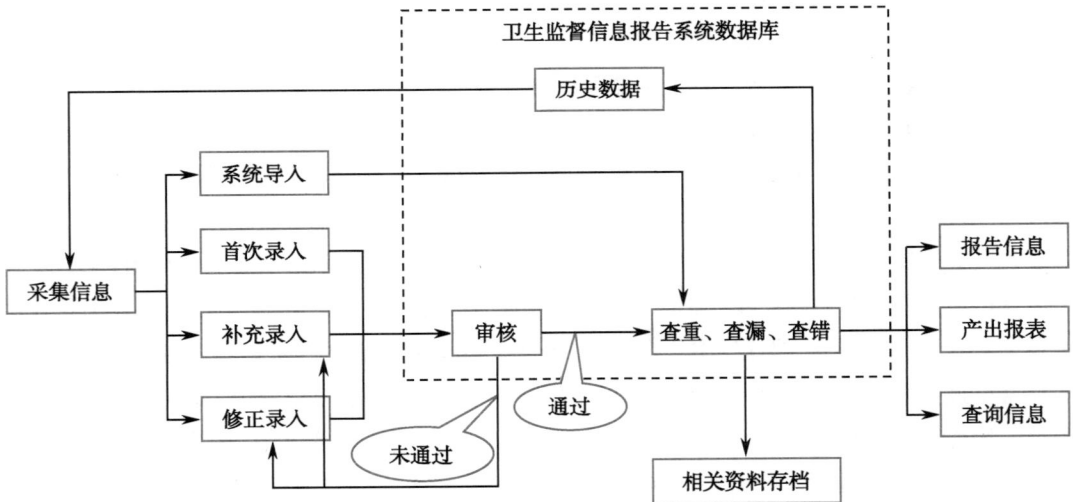

图 13-4　卫生监督信息报告业务工作流程图

（2）卫生行政许可审批系统：是对卫生许可管理相对人信息进行建档，通过档案的建立对管理相对人的信息进行统计汇总，准确地提供管理相对人的统计数据，同时可以为本级卫生监督机构提供一种信息化的相对人基本档案管理手段，提高工作的效率以及准确性、科学性，更好地为管理相对人和公众服务。行政管理相对人又称行政相对人。相对人是法律规定的必须接受行政机关管理的所有组织和个人，是行政法律关系的主体或当事人之一，是行政权力的享受者和行政义务的承担者。接受管理的组织也称被监督单位。例如，在卫生监督管理关系中，卫生监督管理机关是行政主体，食品生产、经营、使用单位就是行政管理相对人。卫生监督管理相对人的基本信息是卫生监督工作的基础,卫生监督的所有业务都是围绕着管理相对人展开的,如日常监督、专项监督和抽检等。

卫生监督业务涉及食品、公共场所、化妆品、饮用水、放射卫生、医疗机构、职业卫生等多个专业,共 39 项许可,管理相对人的数量大,大部分专业需要每年或两年就对管理相对人的基本档案进行一次审核,工作量大。通过该系统为基层卫生监督机构提供一套信息化管理工具,建立被监督对象基本档案库,实现许可证的打印发放和管理相对人基本信息的自动化管理,同时为卫生监督统计报告卡系统提供真实可靠的被监督单位基本信息,实现被监督单位基本信息的自动上报。

卫生行政许可审批系统主要功能为卫生许可受理与审核管理、卫生许可证发放管理、相对人信息管理、查询统计、统计报表、系统管理。系统能够与卫生监督信息报告系统的数据接口,提供被监督单位基本信息,从而从业务系统产生信息报告系统所需要的基本数据,形成卫生监督基本信息互通平台。

(3)卫生监督检查和行政处罚系统:是供卫生监督人员使用的卫生监督检查和行政处罚管理信息系统,涵盖食品卫生、化妆品卫生、公共场所、生活饮用水、职业卫生、学校卫生、传染病与消毒、医疗机构、血液管理、放射卫生、母婴保健等卫生监督专业领域,用于规范日常卫生监督(预防性卫生监督、经常性卫生监督)检查工作,采集、处理各类日常监督、监测、处罚信息,出具执法文书,对日常卫生监督、行政处罚工作进行动态管理。系统支持采用手持执法设备或笔记本电脑和便携打印机进行现场执法。系统具有以下功能。

1)管理相对人档案查询:通过对卫生监督管理相对人基本档案数据库的查询,实现卫生监督员在监督工作中对管理相对人档案资料的掌握。

2)执法标准管理:实现卫生监督检查和行政处罚业务执法标准的规范化、模板化管理,通过卫生监督规范用语、监督检查表等手段实现卫生监督执法标准的规范化。支持对监督检查表、规范用语的查询、增加、删除、修改、作废等管理功能。

3)执法任务下达:支持通过任务下达的方式,实现监督任务的层层下达和分配,任务接收人可通过系统获得须执行的任务内容。

4)现场监督检查:到现场监督检查时,支持通过在线或离线方式按照执法标准规范将监督检查结果输入系统,并可现场打印出监督文书和进行简易程序的处罚。对于不具备现场执法设备使用条件的地区,可将监督结果以日志的形式输入系统。

5)行政处罚:对于监督检查中发现违法的,在实施处罚过程中,能根据业务办理需要从相关的监督记录中自动关联并显示管理相对人信息、违法行为信息等。实现全部卫生行政处罚文书的制作以及简单的审批流程管理,各种文书间同类项目要求系统可以自动生成。

6)查询统计:根据单个或多个项目组合查询出监督或处罚结果信息。对于统计汇总表采用一览表方式进行显示,如果存在同业务的关联关系,须支持与详细业务的关联查询,但同时要考虑控制数据权限。

7)文书打印:符合《卫生行政执法文书规范》的卫生监督执法文书自动生成功能,多份文书通用的元素会自动套用。

8)信息卡生成:案件在结案后,能生成相关的卫生监督信息报告卡并实现上报功能。

3. 食品安全综合协调信息发布平台　建设以国家卫健委网站为基础,整合分散在各部门、各环节的食品安全信息,扩展信息发布渠道,协调建立部门间信息沟通平台,实现信息的互联互通、资源共享。

卫生监督信息系统建设是一个庞大的系统工程,随着社会的发展和改革的深入,它的内容和目标还将与时俱进,不断地扩充和更新。

第四节　卫生文献管理系统

一、概述

（一）卫生文献概述

1. 卫生文献的定义　文献是用文字、图形、符号、声频、视频等技术手段记录人类知识的一种载体，不仅包括各种图书和期刊，而且包括会议文献、科技报告、专利文献、学位论文、科技档案等各种类型的出版物，甚至包括用声音、图像以及其他手段记录知识的全部现代出版物。卫生文献则是其中与卫生与健康事业相关的各种类型的文献。卫生文献是对卫生与健康领域研究成果的有效记录，也是对卫生及健康知识的公开展示。

2. 卫生文献的类型　依据不同的标准，卫生文献可分为多种类型。常见的划分标准有按照记录方式和载体类型、出版类型两种。

按记录方式和载体类型，卫生文献可分为纸介型和电子型。纸介型主要指以书写或印刷方式将信息记录在纸质载体上的文献；电子型指以数字代码方式将图、文、声、像等信息存储在磁光电介质上，通过计算机或具有类似功能的设备阅读使用，用以表达思想、普及知识和积累文化，并可复制发行的大众传播媒体，可细分为缩微型、声像型、多媒体型、网络型等类型。

按出版类型，卫生文献一般分为十大类：图书、期刊、会议文献、科技报告、专利文献、标准文献、学位论文、产品技术资料、技术档案、政府出版物。

（二）卫生文献管理系统的含义与构成

1. 卫生文献管理系统的含义　文献管理系统是一种让用户对各类型文献信息进行收集、存储、检索、传输以及按照不同格式进行输入输出的工具，如汇文文献信息服务系统、图书馆自动化集成系统（Aleph 500 系统）、EndNote、NoteExpress。卫生文献管理系统是文献管理系统在医药卫生行业的应用及专业化，系统管理对象主要为卫生文献。建立卫生文献管理系统的目的在于利用计算机及网络为卫生与健康领域相关部门开展业务工作、进行科研和教学提供方便快捷的卫生文献信息服务。

2. 卫生文献管理系统构成

（1）卫生文献服务流程：构建卫生文献管理系统的主要目的是辅助卫生文献部门开展各项业务工作，为用户提供方便快捷的文献信息服务。因此，卫生文献管理系统的建设必须建立在充分分析卫生文献服务业务工作的基础上才能顺利进行。卫生文献服务工作业务流程（图 13-5）主要体现在对卫生文献信息的采集、加工、处理等操作过程上，表现为卫生文献信息资源的有序流动。

1）信息采集：采集对象包括纸介型文献信息和电子型文献信息。纸介型文献信息采集是根据文献部门收藏原则及采集标准，通过选购、邮购、交换、征集等多种方式，有计划地采集纸介型文献

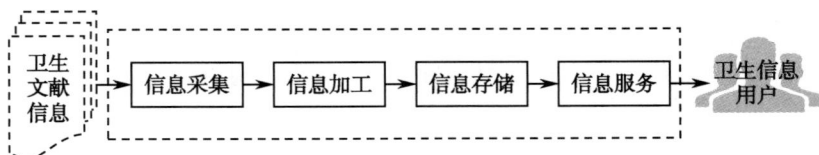

图 13-5　卫生文献服务工作流程图

信息资源的过程；电子型文献信息采集是网络环境下载体形式的多样化和信息量的激增而逐渐发展起来的一种新的信息采集形式，其主要工作是根据文献部门自身的情况选择适当的数字资源，为读者提供电子借阅和信息资源共享。

2）信息加工：主要指按照一定的规则，对采集到的文献关键信息进行筛选、描述、标引等工作，并组织成有序的可供检索的目录。

3）信息存储：包括信息的存储和空间的分配，是采集和加工后的文献，根据内容性质、特点、形式、用户习惯及物理空间、网络空间等因素系统地划分和组织，以便收藏利用。

4）信息服务：是以用户为直接服务对象，以用户信息需求为中心展开的各种信息服务，包括借阅服务、电子信息检索与传递服务、知识服务等。

（2）卫生文献管理系统结构：卫生文献部门因不同业务工作而拥有不同特点的文献管理系统，系统构成划分不一、模块名称各异，但都离不开文献信息采集、文献信息加工、文献信息服务这三个基本的组成部分。这三个子系统前后衔接且循环往复运作，最终目的是为卫生信息用户提供所需的文献信息。

1）文献信息采集子系统：文献管理系统是一个庞大的信息系统，而作为一个信息系统，首当其冲的问题就是信息的采集。文献信息采集子系统是文献管理系统得以生存的起点，是建立文献管理系统最为基础的一项实践活动，其最终目的是以多种形式为系统输入足够的文献信息，为文献信息加工奠定基础，并为将来满足用户信息需求创造最佳机会。

2）文献信息加工子系统：是文献管理系统的中间环节，也是文献管理系统存在的根基。文献信息加工是文献信息有序化的重要过程。在这一过程中，工作人员根据不同文献工作（包括图书、情报、档案等）的特点，将采集到的处于无序状态的各类型文献信息进行科学揭示与排列，建立文献间的关联，实现文献信息的系统化与有序化，提供一个能记录、凭证和诠释社会历史的文献与知识系统。

3）文献信息服务子系统：是处于文献管理系统末端的子系统，它是建立在文献信息采集和文献信息加工子系统之上，为用户提供文献信息服务的子系统，即在文献信息采集阶段汇集了大量的文献信息，这些文献信息在加工阶段被有序化，最终在文献信息服务阶段输出。文献信息服务子系统是文献管理系统中与用户相互关联的业务环节。用户通过这一环节来接触文献管理系统，检索和获取所需的文献信息，检验文献管理系统的业务质量和工作效率。文献管理系统通过这一环节将系统中的文献信息输出，实现其社会功能，向社会展现其存在意义和作用。

（三）卫生文献管理系统案例

1. 汇文文献信息服务系统（Libsys）　主要包括采访、编目、典藏、流通、连续出版物、统计、系统管理、联机公共目录检索系统（online public access catalog, OPAC）、应用服务系统等模块，可广泛满足大、中、小各种类型的图书馆、信息中心、文献信息服务机构及地区性或行业性文献信息资源共享中心等的应用需求；采用分馆、总馆、地区中心三层网络体系结构模式，采用大型 Oracle 关系数据库管理系统，使用 VB、VC、JAVA 等开发工具研制而成；可实现网上预约、续借、异地委托借阅，提供定题、专题、全文链接等信息的个性化推送服务，支持地区性的网络馆际互借服务，支持第三方自助式借阅终端，支持一卡通，实现借阅服务解决方案等网络化、数字化、专业化的业务服务。

2. 图书馆自动化集成系统　Aleph 500 系统是一套图书馆自动化集成管理系统。该系统以 Oracle 数据库为后台，已完全支持 Unicode 字符集、支持 XML 管理报告以及连接到其他顶层应用系统的 API，是图书馆自动化领域的先锋。当前，全球有 2 300 多个机构在使用 Aleph 系统。系统主要模块包括 web OPAC、编目、采访（连续出版物）、流通、馆际互借等，附加模块包括 Aleph 数字资源模块（ADAM）、Aleph 报表中心（ARC）、馆际互借（ILL）、媒体预订、联合目录等。系统具有灵活性、易用性、个性化、开放性、可靠性、多语种的特点。

3. 移动图书馆与知识发现系统

（1）移动图书馆：专门为各图书馆制作的专业移动阅读平台，使用户可在手机、平板电脑等手持移动终端设备上自助完成个人借阅查询、馆藏查阅、图书馆最新咨询浏览，同时拥有超过百万册电子图书、海量报纸文章以及中外文献元数据供用户自由选择，为用户提供方便快捷的移动阅读服务。移动图书馆实现的功能主要包括：在线一站式检索图书馆书、刊、论文等文献信息的功能；解决馆藏资源与未纳入馆藏资源的获取问题；个性化服务体验；信息发布。

（2）知识发现系统：以数以十亿海量元数据为基础，利用数据仓储、资源整合、知识挖掘、数据分析、文献计量学模型等相关技术，较好地解决了复杂异构数据库群的集成集合，通过分类聚类、引文分析、知识关联分析等实现高价值学术文献发现、纵横结合的深度知识挖掘、可视化的全方位知识关联。其宗旨在于打破以往的书刊目录发现和部分文献全文发现，为读者提供中外文资源的知识挖掘与情报分析、外文资源引证分析，以及用于分析比较的知识发现系统。

知识发现系统主要功能模块有中外文引文分析、中外文学术源流、中外文知识关联与生长方向分析、可视化、智能辅助、社会化分享与学习空间。

此外，系统还具有分类统计、精准搜索等功能，并且可以根据用户的不同需要，为读者提供结果输出功能，方便获取结果的再次使用。

4. 数字档案馆系统（electronic services-open archivalinformation system，ES-OAIS）　是档案管理软件（图 13-6）。该系统是参照开放档案信息系统（OAIS）参考模型设计、基于 J2EE 平台开发的全 B/S 结构的数字档案馆系统。通过强大的工作流引擎和即时消息服务实现档案收集、利用的在线审批业务流程，对档案的收集、整理、移交、归档、统计和利用等进行全过程信息化管理。采用 B/S

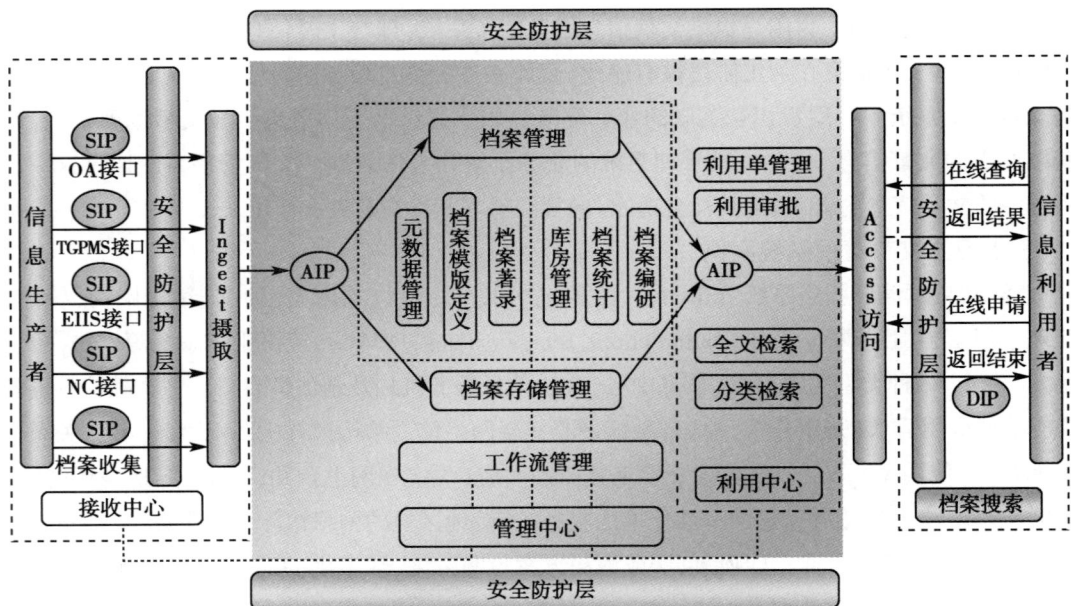

图 13-6　数字档案馆系统功能模型图
SIP. 提交信息包；AIP. 档案信息包；DIP. 分发信息包。

结构和分级授权管理,可以满足不同地域档案的集中式或分布式规范化管理,并且通过系统提供的元数据策略及电子文件完整性校验策略,可确保电子文件的长期保存与利用;系统提供多种检索途径,用户可快捷地进行档案信息查询。

二、EndNote

EndNote 软件是一款文献管理软件,集文献检索、文摘、全文管理及文献共享等功能于一体,主要用于帮助用户高效地管理、组织和引用文献。以 EndNote X20 为例,其界面主要由菜单栏、工具栏、组面板、搜索面板、文献列表面板组成,主要功能介绍如下。

1. 文献管理　可以导入、管理和分类各种文献,如期刊文章、书籍、报告等。同时可将 EndNote 数据库内的文献信息与本地的文献全文图、表,或网上的 PDF 全文建立链接,便于阅读和管理。

2. 文献引用　通过与 Word 的无缝衔接,在用 Word 撰写论文时,在文内插入需要的参考文献,在文末自动生成符合杂志要求的参考文献清单,可轻松实现对参考文献的修改,如增加、删除、变更顺序等。

3. 文献搜索与阅读　内置多个数据库,可以搜索、获取并标记文献信息。

4. 文献格式　提供多种文献格式,可根据不同的学术要求进行格式化。

5. 数据备份　可以定期备份文献库,防止数据丢失。

6. 文献导出　可以将文献库导出为各种格式,如 RIS、BibTeX 等。

三、NoteExpress

NoteExpress 是一款文献管理与检索系统,功能包含"知识采集、挖掘、管理、应用"的知识管理的所有环节。以 NoteExpress4.0 为例,NoteExpress 的工作界面有文件夹栏、标签云、工具栏、题录列表栏、题录预览栏,其中文件夹栏主要功能包括题录采集、题录管理、题录使用、笔记功能。

（一）创建数据库

NoteExpress 数据库是以题录为核心进行管理使用的。安装后需要新建数据库,对数据库进行命名并选择存储位置建立题录数据库。导入题录的方式主要有本地导入、手动导入、批量导入、快捷导入、文献 DOI 导入、在线检索并导入、网站导入。

（二）数据库管理

1. 数据库维护　删除重复题录:确保数据库的准确性和减少存储空间的浪费;题录信息更新:保持题录信息的时效性和准确性,支持手动、自动及智能更新;回收站管理:临时存储已删除条目,支持恢复或永久删除操作。

2. 文献评估与整理　查看期刊影响因子:评估文献的学术影响力和价值;文献添加标识:通过星级、优先级和标签等方式标记文献,便于分类与查找。

3. 文献内容扩展　文献添加笔记:为文献添加个人笔记或评论,丰富文献内容;添加附件:关联相关文件(如图片、数据、链接等),增强文献的完整性和查阅便利性。

4. 数据统计与分析　文件夹信息统计:提供文件夹内文献的数量、类型、被引用次数等统计信息,便于整体把握和管理文献库。

（三）应用

NoteExpress 不仅能够提高管理效率,还能够在 Word 文档中插入格式化的参考文献,提高工作效率。在计算机安装 NoteExpress 软件后,会在 Word 文档的工具栏中自动出现 NoteExpress 插件,其主要实际应用包括插入引文、格式化参考文献、编辑引文、定位引文。

(胡西厚)

思考题

1. 简述药品电子监管原理。

2. 卫生监督主要包括哪些内容? 卫生监督主体包括哪些范围?

3. 卫生监督信息报告系统具有哪些功能?

4. 如何在 EndNote 软件中设置特定参考文献格式?

5. NoteExperss 如何使文后的参考文献与所要投稿的期刊格式要求一致?

第十四章
国家卫生健康信息网络建设

随着信息技术的飞速发展和医疗卫生改革的不断深入,建设国家卫生健康信息网络已成为提升我国卫生健康服务水平、实现医疗资源共享、提高医疗服务效率与质量的重要途径。国家卫生健康信息网络建设将打破信息孤岛,实现信息资源的有效整合和高效利用,促进各级医疗卫生机构之间的信息共享与业务协同,为公众提供更加便捷、高效的医疗服务。

第一节　国家卫生健康信息网络概述

国家卫生健康信息网络(national health information network, NHIN)是卫生健康领域重要的基础设施,旨在实现全国卫生健康信息的共享与系统间业务的协同,提升医疗服务的效率和质量。国家卫生健康信息网络主要由卫生健康信息平台、业务应用系统、基础数据资源库以及卫生信息专网等部分组成。

一、国家卫生健康信息网络的概念

信息网络(information network)是利用通信设备和线路将地理位置分散、功能独立的多个计算机系统相互连接起来,以功能完善的网络软件来实现网络中信息传递和资源共享的系统。在医疗卫生领域,通过信息网络连接各类卫生信息系统,共享与利用卫生信息资源,已成为促进医疗卫生服务体制变革,满足居民高质量医疗服务需求的重要手段。

2000 年,卫生部根据"关于科技救灾,加强卫生防疫信息报告系统建设,确保卫生防疫信息通畅"的国务院指示精神发布了《关于印发国家卫生信息网建设项目有关规定的通知》(卫规财发〔2000〕363 号)。2010 年,我国卫生部在"十二五"卫生信息化建设工程规划中,对我国卫生健康信息网络进行了重新定义与设计。我国卫生健康信息网络是以"统一标准、互联互通"为原则,由卫生健康信息平台(国家级与区域级协同载体)、卫生业务应用系统(覆盖公共卫生、医疗服务、医疗保障、基本药物制度、综合卫生管理五大领域)、卫生信息资源库(全员人口信息库、电子健康档案库、电子病历库等)、卫生信息专用网络(基于电子政务外网与行业专网的基础传输通道)、信息标准体系(数据编码、接口规范等)以及信息安全体系(网络安全与隐私保护机制)构成的多层次协同系统,旨在实现跨机构、跨区域医疗健康数据的整合共享与业务协同。"十四五"期间,我国卫生健康信息网络建设以《"十四五"全民健康信息化规划》为指导,通过构建统一、权威、互联互通的全民健康信息平台,整合全域医疗数据资源,实现全国范围内卫生信息实时共享与跨机构业务协同,推动公立医疗卫生机构与平台联通全覆盖,为分级诊疗、公共卫生应急和健康中国战略提供数字化基础支撑。

21 世纪初,美国、加拿大、英国等发达国家开展了国家卫生健康信息网络的建设工作,并形成了内涵各异的国家卫生健康信息网络。美国国家卫生信息技术协调办公室(Office of the National Coordinator for Health Information Technology, ONC)将国家卫生健康信息网络定义为:在全国范围内提供一套安全、可互操作、连接联邦政府、医疗机构、卫生信息协调机构以及消费者的卫生信息基础设施。加拿大设立了负责国家卫生信息化工作的专门机构，即 Canada Health Infoway，它将国家卫生健康信息网络定义为，"是以可互操作的国家电子健康档案系统为基础，并在此系统上建设和形成的一系列业务应用系统和服务"。英国 NHS 的健康连接（connecting for health）对国家卫生健康信息网络的定义与加拿大类似，在强调可互操作的国家电子健康档案系统的基础上，根据医疗卫生体制改革的阶段性要求，将卫生信息宽带网络、患者预约、择医信息系统等内容纳入其中。相对于美国的国家卫生健康信息网络，加拿大和英国提出的国家卫生健康信息网络还关注构建在物理网络、协议标准等基础设施之上的业务应用系统。

综上所述，国家卫生健康信息网络定义可分为狭义和广义两种。狭义的国家卫生健康信息网络是指在国家层面联通各类医疗卫生服务和管理机构信息系统的物理网络和协议标准；广义的国家卫生健康信息网络是以实现全国卫生健康信息的共享与系统间业务协同为目标，遵循统一的信息标准与功能规范，联通各省、区域卫生健康信息网络的一整套国家卫生信息基础设施和在其基础上建立的卫生业务应用信息系统。

二、国家卫生健康信息网络的组成

从系统组成的角度看，国家卫生健康信息网络可分为作为计算机网络系统物理实现的网络硬件、作为技术支持的网络软件以及部署在其之上的业务系统。网络硬件系统由计算机（主机、客户端、终端）、通信处理设备（集线器、交换机、路由器）、通信线路、信息转换设备等构成；网络软件系统主要包括网络操作系统、协议软件、管理软件、通信软件和应用软件等；业务系统主要包括各级卫生健康信息平台、卫生业务应用信息系统和数据库管理系统等。除这些软硬件设施和业务系统外，规范的卫生健康信息管理制度、组织机构、标准规范和安全保障体系也是国家卫生健康信息网络的重要组成部分。

（一）卫生健康信息网络管理制度

建立完善的卫生健康信息网络管理制度，主要包括法律法规和运行维护制度两部分。前者是一系列约束卫生信息活动的强制性社会规范，是卫生健康信息网络规划、建设、运行、维护全过程中各个参与要素（人、流程、工具）的行为准则。后者是保障卫生健康信息网络可持续发展的规范性制度，包括稳定的筹资模式、系统用户的权责分配、运维人员的组织管理、系统软件设备升级管理办法等。目前我国尚未建立起一整套切实可行的卫生健康信息网络管理制度，存在一些亟待解决的问题，如电子病历（EMR）和电子健康档案（EHR）在网络传输过程中的隐私保护规定、医务人员在医疗记录中的电子签名的传递有效性、远程医疗行为的法律认可和责任界定等。

（二）卫生健康信息组织机构

卫生信息组织机构是负责卫生信息的收集、加工、存储、利用、传播和服务等有关信息管理活动的载体，包括卫生行政机构、卫生信息服务机构和卫生信息相关的第三方组织。其中卫生行政机构负责卫生健康信息网络规划、协调和组织领导；卫生信息服务机构负责提供卫生信息服务、制定卫生信息标准、开展卫生健康信息网络研究等；第三方组织作为重要补充，在卫生行政机构与卫生信息服务机构之间发挥协同与促进作用。卫生信息组织机构的主要职能包括：编制卫生健康信息网络建设规划；制订核心框架结构；制定和推广卫生健康信息网络相关的管理标准、技术标准和信息分类标准；促进卫生健康信息网络安全；组建卫生健康信息网络；提供和维护公共服务需要的医疗卫生信息；承担医疗卫生机构信息系统建设的业务指导、认证许可等。

（三）卫生健康信息平台和业务应用系统

卫生健康信息平台包括国家级、省级、地市级和县级卫生健康信息平台，这些平台是信息交互和共享的核心。它们负责收集、整合、存储和传输各类卫生健康信息，为各级卫生健康行政部门和医疗卫生机构提供决策支持和服务。

业务应用系统指依托国家卫生健康信息网络构建的、包含医疗卫生服务系统、公共卫生服务信息系统、基本药物管理信息系统、综合卫生管理信息系统和人口计生信息系统。其中，医疗卫生服务系统部署于各类医疗卫生服务提供机构，既服务于个人和医疗卫生提供者，又能通过区域卫生健康信息平台实现相互间的联通共享。公共卫生服务信息系统涵盖疾病预防、健康促进、提高生命质量等所有与健康相关的内容，具有跨机构、跨层级和跨业务的特点。基本药物管理信息系统收集各地基本药物的采购、价格、使用、报销等数据，通过汇总与分析，对基本药物制度实施情况进行监测与绩效评估。综合卫生管理信息系统是为满足卫生行政部门管理需要而建设的以综合和宏观数据为主的管理信息系统，主要包括卫生财务监督管理和综合统计决策支持两部分。人口计生信息系统已转型为支撑人口发展战略的综合管理平台，其功能聚焦于动态监测人口迁移趋势、优化跨部门协同治理机制，并通过整合生育登记、托育服务、健康档案管理等模块构建全生命周期服务体系。系统依托全员人口基础信息库，利用区块链技术实现数据安全共享，同时开发智能分析模型为区域人口结构评估、育儿补贴发放等政策提供精准支撑。

（四）卫生健康信息标准

卫生信息标准是为满足国家卫生健康信息网络资源共享的目的，实现不同系统以及不同区域之间的互联和通信而建立的具有普适性的接口、协议、体系结构等标准，可以使卫生信息的生产者和使用者在统一的语境中进行交流。国家卫生信息标准主要包括基础类标准、数据类标准、技术类标准和管理类标准。构建全面完善的卫生健康信息网络标准是国家卫生健康信息网络建设的重要内容（详见第七章）。

（五）卫生健康信息网络安全保障体系

国家卫生健康信息网络承载了大量的个人医疗隐私数据，保障隐私数据不被泄露是卫生健康信息网络运行的基本要求。卫生健康信息网络还支持着大量医疗业务的运转，一旦卫生健康信息网络瘫痪或出现故障，将给居民的健康安全带来巨大风险。加强卫生健康信息网络数据的保密性、真实性以及系统的可靠性是国家卫生健康信息网络建设的重中之重。保障信息安全的主要措施包括落实信息安全等级保护制度、制定信息等级保护工作技术和管理规范、建立电子认证与网络信任体系、完善信息安全监控体系、完善信息安全应急预案和安全通报制度、加强信息系统数据灾备体制建设、提高信息基础设施和重要信息系统的抗攻击能力及灾难恢复能力等。

三、国家卫生健康信息网络的特征与作用

（一）国家卫生健康信息网络特征

根据各国卫生健康信息网络建设的实践经验，国家卫生健康信息网络的主要特征可以归纳为：①国家层面进行整体规划和设计；②遵循全网统一管理、控制和通信的网络协议和标准；③互联分布在不同地理位置的多个独立的区域卫生健康信息网络（平台），具有信息共享能力；④以共享全国居民电子健康档案或电子病历为基本目的。

从管理角度来看，国家卫生健康信息网络由国家层面统一管理、设计和规划。从技术实现来看，国家卫生健康信息网络的技术基础是统一的网络协议、互联互通的网络基础设施以及共建共用

的信息资源。从业务角度来看,国家卫生健康信息网络支撑多种业务应用,并非仅仅服务于某种特定应用。从功能角度来看,国家卫生健康信息网络既提供单个业务系统的独立应用,也支持业务系统间的业务协同。

（二）国家卫生健康信息网络的作用

国家卫生健康信息网络在卫生事业管理中的作用主要体现在以下几个方面。

1. 对医疗服务的作用

（1）有效、合理地利用医疗资源:利用国家卫生健康信息网络可以实现各级医疗机构的信息资源共享,促进双向转诊、远程医疗等业务的协同,为实现区域医疗资源的合理配置和高效利用提供了有力的技术支撑。

（2）避免重复检查,控制医疗费用:通过共享居民电子健康档案,患者在不同医疗机构就医,医生可以直接了解患者的病史、用药史、既往诊断以及医学检查结果,避免重复检查。在提高医疗服务效率的同时,降低了患者的医疗费用支出。

（3）节约诊疗时间,提高抢救成功率:通过国家卫生健康信息网络,医生可以在第一时间了解患者的病史、药物过敏史,并有针对性地准备医疗诊治,避免病史不明确或无法询问病情导致救治不力的情况,真正地把握急诊抢救的黄金 6 小时。

2. 对社区卫生服务的作用　国家卫生健康信息网络能够:辅助疾控中心、妇幼保健机构等单位及时对社区卫生服务机构进行业务指导;通过共享不同医疗机构的临床诊疗、疾病监测、健康档案等信息,充分发挥社区卫生服务六位(预防、医疗、保健、康复、健康教育和计划生育技术指导)一体的功能,提高社区卫生服务的效率和质量。

3. 对公共卫生服务的作用

（1）有针对性的疾病预防与控制管理:疾病预防控制机构通过居民健康档案数据,了解和掌握辖区内居民的基本健康状况及变化趋势,有效开展针对重点人群、重点疾病的防治工作。

（2）有效控制突发公共卫生事件:通过国家卫生健康信息网络实现突发公共卫生事件即时监测,依托该系统建立快速响应机制,事件发生后可精准调配医务人员、医疗设备及药品等资源,有效提升国家应急处置能力,最大限度减少事件造成的健康损害与社会经济损失。

4. 对综合卫生管理的作用　国家卫生健康信息网络通过信息数据共享和业务整合,为政府开展卫生事业的宏观管理、宏观调控和决策提供数据支持,增强卫生行政部门的管理能力。

第二节　我国卫生健康信息网络基本框架

随着我国卫生健康行业职能的转变,卫生健康信息化经历了从卫生信息化、人口健康信息化到全民健康信息化的演变。全民健康信息化作为卫生健康领域重要的基础性工程,既是深化医改的重要任务,也是重要驱动力。

一、全民健康信息化总体框架

"十四五"时期是全民健康信息化建设创新引领卫生健康事业高质量发展的重要机遇期,也是以数字化、网络化、智能化转型推动卫生健康工作实现质量变革、效率变革、动力变革的关键窗口期。为抢抓信息革命机遇,加快全民健康信息化建设,培育行业发展新动能,为实施健康中国战略、积极应对人口老龄化战略、构建优质高效的医疗卫生服务体系提供强力支撑,国家卫生健康委员会联合国家中医药管理局、国家疾病预防控制局编制印发了《"十四五"全民健康信息化规划》（国卫规划发〔2022〕30号），提出了"十四五"期间全民健康信息化的总体思路、主要任务、优先行动等，体现了新时期我国全民健康信息化总体框架的主要内容，更加强调统筹集约与创新发展，有效利用大数据、"互联网+"和人工智能等新一代信息技术，创新服务模式。

（一）发展目标

到2025年，初步建设形成统一权威、互联互通的全民健康信息平台支撑保障体系，基本实现公立医疗卫生机构与全民健康信息平台联通全覆盖。加速推进高速泛在、云网融合、智能敏捷、集约共享、安全可控的全民健康信息化基础设施建设。依托国家电子政务外网、互联网、光纤宽带、虚拟专线和5G等网络建设完善卫生健康行业网。全民健康信息化统筹管理能力明显增强，全国医疗卫生机构互通共享取得标志性进展，二级以上医院基本实现院内医疗服务信息互通共享，三级医院实现核心信息全国互通共享。全员人口信息、居民电子健康档案、电子病历和基础资源等数据库更加完善。数字健康服务成为医疗卫生服务体系的重要组成部分，每个居民拥有一份动态管理的电子健康档案和一个功能完备的电子健康码，推动每个家庭实现家庭医生签约服务，建成若干区域健康医疗大数据中心与"互联网+医疗健康"示范省，基本形成卫生健康行业机构数字化、资源网络化、服务智能化、监管一体化的全民健康信息服务体系。

（二）主要任务及优先行动

1. 主要任务

（1）集约建设信息化基础设施支撑体系：统筹推动全民健康信息平台建设，鼓励地方结合实际，探索多种方式，采取"国家和省两级部署，国家、省、市、县四级应用"总体框架，集约建设各级全民健康信息平台和传染病监测预警与应急指挥信息平台。

（2）健全全民健康信息化标准体系：落实《中华人民共和国标准化法》，坚持"统筹规划、急用先行、规范有序、协同高效"的原则，逐步形成统一权威、全面协调、管理规范、自主可控的全民健康信息化标准体系。

（3）深化"互联网+医疗健康"服务体系：完善"互联网+医疗健康"服务体系，持续开展"互联网+医疗健康""五个一"服务行动，推进10项服务30条措施落地落实，构建线上线下深度融合覆盖全生命周期的卫生健康服务模式。

（4）完善健康医疗大数据资源要素体系：加强健康医疗大数据创新应用与行业治理，进一步促进和规范健康医疗大数据应用发展，不断深化在行业治理、临床科研、公共卫生、智能医疗设备等领域的创新应用。强化数据全流程质控和数据治理。推进健康医疗大数据中心建设。

（5）推进数字健康融合创新发展体系：加快数字健康发展和新型基础设施建设，规范促进新一代信息技术在卫生健康领域深度应用，进一步优化要素配置和服务供给，补齐发展短板，提升服务效率，推动健康产业转型升级。

（6）拓展基层信息化保障服务体系：坚持以基层为重点，加快补齐基层医疗信息化短板，融通汇聚县域内数据，强化数据分析运用，推动基层卫生健康信息化综合治理能力显著提升。

（7）强化卫生健康统计调查分析应用体系：健全卫生健康统计调查体系，强化信息化在提升统计数据质量、推进统计数据共享应用、发挥统计监督职能等方面的作用，为卫生健康事业高质量发展提供统计决策支撑。

（8）夯实网络与数据安全保障体系：完善网络安全和数据安全制度，围绕网络与数据安全全链条、全要素、全周期加强教育培训和宣贯，加大网络安全投入，切实防范和化解风险，提高安全防护能力,不断完善网络安全和数据安全综合防范体系。

2. 优先行动

（1）互通共享三年攻坚行动：以普及应用居民电子健康码为抓手,建立居民以身份证号码为主、其他证件号码为补充的唯一主索引,推动"一码通用"。依托区域全民健康信息平台,推动检查检验结果互通共享。

（2）健康中国建设（行动）支撑行动：健全健康中国行动统计调查制度,进一步构建全面覆盖健康中国建设、健康中国行动主要指标的健康中国监测评估指标体系。

（3）智慧医院建设示范行动：按照《全国医院信息化建设标准与规范（试行）》（国卫办规划发〔2018〕4号）要求,加强医院信息化标准化规范化建设。鼓励医疗机构积极拓展智慧管理创新应用,提升医院运营管理效率,支持医疗、服务、管理、科研一体化监管。

（4）重点人群智能服务行动：依托全民健康信息平台,优化妇幼健康信息系统、人口统筹管理业务应用系统,建设全国托育服务信息管理系统,完善全国老龄健康信息管理系统,不断推进云上妇幼、智慧养老与智慧托育服务。

（5）药品供应保障智慧监测应对行动：实施国家药品供应保障与使用评价能力提升工程,健全国家药品供应保障综合管理平台功能,完善药品使用监测、临床综合评价和短缺药品预警信息化支撑体系。

（6）数字公卫能力提升行动：统筹推进与相关部门信息系统联通,提高监测预警、实时分析、集中研判和辅助决策的能力。以数字化转型打造"数智卫监",实现风险可预警、数据可分析、监管可联动,提升事中事后监管规范化、精准化和智能化水平。

（7）"互联网+中医药健康服务"行动：统筹建设国家和省级中医药数据中心,加强全民健康保障信息化工程中医药业务平台应用与完善,强化与全民健康信息平台互联互通。

（8）数据安全能力提升行动：落实数据安全法规制度和标准,严格核心数据管控,加强重要数据保护,规范一般数据管理。

二、全民健康信息平台

《"十四五"全民健康信息化规划》（国卫规划发〔2022〕30号）提出要统筹推动全民健康信息平台建设,鼓励地方结合实际,探索多种方式,采取"国家和省两级部署,国家、省、市、县四级应用"总体框架,集约建设各级全民健康信息平台,实现数据统一标准、一次采集、整合共享、多方利用。我国建立全民健康信息平台的目标是：通过多级平台建设,整合信息资源,消除信息孤岛,实现信息共享和业务协同；改进信息报送方式,提高信息报送的及时性和准确性,满足精确管控和科学决策的需求；促进信息化标准的应用,带动全民健康信息化全面发展。

（一）国家全民健康信息平台

1. 国家全民健康信息平台的概念　国家全民健康信息平台横向实现一个主中心与五个业务分平台、国家全民健康信息平台与共建单位之间的互通互联和信息共享,纵向打通与省级全民健康信息平台、委属（管）医院通道,有效提升业务管理水平与效率,增强卫生健康行业的信息化水平。

2. 国家全民健康信息平台的构成　按照工作性质的不同,国家全民健康信息平台划分为综合健康管理系统、业务协同子系统、基础数据子系统三部分（图14-1）。综合健康管理系统,是根据卫生健康管理各项具体业务需求,利用现代信息分析方法和工具,提供制订各项工作计划的分析预测模型和支持各项卫生改革效果评价模型等。业务协同子系统,主要支持跨区域健康档案整合与医

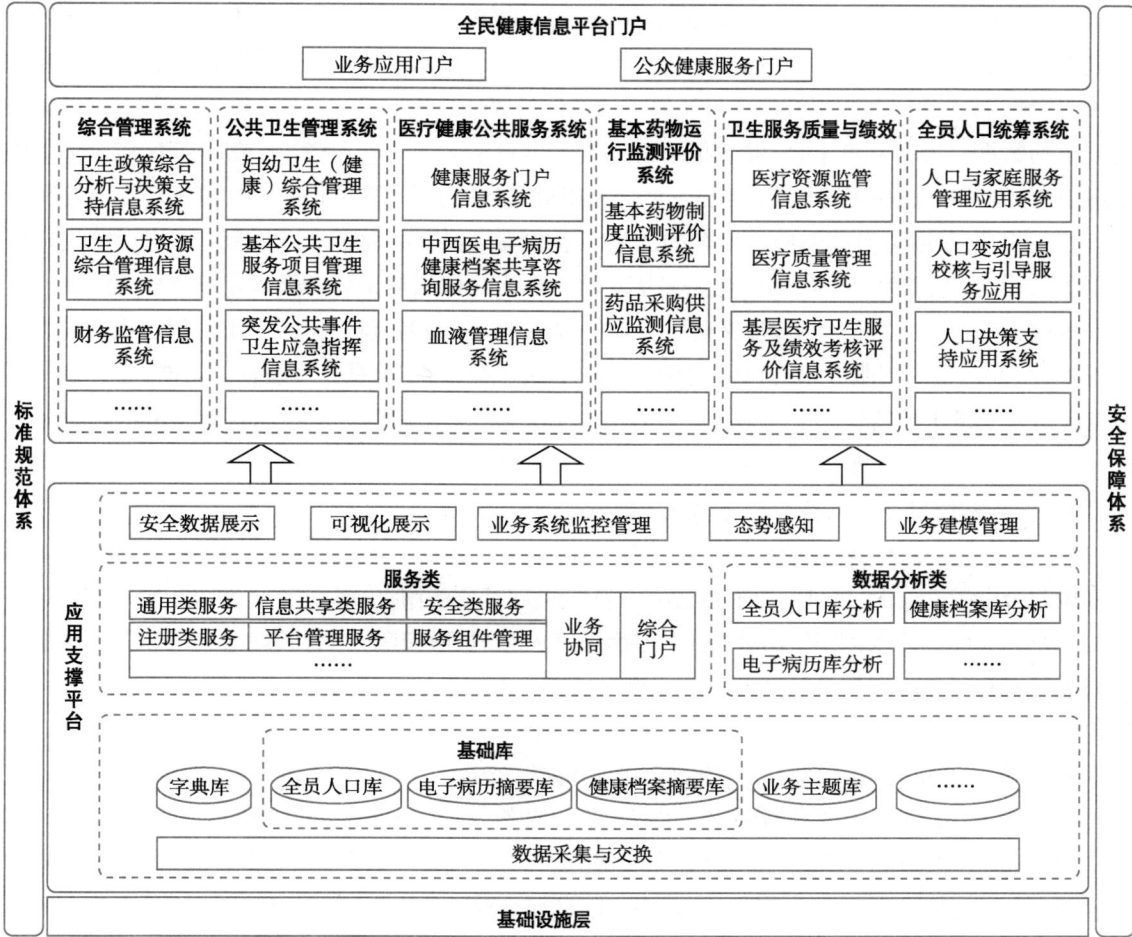

图 14-1　国家全民健康信息平台逻辑架构示意图

疗卫生业务协同应用,提供跨地区的健康档案管理、健康卡管理、医疗和公共卫生业务协作、卫生信息资源共享等服务。基础数据子系统,主要提供健康档案和电子病历等基础信息资源的注册、存储、索引、传输以及跨区域的基础公共服务。

3. 国家全民健康信息平台的功能　主要包括依托国家电子政务外网和互联网等网络,完善国家卫生健康委政务云基础设施建设,推动互联互通和数据共享,提升国家全民健康信息平台的信息枢纽能力。建立国家级个人健康信息索引,支撑实现跨省电子病历、居民电子健康档案查询。全民健康信息平台具有应用支撑、服务注册、资源目录、门户管理等能力。实现系统和资源整合,开展数据分析应用,推进数据可视化,实现数据统一标准、一次采集、整合共享、多方利用。

4. 国家全民健康信息平台的作用　国家全民健康信息平台的作用主要包括以下 4 个方面:①联通省、市级平台,支撑跨区域业务应用;②实现全国范围的信息共享,支持跨省的行业协同;③通过信息交换层,联通基础资源数据库和业务信息平台;④通过国家全民健康信息平台互联其他外部系统。

（二）省统筹区域全民健康信息平台

1. 省统筹区域全民健康信息平台的概念　省统筹区域全民健康信息平台以建立统一的云基础设施为支撑,支持省、市、县三级应用,推进一体化的数据采集、汇聚、治理、共享和分析应用管理。因地制宜以实体或虚拟方式建立市级、县级全民健康信息平台。以平台为载体整合业务系统,构建功能一致、融合开放、有机对接、授权分管的平台基础功能,实现所有医疗卫生机构规范接入各级全民健康信息平台,纵向联通上、下级全民健康信息平台,横向联通同级政府相关部门信息平台,畅通部门、区域、行业之间的数据交换。省统筹区域全民健康信息平台是连接区域内的各种卫生健康信息系统的数据交换和共享平台,是不同系统间进行信息整合的基础和载体。省统筹区域全民健康信息平台可以将分散在不同机构的数据,整合为逻辑完整的信息,满足相关的机构和人员的需要。

2. 省统筹区域全民健康信息平台的构成　省统筹区域全民健康信息平台从逻辑上分为辖区卫生机构层、区域卫生管理层和应用访问层。辖区卫生机构层是指为各类医疗卫生机构的业务活动提供服务的业务应用信息系统,又称服务点(point of service)系统。区域卫生管理层主要提供注册服务、公共卫生数据服务、医疗数据服务、全程健康档案服务、数据仓库服务等功能,是省统筹区域全民健康信息平台的管理中心和数据中心。卫生信息应用访问层(health information access layer, HIAL)负责区域卫生管理层和辖区卫生机构层之间的信息交互,是实现健康档案互联互通的关键部分,可以使异构信息在省统筹区域全民健康信息平台中共享。

3. 省统筹区域全民健康信息平台的功能　《省统筹区域人口健康信息平台应用功能指引》(国卫办规划函〔2016〕1036号)以全面建成统一权威,互联互通的国家、省、市、县四级全民健康信息平台,实现公共卫生、计划生育、医疗服务、医疗保障、药品供应保障、综合管理等六大业务应用系统的数据汇聚和业务协同为目标,涵盖23项惠民服务、18项业务协同、29项业务监管和13项平台基础建设,共计4类83项功能。

23项惠民服务功能:预约挂号、智能导诊、双向转诊、统一支付服务、检验检查报告查询、出院患者随访服务、出院患者膳食指南、家庭医生签约服务、中医治未病服务、健康档案查询、健康评估、慢性疾病管理、精神疾病管理、接种免疫服务、医养服务、用药服务、健康教育、新农合结算服务、生育登记网上办理、计划生育药具网上配送、计划生育服务和指导、医疗信息分级公开和贫困人口健康信息服务。

18项业务协同功能:疾病监测业务协同、疾病管理业务协同、突发公共卫生事件应急指挥协同、妇幼健康业务协同、卫生计生监督应用协同、血液安全管理业务协同、院前急救业务协同、分级诊疗协同、医疗医药联动应用协同、药品(耗材)采购使用联动应用协同、计划生育业务协同、出生人口监测业务协同、跨境重大疫情防控协同、药品(疫苗)监管协同、食品安全防控协同、医保业务监管协同、爱国卫生与健康危害因素应用协同和健康促进与教育业务协同。

29项业务监管功能:医改进展监测、综合业务监管、卫生服务资源监管、医务人员职业行为监管、医疗行为监管、传染性疾病管理业务监管、慢性疾病管理业务监管、精神疾病业务监管、预防接种业务监管、妇女保健业务监管、儿童保健业务监管、国家基本公共卫生服务项目监管、食品安全监测业务监管、医院运营情况监管、基建装备管理、预约挂号业务监管、检验检查互认业务监管、医疗质量情况监管、医院感染情况监管、基层医疗卫生机构绩效考核监管、中医药服务项目监管、基本药物运行情况监管、合理用药业务监管、健康促进与教育业务监管、人口决策支持管理、人口信息服务与监管、远程医疗业务监管、电子证照管理和居民健康卡应用监督。

13项平台基础建设功能:数据规范上报和共享、平台主索引、注册服务、数据采集与交换、信息资源管理、信息资源存储、信息资源目录、全程健康档案服务、区域业务协同、信息安全、平台管理、居民健康卡注册管理和大数据应用支撑。

4. 省统筹区域全民健康信息平台的作用　主要包括以下三方面:①业务管理和辅助决策,区域全民健康信息平台通过采集辖区内各医疗卫生机构系统内部产生的数据,对各机构的业务数据、卫生资源使用情况、工作量等信息进行汇总分析,为行政管理机构开展绩效考核、财务管理、资源配置等工作提供数据依据和辅助工具。②协同医疗卫生业务,通过提供专家门诊预约、专家远程咨询会诊、跨医院转诊、双向转诊、检查检验结果互认、治疗安全警示、药物过敏警示、重复检查检验提示等功能,在各医疗机构之间实现业务协同;通过整合和共享医疗机构信息,促进区域内医疗机构与妇幼保健、疾病预防控制等公共卫生机构间的信息共享,实现医疗业务联动。③共享健康档案,采集患者就诊信息、实验室检验报告、医学影像检查报告、住院病历等诊疗信息,整合为以单个患者为中心的健康档案,为获得授权的医疗机构和患者提供数据调阅服务。

（三）区域检查检验、区域医学影像服务

1. 区域医学检验服务平台　旨在解决医联体内各医疗机构在医学检验方面存在的困难,意图通过规范化的标准、信息化的手段链接起跨隶属关系、跨资产所属关系的区域医疗联合,实现基层首诊、分级诊疗、双向转诊制度的目的。

区域医学检验服务平台的建立,有利于共享医学检验资源和提高资源利用效率,有利于实现检验系统与各医疗点 HIS 及其他管理系统的信息共享,有利于实现检验结果的互认和避免患者重复检验,也有利于提升医联体的整体医疗服务能力,缓解医联体内医疗资源短缺、医疗服务能力参差不齐的情况,扩充基层医疗机构的服务范围,让居民就近享受优质医疗服务。

2. 区域医学影像服务平台　通过多样化的技术手段,构建一个服务丰富、响应及时的大型影像医疗服务协作平台,解决影像信息孤岛、重复影像检查及基层医院放射人员缺乏等严重问题。影像数据可采取集中与分布式存储。

区域医学影像服务平台可以实现医学影像信息共享,充分提高区域内各类影像设备的使用率,为医联体各医疗机构提供同质化、一体化医学影像诊断服务并可辐射周边相应区域,实现"基层预约、医院检查""基层检查、医院诊断",推动健康服务同质化发展,改善"看病难、看病贵"、群众就医不便的突出问题。

三、基础数据资源库

（一）基础资源数据库概述

基础资源数据库是指贯穿各级信息平台和业务应用系统之间的居民电子健康档案和电子病历基础数据库,是最基本、最主要的数据资源,是国家的战略信息资源。居民电子健康档案是居民健康管理过程中与卫生相关的活动和健康状态的记录,是居民全生命周期的健康信息资源。电子病历是医疗服务活动产生的医疗信息记录,是健康档案的主要信息来源和重要组成部分。区域卫生健康信息网络的核心是电子健康档案的共享。可互操作的电子健康档案将给每个人提供安全、完整、终身的健康记录和诊疗记录。医务人员和居民本人可以通过电子授权在任何地点、任何时间获取电子健康档案。另外,共享的电子健康档案将贯穿整个医护过程,横跨不同地区医疗服务机构,从而达到有效控制医疗费用、减少医疗差错的目的。

（二）居民电子健康档案数据库

居民健康档案是居民健康管理过程的规范、科学记录,是以居民个人健康为核心、贯穿整个生命过程、涵盖各种健康相关因素、实现信息多渠道动态收集、满足居民自身需要和健康管理的信息资源。

建立电子化的居民健康档案数据库是搞好卫生服务的一项重要手段,建立标准化的健康档案有利于协助医生全面了解居民的健康状况,为其提供综合、连续、有效的医疗卫生服务,同时有利于跟踪居民的健康状况和变化,对其进行系统管理。

居民电子健康档案数据库结合地理空间数据、房屋地址数据和人的健康数据实现对健康档案的精细化管理,实现对服务对象的定量、定性、定位。数据库的系统架构是以人的健康为中心,以生命阶段、健康和疾病问题、卫生服务活动作为三个维度构建的一个逻辑架构,用于全面、有效、多视角地描述健康档案的组成结构以及复杂信息间的内在联系。通过一定的时序性、层次性和逻辑性,将人一生中面临的健康和疾病问题、针对性的卫生服务活动以及所记录的相关信息有机关联起来,并对所记录的信息进行科学分类和抽象描述,使之系统化、条理化和结构化。

（三）电子病历数据库

电子病历由医疗机构以电子化方式创建、保存和使用的,重点针对门诊、住院病人（或保健对象）临床诊疗和指导干预信息的数据集成系统,是居民个人在医疗机构历次就诊过程中产生和被记录的完整、详细的临床信息资源,是记录医疗诊治对象医疗服务活动记录的信息资源库,该信息资源库以计算机可处理的形式存在,并且能够安全地存储和传输,医院内的授权用户可对其进行访问。

通过对电子病历数据库系统的数据分析与利用:一是可以帮助医生提升诊疗水平与规范,帮助医院提升临床服务与管理能力,为医学提供强有力的数据支撑,从而进一步提高医疗服务能力和水平,改善人民群众就医感受;二是可以解决各医院已建立的卫生信息系统存在的多数据源标准、"信息孤岛"的现象,规范患者的资料管理并为医护人员分析和进行诊断提供途径,最终实现数据的便捷共享;三是提高科学决策支持能力,达到最终健康管理的目的。

（四）全员人口信息数据库

在人口和计划生育长期形成的育龄妇女信息资源基础上,充分利用基层人员工作网络优势,建设国家、省两级集中维护管理的全员人口信息数据库。以此为核心,整合和建设流动人口服务管理、计划生育利益导向、计划生育和生殖健康服务管理、人口决策支持等涵盖人口和计划生育全部业务的应用系统,支撑国家、省、市、县、乡、村六级应用,建设与公安、卫生、教育、社保、民政等相关部门人口信息共享的全员人口数据库平台,并建设人口公共管理服务平台和人口发展宏观决策支持平台。

四、卫生信息专网

（一）国家卫生信息专网概述

国家卫生信息专网是指连接各级全民健康信息平台、业务应用系统及基础资源数据库的专用网络。国家卫生信息专网可以分为三级网络。

1. 国家级主干网　从中央（国家级全民健康信息平台）连接至各省（省级全民健康信息平台）。

2. 省域网　从各省级全民健康信息平台连接至其管辖的地市级行政区（地市级全民健康信息平台）。

3. 城域网　从各城市连接至其管辖的医院、社区卫生服务中心等卫生机构。

（二）国家卫生信息专网的作用

建立国家卫生信息专网,可以满足数据量大、安全性高、存储分散的卫生信息传输和交换需要,实现各应用系统之间的数据共享。其主要作用包括以下方面。

1. 保护隐私和网络安全　卫生信息资源是国家极为重要的战略资源,承担传输运转卫生信息资源的网络必须保证其安全可靠,有效防止网络内外的攻击。电子健康档案是卫生信息资源的核心,全国居民的电子健康档案分布存放在国家、省和地市级平台,数据的建立、使用、备份需要建立专门的卫生信息专网支持。

2. 支持海量数据交换　电子健康档案本身、医学影像资料等数据量巨大。国家、省、地市、县四级数据中心之间进行海量数据交换,需要建立覆盖全国的卫生健康信息网络,为实现不同医疗服务机构之间、业务系统之间的纵向与横向业务信息流转和信息共享提供基础。

3. 满足网络宽带及网络性能的要求　海量数据交换需要较高的网络带宽保障。医疗卫生领域中远程会诊、公共卫生安全应急响应等专业业务通信对网络的可靠性、安全性和接入时间要求很高,而公网无法满足这些性能。

第三节　国内外卫生健康信息网络发展现状

美国、英国、加拿大分别启动了国家卫生健康信息网络、国家卫生健康信息技术项目(National Programme for Information Technology, NPfIT)和电子健康档案项目(Electronic Health Record Solution, EHRS)。他们在规划和实施过程中积累的经验和教训,对于我国开展国家卫生健康信息网络建设具有重要的借鉴意义。

一、国内卫生健康信息网络发展现状

(一)部委级业务系统的发展现状

目前,我国发展较为成熟的卫生健康业务信息系统包括法定传染病疫情与突发公共卫生事件网络直报系统和国家卫生统计信息网络直报系统等。

1. 法定传染病疫情与突发公共卫生事件网络直报系统　2003 年我国建立了法定传染病疫情直报系统,并陆续在传染病直报系统的基础上融合了结核病、艾滋病、鼠疫、流感与人禽流感、甲型H1N1 流感等 10 多个疾病监测系统,初步形成了以出生、死亡、免疫为主的基础公共卫生信息系统,对鼠疫、脊髓灰质炎、疟疾、流感等重点传染病开展主动监测,并特别针对急性呼吸道疾病等突发公共卫生事件进行了有针对性的拓展监测。系统覆盖国家、省、地市、区县、乡镇五级行政区,全国8.4 万家医疗卫生机构。中国疾病控制中心为系统主管部门,各级卫生健康行政部门、疾病预防控制局、疾病预防控制机构和全国所有医院、乡镇卫生院实时在线报告传染病疫情信息。目前,全国有超过 98% 的县和县级以上医疗机构、96% 的乡镇卫生院实现了传染病直报,法定传染病及时报告率超过 99%。传染病疫情等报告的及时性和准确性得到了极大的提高。

2. 国家卫生统计信息网络直报系统　承担了整个卫生行业统计年报、季报和月报的数据收集工作,实现了从医疗机构等基层单位直接收集统计报表数据的功能。国家卫生统计网络直报系统由国家、省两级平台组成:国家平台汇集各省级平台数据,进行综合分析;省级平台承担本省(区、市)范围内各单位的数据报送、审核、汇总工作。通过直报系统上传数据,实现了国家、省、地市、区县四级在线实时汇总分析。

3. 国家医疗保障信息平台　全国统一的医疗保障信息平台已基本建成。目前,国家医保信息平台已在 31 个省份和新疆生产建设兵团全域上线,涵盖支付方式、跨省异地就医、公共服务、药品和医用耗材招采等 14 个功能子系统,涵盖 100 余项服务功能,结算平均响应时间为 0.8 秒,性能较此前平均提高 3 至 5 倍。平台已接入约 40 万家定点医疗机构和约 40 万家定点零售药店,覆盖超 13亿参保人员。医保信息平台形成了标准全国统一、数据两级集中、平台分级部署、网络全面覆盖、项

目建设规范、安全保障有力的平台格局，支撑医保跨区域、跨层级、跨业务、跨部门、跨系统的信息共享、业务协同和服务融通，实现医保业务"一网通办""一窗办结"。新平台已经在异地就医结算、支付方式改革、医保智能监管、药品集中采购、医药价格监测等领域发挥重要作用。

4. **国家药品和医疗服务价格监测信息系统**　采集各级各类医疗机构药品、耗材、医疗服务价格和收费信息，并实现信息的动态监管，提高管理效率和决策水平，为深化医改提供信息支撑，为制定卫生政策、卫生规划、宏观管理提供科学依据。主要建设药品、耗材、医疗服务价格和收费信息的数据资源目录及相关标准，建立药品和医疗服务价格采集信息子系统，建立数据传输信息子系统，建立数据查询分析信息子系统，建立系统运行维护机制。

5. **国家卫生健康委医院服务与监管系统**　按照《全国医院信息化建设标准与规范（试行）》（国卫办规划发〔2018〕4号）要求，下发了《国家卫生健康委办公厅关于印发全国医院数据上报管理方案（试行）的通知》（国卫办规划函〔2019〕380号）。本方案是在国家卫生健康委医院信息服务与监管系统（1.0版）的基础上，分析医院信息化建设进展以及数据条件，对"系统"进行了升级迭代。升级后的系统建设目标是通过与医院的互联互通，形成稳定的数据报送、分析、反馈机制，支撑国家卫健委管理与决策，服务医院的科学管理。同时，规范数据报送渠道与口径，避免重复报送，实现"一次采集，多次应用"。具体包括医疗业务、运营业务、接口技术规范、医疗数据字典、运营数据字典等五项内容。为加强医院上报数据的分析和应用，建立医院上报数据的标准化分析指标体系，发布了《国家卫生健康委办公厅关于印发全国医院上报数据统计分析指标集（试行）的通知》（国卫办规划函〔2019〕383号）。指标集共分十大部分，35个方面，总计289个指标，并对指标名称、计算公式及说明进行了详细规定，便于准确理解、分析和使用。

6. **医改监测信息系统**　为推进医药卫生体制改革，监测考核情况，国务院医改办统一协调全国医改监测工作，由国家卫生健康委统计信息中心承担医改监测信息系统的建设和技术支持，收集卫生健康、人力资源和社会保障、民政等部门的常规统计和财务年报，并收集国家卫生健康委内有关司局业务范围内相关的监测指标数据。系统包括监测任务的部署与协调，数据的催报、会审、校订，数据汇总、分析及结果通报等功能。

7. **国家药品供应保障综合管理信息平台**　简称国家药管平台，支持药品"招-采-配-款-用"各环节的综合管理，实现物流、资金流、信息流的三流合一，支持覆盖城乡居民的药品供应保障体系，服务药品网上集中采购，确保医疗卫生机构药品供应的合理有序，满足人民群众患病就医的用药需求，为完善国家药物政策提供依据，巩固和增强深化医药卫生体制改革的效果。首先服务于省级招标采购，提供基础数据、药品目录、价格数据、供应数据、企业诚信记录、招标信息发布；其次服务于国家谈判，为国家谈判提供可选药品清单、价格数据和需求量测算等；另外服务于政策研究和决策支持，并进行政策宣传和公众服务。

8. **住院医师规范化培训系统**　对住院医师规范化培训提供信息系统支持，各省级卫生健康行政部门或其指定的行业组织、单位应当及时将培训基地基本情况、招收计划、报名条件、招收程序、招收结果等通过该信息系统进行发布。实现住院医师从基地、培训医师、考核登记的全流程管理，支持住院医师培训的招收与登记、培训基地管理、培训学习计划安排与实施，对培训结果进行考核，能够监测评估培训的业务流程。

（二）区域卫生健康信息网络发展现状

1. **卫生信息化建设阶段**　2009年，中共中央、国务院在《关于深化医药卫生体制改革的意见》中提出，通过加强公共服务信息平台建设实现公共卫生、医疗、医保、药品等条线信息化建设的统一高效、互联互通；同年，卫生部信息化工作领导小组办公室印发《基于健康档案的区域卫生信息平台建设指南（试行）》，明确区域卫生信息平台是连接区域内医疗卫生机构基本业务信息系统的数据交换和共享平台，是不同系统间进行信息整合的基础和载体。区域卫生信息平台最初主要以完成城市区域内各系统间数据交换、实现信息共享为目的。

2012年，国务院印发了《"十二五"期间深化医药卫生体制改革规划暨实施方案》（国发〔2012〕11号），要求按照"保基本、强基层、建机制"原则，提出"以省为单位，建立涵盖基本药物供应使用、居民健康管理、基本医疗服务、绩效考核等功能的基层医疗卫生信息系统，提高基层医疗卫生服务水平"。同年，《基层医疗卫生机构管理信息系统建设项目指导意见》（发改办社会〔2012〕991号）发布，指出"逐步建成覆盖城乡基层医疗卫生机构的信息系统"，要求基本覆盖乡镇卫生院、社区卫生服务机构和有条件的村卫生室。

目前，各地普遍开展了包括基层医疗卫生系统、村卫生室计算机装备在内的县域医疗卫生信息化建设，基本实现了基层医疗机构信息基础设施的广覆盖，机构医护人员的计算机使用水平得到普及，信息化应用已具备了良好的基础，但总体应用水平偏低，亟须提质增效。

2. 人口健康信息化建设阶段　2013年11月，国家卫生和计划生育委员会和国家中医药管理局联合印发《关于加快推进人口健康信息化建设的指导意见》（国卫规划发〔2013〕32号），提出了人口健康信息化建设的完整体系架构设计，即全面统筹建设以全员人口信息、电子健康档案和电子病历3大数据库为基础，公共卫生、计划生育、医疗服务、医疗保障、药品管理、综合管理6大业务应用为重点，国家、省、地市和县四级人口健康信息平台为枢纽，居民健康卡为载体，信息标准和安全体系为保障，互联共享和业务协同为关键的人口健康信息化工程，简称"4631-2"框架。至此，形成了以国家、省、市、县四级信息平台作为卫生信息枢纽的总体框架。

3. 全民健康信息化建设阶段　2018年正式组建国家卫生健康委员会，在政府职能设置上完全体现健康中国建设理念，将人民健康作为民族昌盛和国家富强的重要标志，把以治病为中心转变为以人民健康为中心。依托各级全民健康信息平台，实现电子健康档案和电子病历的连续记录以及不同级别、不同类别医疗机构之间的信息共享；部分省市也依托全民健康信息平台，开展居民健康信息服务、"互联网＋医疗健康服务"等新服务模式。面对大卫生、大健康的使命要求，全民健康信息平台需要在行业内应用深化、行业外服务协同、居民健康服务等方面发挥更大的作用。

如果将上述全民健康信息平台视为平台1.0，则可以将数字时代全民健康信息平台视为平台2.0。二者的区别主要在于：平台1.0时代偏重技术视角，强调的是通过信息技术、利用平台等技术手段完成信息资源的汇聚和数据分析；平台2.0时代则更偏重应用场景视角，通过平台建设构建数字健康底座，以场景作为切口，带动医疗协同、便民服务、产业发展等多用户、跨机构的应用深化。

从微观角度看，全民健康信息平台2.0是实现卫生健康行业内各级各类医疗卫生机构之间进行内跨、横跨、纵跨等业务协同的重要信息枢纽；从中观角度看，是卫生健康行业实施数字中国建设要求，实现行业整体治理能力和治理水平现代化的重要载体；从宏观角度看，是卫生健康行业积极加入国家创新体系，激活医疗健康数据要素，在新一代科技革命中建设中国式现代化的重要举措。卫生健康行业要充分利用平台具有的天然资源聚集属性和数字创新等的技术禀赋，链接医药械以及健康管理、养老服务、第三方服务等健康产业相关方，推动高水平临床研究、人工智能辅助新药研发、真实世界数据应用、药械创新科研等健康生态级应用。

全民健康信息化旨在进一步推进新一代信息技术与卫生健康行业深度融合。全民健康信息平台是推进健康中国建设的重要信息化手段，以实现医疗健康数据的集中管理、共享和应用。依托各级全民健康信息平台,实现电子健康档案和电子病历的连续记录以及不同级别、不同类别医疗机构之间的信息共享;部分省市也依托全民健康信息平台,开展居民健康信息服务、"互联网＋医疗健康服务"等新服务模式。

全民健康信息化建设仍存在短板与弱项,统筹协调机制还不健全,数据要素价值潜力尚未被充分激活,数字鸿沟、数据壁垒依然存在,数据安全、隐私保障等仍面临挑战,数据治理能力有待进一步提升。

（三）健康医疗数据信息互通共享发展现状

1. 加强信息化标准建设　积极构建完善的全民健康信息化标准体系,印发《关于加强全民健康信息标准化体系建设的意见》（国卫办规划发〔2020〕14号）,制定实施医院、基层医疗卫生机构和公共卫生信息化建设标准与规范,省统筹区域全民健康信息平台和医院信息平台应用功能指引,医院信息化建设应用技术指引,推进病案首页书写规范、疾病分类与代码、手术操作分类与代码、医学名词术语"四统一",发布250多项卫生健康信息化标准,逐步实现信息化建设"书同文""车同轨"。工业和信息化部积极指导全国信标委等研究发布《信息技术通用数据导入接口规范》（GB/T 36345—2018）、《信息技术大数据接口基本要求》（GB/T 38672—2020）等33项大数据领域国家标准,推动数据流通利用。安排《面向数字医院的医疗设备管理平台技术要求》《医疗健康大数据平台数据安全能力成熟度评估要求和方法》20项行业标准计划,批准发布《基于人工智能的多中心医疗数据协同分析平台参考架构》（YD/T 4043—2022）等行业标准,为健康医疗大数据应用提供了技术支撑。

2. 加强全民健康信息平台建设　在全民健康信息平台的建设和发展中,医疗机构的数据共享是一个核心的组成部分。这不仅提高了医疗服务效率,还促进了医疗资源的优化配置和医疗质量的提升。我国一方面推动各级全民健康信息平台建设,不断建立健全全员人口信息、居民电子健康档案、电子病历和基础资源等数据库,强化医疗服务、医疗保障、药品供应等应用系统数据集成和业务协同。另一方面推动公立医院逐步接入区域全民健康信息平台,依托平台推动不同医疗机构之间诊疗信息互认共享。目前,国家全民健康信息平台已基本建成,省级统筹区域全民健康信息平台不断完善,基本实现了国家、省、市、县平台的联通全覆盖,已经有8 000多家二级以上公立医院接入区域全民健康信息平台,20个省份超过80%的三级医院已接入省级的全民健康信息平台,25个省份开展了电子健康档案省内共享调阅,17个省份开展了电子病历省内共享调阅,204个地级市开展了检查检验结果的互通共享。

此外,国家卫生健康委员会还在全国范围内开展了多项创新试点项目,如"5G+医疗健康"和医学人工智能应用,以及区块链创新应用试点。这些项目不仅推动了医疗技术的创新,也为医疗机构之间的数据共享提供了新的技术支持。例如,5G技术的高速传输能力可以实现医疗数据的实时共享,而区块链技术的去中心化特性则可以确保数据的安全和隐私。

3. 推进医疗机构内部信息互联互通　2020年12月,国家卫生健康委员会印发《关于深入推进"互联网＋医疗健康""五个一"服务行动的通知》（国卫规划发〔2020〕22号）,要求二级以上医院要加快实现院内医疗服务信息互联共享和业务协同,依托实体医疗机构实现数据共享和业务协同,提供线上线下无缝衔接的连续服务。目前,全国二级及以上医院已经基本完成医院信息系统（HIS）、实验室信息系统（LIS）、医学影像存储和传输系统（PACS）等基础信息系统建设,大多数三级医院建立远程医疗、区域影像诊断等信息系统。截至2022年9月,2 200多家三级医院初步实现了院内医疗服务信息互通共享。

4. **开展互通共享三年攻坚行动**　以普及应用居民电子健康码为抓手,建立居民以身份证号码为主、其他证件号码为补充的唯一主索引,推动"一码通用"。依托区域全民健康信息平台,推动检查检验结果互通共享。基于省统筹区域全民健康信息平台,推进省级影像云存储基础设施建设,实现检查检验数据智能、高效、融合、经济的存储和传输。国家和省级建设电子病历、居民电子健康档案索引库,地市级及县级建成与区域全民健康信息平台相衔接的全量电子病历、居民电子健康档案信息库,依托国家全民健康信息平台,在保障网络安全和保护个人信息的前提下,推进电子病历、居民电子健康档案跨省查询。通过移动端应用,各省实现向本人提供电子病历、居民电子健康档案的实时查询服务。

5. **互联互通标准化成熟度测评**　2013年启动了国家医疗健康信息互联互通标准化成熟度测评工作,全面加强全民健康信息标准化落地,实现以测促用、以测促改,促进跨机构跨地域互联互通与信息共享。截至2021年,共有153个区域主管单位、503家二级及以上医院通过互联互通等级测评。2022年,20个区域和189家医院通过国家医疗健康信息互联互通标准化成熟度测评。

二、国外卫生健康信息网络发展现状

(一)美国卫生健康信息网络

1. **建设历史**　2004年,美国启动了国家卫生信息化项目,即"国家卫生健康信息网络"(NHIN),由美国国家卫生信息技术协调办公室(ONC)负责。美国卫生信息化建设起步早,基础较好,大部分医疗机构拥有较为完善的业务信息系统。由于部分市、州也建立起区域卫生健康信息网络,所以美国国家卫生健康信息网络定位为"网络上的网络"(network of networks)。NHIN的总体目标是建立跨区域、跨系统的卫生信息通用存取模式,以提高医疗服务的安全性和医疗系统的整体效率,最终降低医疗费用,避免医疗差错和医疗事故。NHIN的核心是建立一套支持不同网络和系统之间互操作的基础设施,在确保信息交换安全的前提下,允许网络和系统间通过不同的方法实现互联互通并支持有效使用。在建设NHIN的同时,ONC提出了建立区域健康信息组织(Regional Health Information Organization, RHIO)的计划。RHIO主要负责制定相关的法律法规、设计网络技术架构和管理区域信息网络的运营,其作用是协调区域内的卫生服务机构,促进区域内医疗机构间卫生信息资源的长期可持续共享。NHIN作为联通RHIO的基础设施,提供的关键服务包括患者身份识别服务和患者主索引、医疗卫生服务机构索引、医疗记录检索服务、安全访问和管理服务、协议管理服务等。

在系统架构设计上,NHIN遵循下述原则:①患者信息由医疗卫生服务机构或医疗信息服务机构(health information service providers, HISP)负责存储;②由区域医疗卫生服务机构整合和存储重要的医疗信息,降低全国网络建设的复杂性,从而实现医疗服务信息的快捷输出和利用;③能够通过互联网进行数据交换;④保障已有的卫生信息技术投资者权益;⑤每个NHIN节点负责协助决策过程的信息的准确性和真实性;⑥医疗机构及网络平台间的医疗信息交换均需采用自愿共识标准机构制定的统一技术规范;⑦拥有支持NHIN发掘和信息交换服务的共同通信、安全和隐私基础;⑧所有网络服务的设计基于NHIN技术委员会批准同意的规范(如通信平台、文档检索与查询、健康信息事件通信等规范)。

2009年,美国政府在《美国经济复苏与再投资法案》(*American Recovery and Reinvestment Act*, *ARRA*)中涉及的《医疗信息技术经济与临床健康法案》(*Health Information Technology for Economic and Clinical Health Act*, *HITECH*),提出将投资190亿美元来促进卫生信息技术应用和卫生健康信

息网络建设,支持"有意义使用"电子病历(meaningful use of electronic health record,MU EHR)的开发和使用。与2009年相比,2010年不仅高度关注EHR/EMR,而且扩展到区域医疗信息共享(healthcare information exchange,HIE)。2011年,美国医疗保险和医疗救助服务中心(Centers for Medicare and MedicaidServices,CMS)制定了医疗保险和医疗救助EHR激励计划,以鼓励符合条件的专业人员、医院和重症监护医院采用、实施和升级经认证的EHR技术,支持EHR的有意义使用。

MU EHR分为3个阶段开展,承诺5年内建立个人电子健康档案,通过完整、准确和及时的健康信息共享,为患者提供更为安全有效的医疗服务,促进国家卫生信息化的发展。第一阶段(2011年启动)解决卫生数据的获取和共享,建立统一的患者身份识别系统,实现患者信息的跨系统查询和检索,同时制定数据共享标准,建立数据交换平台,实现患者信息的跨机构共享;第二阶段(2014年开始)解决医疗服务流程的优化,利用信息技术优化门诊、住院等医疗服务流程,提高医疗服务效率,同时建立远程医疗平台,实现远程诊断、远程会诊等功能;第三阶段(2017年开始)关注医疗服务质量的提高,利用数据分析技术,评估医疗服务质量,制订改进措施,建立健康管理系统,为患者提供个性化的健康管理服务。

2. 建设现状　为了继续致力于促进和优先考虑医疗保健数据的互操作性和交换,CMS于2018将医疗保险和医疗救助EHR激励计划更名为"医疗保险和医疗救助促进互操作性计划"。这一变化使这些计划超越了现有的有意义使用要求,进入了EHR测量的新阶段,更加关注互操作性和改善患者对健康信息的访问。2020年实施的《21世纪治愈法案》,支持无缝、安全地访问、交换和使用电子健康信息。该规则旨在使患者及其医疗保健提供者能够安全访问健康信息,要求通过应用程序编程接口(API)安全访问患者健康信息,让更多患者能够通过软件应用程序(APP)访问和参与他们的健康信息。同年,ONC发布了《联邦政府卫生信息技术战略规划2020—2025(草案)》,该规划支持《21世纪治愈法案》中的条款,有助于通过智能手机应用将电子健康信息送到患者手中。该草案还概述了美国医疗卫生信息技术的目标和目的,包括促进医疗卫生和健康,加强医疗服务提供和体验,建立一个安全的、数据驱动的生态系统以加速科研和创新,以及通过可互操作的医疗信息技术基础设施实现医疗保健数据和健康数据的互联。确保个人能够获取其电子健康信息,以帮助他们管理自己的健康和"购买"医疗服务。

美国卫生与公众服务部(HHS)在2024年发布了《2024—2030年联邦卫生信息技术战略计划草案》。这个计划草案的重点是改善对健康数据的访问,提供更好、更公平的医疗保健体验,以及实现美国国家公共卫生数据基础设施的现代化。计划的目标包括增进健康福祉、增强医疗服务的提供和体验、加速研究与创新,以及将健康系统和健康数据连接起来。

3. 建设成效　截至2023年11月,90%的办公室医生和几乎所有非联邦急症医院(96%)都采用了经过认证的EHR。这标志着自2011年以来的重大进展,当时只有28%的医院和34%的医生采用了EHR。2022年,大约3/5的人获得并访问了他们的在线病历或患者门户。2023年,70%的医院参与了所有四个互操作性领域(发送、查找、接收和集成),以电子方式发送、接收和整合医疗记录摘要以及搜索/查询任何健康信息,约75%的医院能够与其他医疗机构进行电子健康信息共享。

（二）英国卫生健康信息网络

英国国家卫生健康信息网络项目的目标是建立全新的信息化基础设施,促进英国国家卫生服务体系(NHS)的所有机构能够在通用的平台上交换和共享信息。英国卫生部负责制定卫生信息建设的政策法规,协调相关工作,为信息化项目筹资,组织NHS委员会(NHS Commission Board,NHS

CB）、英格兰公共卫生组织（Public Health England, PHE）和社会保健部门（Social Care）共同实施卫生信息化建设项目。

1. 建设历史　在国家卫生健康信息网络建设之前，单个患者的医疗保健数据存储于不同地区的不同信息系统中，全面反映患者健康状况的健康档案无法形成。卫生技术人员缺乏提供优质高效医疗服务所必需的患者信息。英国政府希望通过建立互联互通的国家卫生健康信息网络，减少信息的丢失，方便患者预约，减少患者到医院的就医次数，同时通过全科医生与医院间传递报告和检查结果，确保医生和患者安全查看个人病历记录。2002 年英国计划用 10 年时间，投入 62 亿英镑实施国家卫生健康信息技术项目（NPfIT），该项目旨在通过建立一个全国统一的全民电子健康档案服务系统，部署一系列应用服务，搭建一个全国性的卫生信息专网，来减少医疗差错、改善医疗服务质量和遏制不断上涨的医疗费用。英国国家卫生健康信息网络建设采用"集中式"技术架构，即在国家层面统一部署国家电子健康档案数据中心和国家宽带网络（The National-Network, N3）等基础设施，并在此基础上开发用户在线择医与预约服务、电子处方服务和影像存储与传输系统服务等国家级应用。N3 主要用于电子健康档案在不同医院之间传递共享以及动态图像的实时传输。在线择医与预约服务是一个为患者提供自主选择医生和预约服务的信息门户；电子处方服务是通过网络安全传送药方的服务，支持医生把药品发放到患者所在的社区药剂师和药价局；影像存储与传输系统主要是保证所有患者的 X 线片与电子健康档案为医生诊断提供信息支持。

该项目总共投入约 93 亿英镑，但由于项目管理、技术挑战和利益相关者的不满，NPfIT 在 2013 年被宣布解散。NPfIT 承建的信息网络和收集的数据由卫生和社会保健信息中心（Health and Social Care Information Center, HSCIC）运维。HSCIC 在 2016 年更名为"NHS 数字"（NHS Digital）。NHS Digital 不仅继续运维 NPfIT 遗留下来的系统，还致力于推动 NHS 更广泛的数字化转型，提供数据分析、数字服务以及医疗和社会护理系统的数字基础设施，持续改善 NHS 为患者、医生和医疗机构提供的数字化服务和医疗数据共享。NHS Digital 不仅有信息技术队伍，还专门设立了临床总监等岗位与部门，聘用全科医生提出临床业务需求，依托社会组织开展信息标准研制与推广应用、互联互通等。其中，全科诊所信息系统采用由政府统一招标入围、各诊所选用并二次开发使用的方式，全科诊所根据需求进行单独付费，采购扩展功能模块。在 NHS Digital 和 NHS England 于 2023 年合并后，NHS England 负责设计和运营国家数据基础设施和数字系统。

2. 建设现状　2018 年 NHS England 启动"连续性患者电子健康档案示范区项目"（local health and care record exemplars, LHCRE）。该计划旨在利用一层低成本的软件实现将本地医院、全科医生和社会医疗机构进行互联，而不是着重于安装大型的、企业级的医院信息系统。LHCRE 的核心目标是推动英格兰各地区在以下几个方面的进步：数据共享，打破传统的医疗信息孤岛，使不同部门和地区的医疗机构能够共享患者的完整电子健康档案；改善照护决策，通过为医护人员提供更全面的患者数据，改善临床决策，提高照护效果；增强紧急和跨地区服务，通过整合急救服务与跨地区的照护服务，确保患者的医疗记录在任何地方，特别是在紧急情况下，都可以被快速获取；实现全国范围的互操作性，通过制定和使用标准化的技术框架，使数据能够在不同的系统和地区之间无缝流动。主要任务包括创建共享电子健康档案、互操作性标准以及安全性与隐私保护。

2019 年发布的 NHS 长期计划（NHS Long Term Plan）中制定了让数字化照护成为 NHS 主流的目标，旨在通过更广泛地应用数字技术来转变医疗服务模式，提升服务效率、患者结果和照护的可访问性。NHS 长期计划要求到 2024 年,所有二级保健服务提供者,包括急症、社区和心理健康照护机构,将完全数字化,包括所有机构、地方和部门的临床和运营流程。数据将以电子方式捕获、存储和传输,并得到强大的 IT 基础设施和网络安全的支持,地方健康与照护记录(local health and care record, LHCR)将覆盖全国。同时,信息技术将使 NHS 能够重新设计临床路径,轻松访问转诊决策树、转诊模块和直接访问反映循证最佳实践的调查,以及为全科医生提供"一键式"专家建议和指导的普遍访问,将避免许多患者需要转诊预约的情况。

3. 建设成效　2016 年,财政部拨款 42 亿英镑来支持 NHS 的数字化。NHS Digital 为英国 200 多家 NHS 信托机构以及众多国家组织、全科医生、药房和患者团体提供支持。它运行着 80 多个国家核心系统,其中包括数字健康档案集成系统(NHS Spine)。这是一个信息交换平台,每月处理超过 13 亿条消息。它还设计了面向公众的工具和全国性服务,以方便和加快医疗服务工作。其"NHS 111"在线紧急照护服务已为 100 多万人提供了帮助。其电子转诊服务每天处理超过 7 万份转诊,电子处方服务 2018 年处理了超过 6.9 亿份处方。2019 年,只有 10% 的 NHS 信托声称已完全数字化,62% 的信托机构计划将其所有患者记录数字化。现在,英格兰 7 300 家全科医生诊所中有 93% 使用电子处方服务(EPS),其中超过 67% 的处方通过 EPS 提供。这改善了患者体验,并在 2013 年至 2016 年的 3 年内为 NHS 节省了 1.36 亿英镑。人们可以通过 NHS 电子转诊服务在线预约医院,该服务现在覆盖了每家医院和每家全科医生诊所,预计每年为 NHS 节省超过 5 000 万英镑。

目前,国家卫生健康信息网络已经实现了阶段性的目标。英国的许多医疗卫生机构已经实现联通,通过在线择医和预约网站,患者能够自主选择与预约医疗服务,缩短预约等待时间。电子处方系统的应用方便了患者取药,减少了排队等候时间。各医院的 PACS 系统使放射影像检查数字化、网络化,提高了影像诊断的效率与质量。所有居民都可以通过 NHS 查看和利用个人电子健康信息。

(三)加拿大卫生健康信息网络

1. 建设历史　2001 年,加拿大成立了一个独立的非营利性机构 Infoway,专门负责推动国家以及区域卫生健康信息网络建设。2002 年,Infoway 宣布投资数亿美元建立全国性的电子健康档案系统、药品信息系统、实验室信息系统、影像系统、公共卫生信息系统和远程医疗系统,构建患者、医疗服务机构的统一识别系统以及基础架构,推动信息标准化研究,最终实现全国范围的信息交换和共享。

项目总体目标:到 2010 年,为 50% 的加拿大居民建立电子健康档案;到 2020 年,为所有加拿大居民建立电子健康档案。具体目标:①减少医疗差错,提高医疗质量;②提高医疗服务的质量和可获得性,降低疾病风险;③提高卫生机构的效率和效益;④建立符合国家和政府政策法规的信息系统;⑤深入研究卫生信息化投入所产生的效益;⑥减少医疗资源消耗,减轻患者负担;⑦提供医疗决策支持,提高临床价值。项目内容包括:制订检索和确认居民、医疗机构和地区信息的有效机制;建设以患者为中心的电子健康档案;建设跨区域的电子处方方案;制定和落实实现互操作的通用标准;提供决策支持服务;支持卫生管理和科研服务;提供确保个人隐私和信息安全的服务。

Infoway 设计了全球知名的电子健康档案架构,主要包括五层:第一层是建立信息基础架构层,在医院间以及医院和医生间实现信息交换和传递,建立和使用相关的标准;第二层是用户、服务提供者的定位和注册层,用于确认患者和医疗服务提供商的身份;第三层是临床应用层,从药物信息系统、实验室信息系统以及影像信息系统入手,建立电子健康档案系统、公共卫生系统和远程医疗系统；第四层和第五层分别是互操作性层和创新与应用推广层。

为了完成2003年目标，Infoway总共投资了12个项目（表14-1）。截至2021年3月31日，联邦投资项目总金额约为21.94亿美元。2023年，除了2项基本完成供资协议任务承诺外，其余10项已经实现供资协议任务承诺并已结束。

表14-1　按资金协议和投资计划分配的Infoway联邦资金数量

中文名称	英文名称	总金额/百万美元
注册系统	Registries Systems	135.0
诊断影像系统	Diagnostic Imaging Systems	305.0
药品信息系统	DrugInformation Systems	250.0
实验室信息系统	Laboratory Information Systems	170.0
互操作性的EHR系统	Interoperable EHR	365.0
远程医疗	Telehealth	110.0
公共卫生监测系统	Public Health Surveillance	120.0
继承和创新	Innovation & Adoption	100.0
信息基础设施	Infostructure	45.0
医疗服务的可获得性	Patient Access to Quality Care	45.0
电子化医疗档案和整合	EMR & Integration	340.0
消费者健康信息方案	Consumer Health Solutions	65.0
已赚取利息的转移	Transfer of Earned Interest	93.5
治理和管理成本	Governance and Administration Costs	50.0
总计		2 193.5

注：统计数据截至2021年3月31日，治理和管理成本资金来自基金获得的投资收入。

2. **建设现状**　2023年3月，《泛加拿大共享互操作性路线图》发布后，Infoway与联邦、省与地方利益攸关方合作制定了互操作性路线图。为了逐步实现该路线图，Infoway制定了5个在2023—2024年计划实现的具体目标：①通过提供协商一致、可执行的国家标准，推进加拿大卫生系统的现代化，提高泛加拿大的互操作性。这些标准已被各司法管辖区确定为优先事项，并在《泛加拿大共享互操作性路线图》中加以阐述。②通过在全国范围内推广PrescribeIT，支持药物安全和患者得到更好的照护。③通过改进数字解决方案，改善所有加拿大人获取电子健康信息的机会，优化他们的照护体验。④通过改进利用照护点解决方案安全访问和共享患者数据的方式，促进照护提供者之间的高效协调与合作。⑤继续加强与各省和地区的联系，根据需要提供专业知识，并扩大与联邦组织、行业和其他卫生领导者的战略关系，以建立对更加互联的卫生系统的支持。

3. **建设成效**　2023年，增强患者对其综合健康记录的访问可以节省560万小时的患者时间和230万小时的临床医生时间。PrescribeIT在8个司法管辖区上线，目前有16 519名处方医生和8 035家药店注册，分别比上一年增长了13%和15%。81%的加拿大人表示有兴趣以电子方式访问自己的个人健康信息，超过五分之四的受访加拿大人同意他们的健康信息应在所有医疗行业者中以电子方式共享。

（冯芮华）

思考题

1. 建设国家卫生健康信息网络的意义何在?
2. 试述国家卫生健康信息网络的组成。
3. 试述我国全民健康信息平台总体框架。
4. 试述我国区域卫生健康信息网络的发展现状。
5. 中国、美国、英国、加拿大对建设国家卫生健康信息网络的定位有何异同?

第十五章
卫生信息工作保障体系

卫生信息工作组织保障是卫生信息工作的基础,具体表现为卫生信息组织体系和组织机构,包括卫生信息行政组织体系、卫生信息服务组织体系和学会等第三方组织。卫生信息政策和法律是国家和政府意志在卫生信息行业的具体体现,为开展卫生信息活动提供指导方针、行动准则和法律依据。卫生信息安全对于促进卫生信息化健康发展,保障医药卫生体制改革,维护公共利益、社会秩序和国家安全具有重要意义。卫生信息伦理则为卫生信息活动提出了应该遵循的道德准则和行为规范。

第一节　卫生信息组织保障体系

一、卫生信息组织体系概述

(一)基本概念

在管理学中,组织(organization)是指为实现一定的目标,按一定规则和程序所形成的权责角色结构。卫生信息组织(health information organization)是指根据人们的信息需求,通过区域卫生信息规划,以实现卫生信息资源的合理开发与有效利用为目标的集体或群体。

(二)卫生信息组织体系的构成

卫生信息组织体系由卫生信息行政组织体系、卫生信息服务组织体系和卫生信息相关的第三方组织构成。其中,卫生信息行政组织承担卫生信息的管理职能,卫生信息服务组织承担提供有价值的信息的职能。卫生信息行政组织对卫生信息服务组织发挥计划、组织、指挥、协调和控制等管理功能。卫生信息相关的第三方组织是重要补充,在卫生信息行政和卫生信息服务组织之间发挥着协同促进作用。它们紧密联系,共同构成一个有机整体。

二、卫生信息行政组织体系

(一)国家卫生信息行政组织

中华人民共和国国务院是最高国家权力机关的执行机关,是最高国家行政机关。中华人民共和国国家卫生健康委员会(以下简称"国家卫健委")作为国务院的组成部分,是负责全国卫生健康工作的行政主管部门。自2018年3月27日成立以来,国家卫健委接替了国家卫生和计划生育委员会的职责,贯彻落实党中央关于卫生健康工作的方针政策和决策部署。其主要职责包括:组织拟定国民健康政策、规划和相关法律法规;协调推进深化医药卫生体制改革;制定并组织落实疾病预防控制规划;构建老年健康服务体系;制定国家药物政策和基本药物制度;加强公共卫生监督;负责医疗服务行业的监督管理;负责计划生育管理和服务工作;指导基层医疗卫生、妇幼健康服务体系和全科医生队伍建设;负责中央保健以及重大活动、重要会议和特殊人群的医疗保障;管理国家中医药管理局;完成党中央、国务院交办的其他任务。在信息化建设领域,国家卫健委内设的规划发展与信息化司,承担健康中国战略协调推进工作,组织拟订卫生健康事业发展中长期规划,指导卫生健康服务体系及信息化建设,组织开展爱国卫生运动和卫生健康统计工作。国家卫健委统计信息中心,作为隶属于国家卫健委的卫生信息统计和管理机构,负责收集、整理、分析和发布全国范围内的卫生统计信息资料,制定卫生统计调查制度,建立和维护卫生资源及人群健康数据库,建设与发展国家公共卫生信息网。

(二)省(自治区、直辖市)卫生信息行政组织

省(自治区、直辖市)卫生信息行政组织是隶属于省级政府的专门机构,负责在其行政区域内统筹、规划、实施和监督卫生信息化工作,通常作为省(自治区、直辖市)卫生健康委员会的形式存在。其主要职能是:负责本地区卫生信息化建设全面领导工作,组织协调、监督检查厅机关各处室、直属各单位的信息化建设工作;负责贯彻国家有关信息化建设的法律、法规和方针政策;审定本级卫生信息化工作有关技术标准、规范和管理办法;负责研究制定本地区区域卫生信息化建设发展战略、总体规划、中长期发展规划及年度计划;负责审定重大卫生信息化建设项目的可行性研究、立项报告、资金预算、实施方案等,并对实施过程中的重大问题进行决策;负责组织协调卫生信息化建设工作中涉及的跨部门、跨行业、跨地区的相关问题和信息安全方面的重大问题等。

(三)市(地级市)卫生信息行政组织

各市(地级市)的卫生信息行政组织,如市卫生健康委员会或卫生健康局,在市政府的领导和上级卫生行政机构的指导下,不仅承担着协调推进医药卫生体制改革、医疗卫生服务管理、公共卫生监督、疾病预防控制、健康教育和健康促进等职能,还设有专门负责卫生信息化建设的部门或科室(如规划发展与信息科),负责根据国家和省级卫生信息化发展规划,结合本地实际制订实施方案,管理信息化建设项目,推动信息资源整合共享,确保信息安全,并通过培训与指导提升医疗卫生人员的信息化素养和应用能力,以全面推动本地区的卫生信息化建设工作。

(四)县(市、市辖区)卫生信息行政组织

县(市、市辖区)卫生信息行政组织是县政府或市辖区政府下辖的,由各县(市、区)的卫生健康委员会或卫生健康局及其下属信息部门构成的,负责本区域或辖区内卫生信息工作的部门。这些部门的主要职责是:统筹规划与协调优化全县医疗卫生资源配置工作,实施大型医用装备配置管理;负责全县卫生健康事业发展规划的编制与实施;指导卫生健康服务体系建设;组织与指导卫生健康信息化建设、智慧医疗建设以及开展卫生健康统计工作。

(五)乡(镇)卫生信息行政组织

乡(镇)卫生信息行政组织,作为我国卫生行政体系的重要组成部分,承担着本区域内的卫生信息管理工作,包括贯彻执行上级政策、提供基层卫生服务、管理卫生信息、卫生监督执法以及推进信息化建设等工作。随着医药卫生体制改革的不断推进,基层卫生行政主管部门对卫生信息化建设的重视程度不断提高,卫生信息化工作已逐步覆盖到社区和村镇,构建了一个结构优化、功能完备的垂直行政组织体系,为我国卫生信息化工作进程提供了坚实的组织保障。

三、卫生信息服务组织体系

(一)医学图书馆

图书馆(library)是搜集、整理、保藏和传递知识文献信息的一种社会文化教育机构,是针对特定用户群的信息需求而动态发展的信息资源体系。数字图书馆(digital library)是传统图书馆的发展方向,它是一种利用计算机和互联网技术,以数字化形式存储、组织、管理和提供图书、期刊、报纸等各类文献资源的机构或系统。医学图书馆(medical library)是搜集、整理、保管、提供医学及其相关的文献信息资源以满足读者特定需要的医学文献信息机构。医学图书馆大体可以分为国家级

医学图书馆、高等院校医学图书馆和医院图书馆等不同组织类型。互联网环境下,医学图书馆不再是医学文献的贮藏所,而将成为医药文献信息的汇合处、集散地和开发利用的中转站。它利用大数据、云计算、人工智能等先进技术,对信息资源进行深度整合与挖掘,为用户提供精准、高效的个性化信息服务。同时,医学图书馆还不断拓展服务领域,开展在线教育、科研支持、临床决策辅助等多元化服务。医学图书馆的职能已经逐步从传统的以提供借阅文献服务为主转变为提供全方位、个性化、数字化、智能化的信息服务模式。

（二）医学信息研究机构

医学信息研究机构主要是指医药卫生领域的信息研究所(中心),如中国医学科学院医学信息研究所是国家级医学信息研究中心,中国中医科学院中医药信息研究所是科技部科学数据共享平台中医药科学数据中心。各省、市均建有医学信息研究机构,隶属各卫生行政主管部门或科研院所。2002年我国科技信息研究机构由事业机构向非营利机构转制以来,通过结构调整、优化资源配置、组织创新、机制创新和制度创新,一些医学信息研究机构及时调整发展战略,建成服务社会化、结构网络化、手段现代化的非营利性的现代信息咨询服务中心,培育医药卫生科技咨询服务新的生长点,把传统的医学情报调研工作进一步向卫生决策咨询、卫生科技评估、医药竞争情报等方面拓展,形成了新的医学信息研究和咨询服务优势,为医学科学研究、技术创新和高新技术产业发展提供了有力的信息服务支撑。

（三）其他医学信息服务机构

自20世纪90年代起,国家科委(现为科技部)与卫生部(现为国家卫健委)携手制定多项关键政策与规范来推动科技成果鉴定与查新工作的标准化与科学化。其中,1993年卫生部确认的首批及后续查新咨询单位,以其专业性和权威性,在医学科研成果的验证与评估中发挥了不可或缺的作用。进入21世纪后,随着科技的进步与医疗健康需求的日益增长,医学信息服务领域迎来了新的变革。2015年,国家标准《科技查新技术规范》(GB/T 32003—2015)的出台,标志着医学信息服务领域管理模式的重大调整。国家卫健委顺应时代潮流,不再直接审批查新咨询单位,而是鼓励市场机制的引入,促进服务供给的多元化与规范化。

目前,医学信息服务机构已构建起多元化、全方位的服务体系,广泛覆盖各级疾病预防控制中心(CDC)、卫生监督机构、妇幼卫生服务机构、人口与计划生育等公共卫生领域,同时深入渗透至医院等医疗卫生机构的信息中心,以及专注于医学文献检索、数据分析、临床试验注册与结果报告等专业领域的相关组织。

四、卫生信息相关的第三方组织

卫生信息相关的第三方组织是在以上所述卫生信息行政组织体系和卫生信息服务组织体系之外的,由各种非政府部门以及广大群众自发组建的非政权性质的社会团体,主要包括与卫生信息相关的学(协)会组织等。

（一）国内的第三方组织

1. 中华医学会医学信息学分会(Chinese Society of Medical Information, CSMI) 成立于1993年6月,是中华医学会专科分会之一。该分会主要涉及医学情报、医学图书馆和医院信息化等相关专业领域。学会目前下设医学信息教育、医学图书馆、医学大数据与人工智能、医院信息化4个专业学组和1个青年学组。中华医学会医学信息学分会自成立以来,每年召开一次本学科的全国性学术年会,截至2024年,已经召开了30次全国医学信息学术会议。

2. 中国卫生信息与健康医疗大数据学会（Chinese Medical Information and Big Data Association，CHMIA） 是国家卫健委主管的国家一级学会。该学会旨在推进卫生信息与健康医疗大数据领域的学术研究、技术应用、人才培养和国际交流，以提高医疗信息化水平，加强数据安全与隐私保护，促进医疗行业的数字化转型。学会前身是于 1984 年 9 月成立的中国卫生统计学会，2004 年 6 月更名为中国卫生信息学会，2017 年 7 月更名为中国卫生信息与健康医疗大数据学会。学会下设专业委员会，每年组织召开"中国卫生信息技术交流大会"。

3. 中国医院协会信息专业委员会（China Hospital Information Management Association，CHIMA）为中国医院协会所属的分支机构。主要开展国内外医院信息管理学术交流活动，制定有关医院信息标准管理规范及规章制度，培训和提高医院信息管理工作人员素质，推动中国医院信息管理工作事业的发展。CHIMA 成立于 1985 年，最初是中华医院管理学会的计算机应用学组。1997 年，中华医院管理学会独立成为一级学会，并在 1998 年成立 CHIMA。2006 年，随着中华医院管理学会更名为中国医院协会，CHIMA 也相应更名为中国医院协会信息管理专业委员会。2019 年，CHIMA 更名为中国医院协会信息专业委员会。

除上述学会外，我国与卫生信息相关的学术组织还有中华预防医学会公共卫生信息化专业委员会、中国中西医结合学会信息专业委员会、中国图书馆学会医学图书馆分会等。

（二）国外的第三方组织

1. 亚太医学信息学协会（Asia-Pacific Association for Medical Informatics，APAMI） 成立于 1994 年，是国际医药信息学会（International Medical Informatics Association，IMIA）的官方亚太地区组织。APAMI 包括 12 个成员组织，代表了亚太地区在医学信息学领域的专业力量。该协会每两年组织一次会议，旨在为医疗健康信息学领域的专业人士、学者和企业家提供一个交流、合作和分享最新研究成果的平台。

2. 美国医学信息学协会（American Medical Informatics Association，AMIA） 是国际医学信息学会（IMIA）的国家成员，其宗旨是：推进信息学科学和信息学教育的发展；最有效地利用医疗信息技术，以促进健康和卫生保健的发展；推进信息学专业发展。AMIA 每年组织召开一次年会，如 2023 年的年会于 11 月 11 日至 15 日在美国新奥尔良举行。

3. 医疗卫生信息与管理系统协会（Healthcare Information and Management Systems Society，HIMSS） 是一个全球性的，以公益为出发点的非营利组织，致力于提高医疗质量、安全和效益。HIMSS 总部位于美国芝加哥，在美国、欧洲和亚洲均设有办事处。其附属组织 HIMSS Analytics 主要负责依据 HIMSS 的多套评价标准，如电子病历采纳模型（EMR adoption model，EMRAM），对医疗机构信息化建设和应用水平进行评价，推动信息技术的应用，提升患者安全和医疗服务质量。

第二节　卫生信息政策保障体系

一、卫生信息政策概述

（一）政策和卫生政策

《辞海》中对政策（policy）的解释是："国家、政党为实现一定历史时期的路线和任务而规定的行为准则。"卫生政策（health policy）是国家为实现一定历史时期的路线和任务而制定的有关卫生工作的行动准则，是指"政府为了保障人民健康而制定并实施的用以规范政府、公民和医院等社会组织的目标、行为指南、策略与措施的总和"。卫生政策属于公共政策范畴。国家卫生政策是国家卫生战略制定和实施的基础,它涵盖有关部门参与实施这项政策所需的主要行动纲领。

（二）信息政策和卫生信息政策

信息政策(information policy)是政府对信息活动进行指导的方针和行动准则,是推动信息事业发展的行动纲领。广义的信息政策包括信息法律在内,狭义的信息政策通常指"信息产业政策"或"信息技术政策"。

卫生信息政策(health information policy)属于信息政策和卫生政策相互交叉的范畴,是由卫生行政管理部门在国家总的方针政策和信息政策的指引下,结合卫生信息工作领域的需求和工作特点而制定和执行的一类指导卫生信息工作的文件,其实质是相关政策在卫生信息领域的应用和扩展。卫生信息政策通过一定的原则和方法,指导各种卫生信息活动与卫生信息管理实践,其作用突出表现为可以进行卫生信息事业的组织、信息流的处理与传播、信息活动的评价等,影响卫生信息机构与团体、卫生信息职业与卫生信息工作者,是卫生信息资源管理的重要手段。

二、卫生信息政策体系

根据 1993 年英国政策研究中心尼克·莫尔(Nick Moore)提出的政策框架二维矩阵模型,广义的卫生信息政策涉及的主要领域包括卫生信息技术(计算机技术、通信技术、微电子技术、传感技术、信息系统技术、人工智能技术等)、卫生信息人员(信息教育与人才培养、人才交流与引进、继续教育培训、人力资源配置、资格认定、人员使用等)、卫生信息管理(卫生信息的获取、存储、交流,政府信息公开,信息资源共享,卫生信息标准,系统安全保障等)、卫生信息产业(通信、软件、信息服务、广告、电子产品、出版发行等)和卫生信息法律法规(法律、法规、规章、规范性文件等),这些内容共同构成卫生信息政策体系。

三、卫生信息政策制定

（一）卫生信息政策分析

卫生信息政策分析是卫生信息政策制定的前提和基础。政策分析(policy analysis)是凭借推理和证据的运用,在一组备选方案中选择出最佳政策的过程。其核心在于对备选政策的效果、本质及其成因进行透彻剖析。在卫生信息领域,政策分析至关重要,它侧重于对卫生信息问题的性质进行深入分析,从而发现新的政策方案和解决途径。卫生信息政策分析的范围广,包括卫生信息政策与政策环境的关系、卫生信息政策的主体与客体关系,以及卫生信息政策的运行机制等。为此,构建科学合理的卫生信息政策分析框架有助于科学分析卫生信息政策。

卫生信息政策分析框架是对卫生信息政策重要特征的概括总结与提炼组合,由各类型卫生信息政策要素所组成的、基于一定数量政策文件的多维度、多层次、多视角的政策分析模型。目前主要有以下 2 种分析框架。

1. **二维卫生信息政策分析框架**　主要由政策工具类型和政策功效 2 个维度构建。其中,政策工具类型存在多种分类方式,如自愿型、强制型、混合型;信息型、权威型、组织型、财政型;封闭类、响应类、促进类和混合类;供给型、环境型和需求型等。目前卫生信息政策工具主要划分为供给型、环境型和需求型等三类。其中,供给型政策工具是指政府通过资金投入、基础设施、公共服务、信息支持等有效手段直接助推或者积极引导;需求型政策工具是指政府通过国际合作、公私合作、政府购买等方式引入各方力量,在技术、资金、人力等方面积极支持;环境型政策工具是指政府通过目标规划、法规管制、策略性措施、组织保障等方式提供有利的政策环境,间接对其产生相应的促进作用。政策功效是政策发布实施后所产生的作用:有的从作用时间段分析政策所起的作用,如事前信息监测与预警、事中信息共享与决策、事后信息溯源与应用以及全过程信息管理4个方面;有的参考应急管理生命周期理论,从预防、准备、响应、恢复4个阶段分析应急信息管理政策的功效及作用环节。

2. 三维卫生信息政策分析框架　主要由政策主体、政策内容和政策效力3个维度构建。其中,政策主体是指卫生信息政策制定的主要参与者,我国卫生信息政策主体主要有中共中央、行政机关、司法机关和民间主体。政策内容主要指政策的客体、价值等,具体包括政策目标和具体规定,政策原则,政策措施、手段和办法,政策的适用范围,政策评价与效益及其要求等。政策效力可归结为2种类型:一种是政府强制推动型政策;另一种是社会利益群体与政府结合的引导型政策。

（二）卫生信息政策制定的原则

卫生信息政策的制定须遵循六大原则。第一,一致性原则,政策目标与方案须与国家法律、法规及宏观政策相协调。第二,信息原则,充分、及时且准确的信息是政策制定的必要前提。第三,系统整体性原则,政策制定者需要全面考虑系统内部各要素、各层次间的相互作用,以及外部环境对政策的影响,通过系统分析和整体优化确保政策的完整性和协调性。第四,可行性原则,要求对政策在政治、经济、社会、科技、伦理等多维度上的可行性进行全面评估。第五,动态调整原则,保持政策弹性,依据外部环境变化和执行中的问题适时调整。第六,公众参与原则,政策制定过程遵循法定、科学、民主程序,充分吸纳人民群众或政策目标群体的意见与参与。

（三）卫生信息政策制定的方式和流程

制定卫生信息政策通常有三种方式:一是理性决策方式,决策的质量高,能够充分利用专业知识和技术分析,避免决策失误;二是经验决策方式,决策过程快速,所需人力物力较少,对于熟悉的问题能够迅速作出反应;三是综合决策方式,即把理性决策方式和经验决策方式混合使用来解决一个问题或一组问题。我国目前采取的卫生信息政策制定方式是政府推动模式下的综合决策方式。卫生信息政策的制定一般遵循以下科学程序:政策问题确认→政策问题根源分析→政策方案研制→政策方案可行性论证→严密政策执行程序→政策系统评价→总结反馈确定去向。

四、我国现行卫生信息政策

（一）指导思想和基本原则

国家卫生信息政策应坚持以习近平新时代中国特色社会主义思想为指导,深入贯彻落实党的二十大精神,紧密结合卫生健康行业应用需求和新一代信息技术发展大势,把握问题导向、需求导向和应用导向,统筹发展和安全,强化系统思维,以引领支撑卫生健康事业高质量发展为主题,促进全民健康信息服务体系化、集约化、精细化发展,进一步畅通全民健康信息"大动脉",以数据资源为关键要素,以新一代信息技术为有力支撑,以数字化、网络化、智能化促进行业转型升级,重塑管理服务模式,实现政府决策科学化、社会治理精准化、公共服务高效化,为防范化解重大疫情和突发公共卫生风险、建设健康中国、推动卫生健康事业高质量发展提供坚强的技术支撑。我国卫生信息政策的制定必须遵循"统筹集约、共建共享,服务导向、业务驱动,开放融合、创新发展,规范有序、安全可控"的基本原则。

（二）顶层设计和重点领域

"十四五"期间,国家卫健委、国家中医药管理局、国家疾病预防控制局共同制定了《"十四五"

全民健康信息化规划》（国卫规划发〔2022〕30号）。该规划包括8个方面的主要任务：一是集约建设信息化基础设施支撑体系；二是健全全民健康信息化标准体系；三是深化"互联网＋医疗健康"服务体系；四是完善健康医疗大数据资源要素体系；五是推进数字健康融合创新发展体系；六是拓展基层信息化保障服务体系；七是强化卫生健康统计调查分析应用体系；八是夯实网络与数据安全保障体系。此外，还包括8个优先行动：一是互通共享三年攻坚行动；二是健康中国建设（行动）支撑行动；三是智慧医院建设示范行动；四是重点人群智能服务行动；五是药品供应保障智慧监测应对行动；六是数字公卫能力提升行动；七是"互联网＋中医药健康服务"行动；八是数据安全能力提升行动。

　　根据规划，到2025年，我国将初步建设形成统一权威、互联互通的全民健康信息平台支撑保障体系，基本实现公立医疗卫生机构与全民健康信息平台联通全覆盖。二级以上医院将基本实现院内医疗服务信息互通共享，三级医院将实现核心信息全国互通共享。全员人口信息、居民电子健康档案、电子病历和基础资源等数据库将更加完善，每个居民拥有一份动态管理的电子健康档案和一个功能完备的电子健康码。为了完成上述目标和任务，提出从5个方面保障规划落地实施：一是加强组织领导，强化统筹协调；二是完善规章制度，健全政策体系；三是加强队伍建设，强化人才支撑；四是严格监督评估，强化任务落实；五是深化国际交流，实现共赢发展。

第三节　卫生信息法律保障体系

一、卫生信息法律法规概述

（一）法与卫生法

　　法（law）是对法律的简称，是由国家制定或认可并由国家强制力保证实施的，反映由一定社会的物质生活条件所决定的掌握国家政权的阶级（在阶级对立社会是统治阶级）的意志和利益的行为规则体系。它通过规定人们之间的权利和义务，确认、维护和发展有利于掌握国家政权的阶级的社会关系和社会秩序。

　　卫生法（health law）是指国家制定或认可，并以国家强制力保证实施的，用于调整在医疗卫生及卫生信息管理实践过程中所形成的各种社会关系的法律规范的总和。它不仅包括中华人民共和国全国人民代表大会及其常委会通过的法律，还包括中华人民共和国国务院通过的条例、国家卫健委等国家行政机关发布的部门规章或其他带有规章性质的文件；它不仅包括专门的医疗卫生规范性文件，还包括散见于刑事、民事和行政法律中用于调整卫生信息领域的法律规范。

（二）信息法与卫生信息法

　　信息法（information law）是由国家立法机关制定或认可的调整信息活动中社会关系的法律规范的总称。信息政策是国家或社会团体为达到一定目的而制定的有关信息活动和信息事业发展的方针、指南、准则等的集合。信息政策是信息法律的先导，是信息法律的重要基础；信息法律是在信息政策的框架中制定的，是在信息政策的指导下实施的，是对信息政策内容的进一步规范和定型，具有强制性和约束力。信息法律是信息政策的保障，是信息政策的重要依托。

　　卫生信息法（health information law）是指在医疗卫生及卫生信息管理实践中所涉及的信息法律规范的总称。卫生信息法律法规的调整对象包括两个方面：一是调整信息技术与信息产业发展过程中产生的一系列社会关系和社会问题，其目的在于发挥法律的政策导向功能，促进信息技术的发展；二是调整信息在生产、传播、处理、存储应用、交换等环节中所产生的各种社会关系，其目的在于规范主体资格和主体行为，确立在信息活动中不同的信息主体之间所形成的各种权利义务关系，来维护信息活动的秩序，保护信息主体的合法权益。

（三）卫生信息法的渊源

卫生信息法的渊源主要包括宪法、卫生法律、行政法规、地方性法规、部门规章、自治条例与单行条例、卫生标准、操作规范及规程，以及国际卫生惯例与条约等。这些成文法因制定机关的不同而具有不同的法律规范效力，形成了多层次的法律体系。卫生信息及信息活动已渗透到社会生活的各个方面，因此，作为卫生信息法渊源的相关法律规范也遍布于诸多法律之中。《中华人民共和国宪法》作为我国根本大法，有关公民信息自由权、知识产权、信息秘密权等的原则规定是卫生信息法的最高渊源和立法依据。卫生领域的各级法规则进一步细化了宪法精神，提供了详尽的操作规范。同时，国际卫生惯例与条约的融入及法条解释，不仅扩展了国内法的内涵与外延，也确保了与国际标准的同步，增强了法律的全面性和适应性。这些法律规范共同构建起卫生信息法的完整架构，为各类卫生信息活动提供了坚实的法律保障与明确的操作指南。

二、卫生信息法律法规体系结构

（一）信息立法

信息立法是信息法体系构建的前提和基础。信息立法是由一定的国家机关制定信息法律的活动。信息立法体系是由信息法律条文和规范性文件构成的规范性文件系统，它表明信息法的外在形式结构。近年来，随着国家医药卫生事业的发展和信息技术在卫生信息管理领域中的广泛应用，建立、健全国家卫生信息法律体系，依法保障卫生信息活动已经引起卫生信息部门、卫生管理部门和法律界的重视，并由国家有关部门陆续制定和颁布了一系列与卫生信息领域相关的法律、法规以及法律条文和规范性文件，但与卫生信息管理实践的要求还有很大差距，建立、健全和逐步完善我国卫生信息法律体系还有相当长的路要走。

（二）信息法律关系

信息法律关系是指信息法律规范在调整人们信息行为过程中形成的权利与义务的关系。卫生信息法律关系是根据卫生信息法产生的、以主体之间的权利义务关系为表现形式的特殊社会关系，涉及了从卫生信息生产、采集、发布到处理、传递、交换、利用等全过程的一系列行为的总和。卫生信息法律关系所涉及的主体主要包括政府部门、经济组织、非营利性组织和个人。卫生信息法律关系的客体即卫生信息，是卫生信息法律关系主体的权利和义务所指向的对象，但只有能够满足卫生信息主体的利益或需求，同时又能得到国家法律确认和保护的卫生信息，才是卫生信息法律关系的客体，而那些虽能满足卫生信息主体的利益或需求，但却为国家法律所禁止或不予保护信息（如药品虚假广告等）则不属于信息法律客体的范围。目前，随着卫生信息产业的飞速发展，国家相关部门陆续制定了一系列卫生法律、法规来规范卫生信息行业的健康发展，卫生信息法律制度不健全的被动局面已经开始出现了新的转机。

（三）卫生信息法律法规体系的基本框架

综合国内学者提出的基本框架和观点，卫生信息立法体系应至少包括以下六类：①医药卫生信息（知识）产权法律法规，主要包括商标权、专利权、著作权、反不正当竞争（商业秘密权、商品标记权）、科技成果权等；②信息技术法律法规，主要包括信息技术发展、信息技术评估、电子技术、计算机技术、信息技术标准化、进出口管理、无线电频谱管理等；③信息产业法律法规，主要包括信息机构组织、信息机构管理、信息资源管理、信息人员管理、信息产业投资管理、信息产业评估等；④信息服务法律法规,主要包括公共信息服务、卫生信息服务、信息公开、信息传播、信息流通、信息商品市场、国际信息合作与交流等;⑤信息安全法律法规,主要包括商业秘密、电子信息出版、电子信息犯罪、科学技术保密、信息系统安全、网络信息安全等;⑥信息伦理法律法规,主要包括信息收集、处理、使用伦理规范,卫生信息从业人员伦理教育和培训,卫生信息伦理审查等。这些内容共同构成卫生信息法律法规体系的基本框架。

三、卫生信息法律法规制定

(一)卫生信息立法的基本特征

立法是法的制定过程,是指特定的国家机关根据统治阶级的意志,依照特定的程序,制定、修改和废除法律、法规和其他规范性文件的活动。信息立法则是指一定的国家机关根据法定权限和程序,制定、修改、补充和废除有关信息活动法律关系的信息规范的专门活动。

卫生信息立法作为国家立法活动的重要组成部分,具有如下特征。第一,权威性。卫生信息立法是一项国家机关的活动,只有特定的国家机关(法定或通过法律授权的国家机关)具有立法权。第二,约束性。具有卫生信息立法权的国家机关不能随意立法,必须在自己有权采取的法的形式所能调整和应调整的事项范围内,就自己享有的特定级别、特定种类的立法权限,在职权范围内立法。第三,规范性。卫生信息立法是依据一定程序进行的活动,只有依程序进行才能保证其具有科学性、权威性和稳定性。第四,技术性。卫生信息活动涉及面广,调整社会关系的卫生信息法律要求技术性高,因此要使所制定的卫生信息法律能够充分发挥社会功能,就必须重视卫生立法技术。第五,驱动性。卫生信息立法是驱动(产生或者变更)卫生信息法的活动,这是立法的直接目的和要求。

(二)卫生信息立法的指导思想和原则

卫生信息立法的指导思想是卫生信息立法活动所遵循的总的思想原则和政治原则,对卫生信息立法工作起到根本性、全局性和方向性的指导作用。

在制定卫生信息法律过程中,除遵循一般法的立法原则外,还应当遵循以下原则:①效益原则。在法律中所规定的原则、规范等内容都应从有利于实现法的效益出发,通过立法使信息或者信息技术的效益得以充分发挥。②实事求是原则。任何法的创制,都要求主观符合客观实际,正确反映客观世界的规律,这样的法律才能正确、有效地指导客观实际,才能发挥法所应有的作用。③吸收借鉴原则。在立法工作中不仅要善于总结本国的实践工作经验,而且也要认真吸收世界发达国家卫生信息法制建设的成功经验和教训,使我国卫生信息立法工作少走弯路。④创新继承原则。一方面原有的基本法学理念和许多传统法律规范在卫生信息管理实践中仍然适用,另一方面制定新的法律规范应当既有创新又有继承,特别是要符合宪法,与原有的法律体系协调一致。⑤适度超前原则。卫生信息立法要求具有适度的超前性,有利于维护法律的稳定性和严肃性,同时也可以保障国家医药卫生体制改革的顺利进行,促进卫生事业健康发展。⑥国家利益原则。卫生信息立法要体现国家推进卫生信息化的意志,把国家利益放在首位。必须对影响、危害国家利益的各种信息行为作出相应的法律规定,依法保障国家利益不受损害。

(三)卫生信息立法的基本程序

卫生信息立法程序是指具有卫生信息立法权的国家机关,在制定、修改和废止卫生信息法的活动中所须遵守的法定的方式、时间和顺序的总称,包括卫生信息法的制定程序、修改程序以及废止程序三个方面。在卫生信息立法活动中,除卫生信息法的制定需要依据法定程序外,卫生信息法的修改和废止同样需要严格地按照程序进行。我国现行立法程序一般来说包括以下三个大的阶段：第一阶段是立法准备阶段，包括立法的预测、规划、论证以及立法草案的拟订等工作；第二阶段是法的形成或法的确立阶段，包括议案、草案的提出、审议、通过和公布法律；第三阶段是法律的完备阶段，包括法的修改、废除，法的解释及法律规范性文件的清理，法律汇编和法律编纂等工作。按照《中华人民共和国立法法》规定，法律的制定程序必须严格经过提出法律案、审议法律案、通过法律案、公布法律四个步骤。卫生信息法的制定、修改和废止程序与上述程序相同。

（四）我国卫生信息法律制度现状

我国在卫生信息化发展过程中非常重视相应的法制建设，近几年来不断地颁布了一些与卫生信息化建设密切相关的法律、法规、规章和规范性文件，构筑了我国卫生信息的法律法规体系。主要体现如下。

1. 政府高度重视，卫生信息系统建设纳入法治轨道　2020年12月1日，国家卫健委办公厅和国家中医药管理局办公室联合发布了《全国公共卫生信息化建设标准与规范（试行）》（国卫办规划发〔2020〕21号），促进和规范全国公共卫生信息化建设与应用。2023年3月23日，中共中央办公厅和国务院办公厅印发了《关于进一步完善医疗卫生服务体系的意见》（中办发〔2023〕10号），深入贯彻党中央关于实施健康中国战略的决策部署，推动全面建立中国特色优质高效的医疗卫生服务体系。2024年6月6日，国务院办公厅印发了《深化医药卫生体制改革2024年重点工作任务》（国办发〔2024〕29号），聚焦医保、医疗、医药协同发展和治理，推动卫生健康事业高质量发展。

2. 信息公开依法推进，保障公众知情权　2007年4月5日，国务院颁发了《中华人民共和国政府信息公开条例》（国务院令第492号），其中第二章第九条明确提出了政府信息公开的范围。2010年6月3日，卫生部颁发了《医疗卫生服务单位信息公开管理办法（试行）》（中华人民共和国卫生部令第76号），对于公共卫生机构、医疗机构和基层医疗卫生服务单位，按照其各自的属性和职能，规定了各自应该重点主动公开信息的范围和内容、公开方式和程序以及监督管理和处罚等。2021年12月29日，国家卫健委印发了《医疗卫生机构信息公开管理办法》（国卫办发〔2021〕43号），规定了医疗卫生机构公开信息的范围、方式、程序以及监督管理和处罚等内容。

3. 明确信息保密措施，依法维护信息安全　2022年8月8日，国家卫健委、国家中医药管理局、国家疾病预防控制局联合发布了《医疗卫生机构网络安全管理办法》（国卫规划发〔2022〕29号）。该办法包括了网络安全的基本原则、网络安全管理的具体要求、网络安全责任、网络安全等级保护等多方面的内容，旨在加强医疗卫生机构网络安全管理，防范网络安全事件发生。2024年2月27日，中华人民共和国第十四届全国人民代表大会常务委员会第八次会议修订通过了《中华人民共和国保守国家秘密法》（中华人民共和国主席令第二十号），自2024年5月1日起施行。该法律明确了国家秘密的定义、保密制度、监督管理等内容，并强调了国家秘密受法律保护的原则，推进保守国家秘密，维护国家安全和利益，保障改革开放和社会主义现代化建设事业的顺利进行。

4. 强化互联网信息服务规范，保障网络信息安全与发展　2021年9月17日，国家互联网信息办公室、中央宣传部、教育部、科学技术部、工业和信息化部、公安部、文化和旅游部、国家市场监督管理总局、国家广播电视总局等九部委共同制定了《关于加强互联网信息服务算法综合治理的指导意见》（国信办发文〔2021〕7号）。该指导意见提出了加强算法治理规范、优化算法治理结构、强化统筹协同治理、强化企业主体责任、强化行业组织自律、倡导网民监督参与等措施。2021年11月14日，国家互联网信息办公室发布了《网络数据安全管理条例（征求意见稿）》，以规范网络数据处理活动，保护个人、组织在网络空间的合法权益，维护国家安全和公共利益。

四、医药卫生知识产权保护

（一）知识产权概述

知识产权（intellectual property）是指专利权、商标权、版权（也称著作权）、商业秘密专有权等人们对自己创造性的智力劳动成果和商业标记依法享有的民事权利。知识产权是一种无形财产权，受到国家法律的保护，具有价值和使用价值。知识产权是一种新型的民事权利，一种无形财产权（intangible property），即知识产权的权利客体是知识产品（或者称为智力成果），具有非物质性，是一种无形的、不能通过人的感觉器官去感知的精神财富。与我国民法规定的其他财产权（主要是有形财产的财产权）相比，知识产权具有专有性、地域性、时间性、法定性和双重性等法律特征。

根据卫生部 2000 年 7 月 18 日颁布的《卫生知识产权保护管理规定》（卫科教发〔2000〕230 号），医药卫生领域知识产权应包括专利权、商标权、著作权、技术秘密及商业秘密、单位的名号及各种服务标志，以及国家颁布的法律、法规所保护的其他智力成果和活动。在中医药领域，知识产权涉及的范围除专利、商标、商业秘密等主要内容外，还包括中药材、中药饮片及炮制技术、中成药、方剂与处方、有效成分、制药技术、质控标准、中医药相关产品、中医药临床研究及经验、中医药文献、信息资料等方面的内容。

（二）知识产权保护法律制度

1474 年 3 月 19 日，威尼斯共和国颁布了世界上第一部专利法——《发明人法规》（*Inventor Bylaws*），这是世界上最早的专利成文法。此后，随着科技的发展，为了更好保护产权人的利益，知识产权法律制度应运而生并不断完善。

我国的知识产权法主要是由《中华人民共和国著作权法》《中华人民共和国商标法》和《中华人民共和国专利法》三部法律构成的。此外，《中华人民共和国反不正当竞争法》《中华人民共和国科学技术进步法》《中华人民共和国计算机软件保护条例》《中华人民共和国知识产权海关保护条例》，以及《关于加强国家科技计划知识产权管理工作的规定》（国科发政字〔2003〕94 号）、《高等学校知识产权保护管理规定》（教育部令第 3 号）、《卫生知识产权保护管理规定》（卫科教发〔2000〕230 号）等若干法律、行政法规或规章、司法解释等也相继出台，中国知识产权法律体系日臻完善。随着国际贸易的发展，知识产权的国际保护应运而生。世界知识产权组织（World Intellectual Property Organization，WIPO）作为联合国的专门机构之一，通过互惠、双边协议、缔结国际条约等主要方式实现知识产权的国际保护。目前，我国已参加《建立世界知识产权组织公约》（1980 年 6 月 3 日）等多个知识产权国际公约。知识产权法律体系与上述国际公约一起，共同构成了中国医药卫生知识产权法律制度和保护体系。

（三）医药卫生知识产权保护

1. 专利权及专利保护　专利（patent）一词源于拉丁语 Litteraepatentes，意为公开的信件或公共文献。专利是世界上最大的技术信息源，据实证统计分析，专利包含了世界科技信息的 90%～95%。专利权（patent property）是指国家专利主管机关依法授予专利申请人及其继承人在一定期间内独占实施其发明创造的权利。专利权受法律保护。我国历史上第一部具有现代意义的《中华人民共和国专利法》（以下简称《专利法》）于 1984 年 3 月 12 日在第六届全国人民代表大会常务委员会第四次会议上通过，并于 1985 年 4 月 1 日起实施，分别于 1992 年、2000 年、2008 年和 2020 年进行了四次修正。

《专利法》规定,授予专利权的专利类型包括发明专利、实用新型专利和外观设计,但是对科学发现,智力活动的规则和方法,疾病的诊断和治疗方法,动物和植物品种,用原子核变换方法获得的物质,对平面印刷品的图案、色彩或者二者的结合作出的主要起标识作用的设计不授予专利权。此外,《专利法》对专利的申请,专利权的期限、终止和无效专利实施的强制许可,以及专利的保护等作了明确的规定和表述。

2. 商标权及商标保护 商标(trademark)是用以区别商品和服务不同来源的商业性标志,由文字、图形、字母、数字、三维标志、颜色组合或者上述要素的组合构成。商标权(trademark rights)是商标专用权的简称,是指商标主管机关依法授予商标所有人对其注册商标受国家法律保护的专有权,包括商标注册人对其注册商标的排他使用权、收益权、处分权、续展权和禁止他人侵害的权利。商标法是确认商标专用权,规定商标注册、使用、转让、保护和管理的法律规范的总称。《中华人民共和国商标法》(以下简称《商标法》)于1982年8月23日第五届全国人民代表大会常务委员会第二十四次会议通过,分别于1993年、2001年、2013年和2019年进行了四次修正。

《商标法》规定"经商标局核准注册的商标为注册商标,包括商品商标、服务商标和集体商标、证明商标;商标注册人享有商标专用权,受法律保护","自然人、法人或者其他组织在生产经营活动中,对其商品或者服务需要取得商标专用权的,应当向商标局申请商标注册。不以使用为目的的恶意商标注册申请,应当予以驳回"。自然人、法人或者其他组织的商标一旦通过注册,获得法律保护,就拥有了专门的使用权、禁止权、转让权和许可使用权,商标所蕴含的品牌效应将为商标使用人创造巨大的有形财富。《商标法》同时对侵犯注册商标专用权的行为也作出了明确规定,以保护商标注册人合法权益。此外,我国《商标法》还对商标注册的申请,商标注册的审查和核准,注册商标的续展、转让和使用许可,注册商标争议的裁定,商标使用的管理以及注册商标专用权的保护等作了明确的规定和表述。在医药卫生领域,涉及的医药卫生产品主要包括药品、卫生用品和医疗器械等。由于这类产品的真假、质量的优劣都直接关系到人民的身体健康和生命安全,所以必须进行严格的管理。我国法律对药品商标的文字及图形、商标申请、注册、使用、保护等方面均有明确规定。例如《商标法》第八条规定:"任何能够将自然人、法人或者其他组织的商品与他人的商品区别开的标志,包括文字、图形、字母、数字、三维标志、颜色组合和声音等,以及上述要素的组合,均可以作为商标申请注册。"《中华人民共和国药品管理法》第二十九条对药品商标名称的规定:"列入国家药品标准的药品名称为药品通用名称。已经作为药品通用名称的,该名称不得作为药品商标使用。"我国对于药品实行的是商标强制性注册管理制度,这与对一般商品实行的商标自愿注册制度有所不同。根据我国《商标法》《中华人民共和国药品管理法》以及《药品注册管理办法》(国家食品药品监督管理局令第28号)的有关规定,我国药品必须申请商标注册,未经核准注册的,不得在市场销售。

3. 著作权及著作权保护 著作权(copyright)又称版权,是指法律赋予公民、法人或者非法人单位因创作文学、艺术和科学作品而在一定时期内所享有的权利。《中华人民共和国著作权法》(以下简称《著作权法》)自1991年6月实施以来,先后于2001年、2010年和2020年进行了三次修正。《著作权法》是对著作权人应享有的著作权保护的法律依据。

《著作权法》第三条规定:"本法所称的作品,是指文学、艺术和科学领域内具有独创性并能以一定形式表现的智力成果,包括:①文字作品;②口述作品;③音乐、戏剧、曲艺、舞蹈、杂技艺术作品;④美术、建筑作品;⑤摄影作品;⑥视听作品;⑦工程设计图、产品设计图、地图、示意图等图形作品和模型作品;⑧计算机软件;⑨符合作品特征的其他智力成果。"第四条规定:"著作权人和与著作权有关的权利人行使权利,不得违反宪法和法律,不得损害公共利益。国家对作品的出版、传播依法进行监督管理。"《著作权法》第九条规定："著作权人包括：①作者；②其他依照本法享有著作权的自然人、法人或者非法人组织。"第十条规定："著作权包括下列人身权和财产权：发表权、署名权、修改权、保护作品完整权、复制权、发行权、出租权、展览权、表演权、放映权、广播权、信息网络传播权、摄制权、改编权、翻译权、汇编权以及应当由著作权人享有的其他权利。"《著作权法》第十四条规定："两人以上合作创作的作品，著作权由合作作者共同享有。没有参加创作的人，不能成为合作作者。合作作品可以分割使用的，作者对各自创作的部分可以单独享有著作权，但行使著作权时不得侵犯合作作品整体的著作权。"《著作权法》第十八条规定："自然人为完成法人或者非法人组织工作任务所创作的作品是职务作品，除本条第二款的规定以外，著作权由作者享有，但法人或者非法人组织有权在其业务范围内优先使用。作品完成两年内，未经单位同意，作者不得许可第三人以与单位使用的相同方式使用该作品。有下列情形之一的职务作品，作者享有署名权，著作权的其他权利由法人或者非法人组织享有，法人或者非法人组织可以给予作者奖励：①主要是利用法人或者非法人组织的物质技术条件创作，并由法人或者非法人组织承担责任的工程设计图、产品设计图、地图、示意图、计算机软件等职务作品；②报社、期刊社、通讯社、广播电台、电视台的工作人员创作的职务作品；③法律、行政法规规定或者合同约定著作权由法人或者非法人组织享有的职务作品。"除上述条款外，《著作权法》还对权利的保护期、权利的限制、著作权许可使用和转让合同以及法律责任和执法措施等都作了详细的规定和表述。在医药卫生领域，《著作权法》对医疗卫生领域的文字作品、声像作品、计算机软件和数据库等予以保护。中药领域的著作权保护不容忽视。中药领域的著作权保护的范围主要包括：①中药文献与著作；②中药培育种植技术；③中药产品广告与宣传材料；④中药的药理作用机制研究；⑤中药数据库及其分析结果；⑥给药方案与治疗方案；⑦科研申报书；⑧科技成果鉴定证书、可行性论证报告等。

4. 技术秘密、商业秘密及其保护　技术秘密（technological secret 或 technical know-how）是指不为公众所知悉的技术，即专利技术以外的技术，包括未申请专利的技术、未授予专利权的技术以及不受专利法保护的技术等。技术秘密与专利同属于知识产权范畴，但技术秘密不同于专利，具有保密性，不具有排他权，无法定期限，但却具有实际应用价值。商业秘密（business secret）是指不为公众所知悉、具有商业价值并经权利人采取相应保密措施的技术信息、经营信息等商业信息。商业秘密包括两部分，即经营信息和非专利技术，如：管理方法、产销策略、客户名单、货源情报等经营信息；生产配方、工艺流程、技术诀窍、设计图纸等技术信息。商业秘密与专利权、商标权、著作权等相比，具有非公开性、非排他性、利益相关和期限保护的特点。我国有关法律从不同角度通过行政保护、民事保护和刑事保护等方式对技术秘密及商业秘密加以保护，如《中华人民共和国民法典》明确规定了商业秘密属于知识产权的客体，权利人依法对商业秘密享有专有的权利。《中华人民共和国反不正当竞争法》规定了商业秘密的定义、侵犯商业秘密的行为及其法律责任，为商业秘密的行政保护提供了法律依据。

2019 年 4 月 23 日中华人民共和国第十三届全国人民代表大会常务委员会第十次会议修正的《中华人民共和国反不正当竞争法》（以下简称《反不正当竞争法》）第二章第九条规定："经营者不得实施下列侵犯商业秘密的行为：①以盗窃、贿赂、欺诈、胁迫、电子侵入或者其他不正当手段获取权利人的商业秘密；②披露、使用或者允许他人使用以前项手段获取的权利人的商业秘密；③违反保密义务或者违反权利人有关保守商业秘密的要求，披露、使用或者允许他人使用其所掌握的商业秘密；④教唆、引诱、帮助他人违反保密义务或者违反权利人有关保守商业秘密的要求，获取、披露、使用或者允许他人使用权利人的商业秘密。经营者以外的其他自然人、法人和非法人组织实施前款所列违法行为的,视为侵犯商业秘密。第三人明知或者应知商业秘密权利人的员工、前员工或者其他单位、个人实施本条第一款所列违法行为,仍获取、披露、使用或者允许他人使用该商业秘密的,视为侵犯商业秘密。"此外,修订后的《反不正当竞争法》增加了对于侵犯商业秘密行为的民事赔偿规定,并且提高了罚款的数额。

5. 其他类型知识产权及其保护 除上述专利权、著作权、商标权、技术秘密及商业秘密外,我国医药卫生知识产权保护的范围还包括单位的名号及各种服务标志以及国家颁布的法律、法规所保护的其他智力成果和活动。

（四）我国医药知识产权发展现状与分析

1. 知识产权产出量与质的提升 随着国家对创新政策的持续鼓励以及科研投入的不断增加,中国医药专利公开数量呈现出显著增长的趋势。据国家知识产权局官方统计数据揭示,2021 年中国医药专利公开数量相比 2017—2020 年有明显增长,达到 52 432 件。这一增长不仅体现在专利数量的"量"上,更在于专利质量的"质"的提升。具体表现为高价值专利比例的增加,涉及核心药物研发、创新疗法及医疗器械等关键领域的专利占比逐年上升,显示出我国在医药领域技术创新能力和自主研发实力的显著增强。同时,专利授权率及国际专利申请数量的提升,也进一步证明了我国医药知识产权在全球范围内的竞争力和影响力正在不断扩大。

2. 知识产权运用效益不断提高 步入"十四五"规划实施的新阶段,我国医药行业在知识产权的运用效益方面取得了显著成效。这一进步是国家政策扶持与企业创新策略高效执行共同作用的结果。国家层面不断强化知识产权保护力度,优化国际市场布局策略,为医药企业拓展国内外市场提供了有力保障。在此背景下,医药企业充分利用知识产权的商业潜力,通过全面的专利布局,加速自主研发药物的市场化进程,并在国内市场上取得了显著的经济与社会效益。此外,我国医药知识产权公共服务平台的建设也为提升运用效益注入了新动力,这些平台通过提供知识产权信息检索、评估、交易等一站式服务,极大地降低了医药企业获取和运用知识产权的成本,促进了医药技术的快速转化与产业化。

3. 知识产权保护力度持续加强 2021 年,国务院印发的《"十四五"国家知识产权保护和运用规划》（国发〔2021〕20 号）明确指出,要全面加强知识产权保护,激发全社会创新活力。在医药领域,这一规划特别强调了中医药传统知识保护条例的制定。该规划还提出了全面建立并实施知识产权侵权惩罚性赔偿制度,加大损害赔偿力度,为医药企业提供了更加有力的法律武器,以应对知识产权侵权行为,维护市场公平竞争秩序。2023 年,国家中医药管理局积极响应规划精神,组织了《中医药传统知识保护条例（草案）》的研讨推进会。该条例草案深入探讨了中医药传统知识的认定标准、保护方法以及权益归属等核心议题,旨在通过专项立法,利用法律手段全面保护中医药知识产权,进一步促进中医药事业的传承发展。

4. 知识产权服务体系日益健全 近年来,知识产权服务体系在我国得到了显著增强与日益健全。2021 年,国家知识产权局关于印发《知识产权公共服务"十四五"规划》的通知（国知发服字〔2021〕39 号）,该规划核心目标在于深度优化知识产权服务体系架构,全面提升公共服务的效能与质量,旨在为创新主体量身打造一套更加全面、高效的知识产权服务解决方案,进而加速知识产权事业与经济社会发展的深度融合进程。步入"十四五"时期,政府尤为重视医药卫生领域的知识产权服务体系建设,积极推动构建专业化、一体化的知识产权服务平台。通过高效整合各类服务资源,旨在为医药企业打造一站式、全链条的知识产权服务体系。平台服务范围广泛,不仅涵盖了专利、商标等知识产权的基础性申请、注册及维护服务,还深入拓展至知识产权的价值评估、交易流转、融资支持等高端服务领域,极大地促进了医药领域知识产权的有效转化与应用,为医药产业的创新发展注入了强劲动力。

5. 知识产权国际合作不断深化　我国深度融入全球知识产权治理体系,与世界知识产权组织及多个国际合作平台建立了更为紧密的战略伙伴关系,共同应对医药知识产权领域的全球性挑战,推动全球医药创新合作迈向新高度。2021 年,中国与欧盟签订了《中欧全面投资协定》,其中包括了医药知识产权保护的相关条款。2022 年,中国与韩国签订了《中韩医药知识产权保护合作协议》,加强两国在医药领域的知识产权保护合作,促进医药创新和产业发展。此外,我国积极参与国际中医药标准的制定,推动中医药知识产权保护的国际化。例如,我国在 2020 年成功举办了世界中医药学会联合会(World Federation of Chinese Medicine Societies, WFCMS)年会,不仅提升了我国在全球医药创新体系中的地位,也促进了中医药知识产权的国际保护和交流。我国还通过参加国际医药知识产权论坛和会议,分享经验,学习国际先进做法,参与医药知识产权国际规则的制定与完善,积极贡献中国智慧与方案,不断提升我国医药知识产权保护的能力和水平,构建一个更加公正、合理且高效的国际医药知识产权秩序。

第四节　卫生信息安全保障体系

信息安全理论与技术是一门综合交叉学科,是在顶层设计的基础上,综合利用数学、物理学、通信和计算机科学与技术等诸多学科的理论和技术进行自主创新,提出系统的、完整的、协同的解决方案。它涉及信息科学、计算机科学和密码学等多学科的理论和技术,主要任务是研究计算机系统和通信网络内信息的保护方法,以实现系统内信息的安全、保密、真实和完整。

一、信息安全概述

(一)信息安全的定义

根据国际标准化组织(International Organization for Standardization, ISO)的定义,信息安全(information security)是指为数据处理系统建立和采取的技术和管理的安全保护,保护计算机硬件、软件和数据不因偶然和恶意的原因而遭到破坏、更改和泄露。

信息安全就是保证信息的保密性、完整性、可用性、真实性、实用性和可控性。其中,前三项尤为重要,被称为信息安全的三要素。信息安全的根本目标是保障信息的安全,其实质就是要保证信息系统及信息网络中的信息资源不因自然或人为的因素而遭到破坏、更改、泄露和非法占用,保证信息系统连续可靠正常地运行,使信息服务不中断。

(二)信息安全的原则

信息安全涉及的范围广泛。对于信息系统设计来说,既要满足信息安全对技术层面的要求,也要满足信息安全对管理层面的要求。

1. 保密性(confidentiality)　保证信息不泄露给非授权的用户或者实体。

2. 完整性(integrity)　信息在存储或传输时不被修改、破坏,不出现信息包的丢失、错位等,即不能被未授权的第三方修改。

3. 可用性(availability)　授权用户根据需要可以随时访问所需信息,保证合法用户对信息资源的使用不被非法拒绝。

4. 认证性(authentication)　确保一个消息的来源或者消息本身被正确地标识,同时确保该标识没有被伪造,认证分为消息鉴别和实体认证。

5. 不可否认性（non-repudiation）　能保证用户无法事后否认曾经对信息进行的生成、签发和接收等行为。

（三）安全体系结构

安全体系结构有两个方面的含义：一是管理层面的信息安全管理体系，二是技术层面的信息安全技术标准。管理层面的信息安全管理体系是组织在整体或特定范围内建立信息安全方针和目标，以及完成这些目标所用方法的体系。国家卫生信息安全管理体系建设的目标是保障卫生与健康领域信息安全，实现对行业重要网络平台和信息系统安全运行的监管，由安全等级保护管理、安全运行监督管理、网络可信体系建设、信息保护体系建设、组织机构建立与完善五个部分组成，依托国家信息安全管理平台，围绕定级备案、等保测评、整改落实、安全通报、安全检查、风险监测、电子认证、密码应用、电子签名、身份认证、加密传输、加密存储、授权使用、机构建立、制度完善和队伍建设等内容，形成完整的信息安全管理体系（图15-1）。

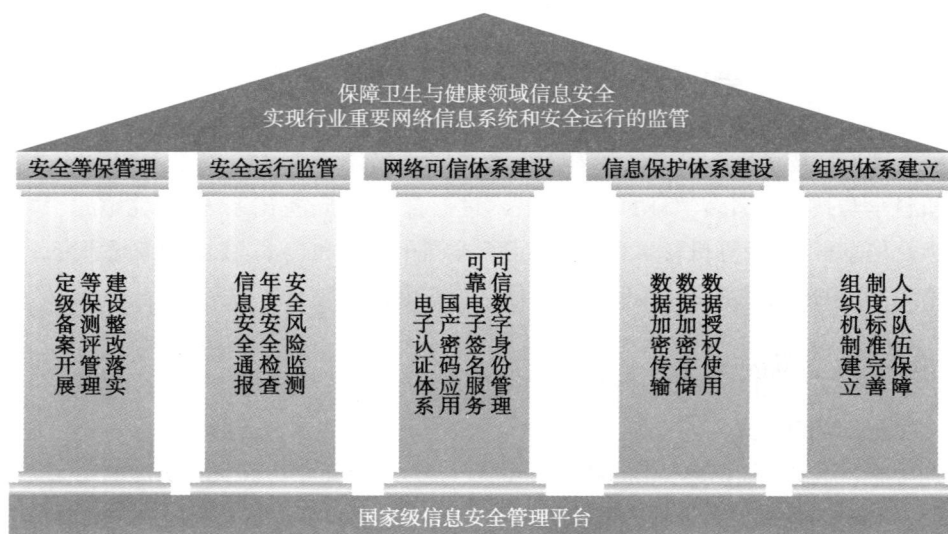

图15-1　国家卫生信息安全管理体系

在技术层面，根据《信息处理系统开放系统互连基本参考模型第2部分：安全体系结构》（ISO7498-2），安全体系结构（security architecture）是对数据信息在传输、交换、存储、处理的过程中所采取的保护性策略，为开放系统互联（open system interconnect, OSI）描述了基本参考模型，为协调开发系统互联标准建立起了一个框架，提供了安全服务与有关机制的一般描述，确定了在参考模型内部可以提供这些服务与机制的位置，包括认证、访问控制、数据保密性、数据完整性和抗抵赖性五类服务，以及加密、数字签名、访问控制、数据完整性、认证交换、业务填充、路由控制和公证八种基本安全机制。

卫生信息安全体系的总体结构由管理层面和技术层面构成，形成卫生信息网络与信息安全保障体系（图15-2）。

二、信息安全技术

（一）密码技术

密码技术是密码学的核心内容，也是信息安全的核心。密码学（cryptology）是研究编制密码和

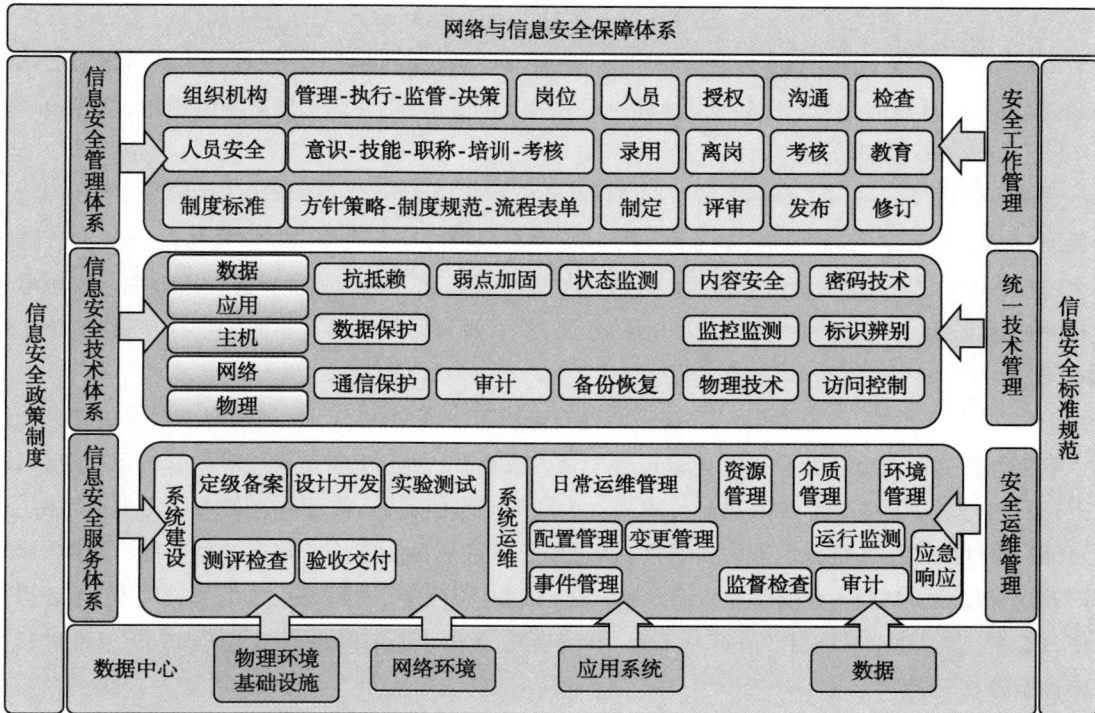

图 15-2　国家卫生信息网络与信息安全保障体系

破译密码的技术科学,由密码编码学(cryptography)和密码分析学(cryptanalytics)组成。现代密码学的研究主要分为三类,即哈希(Hash)函数、对称密码(私钥密码)、非对称密码(公钥密码)。非对称密码体制在信息安全中担负起密钥协商、数字签名、消息认证等重要角色,已成为最核心的密码体制。

2012 年 4 月 26 日,卫生部发布了《卫生部办公厅关于印发居民健康卡配套管理办法和技术规范的通知》(卫办综发〔2012〕26 号),颁布了《居民健康卡密钥管理办法》等 6 个配套管理办法和 4 个配套技术规范,居民健康卡使用的密钥包括非对称密钥、卡片管理类密钥和应用管理类密钥三类。基于密码技术,对密钥的生成、存储、分发、导入、导出、使用、备份、恢复、更换等过程实现身份认证、数字签名、数据加密等功能,已经成为卫生信息安全的基本要求。

(二)身份认证技术

身份认证(identity authentication)技术是用于计算机及计算机网络中,为确定该用户是否具有对某种资源的访问和使用权限,进而使计算机和网络系统的访问策略能够可靠、有效地执行,防止攻击者假冒合法用户获得资源的访问权限,保证系统和数据的安全以及授权访问者的合法利益所采取的确认操作者身份的过程。身份认证可以采用密码技术、智能卡技术和数字证书技术等实现。

静态密码(static password)采用"账号 + 密码"的方式。密码为用户自己设定的一种静态数据,除非用户更改,否则将保持不变,而在动态密码(dynamic password)身份认证方式中,根据专门的算法,产生变化的随机数字组合密码,随时间或不同的上下文而变化。智能卡(smart card)技术是基于智能卡硬件的不可复制性,通过内置存有用户身份相关数据的集成电路芯片,通过使用专用的读卡器可以将集成电路芯片中的数据读出。数字证书(digital certificate)是一种电子"护照",它能够让个人、计算机或者组织机构通过使用公钥基础设施(public key infrastructure,PKI)在网上安全地相互交换信息。有时候数字证书也被称为公钥证书,通常采用公钥体制。USB Key 是一种计算机通用串行总线(USB)接口的硬件设备,一般内置电子芯片,具有存储能力,可以存储用户的私钥以及数字证书,其本质也是数字证书认证。共享密钥认证(shared key authentication)是基于共享密钥的认证方式,要求认证开始前,认证主体间须具有一定量的共享密钥,主体间根据共享的密钥进行认证。

(三)安全传输协议

安全传输协议(secure transport protocol)旨在为应用程序中的实时传输协议的数据提供加密、消息认证、完整性保证和重放保护,如互联网络层安全协议(IPSec)、安全套接字层协议(SSL)、传输层安全协议(TLS)、安全超文本传输协议(S-HTTP)、安全多用途互联网邮件扩展(S/MIME)、安全电子交易(SET)、防火墙安全会话转换协议(SOCKS v5)等。每种协议都具有不同的特点,可以应用于不同的场合。

IPSec 工作在网络层,提供认证和加密两种安全机制。其中的认证机制是为了数据接收方能够确认数据发送方的身份以及数据在传输过程中是否遭篡改;加密机制是通过对数据进行加密,以防数据在传输过程中被窃听。SSL 是设计用来保护网络传输信息的,它工作在传输层之上,应用层之下。SSL 通过加密传输确保数据的机密性,通过信息验证码机制来保护信息的完整性,通过数字证书对发送和接收者的身份进行认证。TLS 建立在 SSL3.0 规范之上,是 SSL3.0 的后续版本,主要目标是使 SSL 更安全,整体和 SSL 3.0 区别不大。TLS 用于在两个通信应用程序之间提供保密性和数据完整性服务。

(四)信息对抗技术

信息对抗技术(information warfare technology)主要包括黑客防范体系、信息伪装理论与技术、信息分析与监控、入侵检测原理与技术、反击方法、应急响应系统、计算机病毒、人工免疫系统在反病毒和抗入侵系统中的应用等。

信息对抗的能力不仅体现了一个国家的综合实力,而且体现了一个国家信息安全实际应用的水平。由于在广泛应用的国际互联网上,黑客入侵事件不断发生,不良信息大量传播,所以网络安全监控管理理论和机制的研究受到重视。黑客入侵手段的研究分析、系统脆弱性检测技术、入侵报警技术、信息内容分级标识机制、智能化信息内容分析等研究成果已经成为众多安全工具软件的组成部分。目前的成果主要是入侵检测系统、防范软件、杀病毒软件等。当前在该领域最引人注目的问题是网络攻击以及入侵检测与防范。

(五)网络安全技术

网络安全技术(network security technology)是用于解决诸如如何有效进行介入控制,以及如何保证数据传输的安全性等问题的技术手段。目前,在市场上比较流行而又能够代表未来发展方向的安全产品包括防火墙、安全路由器、虚拟专用网(VPN)、安全服务器、电子签证机构和 PKI 产品、用户认证产品、安全管理中心、入侵检测系统(IDS)、安全数据库以及安全操作系统等。

在医疗卫生领域,网络信息安全技术已经得到了广泛的应用。作为与居民隐私紧密相关的居民健康卡项目,需要制定严格的安全措施,从物理、系统、网络、数据、应用以及管理规范等各层次为信息的安全提供保障,制定计算机和网络安全管理制度,增强信息安全意识和隐私保护意识,加强防范,严格管理;建立和落实隐私保护的制度和措施,加强对涉及居民个人健康信息隐私保护的管理;采取信息安全和灾备、容灾措施,进行系统安全等级测评认证。

(六)大数据安全技术

大数据是指具有体量巨大、来源多样、生成极快且多变等特征,并且难以用传统数据体系结构有效处理的包含大量数据集的数据。大数据正成为有巨大价值的经济资产,但与此同时,大数据的发展也面临着许多问题,其中安全与隐私问题是人们公认的关键问题之一。因此,必须加快建立和完善大数据信息安全体系。

　　与传统的信息安全问题相比,大数据安全面临的挑战性问题主要体现在以下几个方面。一是大数据中的用户隐私保护,涉及数据采集时的隐私保护、数据共享和发布时的隐私保护、数据分析时的隐私保护、数据生命周期的隐私保护以及隐私数据可信销毁等若干方面。二是大数据的可信性问题,包括伪造或刻意制造的数据和数据在传播中的逐步失真等。三是如何实现可能被用于多种不同场景的大数据的访问控制问题。在加强大数据法律法规建设,加强数据保护意识的基础上,必须加强网络环境下信息安全技术的自主研发和创新,加快面向大数据的信息安全技术的研究,特别是大数据安全与隐私保护关键技术的研究,例如数据发布匿名保护技术、社交网络匿名保护技术、数据水印技术、数据溯源技术、角色挖掘技术、风险自适应访问控制技术等。

三、信息安全等级保护

　　信息安全等级保护(information security level protection)是对信息和信息载体按照重要性等级分级别进行保护的一项工作。在我国,信息安全等级保护广义上是对涉及该工作的标准、产品、系统、信息等,均依据等级保护思想开展的安全工作;狭义上是指信息系统安全等级保护,是指对国家安全、法人和其他组织及公民的专有信息、公开信息以及存储、传输、处理这些信息的信息系统分等级实行安全保护,对信息系统中使用的信息安全产品实行按等级管理,对信息系统中发生的信息安全事件分等级响应、处置的综合性工作。

(一)法律法规和政策

　　2004年9月,公安部、国家保密局、国家密码管理局、国务院信息化工作办公室联合出台了《关于信息安全等级保护工作的实施意见》(公通字〔2004〕66号);2007年6月,公安部等四个部门联合正式出台《信息安全等级保护管理办法》(公通字〔2007〕43号);2010年4月,公安部出台了《关于推动信息安全等级保护测评体系建设和开展等级测评工作的通知》(公信安〔2010〕303号);2011年,卫生部发布了《关于全面开展卫生行业信息安全等级保护工作的通知》(卫办综函〔2011〕1126号)和《卫生行业信息安全等级保护工作的指导意见》(卫办发〔2011〕85号);2016年11月,第十二届全国人民代表大会常务委员会第二十四次会议通过《中华人民共和国网络安全法》;2018年10月,公安部发布《公安机关互联网安全监督检查规定》(公安部令第151号);2020年,公安部发布《贯彻等保和关保保护制度指导意见》(公网安〔2020〕1960号)。上述法律、法规和政策文件为开展信息安全等级保护工作提供了基本依据。

(二)标准体系

　　为保障信息安全等级保护制度有效实施,公安部会同有关部门组织专家先后制定了《计算机信息系统安全等级保护划分准则》(GB 17859—1999)、《信息系统安全保护等级定级指南》(GB/T 22240—2008)、《信息系统安全等级保护基本要求》(GB/T 22239—2008)、《信息系统安全等级保护实施指南》(GB/T 25058—2010)、《信息系统等级保护安全设计技术要求》(GB/T 25070—2010)、《信息系统安全等级保护测评要求》(GB/T 28448—2012)、《信息系统安全等级保护测评过程指南》(GB/T 28449—2012)、《网络安全等级保护测评过程指南》(GB/T 28449—2018)、《网络安全等级保护测评要求》(GB/T 28448—2019)、《网络安全等级保护安全设计技术要求》(GB/T 25070—2019)、《网络安全等级保护基本要求》(GB/T 22239—2019)、《网络安全等级保护定级指南》(GB/T 22240—2020)等几十个国家和部颁标准、技术指导文件,初步形成了信息安全等级保护标准体系,基本能够满足国家信息安全等级保护制度全面实施的需求,形成了比较完整的信息安全等级保护标准体系。

(三)管理体系

《信息系统安全等级保护基本要求》(GB/T 22239—2008)从信息系统安全等级保护安全系统工程管理、安全系统运行控制和管理、安全系统监督检查和管理等方面,对相关问题进行了描述,对每一级别分别阐述了技术要求和管理要求,技术要求包括物理安全、网络安全、主机安全、应用安全和数据安全五个层面的内容,管理要求包括安全管理机构、安全管理制度、人员安全管理、系统建设管理和系统运维管理等五个方面的基本安全管理措施。根据《卫生行业信息安全等级保护工作的指导意见》(卫办发〔2011〕85号),信息系统安全等级保护管理的工作任务主要包括定级备案、建设与整改、等级测评、宣传培训、监督检查五个方面。地方各级卫生行政部门承担本地卫生信息安全责任,信息化工作领导小组统筹组织本地卫生信息安全等级保护工作;卫生部建立信息安全等级保护工作联络员机制,各省级卫生行政部门应当设置信息安全等级保护工作联络员;卫生部和各省级卫生行政部门应当分别建立信息安全技术专家委员会,参与信息系统定级指导、备案审查、方案论证、安全咨询、安全检查等技术工作。

(四)等级划分与等级测评

1. 信息系统安全保护等级划分　根据信息系统受到破坏时所侵害的客体和对客体造成侵害的程度,《信息系统安全保护等级定级指南》(GB/T 22240—2008)将信息系统的安全保护等级分为五个等级:第一级,信息系统受到破坏后,会对公民、法人和其他组织的合法权益造成损害,但不损害国家安全、社会秩序和公共利益;第二级,信息系统受到破坏后,会对公民、法人和其他组织的合法权益产生严重损害,或者对社会秩序和公共利益造成损害,但不损害国家安全;第三级,信息系统受到破坏后,会对社会秩序和公共利益造成严重损害,或者对国家安全造成损害;第四级,信息系统受到破坏后,会对社会秩序和公共利益造成特别严重损害,或者对国家安全造成严重损害;第五级,信息系统受到破坏后,对国家安全造成特别严重损害。

《卫生行业信息安全等级保护工作的指导意见》(卫办发〔2011〕85号)中对卫生信息安全保护等级作了类似的划分:第一级为自主保护级;第二级为指导保护级;第三级为监督保护级;第四级为强制保护级;第五级为专控保护级。对于重要卫生信息系统,其安全保护等级原则上不低于第三级,即监督保护级的要求。拟定为第三级以上(含第三级)的卫生信息系统,应当经信息安全技术专家委员会论证、评审。卫生行业各单位在确定信息系统安全保护等级后,对第二级以上(含第二级)信息系统,应当报属地公安机关及卫生行政部门备案。跨省全国联网运行并由卫生部定级的信息系统,由卫生部报公安部备案;在各地运行、应用的分支系统,应当报属地公安机关备案。

2. 信息系统安全保护等级测评　根据《卫生行业信息安全等级保护工作的指导意见》的通知(卫办发〔2011〕85号)要求:系统建设整改工作完成后,应当按照《信息安全等级保护管理办法》(公通字〔2007〕43号),从全国信息安全等级保护测评机构推荐目录中选择等级测评机构,每年对第三级以上(含第三级)卫生信息系统进行等级测评。测评合格后,应当将测评报告报属地公安机关及卫生行政部门备案。

信息系统三级等级保护的基本要求可分为技术安全和管理安全两个部分。技术安全包括五个层面:物理安全、网络安全、主机系统安全、应用系统安全和数据安全;管理安全针对信息系统生命周期的不同阶段可分为五个方面:安全管理制度、安全管理机构、人员安全管理、系统建设管理和系统运维管理。针对信息系统技术安全和管理安全要求,卫生信息系统等级测评划分为五个阶段,即信息系统定级阶段、总体安全规划阶段、安全设计与实施阶段、安全运行与维护阶段和信息系统终止阶段。根据不同级别的信息系统应具备相应等级的安全保护能力，判断信息系统是否具备定级的基本条件，合理选择、适时调整和补充可实现的安全要求，达到信息系统安全保护的基本要求，并根据自身特点和需求实现针对性保护，确保信息系统安全。

第五节　卫生信息伦理

信息伦理是个人信息道德和社会信息道德的有机统一，涵盖信息道德意识、信息道德关系和信息道德活动。卫生信息伦理是医药卫生领域的信息伦理，它既有信息伦理共同的伦理规范和基本要求，又有医药卫生领域独特的信息伦理问题。随着人工智能技术在医学领域应用的不断加深，医学人工智能伦理问题也正成为社会关注的热点。

一、信息伦理概述

（一）信息伦理的概念

1. 伦理（ethics）　一般是指一系列指导行为的观念；道德（morality）是一种社会意识形态，是人们共同生活及其行为的准则与规范。伦理与道德既有联系也有区别。伦理范畴侧重于反映人伦关系以及维持人伦关系所必须遵循的规则；道德范畴侧重于反映道德活动或道德活动主体自身行为的应当性。一般而言，道德从属于伦理。

2. 信息伦理（information ethics）　是指涉及信息开发、信息传播、信息管理和利用等方面的伦理要求、伦理准则、伦理规约，以及在此基础上形成的新型的伦理关系。信息伦理又称信息道德，它是信息领域调整人与人之间以及个人和社会之间伦理关系的行为规范的总和。

3. 卫生信息伦理（health information ethics）　是指涉及医药卫生领域的信息伦理。卫生信息伦理与信息伦理有着共同的伦理规范和基本要求，但又有其领域的特殊性。卫生信息伦理涉及信息开发的道德制约、信息传播的道德过滤、信息安全的道德防线、信息消费的道德选择等。

4. 医学人工智能伦理（medical artificial intelligence ethics）　是指涉及医疗卫生领域中人工智能技术的信息伦理。医学人工智能伦理是开展医学人工智能研究、设计、开发、使用和服务等科技活动需要遵循的价值理念和行为规范。医学人工智能伦理是伦理在医学与人工智能交叉领域的特殊拓展，既有普遍的伦理道德规范和基本要求，又有其领域内人机交互、责任划分等伦理内涵的独特性。

（二）信息伦理的构成

信息伦理包括两个方面的内容：一是指人类个体在信息活动中以心理活动形式表现出来的道德观念、情感、行为和品质，即表现为主观方面的个人信息道德，如对信息劳动的价值认同，对非法窃取他人信息成果的鄙视等；二是指社会信息活动中人与人之间的关系以及反映这种关系的行为准则与规范，即表现为客观方面的社会信息道德，如扬善抑恶、权利义务、契约精神等。

信息伦理包括三个层次，即信息道德意识、信息道德关系和信息道德活动。信息道德意识是信息道德行为的深层心理动因，包括与信息相关的道德观念、道德情感、道德意志、道德信念、道德理想等；信息道德关系包括个人与个人的关系、个人与组织的关系、组织与组织的关系；信息道德活动是人们在信息交流中所采取的有意识的、经过选择的行动，包括信息道德行为、信息道德评价、信息道德教育和信息道德修养等。信息伦理是主观方面的个人信息伦理与客观方面的社会信息伦理的有机统一。

（三）信息伦理原则与规范

信息伦理原则是人们在信息交往中应当遵守的基本行为准则。它一方面将高度抽象的信息伦理价值目标加以外化，形成系统的信息伦理原则体系，另一方面又为制定具体的信息道德行为规范提供理论依据。

信息伦理体现了社会一般伦理价值观念。2002 年 3 月中国互联网协会制定的《中国互联网行业自律公约》对我国从事互联网运行服务、应用服务、信息服务、网络产品服务和网络信息资源的开发、生产及其他与互联网有关的科研、教育、服务等活动的行业行为进行伦理规范约定，公约提出了13 条自律条款，成为国内第一部信息伦理自律文件。2023 年 5 月，中国互联网协会发布《加强互联网平台规则透明度自律公约》，启动以加强互联网平台规则透明度为主题的行业自律研究，进一步约定伦理规范，营造公平有序平台生态环境。

信息法是调整人们在信息采集、加工、存储、传播和利用等活动中产生的各种社会关系的法律规范的总称。一般由信息资源管理法、政府信息公开法、信息保密法、大众传播法、知识产权法、网络信息法等组成，涉及宪法、法律、行政法规、部门规章、地方行政和规章在内的所有关于信息活动和信息工作的法律法规。在规范信息行为、保护信息权利、调整信息关系、稳定信息秩序中发挥重要的作用。信息法与信息伦理的协同，可以最有效地维护信息领域的正常秩序，促进信息化社会的健康发展。

二、医药卫生领域中的信息伦理

（一）科学活动中的信息伦理问题

在现实科学活动中往往会出现对"继承"的扭曲，导致出现信息伦理问题，例如科学文献引用行为中的伦理问题。引文动机包括积极的引文动机和消极的引文动机。科学文献作者引用文献的动机是复杂多样的。通常情况下，科学文献之间的引用和被引用说明了科学知识的继承与利用，是科学继承的过程，也是实现知识创新的有效途径。

在国际图书馆学界第一部大型百科全书《图书馆学与情报学百科全书》（*Encyclopedia of Library and Information Science*）中的引文分析（citation analysis）词条编撰中列举了 15 种引用动机，把引文动机分为了三种类型：肯定型引文动机、中性引文动机、否定型引文动机。从宏观角度，引文动机可以归纳为四个方面：归誉和起源；提供证据和说明；将目前的工作和以前的工作联系起来；批评或否定过去的著作。引文动机的复杂性表现在文献引用行为中存在的非正常引文动机。对此，索恩（F.C.Thorne，1977）认为，非正常的引文动机在文献引用行为中是存在的，可能的非正常引文动机包括为阿谀某人的引用、以自诩为目的的引用、为相互吹捧而带有偏见的引用、为支持某一观点牵强的引用、为维护某一学术研究派别利益的不正常的引用和因迫于某种压力的引用等。

2016 年 6 月 16 日，中华人民共和国教育部首次以部门规章的形式，正式审议通过了《高等学校预防与处理学术不端行为办法》（中华人民共和国教育部令第 40 号），对高等学校预防与处理学术不端行为进行明确规定；2019 年 7 月 1 日，国家新闻出版署发布《学术出版规范——期刊学术不端行为界定》（CY/T174—2019），针对学术不端行为对学术出版界进行了首次规范性指导，进一步促进了学术出版的规范化和专业化；2022 年 8 月 25 日，科技部等二十二个部门联合发布《科研失信行为调查处理规则》（国科发监〔2022〕221 号），旨在进一步规范科研失信行为的调查处理工作，确保科研活动的公正与科学；2024 年 4 月 26 日中国科协联合教育部、科技部、中国科学院、中国社科院、中国工程院、自然科学基金委、国家国防科工局更新发布关于印发《2024 年全国科学道德和学风建设宣讲教育工作要点》的通知,体现国家教育主管部门和学术界对科学活动中的信息伦理问题的高度重视和关注。

（二）医疗活动中的信息伦理问题

医疗活动中的信息伦理主要表现在医疗卫生活动中虚假信息传播的道德缺失与伦理问题、个人健康信息数据保护的伦理问题以及医患沟通中由信息不对称导致的伦理问题三个方面。

虚假信息(false information)是背离医疗活动和医疗事物的本质、违背真实的医疗信息。它主要指由主观臆造、片面夸大或隐匿信息的某些要素导致的医疗信息内容失真。医疗信息中的虚假信息主要有两类:一是完全虚假信息,如带有欺诈性质的"名医"诊疗信息;二是片面信息,如某些缺乏科学性和真实性的医疗广告信息。虚假医疗信息的虚假性主要表现在三个方面:一是夸大疗效;二是夸大"名医"效应;三是夸大医疗实力的信息。虚假医疗信息违背了医学伦理的道德规范和信息传播的伦理原则。

个人健康信息数据保护(data protection to personal health information)问题存在于医疗活动中,可表现为有意或无意的信息伦理行为。在临床上,对个人健康信息的控制和管理采用的是传统的知情同意原则。但严格意义上讲,知情同意原则本身也存在弊端,即不能为个人隐私保护提供足够的个人资料控制权,对维护个人健康资料安全和患者利益不利。伦理学的重点在于个人的道德选择,因此向他人(包括患者或家属、其他医生等)提供患者的个人健康信息必须符合临床医学伦理和信息伦理要求——知情同意、信息准确、适时保密和最大利益原则。

非对称信息(asymmetric information)原指信息在相互对应的经济个体之间呈不均匀、不对称的分布状态。信息不对称是客观存在的。在医疗卫生领域,这种信息差别主要表现为医患双方医学信息占有的不对称,并由此引起医疗行为的逆向选择(adverse selection)和道德风险(moral hazard),可直接导致医患关系紧张,并容易引发一系列伦理学问题。

（三）信息技术应用中的伦理问题

信息技术在医药卫生领域中的应用改变了人们感知自我的方式以及履行职责的方式,从而导致一系列伦理责任问题。1992年10月,美国计算机协会(Association for Computing Machinery, ACM)通过并采用的《伦理与行为准则》提出八项基本道德规范和六项特殊责任;美国计算机伦理协会(Computer Ethics Institute)1996年提出了"计算机伦理十戒",比较全面地反映了计算机用户在网络应用中应该遵守的十项行为准则。1994年2月18日我国出台了《中华人民共和国计算机信息系统安全保护条例》(中华人民共和国国务院令第147号),之后又陆续出台了《计算机软件保护条例》(中华人民共和国国务院令第339号)、《计算机病毒防治管理办法》(中华人民共和国公安部令第51号令)等法规。1996年2月1日我国又及时推出了规范网络行为的《中华人民共和国计算机信息网络国际联网管理暂行规定》(中华人民共和国国务院令第195号)。1997年5月20日,国务院为适应网络发展,对1996年的《中华人民共和国计算机信息网络国际联网管理暂行规定》(中华人民共和国国务院令第195号)进行了修改,发布了《国务院关于修改中华人民共和国计算机信息网络国际联网管理暂行规定》,强调对涉及国家安全和信息犯罪的内容作了进一步的详细规定。2024年3月10日国务院在多次修改的基础上再次修订,以保障国际计算机信息交流的健康发展。目前,全国各地依据本地计算机网络的发展水平,也相应地建立了一些地方性法规。随着网络信息文化对日常生活的渗透,网络法规会越来越多,越来越细。

（四）网络环境下的信息伦理问题

网络伦理(internet ethics),或称网络道德,是随着网络技术的广泛应用而出现的调节网络主体间相互关系的行为规范的总和。

当前网络伦理行为中比较突出的问题主要表现在网络欺骗、网络盗版、网络学术不端等方面。为此,各国政府、计算机和网络组织制定了一系列规范网络行为的规定,如我国国家食品药品监督管理局在 2017 年 11 月 7 日修正的《互联网药品信息服务管理办法》(国家食品药品监督管理局令第 9 号),我国国家卫健委和国家中医药管理局联合发布的《互联网诊疗管理办法(试行)》《互联网医院管理办法(试行)》《远程医疗服务管理规范(试行)》(国卫医发〔2018〕25 号),美国南加利福尼亚大学网络伦理协会提出的六种网络不道德行为等。此外,中国互联网协会制定并发布了一系列行业自律规范和公约,如《中国互联网协会反垃圾邮件规范》《互联网站禁止传播淫秽、色情等不良信息自律规范》《中国互联网网络版权自律公约》等,通过网络行为规范,解决网络伦理与既有伦理、电子空间与物理空间、通信自由与社会责任、网络信息内容的地域性与网络信息传播方式的全球性、个人隐私与社会监督、信息共享与信息所有等方面的矛盾。

三、医学人工智能伦理

人工智能(artificial intelligence),是用计算机模拟人类智力活动的理论和技术,在虚拟助手、医疗器械、影像识别、辅助诊断、病例分析、健康管理、药物研发等医疗卫生有关领域有广泛应用。2017 年 7 月,国务院印发《新一代人工智能发展规划》(国发〔2017〕35 号),提出要加快发展智能医疗。2019 年,国家卫健委医院管理研究所、社会科学文献出版社共同发布了首部《人工智能蓝皮书:中国医疗人工智能发展报告(2019)》,从多方面分析了目前中国医学人工智能发展的现状,探讨人工智能技术影响医疗健康产业发展的未来前景。

目前,人工智能既存在信息伦理问题,又因技术开发主体在数据获取与使用、算法设计、模型调优等方面具有不透明性、难解释性、自适应性、泛用性等特征,可能产生歧视偏见、信息错误、隐私泄露等风险。当人工智能在医学领域、环境的应用时,还可能出现产生技术误用滥用、过度依赖,乃至冲击传统医疗相关行业等情况在基本人权、社会秩序、国家安全等诸多方面引发一系列伦理风险。

(一)医学人工智能存在的伦理问题

1. 隐私保护问题　是指医学人工智能技术应用中用户(患者、医务人员等)隐私数据存在泄露的风险。隐私包括身体隐私、空间隐私以及信息隐私。医学人工智能应用涉及医疗健康大数据,其开发与应用无疑需要海量、动态、多样、实时的数据作为训练和学习的基础。用户诸如体重、腰围、身高、生活习惯甚至基因型等许多重要的个人健康隐私信息,由医院或其他机构采集储存,而后被技术开发者利用。在这条数据链中的隐私信息不可避免地被逐级传播,使得数据主体对自身隐私的控制权逐级下降,以至于无法规避隐私的泄露。商业机构、不法分子等可能利用泄露的数据针对性地对被泄露者进行营销、诈骗、侵犯隐私,甚至做出危害其健康安全的举动,引发社会性的危机。

2. 公平效益问题　公平效益问题包含两重核心内涵。其一,公平问题聚焦医学人工智能技术资源的配置,能否突破人群、层级差异,为所有人提供完备服务;其二,效益问题关注技术资源在配置与使用全过程中经济价值与医疗效能的平衡。但现实中,医学人工智能技术受限于资源短板,高度集中应用于城市大型医疗机构,而偏远地区、基层医疗等资源匮乏区域则很难实现技术覆盖。再加上开发周期长、维护成本高、专业人才稀缺、使用成本高等现实壁垒叠加,多数个体与基层机构难以承担技术落地的综合成本。同时,在医学人工智能开发流程中,数据获取使用、算法设计、模型调优等环节,可能因人为失误或技术缺陷产生误导,在应用时易出现歧视、偏见、谬误等问题,降低其对不同医疗场景的适配性。

3. **医患关系问题**　是指医学人工智能技术在应用过程中，对医疗服务活动中客观形成的医患双方以及与双方利益有密切关联的社会群体和个体之间的互动关系产生的影响问题。医患关系中存在着极大的信息不对称性。医务人员在向患者解释诊断结果、治疗方案或不良反应等涉及医学专业信息的过程中，需要付出大量的时间与精力。对于医患双方，医学人工智能技术的应用一定程度上可以拉近双方对话距离。但目前医学人工智能技术还不够成熟，其在算法、模型、结果上的不透明，以及各种人工智能技术、应用平台间存在的医疗建议的差异，也会增加医务人员的解释成本，降低医患间的信任度，甚至激化原有的医患矛盾。

医学人工智能给医患双方均带来便利的同时，也带来潜在的风险。在人工智能技术的应用过程中，医务人员可能会对医学智能机器人、医学智能辅助诊疗技术等产生过度信任、依赖甚至成瘾的现象，从而降低对自身专业知识技能的重视程度；患者可能会对线上智能问诊以及其他涉及医学的人工智能技术产品产生依赖与盲从，进而误入歧途。医学人工智能技术强烈冲击着传统的医疗行业，从事检验、影像、病理、手术等医疗技术的医务人员职业地位不断被弱化，正面临被逐步替代的就业危机。

医学人工智能技术参与构建的监督评价体系可以在绩效、工作效率、操作规范等层面促进医务人员工作的专业化，优化工作流程。但是过多的监视审查会影响医务工作者的角色心理以及工作状态。

鉴于当前医学人工智能技术并不成熟与完备，医患双方都应该理性地看待与使用这一技术，不能将其当作万能的灵药而忽视对现有医患问题的关注、思考与处理。医患关系既是技术信息的问题，更是社会人际的问题。

4. **医学科研教育问题**　是指在人工智能与医学相结合过程中，医学学科建设、人才培养、教育引导、研究推进、成果转化各维度可能产生的问题。新兴的医学人工智能技术正改变着医学院的教育模式。借助当前的人工智能大模型等技术手段，医学院师生获取知识的途径大为丰富，但也对更好地评估、区分、培养医学人才的自身专业素养提出了挑战。如今，依赖、滥用或误用医学人工智能技术，会使医学机构的教学、科研工作偏离正轨，走向形式化、片面化、同质化、表浅化，最终影响社会范围内的医学教研体系构建。

5. **安全与责任划分问题**　医学人工智能的安全问题是指它在实践应用中可能产生的风险与危害。应用日益广泛的医学人工智能技术，也会因技术的误用滥用、不成熟或监管的纰漏等对居民的健康产生负面影响。责任划分问题指的是在医学人工智能技术应用的基础上，如何从开发者、使用者、维护者、监管者等各方对技术产生的结果进行责任归属，规范技术资源的配置与使用。

目前，医学人工智能本身并不具备意识，也不是道德和法律主体，更不是责任人。医学人工智能技术只是辅助工具，最终作出决策与受到影响的仍然是人类本身。对于医学人工智能在诊疗建议、医学决策上出现的错误，执行者（如医护人员等）、决策者（如技术开发者、医疗机构管理人员等）或利益相关者（如患者及其亲属、医疗保险公司等）的责任归属充满争议。医学人工智能开发者与广大用户、管理者间存在严重的"信息不对称性"，如同"技术黑箱"。开发者很难在数据获取、技术开发与保障用户权益之间作出令人满意的平衡。技术的局限性与不确定性，不仅让用户（医务工作人员、患者等）难以从专业角度给出精确反馈，也让人工智能技术的监管者在做到准确合理的监督上遇到挑战。

（二）医学人工智能伦理问题的对策建议

1. **注重技术安全和隐私保护**　在医学领域应用人工智能过程中，必须严格维护患者及其他数据提供者的隐私权,包括确保数据收集、存储、流通和使用过程中的安全,以及仅将数据用于正当的医疗目的以造福患者。此外,对于数据的收集、共享及应用等环节,须实施标准化和法律化管理,严格限制机构在收集、分析及发布个人数据时的行为。

欧盟委员会于2019年《可信赖人工智能的伦理指南》中提出人工智能系统全生命周期应遵守合法性、合伦理性和稳健性3项要求。2020年《人工智能伦理罗马倡议》中提出7项主要原则——透明、包容、责任、公正、可靠、安全和隐私。我国正积极推动《中华人民共和国个人信息保护法》《中华人民共和国数据安全法》等法律法规的有效实施,构建良好的医学人工智能应用环境。

2. **实现应用公平与透明化**　降低医学人工智能伦理风险的有效途径之一是技术改进。医学人工智能应确保其程序的公正性,合理分配利益与成本,并减少技术在资源分配上的不平衡。此外,医学人工智能的技术和产品需要在信息展示上保持高度的透明度和普适性。特别是在开发和验证阶段,参与者应完全了解所用技术的局限性和潜在风险。

根据2017年国务院发布的《新一代人工智能发展规划》(国发〔2017〕35号),我国强调需要"加强人工智能相关法律、伦理和社会问题研究,建立保障人工智能健康发展的法律法规和伦理道德框架"。此举旨在推动智能医疗的发展,建立一个精确的智能服务体系,增强智能健康管理和群体智能的健康管理,并实现技术资源的公开共享。

3. **坚持"以人为本"的医学理念**　医学人工智能的主要目的是服务于人类的健康与福祉。因此,在其技术开发、应用及监管的各个阶段,均应坚持伦理学的基本原则。特别是医学伦理的三大核心原则——"以患者为中心、尊重患者、公正"——应当在整个过程中得到体现。这包括将患者的需求作为重心,充分尊重他们的知情同意权和自主决策权等基本人权。

在《新一代人工智能发展规划》(国发〔2017〕35号)中,我国强调了进行人工智能行为科学和伦理研究的重要性,并提出建立伦理道德的多层次评估结构以及人机协作的伦理框架。此外,中国电子技术标准化研究院在2018年发布的《人工智能标准化白皮书(2018版)》中强调了人类利益原则和责任原则作为人工智能伦理的基石。继而,2021年版的《人工智能标准化白皮书》进一步发展了包括安全和伦理在内的八部分的人工智能标准体系结构,为医学人工智能伦理规范提供了重要的参考和指导。

4. **加强医学人工智能的通识教育培养**　医学人工智能是新兴技术交叉领域,面临着人才短缺、培养教育专业化不足等问题。从国务院、教育部出台的多项措施,以及联合国教科文组织发布的《教育中的人工智能:可持续发展的机遇与挑战》《人工智能与教育的北京共识》等报告可以看出,国内外均意识到教育的发展改革在人工智能技术发展和应用中有着不可或缺的作用。也正如此,提高对医学人工智能技术的科普推广,降低对其的认知门槛,建立医学人工智能技术相关人才培养体系,拓展医学人工智能技术的内涵与外延,有助于进一步发挥医学人工智能技术的应用潜力。

5. **制定标准规范及法律法规**　为将医学伦理和法律法规融入人工智能的算法程序、具体应用场景当中,制定统一规范的行业标准,引入法律法规的约束,改善当前缺乏有效监管的环境。2021年9月25日,国家新一代人工智能治理专业委员会发布了《新一代人工智能伦理规范》,旨在将伦理道德融入人工智能全生命周期,为从事人工智能相关活动的自然人、法人和其他相关机构等提供伦理指引。此外,中国医疗行业协会成立人工智能分会,以探索建设医学人工智能伦理规范。同时,中国医疗器械行业协会医用机器人分会也起草了《人工智能医疗标准数据管理要求(征求意见稿)》等三项团体标准,以推动该技术的革新与进步。

世界范围内,关于医学人工智能领域的规范秩序的建立仍在探讨阶段。2021年11月,联合国教科文组织制定了《人工智能伦理问题建议书》——该文件是有史以来第一份强调人工智能全生命周期的伦理问题并确定全球范围内各国协作规范人工智能伦理的框架的全球人工智能伦理标准。美国医学会（AMA）在 2023 年 12 月 20 日针对医学人工智能的发展，出台了新的指导原则，包括监督、透明度、隐私与安全、减轻偏见等，旨在最大限度降低医学人工智能技术的潜在风险。

总之，为进一步规范人工智能技术的应用，应努力构建医学人工智能的道德风险评估体系，并对具有歧视性、误导性、迷惑性或诱导性的技术产品持零容忍的态度，建立信息安全保护系统，保障用户隐私。更重要的是，建立完善医学人工智能伦理和医学审查体系，并将其融入现有的监督体系中。

（毛振兴　刘　刚）

思考题

1. 如何构建更加完善的卫生信息组织体系，以更好地服务健康中国建设？
2. 如何加强卫生信息法律法规体系建设，以更好地保护个人隐私和数据安全？
3. 如何更好地保护医药卫生知识产权，促进医药科技创新？
4. 卫生信息组织体系由哪些部分构成？
5. 信息安全技术主要包括哪几个方面？

推荐阅读

[1] 国家卫生健康委员会统计信息中心.全国卫生健康信息化发展指数(2023)发布[R/OL].(2023-04-23)[2024-07-17].http://www.nhc.gov.cn/mohwsbwstjxxzx/s8561/202304/3aff99e9527540bc8b5b387f86d184b6.shtml.

[2] 罗爱静.卫生信息管理学[M].4版.北京:人民卫生出版社,2017.

[3] 胡德华,曹锦丹.公众健康信息学[M].北京:人民卫生出版社,2023.

[4] 钱庆,陈先来.医学知识组织[M].北京:人民卫生出版社,2023.

[5] 李兰娟,张伯礼,曹雪涛,等.医学人工智能导论[M].北京:科学出版社,2024.

[6] 周宁.信息组织[M].4版.武汉:武汉大学出版社,2017.

[7] MAGNUSON J A, DIXON B E. Public Health Informatics and Information Systems[M]. 3rd ed. Berlin: Springer, 2020.

[8] 胡西厚.卫生信息及大数据管理[M].北京:人民卫生出版社,2023.

[9] 王健,马军,王翔.健康教育学[M].3版.北京:高等教育出版社,2021.

[10] 王一方,甄橙.北京大学医患关系蓝皮书:语言与沟通[M].北京:北京大学医学出版社,2019.

[11] 王秉,白明皓.大数据环境下突发公共卫生事件风险信息感知与分析模型[J].情报杂志,2021,40(11):176-181.

[12] 杨凯荣,王俊祥,姚明.预测老年慢性病共病患者抑郁、焦虑发生风险的列线图模型构建[J].中国煤炭工业医学杂志,2024,27(2):152-157,168.

[13] DINH T T H, BONNERA. Exploring the relationshipsbetween health literacy, social support, self-efficacy and self-management in adults with multiplechronicdiseases[J]. BMC Health Serv Res, 2023, 23(1): 923.

[14] 马路,唐小利.医学信息搜集与利用[M].北京:人民卫生出版社,2023.

[15] 胡昌平,胡潜,邓胜利.信息服务与用户[M].4版.武汉:武汉大学出版社,2015.

[16] 李建清,刘雷.医学大数据与人工智能[M].北京:人民卫生出版社,2023.

[17] 王平,沙宪政.生物医学传感技术[M].北京:人民卫生出版社,2018.

[18] 国家卫生健康委办公厅,国家中医药局办公室.关于印发全国公共卫生信息化建设标准与规范(试行)的通知[J].中华人民共和国国家卫生健康委员会公报,2020,(11):1-119.

[19] 国家卫生健康标准委员会.国家医疗健康信息区域(医院)信息互联互通标准化成熟度测评方案(2017年版)[J].中国卫生信息管理杂志,2017,14(05):637.

[20] 吴士勇,胡建平.全民健康信息化调查报告:区域卫生信息化与医院信息化(2021)[M].北京:人民卫生出版社,2021.

[21] 李劲松,田雨,周天舒.医疗健康信息系统[M].上海:上海交通大学出版社,2023.

[22] 刘云.医院信息系统[M].南京:东南大学出版社,2021.

[23] 刘章锁,刘云.医院信息系统[M].北京:人民卫生出版社,2022.

[24] 朱福,葛春林.智慧医院体系构建与实践[M].上海:上海科学技术出版社,2023.

[25] 陈锋,王俊宇,王开疆.药品信息化追溯体系架构设计与实践[M].北京:科学出版社,2021.

[26] 陈刚.卫生监督学[M].3版.北京:人民卫生出版社,2023.

[27] 周芙玲.医学文献信息检索[M].北京:科学出版社,2024.

[28] 胡建平.医院数据治理框架技术与实现[M].北京:人民卫生出版社,2019.

[29] 陈敏.区域人口健康信息化理论与方法[M].北京:科学出版社,2016.

［30］健康报社有限公司,国家卫生健康委员会统计信息中心.健康为民信息化技术发展实践:"互联网+医疗健康"示范服务案例集［M］.北京:人民卫生出版社,2020.

［31］冯登国.大数据安全与隐私保护［M］.北京:清华大学出版社,2018.

［32］中国卫生信息与健康医疗大数据学会远程医疗信息化专业委员会.中国医院远程医疗发展报告(2020年)［M］.北京:人民卫生出版社,2022.

［33］张旭东.中国医疗人工智能发展报告(2019)［M］.北京:社会科学文献出版社,2019.

［34］陈立波.医保智能审核系统设计［M］.成都:四川大学出版社,2021.

［35］路云.社会医疗保险信息系统的统筹规划［M］.南京:东南大学出版社,2013.

［36］乌日图.医疗保险信息管理［M］.北京:中国劳动社会保障出版社,2002.

中英文名词对照索引

HL7 Health Level 7 136

A

安全传输协议 secure transport protocol 316

安全体系结构 security architecture 314

B

保密性 confidentiality 313

北美放射学会 Radiological Society of North America, RSNA 216

贝尔电话实验室 Bell Telephone Laboratories 41

贝叶斯统计 Bayesian statistics 63

本体 ontology 28

不可否认性 non-repudiation 314

布尔关联规则 boolean association rule 69

C

层次方法 hierarchical method 73

城乡居民基本医疗保险 basic medical insurance for urban and rural residents 231

城域网 metropolitan area network, MAN 50

传播者 communicator 38

传输控制协议 transmission control protocol, TCP 218

D

大数据 big data 5

单层次关联规则 single-level association rule 69

单维关联规则 single dimensional association rule 69

道德 morality 319

道德风险 moral hazard 321

电子病历 electronic medical record, EMR 31, 211

电子病历系统 electronic medical record system, EMRS 211

电子健康档案 electronic health records, EHR 178

电子政务 electronic government, E-government 259

迭代 iteration 70

定题服务 selective dissemination of information, SDI 99

动态密码 dynamic password 315

多层关联规则 multi-level association rule 69

多维关联规则 multi-dimensional association rule 69

F

法 law 305

法律、法规授权组织 organization authorized by laws and regulations 270

非对称信息 asymmetric information 321

符号 sign 38

妇幼保健信息系统 maternal and child healthcare information system 169

G

概念图 concept map 29

个人健康档案 personal health record, PHR 197

个人健康信息数据保护 data protection to personal health information 321

个人数字助理 personal digital assistant, PDA 251

公法 104-191 Public Law 104-191 143

公钥基础设施 public key infrastructure, PKI 315

共享密钥认证 shared key authentication 316

关联规则 association rule 68

观测指标标识符逻辑命名和编码 Logical Observation Identifiers Names and Codes, LOINC 131

广域网 wide area network, WAN 50

国际标准化组织 International Organization for Standardization, ISO 313

国际疾病分类 International Classification of Diseases, ICD 133

国际医药信息学会 International Medical Informatics Association, IMIA 302

国家基本药物制度　national essential drug system　262

国家卫生健康信息网络　national health information network, NHIN　279

H

互联网号码分配机构　The Internet Assigned Numbers Authority, IANA　107

环境　environment　38

J

机器学习　machine learning　110

疾病控制和预防中心　Center for Disease Control and Prevention, CDC　79

疾病预防与控制管理信息系统　disease prevention and control management information system　154

技术秘密　technological secret　311

剪枝操作　pruning operation　70

健康保险携带与责任法　*Health Insurance Portability and Accountability Act-1996*, HIPAA　143

健康连接　connecting for health　280

静态密码　static password　315

局域网　local area network, LAN　50

聚类分析　cluster analysis　72

K

开放系统互联　open system interconnect, OSI　314

可用性　availability　313

跨行业数据挖掘过程标准　*Cross Industry Standard Process for Data Mining*, CRISP-DM　32

L

量化关联规则　quantitative association rule　69

临床数据存储库　clinical data repository, CDR　212

临床信息系统　clinical information system, CIS　208

流媒体　steaming media　255

伦理　ethics　319

M

慢性疾病管理　chronic disease management, CDM　88

媒介　medium　38

美国国防高级研究计划局　Defense Advanced Research Projects Agency, DARPA　82

美国国家卫生信息技术协调办公室　Office of the National Coordinator for Health Information Technology, ONC　279

美国计算机伦理协会　Computer Ethics Institute　321

美国计算机协会　Association for Computing Machinery, ACM　321

美国医学信息学协会　American Medical Informatics Association, AMIA　302

门户网站　portal site　101

密码编码学　cryptography　315

密码分析学　cryptanalytics　315

密码学　cryptology　314

面向问题的医疗信息系统　problem oriented medical information system, PROMIS　204

命名实体识别　named entity recognization, NER　85

N

逆向选择　adverse selection　321

Q

企业应用集成　enterprise application integration, EAI　178

强关联规则　strong association rules　69

趋势分解法　trend decomposition method　63

全球公共卫生情报网络　Global Public Health Intelligence Network, GPHIN　83

全栈安全　full stack security　257

R

人工智能　artificial intelligence, AI　101

认证性　authentication　313

S

商业秘密　business secret　311

社交网络服务　social networking services, SNS　102

社区卫生服务　community health service　176

社区卫生信息系统　community health information system, CHIS　175

身份认证　identity authentication　315

深度学习　deep learning　111

生成式人工智能　generative artificial intelligence, GAI　112

生长曲线模型　growth curve model　66

时间序列分析　time series analysis　62

实时暴发与疾病监测　real-time outbreak and disease surveillance, RODS　83

实验室信息系统　laboratory information system, LIS　208

事故树分析法　fault tree analysis, FTA　76

事件树分析法　event tree analysis, ETA　76

受传者　receiver　38

数据　data　4

数据库管理系统　database management system, DBMS　109

数据清洗　data cleaning　34

数字鸿沟　digital divide　56

数字素养　digital literacy　57

数字图书馆　digital library　300

数字证书　digital certificate　315

搜索引擎　search engine　100

T

提升度　lift　70

统一资源标识符　uniform resource identifier, URI　30

图书馆　library　300

图书馆学与情报学百科全书　*Encyclopedia of Library and Information Science*　320

推送技术　push technology　102

W

完整性　integrity　313

网际协议　internet protocol, IP　218

网络安全技术　network security technology　316

网络伦理　internet ethics　321

唯一社会医疗保障号　unique medical socialidentity　177

卫生电子政务　health E-government　260

卫生法　health law　305

卫生监督　health supervision　269

卫生监督信息系统　health supervision information system　271

卫生监督行政机关　health supervision administrative organization　270

卫生监督主体　health supervision subject　270

卫生信息　health information　7

卫生信息采集　health information collection　19

卫生信息法　health information law　305

卫生信息交流　health information communication　37, 42

卫生信息交流障碍　health information communication barrier　55

卫生信息伦理　health information ethics　319

卫生信息政策　health information policy　303

卫生信息资源　health information resources　8

卫生信息资源管理　health information resource management　10

卫生信息组织　health information organization　299

卫生政策　health policy　302

无线局域网　wireless local area network, WLAN　251

无线体域网　wireless body area network, WBAN　251

无线网　wireless network　50

无形财产权　intangible property　309

X

系统医学命名法-临床术语　Systematized Nomenclature of Medicine - Clinical Terms, SNOMED CT　128

下一代防火墙　next generation firewall, NGFW　177

信息　information　1, 38

信息安全　information security　313

信息安全等级保护　information security level protection　317

信息标引　information indexing　32

信息采集　information collection　19

信息对抗技术　information warfare technology　316

信息法　information law　305

信息分析　information analysis　59

信息服务　information service　93

信息交流模式　model of information communication　40

信息交流障碍　information communication barrier　52

信息伦理　information ethics　319

信息描述　information description　25

信息网络　information network　279

信息需求　information demand　91

信息政策　information policy　303

信息咨询服务　information consulting service　97

信息资源管理　information resource management, IRM　7

信息组织　information organization　24

虚假信息　false information　321

虚拟现实技术　virtual reality technology　255

Y

亚太医学信息学协会 Asia-Pacific Association for Medical Informatics，APAMI 302

药物不良反应 adverse drug reactions，ADR 84

医疗保险 medical insurance 230

医疗保险管理信息系统 medical insurance management information system 232

医疗保险系统 medical insurance system 231

医疗卫生信息与管理系统协会 Healthcare Information and Management Systems Society，HIMSS 302

医疗信息系统集成 Integrating Health Enterprise，IHE 142

医学人工智能伦理 medical artificial intelligence ethics 319

医学数字成像和通信 Digital Imaging and Communication in Medicine，DICOM 140

医学图书馆 medical library 300

医学影像存储与传输系统 picture archiving and communication system，PACS 208

医院信息系统 hospital information system，HIS 176, 202

移动平均法 moving average method 63

引文分析 citation analysis 320

应用软件或者应用程序 application，APP 245

语义网 semantic web 30

远程医疗 telemedicine 44, 244

约翰斯·霍普金斯大学应用物理学实验室 The Johns Hopkins University Applied Physics Laboratory，JHU/APL 82

Z

政策 policy 302

政策分析 policy analysis 303

支持度 support 70

知识产权 intellectual property 309

知识图谱 knowledge graph 110

职工基本医疗保险 basic medical insurance for urban employees 231

指数加权平均 exponentially weighted moving average，EWMA 82

指数平滑法 exponential smoothing method 63

指数曲线 exponential curve 66

智慧医院 smart hospital 225

智能卡 smart card 315

置信度 confidence 70

中国卫生信息与健康医疗大数据学会 Chinese Medical Information and Big Data Association，CHMIA 302

中国医院协会信息专业委员会 China Hospital Information Management Association，CHIMA 302

中华医学会医学信息学分会 Chinese Society of Medical Information，CSMI 301

中文医学主题词表 *Chinese Medical Subject Headings*，*CMeSH* 135

著作权 copyright 310

专利 patent 309

专利权 patent property 309

资源描述框架 resource description framework，RDF 30

自然语言处理 natural language processing，NLP 32

自注意力机制 self-attention mechanism 112

组播 multicast 255

组织 organization 299